中医名家名师讲稿丛书
第二辑

张家礼金匮要略讲稿

U0723070

张家礼 著

江 泳 陈建杉 整理

人民卫生出版社

图书在版编目（CIP）数据

张家礼金匮要略讲稿 / 张家礼著 . —北京：人民卫生
出版社，2009.1

（中医名家名师讲稿丛书·第二辑）

ISBN 978-7-117-10805-8

Ⅰ. ①张… Ⅱ. ①张… Ⅲ. ①金匮要略方论 – 研究

Ⅳ. ①R222.39

中国版本图书馆 CIP 数据核字（2008）第 171718 号

人卫智网	**www.ipmph.com**	医学教育、学术、考试、健康，
		购书智慧智能综合服务平台
人卫官网	**www.pmph.com**	人卫官方资讯发布平台

中医名家名师讲稿丛书·第二辑

张家礼金匮要略讲稿

著　　者：张家礼
出版发行：人民卫生出版社（中继线 010-59780011）
地　　址：北京市朝阳区潘家园南里 19 号
邮　　编：100021
E - mail：pmph @ pmph.com
购书热线：010-59787592　010-59787584　010-65264830
印　　刷：北京铭成印刷有限公司
经　　销：新华书店
开　　本：705×1000　1/16　　印张：31.75　　插页：2
字　　数：602 千字
版　　次：2009 年 1 月第 1 版　2024 年 12 月第 1 版第 6 次印刷
标准书号：ISBN 978-7-117-10805-8/R·10806
定　　价：56.00 元

打击盗版举报电话：**010-59787491**　**E-mail：WQ @ pmph.com**
（凡属印装质量问题请与本社市场营销中心联系退换）

作者简介

张家礼　男,1941年出生,重庆万州人,教授,成都中医药大学仲景学说研究室主任,《教育部卫生部"十一五"规划教材·金匮要略理论与实践》《新世纪全国高等中医药院校七年制规划教材·金匮要略》主编,全国高等医药院校规划教材《金匮要略选读》副主编,《高等中医药院校教学参考丛书·金匮要略》(第2版)、《新版高等中医药类规划教材教与学参考丛书·金匮要略选读》《基层中医临床医生学习与提高丛书·金匮要略读本》主编。《金匮》硕士研究生导师。曾兼任四川省中医学会仲景学说专业委员会主任委员、成都中医药大学多届学术委员会委员及基础医学院专家委员会委员,曾任台湾长庚大学中医系客座教授、香港中文大学校外进修学院导师。

主要业绩:1965年8月毕业于成都中医学院,1976~1977年曾参加全国中医研究班学习并结业,受业于岳美中、方药中、王文鼎等中医名家,并长期随师李克光、彭履祥、王廷富从事《金匮要略》的教学、科研及临床工作,尤长于对中医古典医籍的整理和对《金匮要略》哲学思想的研究,对痰饮咳嗽病和有关疑难病有丰富治疗经验。参加全国高等医药院校五年制、七年制、研究生多版统编教材的主编、副主编工作,撰写《金匮辩证法与临床》(主编,该书被中国中医药出版社列入"新世纪全国高等中医药院校创新教材")、《金匮图解释要》(主编)、《中医学多选题题库·金匮要略分册(增订本)》《中医学问答题库·金匮要略分册(增订本)》(主编)、《实用经方集成》《金匮要略译释》(副主编)、《中医药学高级丛书·金匮要略》(第一副主编)等专著10余部;发表有《金匮研究方法述评》《浅论金匮要略方药配伍中的质量转化规律及其应用》等有较高学术水平的论文60篇。卫生部下达的中医古籍整理科研项目《金匮要略论注》(点校本)于1989年曾获四川省中医管理局科技进步三等奖。1998年美国中华医药杂志编辑部颁发《国际疑难病症名中医证书》。2007年获成都中医药大学教学名师奖。

出版者的话

自 20 世纪 50 年代始,我国高等中医药院校相继成立,与之相适应的高等中医教育事业蓬勃发展,中医发展史也掀开了崭新的一页,一批造诣精湛、颇孚众望的中医药学专家满怀振兴中医事业的豪情登上讲坛,承担起传道、授业、解惑的历史重任。他们钻研学术,治学严谨;提携后学,不遗余力,围绕中医药各学科的建设和发展,充分展示自己的专业所长,又能结合学生的认识水平和理解能力,深入研究中医教学规律和教学手段,在数十年的教学生涯中,逐渐形成了自己独特的风格,同时,在不断的教学相长的过程中,他们学养日深,影响日广,声誉日隆,成为中医各学科的学术带头人,中医教育能有今日之盛,他们居功甚伟,而能够得到各位著名专家的教诲,也成为莘莘学子的渴望,他们当年讲课的课堂笔记,也被后学者视为圭臬,受用无穷。

随着中医事业日新月异的发展,中医教育又上升到新台阶。当今的中医院校中,又涌现出一大批优秀教师。他们继承了老一辈中医学家的丰富经验,又具有现代的中医知识,成为当今中医教学的领军人物。他们的讲稿有着时代的气息和鲜明的特点,沉淀了他们多年的学术思想和研究成果。

由于地域等原因的限制,能够亲耳聆听名家、名师授课的学生毕竟是少数。为了惠及更多的中医人,我们策划了"中医名家名师讲稿丛书",分辑陆续出版,旨在使后人学有所宗。

第一辑(共 13 种):

《任应秋中医各家学说讲稿》 《任应秋内经研习拓导讲稿》

《刘渡舟伤寒论讲稿》 《李今庸金匮要略讲稿》

《凌耀星内经讲稿》 《印会河中医学基础讲稿》

《程士德中医学基础讲稿》 《王绵之方剂学讲稿》

《王洪图内经讲稿》 《李德新中医基础理论讲稿》

《刘景源温病学讲稿》 《郝万山伤寒论讲稿》

《连建伟金匮要略方论讲稿》

第二辑(共 8 种):

《孟澍江温病学讲稿》 《颜正华中药学讲稿》

《周仲瑛内科学讲稿》 《李鼎针灸文献讲稿》

《张家礼金匮要略讲稿》　　　　　《费兆馥中医诊断学讲稿》

《邓中甲方剂学讲稿》　　　　　　《张之文温病学讲稿》

　　丛书突出以下特点：一是权威性。入选名家均是中医各学科的创始人或重要的奠基者，在中医界享有盛誉；同时又具有多年丰富的教学经验，讲稿也是其数十载教学生涯的积淀。入选名师均是全国中医药院校知名的优秀教师，具有丰富的教学经验，是本学科的学术带头人，有较高知名度。二是完整性。课程自始至终，均由专家们一人讲授。三是思想性。讲稿围绕教材又高于教材，专家的学术理论一以贯之，在一定程度上可视为充分反映其独特思想的专著。四是实践性。各位专家都有丰富的临床经验，理论与实践的完美结合能给读者以学以致用的动力。五是可读性。讲稿是讲课实录的再提高，最大限度地体现了专家们的授课思路和语言风格，使读者有一种亲切感。同时对于课程的重点和难点阐述深透，对读者加深理解颇有裨益。

　　在组稿过程中，我们得到了来自各方面的大力支持，许多专家虽年事已高，但均能躬身参与，稿凡数易；相关高校领导也极为重视，提供了必要的条件。在此，对老专家们的亲临指导、对整理者所付出的艰辛努力以及各校领导的大力支持，深表钦佩，并致以诚挚的谢意。

人民卫生出版社

2008 年 12 月

2

《金匮要略》是医圣张仲景《伤寒杂病论》的杂病部分，是我国现存最早的一部诊治杂病的专书，亦是中医从业者必反复精研之书。自1956年我国开设中医药高等教育以来，《金匮要略》作为中医临床基础课程，一直被列为中医、中西医各专业的必修和主干课程。多年来，由国家有关部门、各出版社组织相关专家、教授，精诚合作，编写了七年制、五年制、成人教育各个层次的各版《金匮要略》教材及教学参考丛书，值2008年还由国家卫生部、人民卫生出版社组织开始编写首批研究生统编教材，为《金匮要略》的教学提供了较为丰实的使用工具。然在实际教学过程中，授课者皆会根据教材，结合自己的学习体会、临床经验等，撰写讲稿，各院校、各教师的讲稿各具特色，且根据授课对象的不同及教学内容的不断深化，数易其稿，以适应教学发展。因此，若能将各院校名师的讲稿公开交流，无疑有利于各院校互相借鉴，取长补短，以更好的促进《金匮要略》教学质量的提高。

余自1977年毕业于全国中医研究班（班主任岳美中，副主任方药中），回成都中医学院担任《金匮要略》教职以来，恍惚瞬间，竟已三十多年矣。近几年机缘徒至，担任了正在进行的主要供研究生使用的《教育部卫生部"十一五"规划教材·金匮要略理论与实践》主编工作，已主编了《新世纪全国高等中医药院校七年制全国规划教材·金匮要略》，为鼓励在培养人才方面的贡献，被授予成都中医药大学教学名师奖，虚名之下，真有诚惶诚恐之感。然扪心自问，余甘愿站在四川最高中医学府的讲坛上"传道授业解惑"，历来主张三传之道：一曰传《金匮》教学之道；二曰传临床诊治之道；三曰传发扬仲景学说之道。面对21世纪年仅20岁左右的莘莘学子，如何把《金匮要略》这门艰深难懂的古典医著讲深说透，古为今用，并使之产生浓厚的学习兴趣，确是余朝思暮想，念念不忘的第一要事。现应人民卫生出版社之邀，愿将历年备课的讲稿，原汁原味全盘展示出来，名曰《张家礼金匮要略讲稿》。所涉内容，包括恩师彭履祥、李克光、王廷富，以及学长邓明仲诸位《金匮》名家指点迷津；诸位前辈及同道的精辟见解；当然更有自己的独立思考和启悟。该讲稿，曾针对全国《金匮》师资班、助教班，经典著作培训提高班，研究生班，五年、七年制本科班、成教班、乡镇医生培训班、中西医结合班，以及台湾长庚大学中医系、香港中文大学海外进修学院等不同层次的对象,择其精要以讲授之。余之本意,非灌注填鸭式地授与学者之"鱼",旨在"授之与渔",让其掌握辩证思维方法也,可熟练运用于临床。余亦希望借此抛砖引玉,让更多的从教者不囿私欲,交流授课心得。因受许多条件的制约,《讲稿》难免有疏漏失察之处,尚望国内外贤达才俊斧正之。

本书问世,自始至终受到基础医学院院长陈钢教授,《金匮》教研室主任张琦教授的支持关心,而具体负责整理原稿的我校江泳讲师(医学博士)、陈建杉副教授(医学博士)费力尤勤,深表谢意。此外,还要感谢袁世清(讲师)、向鸿儒、李倩、支炎、黄菁诸位硕士为校对整理所做的工作。

张 家 礼

2008 年 9 月于成都

金匮要略方论序

张仲景为《伤寒杂病论》，合十六卷，今世但传《伤寒论》十卷，杂病未见其书，或于诸家方中载其一二矣。翰林学士①王洙在馆阁日，于蠹简中得仲景《金匮玉函要略方》三卷，上则辨伤寒，中则论杂病，下则载其方，并疗妇人。乃录而传之士流，才数家耳。尝以对方证对者，施之于人，其效若神。然而或有证而无方，或有方而无证，救疾治病，其有未备。国家诏儒臣校正医书，臣奇先校定《伤寒论》，次校定《金匮玉函经》。今又校成此书，仍以逐方次于证候之下，使仓卒之际，便于检用也。又采散在诸家之方，附于逐篇之末，以广其法。以其伤寒文多节略，故所自杂病以下，终于饮食禁忌，凡二十五篇，除重复，合二百六十二方，勒成上中下三卷，依旧名曰《金匮方论》。臣奇尝读《魏志·华佗传》云："出书一卷，曰，此书可以活人。"每观华佗凡所疗病，多尚奇怪，不合圣人之经。臣奇谓活人者必仲景之书也。

大哉！炎农圣法，属我盛旦，恭惟主上，丕承大统，抚育元元，颁行方书，拯济疾苦，使和气盈溢而万物莫不尽和矣。

太子右赞善大夫②臣　　　高保衡

尚书都官员外郎③臣　　　孙　奇

尚书司封郎中④充秘阁校理⑤臣　林　亿等传上

【注释】

①翰林学士：翰林院中的官名，为皇帝的机要秘书。承命撰拟有关任免将相和册后立太子等事的文告。拜相者必由翰林出身，故有"内相"之称。下总领医官等四局。

②太子右赞善大夫：负辅导太子之责的官名，从六品。

③尚书都官员外郎：为刑部十八司员外郎中主管文书的五品官，属皇帝近臣。

④尚书司封郎中：为吏部执掌官封、叙赠、承袭之事的五品官。

⑤秘阁校理：为文渊阁阁职名，职掌撰集文章、校理经籍。

【语译】

张仲景著《伤寒杂病论》共十六卷，现今社会仅仅流传《伤寒论》十卷，却未见过杂病这本书，有的也只是在各位医家的方书中记载了一两点。翰林学士王洙在翰林院的时候，从虫蛀的竹简中发现了仲景《金匮玉函要略方》三卷：上卷辨伤寒，中卷论杂病，下卷载医方，并有治疗妇科杂病诸方，于是就抄录下来传播给学者们，也不过才几个人知道而已。他们曾把方证相合的医方，应用来给人治病，效验如神。然而该书中有的有证无方，有的有方无证，医治疾病就有不足之处。国家命令有学识的臣子校正医书。臣孙奇首先校定了《伤寒论》，接着校定了《金匮玉函经》，现在又校完了这本书。其体例，仍然把每首方剂依次编列在证候下面，使得在紧急情况下检用起来方便。另外还搜集了散在于各家中的医方，附在各篇的后面，借以发扬光大仲景的治则。由于书中所引伤寒条文大多简略，所以选取从杂病以下到饮食禁忌为止，总共二十五篇，除去重复，合计二百六十二方，汇编为上、中、下三卷，依旧命名为《金匮方论》。臣孙奇曾经读《魏志·华佗传》，其中记载有"华佗拿出一卷书说：这本书可以救活病人。"每次观览华佗那些治病的案例，总觉得他往往喜欢用奇方怪法，似与圣人经典不相吻合。臣孙奇认为所谓"活人"之书，应当是仲景著作。真伟大啊！炎帝神农的神圣法宝，传给了我们这个兴隆昌盛的朝代。敬贺皇上，继承大宗基业，抚养教育百姓，颁布发行方书，拯济疾苦之民，使和乐之气充满盈溢，那么天下万物没有不完全和乐的。

太子右赞善大夫臣　　高保衡
尚书都官员外郎臣　　孙　奇
尚书司封郎中充秘阁校理臣　　林亿等呈送皇上

目录

3

4

第一章
绪 论

今天这堂课,主要给大家介绍三方面的内容,包括《金匮要略》的性质、沿革(成书经过)、命名、《金匮要略》的主要内容及编写体例和《金匮要略》的学术价值,其中重点介绍其学术价值。

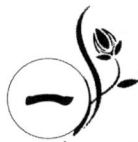

一 《金匮要略》的性质

大家初步学习了中医学理论,都知道《金匮要略》是张仲景所著《伤寒杂病论》的后半部分,那么《金匮》到底是一本什么书? 它的性质与《伤寒论》到底有什么不同呢? 这是我们在学习具体内容之前首先要明确的问题。既然说《伤寒杂病论》,分成了《伤寒论》与《金匮要略》,根据书名含义,显然《金匮要略》主要论述的是杂病,是我国现存最早的一部诊治杂病的专书,是治疗杂病的典范。所谓"杂病",一指病种,涉及内外妇儿,二指病因病机,复杂多变。它与《伤寒论》共同奠定了中医辨证论治的理论体系,其所载之方被后世尊称为"经方",可谓影响颇大。作为《金匮》而言,与《伤寒》的关系密切,既有相同之处,却也各有差异。

《伤寒》、《金匮》原本一书,一为总论,一为各论,为姊妹篇,二者不可截然分开,其表现在:

1.《伤寒论》中常兼杂病,而杂病又往往由外感(伤寒)引发 如《金匮》中的痉湿暍病篇条文,每冠以"太阳病",说明内伤杂病与外感关系密切。

2.《伤寒》方与《金匮》方常可互相通用,因为都是调整阴阳、补偏救弊之剂 《伤寒》与《金匮》方重复者39首,而三阴三阳的代表方在《金匮》中均有论述(如桂枝汤、五苓散、小柴胡汤、承气汤、小建中汤、理中汤、吴茱萸汤、四逆汤、猪苓汤等)。大承气汤属阳明病方,在《金匮》用治实热内结的宿食、下利、痉病等宜急下存阴者计十余处。《腹满寒疝宿食病篇》、《黄疸病篇》等多涉及太阴、阳明病。故徐灵胎说:"伤寒论中一百十三方,皆自杂病方中检入,而伤寒方又无不用之治杂病。"

3. 用药方面 《伤寒》与《金匮》用药相同者有67味,而在《金匮》的正方178首之中,药味用汤最多的即桂枝汤的组成药物。说明《伤寒》与《金匮》都很重视调节阴阳。

但《伤寒》、《金匮》既已各成一书,自然也存在较明显的不同,具体体现在:

1.疾病的主次方面 《伤寒论》以论述外感疾病为主,《金匮》则以论述杂病为主。

2.辨证纲领方面 《伤寒论》变化较多,故重在六经气化,以六经作为辨证论治的纲领;而《金匮》论杂病多系内伤,本脏自病,传变较少,故重在脏腑经络形质的改变,以脏腑经络学说作为辨证纲领。

3.治法方面 《伤寒论》以祛邪为主,邪去则正气自安;而《金匮》则以扶正为主,正扶则病邪自去。

我们学习这门课程,在了解了《金匮》的性质之后,再明确其与《伤寒》的关系,有利于我们更好的把握书中内容,提高学习效果。

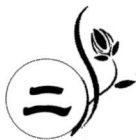

二 《金匮要略》的沿革

自西晋王叔和整理出《伤寒论》后,直至宋代,《金匮要略》才正式与《伤寒》分开,中间过程可谓曲折辗转,共经历了五个时期:

第一个时期大约在公元 200 年以前,我们把它称为"成书前期",因为在此之前,《伊尹汤液经》、《黄帝内经》、《难经》等为《伤寒杂病论》的诞生奠定了坚实的基础。正如晋朝·皇甫谧在《针灸甲乙经》所说:"伊尹以元圣之才,撰用神农本草,以为汤液;汉……仲景论广伊尹汤液为数十卷",因此,有的学者(如吴考槃)认为,《伤寒杂病论》(包括《金匮》)是据伊尹的汤液经而增补的。但伊尹是商代(公元前 16 ~ 公元前 11 世纪)人,这说明仲景书是几千年来劳动人民与疾病斗争经验的总结。另据《伤寒卒病论集》中仲景自序云:"乃勤求古训,博采众方,撰用素问、九卷、八十一难、阴阳大论、胎胪药录,为伤寒杂病论合十六卷",充分说明仲景书的理论基础源于内经、难经,而用药方面则借鉴《胎胪药录》一书,遗憾的是直至现在,《胎胪药录》尚未见其真貌。

有了第一个时期的奠定,《伤寒杂病论》成书就"呼之欲出"了,因此第二个时期我们称之为"成书期",约在公元 200 ~ 210 年间。据《伤寒卒病论集》云:"建安纪年(公元 196 年)以来,犹未十稔,其死亡者,三分有二,伤寒十居其七……为伤寒杂病论合十六卷",估计成书于公元 205 年之后,后因战乱而脱简甚多。

到了大约公元 220 ~ 256 年,即魏黄初元年至正始元年,为第三个时期——收集整理期,其重要人物就是仲景弟子王叔和。王叔和生平大约为公元 180 ~ 279 年间,他于建安 18 年(即公元 213 年)担任魏太医令丞的官职,甘露元年(公元 256 年）以前校订编次、整理补充仲景遗论，后人仅见王氏整理的《伤寒论十卷》，而其余六卷论杂病部分，在王氏的《脉经》中，保存了基本内容（仅有《脏腑经络先后病篇》、《奔豚气病篇》、《五脏风寒积聚病篇》、《跌蹶手指臂肿转筋阴狐疝蛔虫病篇》四篇未见，其余十八篇均有论有方，但无药）。

此后，隋·太医博士巢元方所著《诸病源候论》（成书于公元 605 ~ 618 年），唐·孙思邈所著《备急千金要方》（著于公元 652 年）等亦有仲景论杂病的部分内容（该书卷九·伤寒上曾云："江南诸师秘仲景要方不传"）。而根据日本学者丹波元简《金匮玉函要略辑义》（1807 年）云："盖唐时有合伤寒杂病论，改名金匮玉函以传之者"。

正如刚刚谈到的，在收集整理期，仲景杂病即《金匮要略》内容已现于世，但尚缺乏系统的整理，在王叔和整理《伤寒论十卷》800 年之后，宋仁宗时期（公元 1023 ~ 1063 年）翰林学士王洙在馆阁蠹简中偶然发现《金匮玉函要略方》（又名《金匮方论》三卷，其中"金匮"指杂病，"玉函"指伤寒；丹波元简认为乃五代及宋相沿书名；公元 907 ~ 960 年），该书上卷辨伤寒，中卷论杂病，下卷载其方，并疗妇人，说明为《伤寒杂病论》的节略本。因此，这一时期（公元 1023 ~ 1063 年），可以称之为《金匮要略》的发现期。

最后一个时期，自然是指编辑成书期（约公元 1068 ~ 1077 年）。当时宋代在公元 1057 年（北宋宋仁宗嘉祐二年）设立校正医书局，至宋神宗熙宁年间（公元 1068 ~ 1077 年）林亿（尚书）、孙奇、高保衡等在校理图书时，鉴于宋英宗治平二年即 1065 年《伤寒论》已校理完毕并印刷，故将《金匮玉函要略方》中的上卷"辨伤寒"删去，剩下的中、下两卷，即编辑成《金匮要略方论》，此时方正式将伤寒与杂病分开。

三 《金匮要略》的命名

下面我们接着谈谈关于本书的命名，据考证，《素问》有"金匮真言论"、"金匮"、"藏书之器也"（高士宗），晋·葛洪曾著有《金匮药方百卷》（又名《玉函方》），但已失传不见，至唐代《备急千金要方》、《外台秘要》在引用金匮原文时则统称伤寒，可知唐代还没有将伤寒与杂病截然分开。而所谓《金匮玉函要略方》、《金匮方论》、《金匮要略方论》或《金匮玉函经》（明·赵开美）等都不是该书的原名，多系唐末读者推崇仲景之意，因为"金"和"玉"为世间珍宝，"匮"和"函"为古代藏物的器具（匣套），"要略"者即要道，要领韬略，形容本书之名贵，据《金匮玉函要略辑义》引高诱曰："略叙其要，明其所指，序其微妙，论其大体"，亦即"要领略谈"之谓，即最精要的医学内容。

3

总之,从《金匮要略》这本书的成书过程可以说明,此书由于年代久远,辗转传抄,错漏脱简在所难免,但可知历代医家对本书是非常重视的。

对于《金匮要略》的命名,我们教研室王廷富老先生有自己的看法,他认为《伤寒杂病论》问世,正处于建安末年,因兵祸之灾,"杂病"部分曾一度散佚,究谁撰集,其说有二。一说西晋王叔和编集,据《针灸甲乙经》:"仲景论广伊尹汤液,用之多验,王叔和撰次。仲景选论甚精,指事施用,即今俗所分《伤寒论》、《金匮要略》是也"。二说是葛洪所命名,葛洪传云:"洪著《金匮药方百卷》,据《肘后备急方》及抱朴子自云所撰百卷,名曰《玉函方》,则二者必是一书。葛洪又著《玉函煎方五卷》,见《隋志》。由是观之,《金匮玉函》原是葛洪所命书,即唐人尊崇仲景者,遂取而标题,以珍秘不出之故,著录失目矣。"

从以上看出,《金匮玉函要略方》很可能是葛洪所撰集而命名。

关于本书的主要内容及编写体例详见教材。

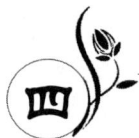

四 本书特点及学术成就

这个内容是我们这堂课的重点内容,主要包括以下六方面:

(一)首创以病为纲、病证结合、辨证论治的杂病诊疗体系

原书主要精神是以整体观念为指导思想,以脏腑经络学说为基本论点(或理论依据),首创了以病为纲、病证结合、辨证论治的杂病诊疗体系。首先,原书以病分篇的编写体例,确立了病名诊断在杂病中的纲领地位。其次,原书各篇篇名均冠以"××病脉证治"或"××病脉证并治",则进一步示人辨病与辨证相结合、脉与证互参、辨证和论治一以贯之的重要性。辨病的目的是揭示共性,辨证是展示个性。再从各篇条文论述方式来看,大多先论述疾病的病因、病机和主要症状,然后分列证候、治法、方药。如《肺痿肺痈咳嗽上气病》篇"火逆上气,咽喉不利,止逆下气,麦门冬汤主之。"文中"火逆上气"言病机,"咽喉不利"言症状,"止逆下气"言治法,"麦门冬汤主之"言处方。这在辨明咳嗽上气病的基础之上,又反映了将脉因证治与理法方药融为一体的杂病诊疗思路。

(二)创立了脏腑经络辨证方法

仲景认为疾病证候的产生,都是整体功能失调,脏腑经络病理变化的反映,脏腑经络为受病之部位,六淫七情等为致病的原因,而气血痰湿水火的偏盛偏衰为产生各种证候群的物质基础。因此,从这一论点出发,提出了根据脏腑经络病机和四诊八纲进行病与证相结合的辨证方法,这可以说是全书的主要精神。这些特点,在首篇中作了原则性的阐述,其他各篇有充分反映。书中涉及五脏辨证的有 200 多处,六腑辨证的 155 处(其中胃 99 处)。突出五脏辨证的,如百合病的病位以心肺为主;肺痿肺痈咳嗽上气多涉及肺的病变。突出经络辨证者,如《中风历节病》的中风,是以病在络、在经、入腑、入脏进行辨证的(当然,也有脏腑辨证);历节病系经络疾患,痉病、趺蹶手指臂肿等也多与经络病变有关。疡科的辨证,除了辨阴阳表里寒热虚实而外,仍要辨脏腑经络。

原书的具体辨证论治特点在七年制《金匮要略》教材中我已讲解得很清楚,大家可参阅。

(三)脉学的广泛运用

《金匮》认为脉象可以反映脏腑经络气血的病理变化,以及疾病的吉凶顺逆,因而据脉论理尤具特色,亦体现了脏腑经络辨证特点。全书有 145 条论述脉象,为中医脉学的发展作出了贡献,具体参见七年制教材。

(四)辩证的治疗观

由于后世治疗杂病的方法,大多源于《金匮》而且有所发展,故尤在泾称《金匮》为"治杂病之宗",蕴藏有丰富的辩证法思想,为中医学奠定了治疗杂病的坚实基础。包括普遍联系的统一整体观念、灵活运用对立统一观点、抓住主要矛盾、透过现象看本质、具体问题具体分析五方面内容,详参七年制教材。其中涉及仲景辨治杂病的诸多学术思想在下篇具体篇章中我们将结合原文和临床作深入分析,此不再多说。

(五)方剂学的鼻祖

后世医家如徐灵胎等称仲景方为"方书之祖",被誉为"经方",是后世运用方药的典范,这表现在:方药配伍的阴阳对立统一观;方药配伍中的质量转化观;剂型多样;药物专用与炮制、煎煮服药法这四方面的内容。这里我补充一点,即仲景用方剂型的特点,其余大家详参七年制教材。

《金匮》为后世医家创立了各种剂型(计九种),在辨证论治的前提下,内病内治、内病外治、外病外治、外病内治,选取了相应不同的剂型,从而提高了疗效,对我国药剂学的发展也作出了大的贡献。

(1)汤剂:计 153 首。在《金匮》中居多数。汤者荡也,逐邪而急于除病,药味虽少,但力大而急。汤剂分清水、甘澜水、麻沸汤、清浆水、潦水、泉水、井花水、醋水合煎,水酒合煎等多种溶剂。

(2)丸剂:计 18 首。丸者缓也,缓留其中,缓攻去邪而不伤正,又可扶正以祛邪。药味多而量重,用于顽固难拔,病邪深入的慢性病。丸剂的制法有直接丸

5

法和加料丸法(蜜丸、药汁丸、枣肉丸等)。

(3)散剂:计25首。"散以散之",病在外或在内均可应用。有直接研磨或煅烧法。

(4)酒剂:计2首(红兰花酒,防己地黄汤)。取其酒性辛烈,通络行血之功迅速,用于气滞血瘀或经络疾患。

(5)坐药:计2首(矾石丸、蛇床子散)。用于病位在下的深远部位,非药力所及者,乃以二便导之。

(6)膏剂:如猪膏发煎。

(7)熏剂:如雄黄熏法。

(8)洗剂:计3首,包括苦参汤、狼牙汤、百合洗方。

(9)外敷搽剂:头风摩散。

至于"仲景对中医急救学和奇难杂症学的贡献"和"养生康复学巨匠"教材已详细讲解。

(六)《金匮》为创立、发展新医药学提供了极其丰富的科研资料

除上述对于传统中医药的巨大贡献外,《金匮》对现代医药学的促进作用也是不可忽视的,它留下了很多西医学各科中常见病、多发病、疑难病的较为准确的诊断指征、治疗思路和方药,如:急腹症用承气汤类方、大柴胡汤、大黄牡丹汤;类风湿关节炎用桂枝芍药知母汤、乌头汤;消化系统溃疡用黄芪建中汤、小建中汤、半夏泻心汤;糖尿病用肾气丸、白虎加人参汤;冠心病用胸痹篇类方,如栝楼薤白白酒汤、栝楼薤白半夏汤等;肛肠疾病用麻子仁丸;阑尾炎用大黄牡丹汤;梅尼埃病用泽泻汤、苓桂术甘;肾炎用水气病篇之防己黄芪汤、防己茯苓汤等;肝炎用茵陈蒿汤、茵陈五苓散;胆道蛔虫病用乌梅丸;更年期综合征用甘麦大枣汤、百合地黄汤等等,这些内容无一不为这些疾病的治疗、预后提供了重要的研究资料和思路。

实践证明,《金匮》方越来越被人们所重视,而且在世界医学的宝库中占有一席相当重要的地位,日本医界常用方剂中的八味、大小柴胡、小青龙、桂枝加龙骨牡蛎汤、葛根汤、桂枝茯苓丸等均出自《金匮》一书。

下面我们将这堂课的内容归纳一下,简单而言:《金匮》全书的特点是:以脏腑经络学说作为辨证的核心(理),以治未病和扶正祛邪作为内伤杂病的治疗原则(法),是后世辨证论治配伍运用方药的典范(方药)。由于《金匮》一书是在吸取《内经》、《难经》精华的基础上,结合仲景经验和当时医学水平编著而成的,其学术价值在于:它是我国医学史中治疗杂病最早的临床辨证治疗学的专书,与《伤寒论》一样,奠定了中医学辨证论治的基础,被誉为"方书之祖","医方之经","治疗杂病的典范",对于后世临床医学的发展起了很大的作用,诚如《吴医

汇讲·四大家辩》中所说："试观《玉函金匮方》中，黄芩、白虎，已开河间之先也；建中、理中，已开东垣之先也；复脉、黄连阿胶，已开丹溪之先也。然则谓三子得仲景之一德，而引申条畅之，则可谓三子补仲景之未备则未确也"。

附：参考资料

【经方的历史意义】

何谓经方？考经方之义有二：一指经验方，如《汉方·艺文志》所载经方11首，皆属于此；一指本文所要述及的经论方，即后汉医学大师张仲景《伤寒论》所载113方（实112方）和《金匮要略》所载262方，亦称仲景方。几千年来，仲景方以其深远的历史意义和别具风格的特点，历经万验而不爽，功垂百世而不朽，并跨越国界，得到国外学者的青睐。本文就其历史意义略陈管见如下：

（一）方证相应，构成了中医学理论体系的完整性

众所周知，从中医学独特的理论历史渊源来看，《内经》是以朴素的辩证唯物思想和整体恒动观念为理论指导，论述和阐明人的生理功能、病理变化和证候、治则、治法等方面的问题；《神农本草经》则总结了汉代以前直至远古劳动人民认识和使用药物的经验知识；疗病方法体现于组方用药及方与法的详备，并使方剂与辨证紧密结合，却肇始于仲景之"经方"。经方的出现对中医治法的具体确立和组合应用，可谓具规模而树典范。前此虽有《内经》13方等，然不若经方之法备方全。概言之，《内经》论理，《神农本草经》述药，《伤寒杂病论》审机、辨证、立法、组方，从而构成了中医学理论体系——理、法、方、药的完整性，使辨证论治的体系得以形成。

（二）经方辨病与辨证相结合，创建了中医学独特的诊疗模式

中医学强调辨证论治，同时也重视辨病施治。张仲景便是辨病与辨证相结合诊疗模式的创建者，所著《伤寒论》、《金匮要略》篇名皆冠以"辨……病脉证治……"或"……病脉证并治"，其基本精神是，首先要掌握疾病的基本病理，并针对这一基本病理选择针对性较强的方药，如白头翁汤治疗痢疾，百合地黄汤治疗百合病；黄疸病多用茵陈，胸痹常用薤白等。在此基础上，根据疾病的传变规律，并结合证候在病程不同阶段的动态变化，选择相应的方剂以"方证相应，随证治之"，亦即"有是证便用是方"之义。如遇病情复杂，证候之性质、程度难以确定时，则"以方测证"，应当看到，仲景当时对于病与证的区别和联系，认识虽不够十分完善，但注重疾病的共性规律，又强调治疗个体化的治疗规律，确是难能可贵的。因而其创建的辨病—辨证—立法—组方的诊疗系列模式一直沿用至今。

（三）充分体现《内经》的制方机制和组方原则

《内经》在"至真要大论"等篇确立了诸如"风淫于内，治以辛凉，佐以苦甘，

以甘缓之,以辛散之"的制方原理及"君臣佐使"的组方原则,但多是原则性的提示,而仲景之经方,则将其具体化了。譬如《内经》提出了表证的治疗大法是"其在表者,汗而发之"。究竟怎样组方?《内经》只作了原则性的提示说"辛甘发散为阳"。据此,仲景制订了辛温解表、调和营卫,治疗太阳中风表虚证的桂枝汤。方中君药桂枝之辛甘性温,走表助阳以护卫;臣药芍药之酸咸微寒,敛阴养液以和营;佐药甘草之甘温,安内攘外,助桂枝辛甘发散祛邪,助芍药酸甘化阴、和营缓急;使药姜、枣之辛甘,以益脾安中,且生姜协助桂枝以护卫,大枣辅佐芍药以和营。共奏解肌散邪,调和营卫之功。

(四)博采、创新,为中医方剂学的发展奠定了坚实基础

仲景在"勤求古训,博采众方"的基础上勇于创新,所制经方不仅从数量上大大丰富了方剂学的内容,而更重要的是经方与辨证有机的结合,充分体现了"法以方传,方以法立"的特点,它与《内经》13 方相比,已经脱却了形式和内容上的原始性,趋于规范化,更富有指导性、创新性和实践性,因而被清代医家喻嘉言誉为"众法之宗,群方之祖"。后世方书或遵其法,或变其量,或予以加减化裁而为新方。如肾气丸发展而为六味地黄丸、左归丸、右归丸等方,四逆散发展而为逍遥散、柴胡疏肝散等方。乃至温病大师"其处方也,一遵内经,效法仲祖……"(《温病条辨》徵序)。纵览《温病条辨》所载方剂204 首中,引用经方约37 首,经方化裁变方约54 首,师经方立法而创新方约16 首,计107 首,占书中方剂半数以上。可见后世方剂衍变的数量虽多,然而追溯其源流,则多在经方的基础上发展而来。(摘自 1990 年 3 月 24 日《健康报》第 2 版,作者张德超)

【汉代度量衡与张仲景方药剂量简表】

(一)度量衡折算表

一斤(16 两)≈250g　　　　　　一两(24 铢)≈15.625g

一升 = 200ml　　　　　　　　　一合 = 20ml

一斗 = 2000ml　　　　　　　　　一尺 ≈23cm

一圭 = 0.5ml　　　　　　　　　　一撮 = 2ml

(二)各种药物每升重一览表(表 1-1)

表 1-1　各种药物每升重一览表

品　名	重量(g/升)	品　名	重量(g/升)	品　名	重量(g/升)
竹　茹	24	苡　仁	150	吴茱萸	80
白　蜜	280	麦　冬	120	蟅　虫	44
蜀　椒	50	葵　子	140	浮小麦	17
半　夏	120	小　麦	140	苇　茎	24

续表

品　名	重量(g/升)	品　名	重量(g/升)	品　名	重量(g/升)
赤小豆	160	橘　皮	40	香　豉	124
桃　仁	120	麻子仁	100	瓜蒌仁	100
杏　仁	122	粳　米	160	虻　虫	16
赤石脂	218	五味子	90	芒　硝	160
饴　糖	270	葶苈子	120	苦　参	40
冬瓜子	30	李根白皮	80	薤　白	60

（三）各种药物每10枚重量一览表（表1-2）

表1-2　各种药物每10枚重量一览表

品　名	规　格	重 (g/10枚)	品　名	规　格	重 (g/10枚)	品　名	规　格	重 (g/10枚)
附子	大者	200	半夏	大者	20	杏仁	大者	4
附子	中大	150	乌梅	中大	15	桃仁	大者	4
川乌	大者	100	栀子	中大	15	枳实	大者 中者 小者	100 60 30
川乌	中大	70	大枣	中大	30	虻虫	大者	1
石膏	鸡蛋大	1000	诃子	中大	40	䗪虫	大者	9
獭肝	中大 （一具）	100	百合	大者	100	水蛭	大者 中大	30 20
全瓜蒌	中大	500	甘遂	大者	25	射干	去苗	15

（张家礼．新世纪全国高等中医药院校七年制规划教材·金匮要略．北京：中国中医药出版社，2004）

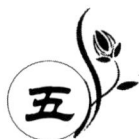

五　《金匮要略》的学习及研究方法

　　《金匮要略》的学习方法包括：《金匮要略》与《伤寒论》会通；遵遗词古义诠释之；注意古代文法；方证互测，前后联系；旁证法；广采诸说，择善而从；理论联系临床实践7个方面。而《金匮要略》的研究方法则包括观察方法、文献考证法、哲学方法、实验方法、时间医学方法、数学方法和逻辑方法，这些内容七年制教材已逐一介绍了，作为大家课后自学。

9

第二章
脏腑经络先后病脉证第一

本章属于全书概论性质，所述内容在全书中具有纲领性的意义。其主要内容包括以下六方面：

1. **指导思想及理论基础** 以人与自然和人体内部脏腑经络之间的整体观念为指导思想，以阴阳五行学说这一朴素的唯物辩证法思想作为理论基础。

2. **预防措施** 其特点是以内养正气，外御邪风、贼气作为预防疾病的措施。

3. **病因分类** 以"千般疢难，不越三条"将病因归纳为以脏腑经络为内外的内因、外因和不内外因三者。

4. **病机** 运用脏腑经络先后受病的传变规律，阐述疾病形成和演变的全过程。

5. **诊断方法** 以望闻问切四诊作为辨别每一疾病属表里寒热虚实阴阳（八纲）的方法。

6. **治疗原则** 这一篇中，仲景提出在辨治杂病时，需遵循治未病（包括未病先防、已病后早期治疗、防止疾病传变三方面的内容，且强调虚实当异治）；表里须分缓急论治；新旧当按先后施治；攻邪当随其所得（即根据病邪的部位、性质进行审因论治）及根据病人饮食居处和五脏喜恶进行护理五个治疗原则，并以此为主线条指导临床杂病诊治。

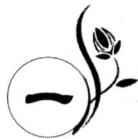

一 杂病的治疗原则

（一）治未病原则

【原文】 问曰：上工治未病，何也？师曰：夫治未病者，见肝之病，知肝传脾，当先实脾，四季脾旺不受邪，即勿补之；中工不晓相传，见肝之病，不解实脾，惟治肝也。

夫肝之病，补用酸，助用焦苦，益用甘味之药调之。酸入肝，焦苦入心，甘入脾。脾能制肾，肾气微弱，则水不行，水不行，则心火气盛；心火气盛，则制肺；肺被制，则金气不行；金气不行，则肝气盛。故实脾，则肝自愈。此治肝补脾之要妙也。肝虚则用此法，实则不在用之。

经曰："虚虚实实,补不足,损有余",是其义也。余脏准此。(1)

【解析】 本条从整体观出发,论述杂病的总治则。要点有四:①根据阴阳五行生克制化的理论,阐明了脏腑疾病有先后次序相传的规律。②邪气实的脏病,必传其所克、所制约的脏,治宜先实它脏,兼治本脏,以防传变。③脏气虚之病,只宜直补本脏,兼扶它脏。④治病必须根据病情,分辨虚实,照顾整体。

本条第一段谈了两个问题:①上工知道五脏相关,脏腑之间有相互传变的规律。并举肝实脾不旺之病为例,即先治不旺之脾,防止肝病传脾。②中工不明疾病传变之理,只知见肝治肝,致使一脏之病,累及多脏,延误病情。

本条之首,仲景开门见山的提出"上工治未病"的观点,那么什么是"上工"呢?"上"在这含有"高明"的意思,而"工"即特指医生,所以上工就是指"高明的医生",如何才能称之为"高明的医生"呢?根据《灵枢·邪气脏腑病形》中记载,以"十全九为上工,十全七为中工,十全六为下工",也就是说医生医术高明,十个病人要治好九个才能称"上工",而仲景在这里还强调,所谓"上工",还需会"治未病",一方面要在无病时防病,如古代饮蟾蜍酒,端阳浴兰叶汤等以驱毒防病的做法皆属此类;另一方面,还要在有病后治其未病的脏腑,预防病邪进一步传变。正如程云来所说:"治未病者,谓治未病之脏腑,非治未病之人也",如肺气实,心气虚之病,金来侮火,当防其传心;肝实脾虚,木易乘脾,当防其传脾。

为了让大家更好的理解如何防止传未病之脏腑,仲景紧接着指出"见肝之病,知肝传脾,当先实脾",是以肝实脾不旺的病例,解释上工如何治未病之脏。根据《素问·玉机真脏论》"五脏有病,则各传其所胜"和《素问·五运行大论》"气有余,则制己所胜,而侮所不胜;其不及,则己所不胜侮而乘之,己所胜轻而侮之"的理论,上工知道脏气唯有实邪则传(反之,虚则不传,如肝虚之目不明,耳无所闻,善恐,如人将捕之等),故见肝实之病(如善怒,心下坚满,两胁痛,气逆头晕,目赤颈直等),知肝邪必传其所制约、克伐的脾(或理解为脾不旺时则传),此谓"见肝之病,知肝传脾"也。现代医学肝胆系统中的某些疾病(如肝炎、肝硬化)常出现一系列饮食消化功能障碍,对脾胃有直接影响,可见"肝病传脾"论点是临床实践经验的总结。那么,在治疗时,则"当先实脾"。但同学们要注意,这里的"先",应当理解为"同时",即在治肝之时,同时健运、调理、照顾未病之脾。

讲到这里,就会产生一个问题,为何肝病要"当先实脾"呢?首先从生理功能而言,肝木全赖土以栽培,因脾(胃)为气血生化之源,营血藏于肝,若脾气健旺,营血能滋养肝脏;肝升胆降赖脾升胃降,土能荣木。

再从治疗上看,尤在泾指出"先实脾土以杜滋蔓之祸",因此"实脾"是为了防止肝病乘脾犯胃、侮肺、扰心、累肾。正如李东垣云:"治脾胃即所以安五脏",所谓"厥阴不治,求之阳明"。

11

最后从预防上讲，"先实脾"还可防止或牵制泻肝苦寒之品伤脾胃。因肝实证（肝气、肝火、肝风）多用苦寒伐肝，胃气一败，百药难施。

当然，与此同时，作为高明的医生，不能只治未病之脾，还必须治其已病之肝，这样，肝实之病才更易于缓解。

现在我举几个临证实例，以便让大家加深对这段条文的理解：

1. 肝病初起，身黄、尿黄，伴呕吐不思食，腹部胀满，舌苔黄腻者，多用大剂保和丸消食导滞，健运脾胃，并佐以清利血分湿热如茵陈、花斑竹之类，不仅脾不受伤，肝病亦易于恢复。比如彭履祥治疗甲肝就是运用这样的方法取得很好疗效。

2. 乙型肝炎迁延型属肝木乘脾，脾阳虚衰者，用温阳实脾，崇土和肝佐以利湿的附子理中汤合茵陈胃苓汤治之。

3. "肝水"类似肝硬化腹水，属肝郁脾虚者，可用理气健脾的香砂六君子合五皮饮。

4. 脾胃虚弱的"胆结石症"，排石无力者，非清利攻下所宜，当以健脾和胃与清利湿热法同用，寓攻于补，攻补结合。谢海州曾治一胆总管树皮状结石患者，经中西会诊皆以为胆管阻塞，胆囊膨胀到鸡蛋大，毫无收缩能力，结石排出不易，必须手术。但患者年逾花甲，不愿手术，根据其体质虚弱等病情，用香砂六君、补中益气等健脾益气，佐以清利肝胆湿热之品，治疗3个月，竟以结石排出而收功。临床上见慢性前列腺炎患者，若有肛门坠胀感，腹胀便溏，少气懒言，舌淡苔白，脉弱等，亦可用六君、补中益气收功。

5. 又如本书《黄疸病篇》治"诸黄，腹痛而呕"的小柴胡汤，病乃木邪犯胃，故以柴胡疏肝解郁，辅黄芩清疏肝经郁热，配人参、大枣、甘草、半夏补中扶正而和胃气，亦寓实脾之意。

6. 肝气犯胃的奔豚汤证，用甘草和胃缓急，半夏、生姜健胃降逆，除清肝调肝（李根白皮、黄芩、葛根、芍药、川芎、当归）外，也照顾到"实脾"。

7. 临床肝气乘脾证，见肠鸣腹痛，泻前腹痛，泻后痛减，胸闷胁胀，发病与情志波动有关，舌苔薄白，关脉弦缓者，泻责之脾，痛责之肝，肝责之实，脾责之虚，"脾虚肝实，故令痛泻"（吴鹤皋语），当用刘草窗之"痛泻要方"以泻肝补脾，即用白术健运补脾，白芍泻肝水，陈皮理气畅中，防风散肝舒脾。

8. 疏肝解郁的逍遥散（治忧郁不解，气滞腹胀或痛，面黄食少神疲，舌质淡红，苔薄腻，脉弦细），平肝降逆的旋覆代赭汤（气逆或嗳气，甚则呕吐，胃脘嘈杂、胀或痛，舌苔薄腻，脉弦滑）等，方中所用的人参、白术、炙甘草诸药，皆是泻肝补脾之法。一高考落榜女生双眼失明，乃肝郁所致，我校中医眼科刘松元老师投两剂逍遥散加石菖蒲以开窍，竟恢复了视力。

9. 不仅仲景重视"治未病"，温病治疗学中蕴涵的治未病思想，除了防患于未然外，也特别重视已病防变。例如脑水肿未形成前，早期即可见到球结膜轻度

12

水肿,舌有时胀大,立即服用"降利汤",就可防止脑积水的出现。姜春华提出"截断、扭转"的论点,名医严苍山主张:"善治温病者,必须见微防渐,护于未然",从而提出治温三护法(护脑、护津、护肠),并主张"在卫兼清气,在气须顾凉血,以杜传变为上工"。有的学者据叶天士"先安未受邪之地"的观点,提出了三宝早用、气营血三联;邪热在胃加入滋肾的阿胶、龟甲。这种截断、扭转和防患于未然的观点,无疑是颇有积极意义的。证之临床实践,大部分温病是可以杜绝其传变,终止发展而转向痊愈的。

对于"四季脾旺不受邪,即勿补之",此句当活看,关键在"脾旺"二字,要根据具体情况施治。

一为肝病而脾不虚者:上言肝脏邪实而脾虚之病,当补脾泻肝,若肝病发生在四季脾旺之时(3、6、9、12月之末各十八日),脾气得天时之助而不虚,脾不受肝邪之传入,则不宜用肝病先实脾的治法,所以指出"即勿补之"。但须明确虽不补,仍要注意护脾而不伤脾。此时"见肝之病",当然要直泻其肝,如肝经湿热偏盛,可用龙胆泻肝汤,但为防止苦寒损伤脾胃清阳,可加入一、二味芳香健胃药,如藿香、佩兰之类以护。若不在"四季脾旺"之月患肝病者,脾也不虚,肝病不易传脾,当然也不应补脾。

二为肝病而脾仍虚者:若肝病虽然正当"四季脾旺"之时,脾气仅得天时之助,但脾气仍虚,肝邪属实,此时仍要"当先实脾"。董德懋据脾胃学说(包括《内经》"人以胃气为本",李中梓"脾为后天之本",《内经》"阳道实,阴道虚",《伤寒论》阳明"胃家实",太阴脾不足;东垣升脾阳;叶天士养胃阴;东垣"调脾胃以治五脏";景岳"治五脏以调脾胃"等),特别欣赏"四季脾旺不受邪"和周慎斋"诸病不愈,寻到脾胃而愈者颇多"之语,认为对临床有指导价值,可以使脾旺以敌邪,如其治疗一再障病人,6年病史,选用西药和补肾养血药无效,虽有五脏俱虚之症,但虚不受补。症见腹满纳呆便溏,苔腻,为寒湿困脾,投以藿香正气合平胃散,苦温燥湿,醒脾开胃,使寒湿除而中土始健,谷气充则五脏得养,继以补气养血诸法取效。用此法治疗乳糜腹水、血紫质病、冠心病等疑难疾病,亦可获良效。

上述治则,同样也可适用于其他脏腑的疾病,不必拘泥。如朱丹溪谓:"见右颊之赤,先泻其肺经之热,则金邪不能盛,此乃治未病之法"。总之,"脾旺""勿补",具体情况应当具体分析。

这一段的后四句"中工不晓相传,见肝之病,不解实脾,惟治肝也",说明中工不晓肝实之病传脾,见肝治肝,好比头痛医头,脚痛医脚,结果肝病未愈,脾病又起,一脏之病,殃及两脏。因为中工对肝实脾虚之病,仅用苦寒以泻肝实,势必再伤脾胃,反致肝邪传脾,形成肝脾俱病,这就是缺乏整体观的治疗方法,只知"治已病"也,所以不能成为像张仲景那样的"上工"。

还需补充的是,本段原文其实是根据《难经·七十七难》而来:"经言上工治未病,中工治已病者,何谓也? 然:所谓治未病者,见肝之病,则知肝当传之于脾,故先实其脾气,无令得受肝之邪,故曰治未病焉。中工者,见肝之病,不晓相传,但一心治肝,故曰治已病也。"但相对《难经》,仲景又补充了"四季脾旺不受邪,即勿补之",强调了还需根据脾的虚实情况具体论治,不能不说是在对《难经》内容深刻理解的基础上,进一步完善、充实了其内容。这种学习方法,也可以作为今天大家学习经典著作时的参考,在学习时要一边学,一边思考,要"悟",要理解,不能生搬硬套。

第二段以肝虚(心脾也虚)疾病为例,提出肝虚宜直补肝脏,兼扶心脾,体现"虚则补其子",并非"虚则补其母"的治疗原则。

1. 仲景此处仅云"肝虚",在临床上当分肝阴虚、肝阳虚、肝阴阳两虚三种证型,分别论治,具体论述如下:

(1)肝阴虚(肝的阴血和阴液虚,肝体不足):治宜直补肝阴,用酸味药以补之,"补用酸"也,在此基础上,助用焦苦,益用甘药。凡肝阴虚者,多见头目眩晕、视力减退、失眠多梦、舌光红、脉弦细诸证,由于肝为风木之脏,如赵以德认为"肝欲酸","酸生肝","酸乃肝之本味,以本味补本体",故临证多用乌梅、白芍、山萸肉、酸枣仁(炒焦)等补肝阴。

肝阴虚如何"助用焦苦"呢? 阴虚内热化火,宜在酸甘合用的基础上,佐以苦寒,苦甘化阴,寒以清热,可选择《温病条辨》冬地三黄汤(麦冬、生地、甘草、黄芩、黄连、黄柏、玄参、苇根汁、银花露)。后世也有医家认为"助用"即佐之,恐苦寒化燥伤津败胃,故将苦寒之品"炒"之,变为"焦苦",避免副作用,这有一定的道理。也有以"焦苦"为偏义复词,重在"苦"字者,可供参考。

举例说明如下:①《临证指南·肝风门曹案》之补肝方,用白芍之酸以补肝体;生地炒焦入心生血,菊花炒炭,无辛散之弊;二药助白芍养肝息风而理肝用,"肝苦急,急食甘以缓之",用炙甘草、南枣之甘,和胃缓中,培土荣木,此即"补用酸、助用焦苦,益用甘味之药调之"的临床应用,或另加牡蛎滋阴潜阳,补肾即是补肝。阴虚失眠者,可仿此方合《血痹虚劳病脉证并治》篇的酸枣仁汤。②《医宗金鉴·杂病心法》:"补肝汤治肝虚损,筋缓不能自收持,目暗(视物不清)无所见,四物酸枣草瓜宜";张景岳三阴煎(当归、熟地、芍药、枣仁、人参、炙甘草)治"肝脾虚损,精血不足及营虚失血等证",均符合酸甘合用的组方原则。③杜雨茂治一慢性乙肝患者,辨证属肝阴亏虚兼久病入络,肝血瘀滞,虚多实少,即《金匮》"夫肝之病,补用酸,助用焦苦,益用甘味之药调之"的治则,并佐以化瘀,用一贯煎加味,服药30剂,肝功恢复正常(案见七年制教材)。

(2)肝阳虚(肝的阳气主升发疏泄的功能减弱,肝用不足):治宜暖肝散寒,用"焦苦入心"之药助心阳,为什么要"助用焦苦"呢? ①心阳充足,有感于肝。"心为肝之子,子能令母实",魏念庭说:"心火足而肝阳畅达,木得火而欣欣向荣"，肝木得阳和温暖之气，能条达畅茂之。②"心旺可以不泄肝气"，即不损害肝气。③心旺制肺而不乘肝，心之少火旺可制约肺金，肺金受制，木不受金乘，肝气不泄，则肝病自愈。以上三方面，乃"助用焦苦"之本意，且重在"苦"味入心。

临床上凡肝阳虚之病，多见筋脉挛急，囊卷阴缩，阴冷阳痿，形寒怯冷，手足转筋，指甲青紫，腹痛疝气，不耐疲劳。或干呕吐涎沫，巅顶头痛，舌淡胖嫩，苔白滑，脉弦迟，左关细弱等证，常用吴茱萸（苦辛大热）、炮姜（苦温）、当归（苦辛温）、肉桂、小茴香、艾叶、肉苁蓉、川椒或反佐黄连等，是取其焦苦入心以暖肝，或辛温补肝用之义（如吴茱萸汤、暖肝煎等）。

一般提到肝虚证，总觉得以肝阴虚或肝血虚为主，事实上，肝气虚、肝阳虚并不少见，如张锡纯治左关太弱，饮食不化，曾服健脾暖胃药百剂不效，断为肝阳不振，投以黄芪30g、桂枝尖9g，数剂而愈；上海张伯臾认为，"在肝炎、肝硬化病例中，其症为胁肋隐痛，或胀痛绵绵，劳累则增剧，神疲乏力，腹胀纳呆，面色灰滞萎黄，悒悒不乐，或畏寒肢冷，舌多淡红胖苔白或腻，脉虚细弦或沉细无力，并常与脾气弱、脾阳虚同见，治疗当以益气温阳、补肝健脾为原则，用参芪、附子、白术、茯苓、细辛、白芍、枣仁、乌梅、木瓜之类。对此类病人，如执持成说，反用疏肝泻肝，投以大量理气活血之品，必致戕伐太过，更虚其虚。如我临床常用附子、白术合桂枝汤，加当归、鸡血藤、青陈皮、炙鳖甲、党参、牡蛎、川芎、枣仁等，温振肝脾阳气，治疗早期肝硬化，疗效肯定"。两位临床大师之卓见，当细玩之。

当然，决不能将肝阳虚与肝阴虚截然分开，如滑氏补肝散（枣仁、熟地、白术、当归、山萸肉、山药、川芎、木瓜、独活、五味子）治"肝虚胁痛，其证胁下筋急，不得太息，目昏不明，爪甲枯青，遇劳即甚，或忍饥即发"，是以甘酸补肝体；以辛味补肝用。

《吴医汇讲》沈悦庭"治肝补脾论"对本段分析透彻极有创见："《金匮》论治肝补脾，肝虚则用此法，此指肝之阳虚而言，非指肝之阴虚火旺而言也。肝阳虚而不能上升，则胃乏生发之气，脾无健运之力；而水无土制，肾水之阴寒得以上制心阳，周身阴盛阳衰，而纯乎降令，则肺阴之金气盛行，肝阳之生气愈病矣。必得补土之阳，以制肾水之阴寒，则心阳无水以克而火盛，火盛则肺金阴气不行，不至阴肃降令，从右行左以伤发生之气，则肝木之阳气自必畅茂条达矣。古方用逍遥散治木郁土中，以宣阳气，是肝木阳虚，而用治肝补虚之法者也。乃后人用以治阴虚火旺之肝病，则以升令之太过者而复升之，宜其有升无降，而至厥逆矣。盖一阴一阳，可不明辨哉。其治阴虚火旺之肝病，如血虚宜滋水，虚则补其母也；火旺则苦泄，实则泻其子也；气升上逆则降气，以金制木也，其与治肝补脾之法正相反，岂可混治耶"。沈氏强调本条第二段属肝阳虚的治法，是有道理的。

现在我们归纳一下"焦苦入心"的本义及应用。对于焦味，有两种认识，一说指炒焦炮制，禀火气，性属温热而通于心，使心气旺而感应于肝气，以助其肝

15

用。"焦"为温热药的代称。此即《浅注》"助其(肝)阳必用焦热之药,使心旺而气感于肝也"。例:炒枣仁益心气助肝用,"熟用疗胆虚不得眠"(《本草纲目》);《金鉴》补肝汤以肝血不足,用炒枣仁助心气以补肝。另一说法则认为是(焦)热入心的药物,如桂枝、肉桂、干姜、人参、炙甘草等补心阳而暖肝气。总之,是针对肝阳虚而用的。

味苦之药(焦药必苦),泻心火之有余,坚阴而养心液,使心气旺而不化火,肝血得充。"苦"为苦寒药的代称,此即《浅注》"助其(肝)阴必以苦,用苦寒之药,养心液之不足,泄君火之有余,则木得其养矣"。例:丹皮、生地、黄连等泻心火之有余,坚阴养液,助肝之不足,如焦栀子在丹栀逍遥散中治肝血虚之发热,泻心火,又针对肝阴虚而用的。

综上所说,"焦苦入心",既补(心气心血)又泻(心气有余之火),而心之气血阴阳虽得焦苦而旺,却无所偏,即《千金》"心旺(心之气血旺)则气(心之阴阳二气)感(影响)于肝(体用皆受气于心而肝虚得助)也"。《浅注》曰"助用焦苦者,焦药性温入心,俾心气旺而感于肝也。如木得阳春之气,则欣欣向荣矣,过暖则为热,如盛夏溽暑熏蒸枝垂叶萎,故必佐以苦寒之药,入心以清其火,养液以维其阳,阴长阳潜,木得遂其条达之性矣。"陈氏实则用"苦"作佐药,以"焦"作主药,似仍针对肝阳虚而言。

临床用焦三仙、煨姜、焦白术,亦以焦苦入心为依据,令心火旺而生脾土,火生土也,"余脏准此"也。

(3)肝的阴阳两虚(肝体阴用阳俱虚):当宗《灵枢·邪气脏腑病形》:"阴阳形气俱不足,勿取以针,而调以甘药也"。《难经·十四难》又云:"损其肝者,缓其中",《素问·脏气法时论》:"肝苦急,急食甘以缓之",《素问·经脉别论》亦云:"食气入胃,散精于肝,淫气于筋",故"益用甘味之药调之",临床上见肝之阴阳气血俱虚,多出现腹痛、胁痛、脉弦滑等土虚木弱之证,此时当用甘味之药建中缓肝,扶土荣木之法以治之。如建中汤之类。

以上三种不同的治肝虚之法,既可根据肝之体用虚而量法独用,又可根据肝之体用俱虚、寒热错杂、上热下寒而三法合用,如《金匮要略浅注》所举之乌梅丸即其实例(酸——乌梅;甘——人参;焦苦——干姜、黄连、黄柏、蜀椒、桂枝、附子、细辛)。

陈元犀按云:"肝与胆同居,体阴而用阳,借胆火以为用……按厥阴篇……主乌梅丸一方……借以调肝实脾,以明体用之妙也。夫以体用言之。方用乌梅酸平,入肝纳气补其体,当归苦温入肝养血而通经,俾气血调而木得遂矣。人参甘寒,益脾中之阴,干姜苦温,补脾中之阳,令阴阳和则脾健,而邪不能侵矣。黄连、黄柏,苦寒入心降火,降炎上之火,以温下寒,此为用其用也。蜀椒、桂枝焦辛入心,补阳气,散寒水,令心君旺而下交于肾,此为助其用也。妙在细辛之辛香交通上下,领诸药环转周身,调气血通络脉,以运其枢。附子入肾,镇浮阳,暖水脏,以固其根。味备酸甘焦苦,性兼调补助益,统厥阴体用而并治之,则土木无忤矣"。

上述治疗肝虚用调补助益的三法,只能用于肝虚之病,若肝实者则当泻肝(如白头翁汤治肝实血热之热利下重),故仲景强调说"肝虚则用此法,实则不在用之"。

2. 我们再来看注家关于对"十七句"的看法,可以归纳为两大类

(1)肯定"十七句"的理论价值:所谓"十七句",是指本段"酸入肝……此治肝补脾之要妙也",据日本宝历六年(1756)印赵刻《仲景全书》版本(《今释》同),而赵本少"心火气盛"、"故实脾"两句,故尤在泾称"十五句",赵本中原文三个"伤"字,七年制教材据《三因极一病证方论·内所因论》改为"制"字。

陈言在淳熙甲午年(1174年)所著《三因极一病证方论》,比元代仿宋刻本《新编金匮方论》(邓珍本)(1340年)、赵以德《金匮方论衍义》(1368年)、赵开美刻《金匮要略方论》(1599年)均早,故原文应以《三因方》为准。

1)根据宋·陈言(无择)《三因极一病证方论·内所因论》引《金匮》此段文字时,"伤"作"制"。故《金匮要略直解》云"伤字当作制字看,制之,则五脏和平,而诸病不作矣"。考《山海经》有"木束为伤"之语,可知此"伤"字应作"制",即含有制约、抑制、限制、管制之义,指制约其放肆亢害一面,并不限制其生长方面。故《金匮要略论注》、《金匮要略教学参考资料》、《金匮要略译释》、《金匮要略方论本义》、《金匮玉函经二注》及我院邹仲彝所著《金匮要略义疏》、任应秋《金匮要略语译》等近二十家注家基本上同意《直解》看法。任应秋对此详加阐释:"《素问·玉机真藏论》云:'肝受气于心,传之于脾,气舍于肾,至肺而死。'可见肝传脾,是古人对疾病的认识论之一。《灵枢·五味》云:'谷味酸,先走肝;谷味苦,先走心;谷味甘,先走脾。'不仅与此正合,亦与《素问》'肝受气于心,传之于脾'的理论,两相印证合适。伤,徐忠可、程林都作'制'字解,较适合。徐、程是根据《三因方》来的,《三因方》里的'伤'字都作'制'字。《素问·玉机真藏论》说:'肾受气于肝,传之于心',这里说:'肾气微弱,则心火气盛';《素问》说:'心受气于脾,传之于肺',这里说:'心火气盛则伤肺';《素问》说:'肺受气于肾,传之于肝',这里说:'金气不行则肝气盛';可见这理论是根据《玉机真藏论》篇来的,不能认为无稽。但主要是概括功能而言,不一定指脏器。"实际强调"十七句"理论来自《素问》。

2)"损"作"制":《素问·阴阳应象大论》有"七损八益"之语,方药中认为不能把"损"字理解为损害、损伤,而应作为"制"字来理解。制,就是限制、约束,不要使之过用。"七损八益"的精神是:阳不要过用,阴就得以充盛。此说可加深对"十七句"的理解。

17

故对原文"十七句"的解释如下,其总的精神在于解释为何要"治肝补脾"。

五味入胃,各归其所喜,酸先入肝,苦先入心,甘先入脾。"甘生脾"(《素问·阴阳应象大论》),脾土强旺则能制约肾("脾能制肾"),肾之水邪受到制约而不放肆妄行,但水能涵木之生长方面未受其制("肾气微弱"指肾的邪气不盛,非指肾气虚弱,就如《水气病》篇21条谓"肾气上冲"是指肾的邪气上冲一样)故"肾气微弱,则水不行",(若理解为肾气虚弱,则水妄行了)。水不妄行则不会导致水气凌心,心火不受水克,则心之少火之气旺盛("水不行,则心火气盛")火盛则能约制肺金("心火气盛,则制肺"),使肺金邪气不敢妄动("金气"乃指肺的病邪,"肺被制,则金气不行"),金不乘木,肝木无侮,则肝气自盛(此处"肝气"指肝的本气,非指邪气,故曰"金气不行,则肝气盛")。最后总结"故实脾,则肝自愈,此治肝补脾之要妙也"。

王廷富老师认为:"第二段是指肝虚的治法。酸入肝,因酸乃肝之本味,肝虚补用酸,以补肝之体;焦苦入心,谓用焦苦之药,以助心者,正如《千金》所说:'心旺则气感于肝,子能令母实'之义。'益用甘味之药调之',在于甘味之药以补益脾土,是本《素问·藏气法时论》:'肝苦急,急食甘以缓之'。其'调之',不仅补脾,它含有运脾,调和肝脾,实脾舒肝等在内。其肝有体有用,肝之体虚,则宜用酸味之药,以补本体。如酸枣仁、枣皮、乌梅之类是也。如肝之用虚,则宜用焦苦之味,以助心益肝,肝阳虚者,可用炮姜、桂枝之类以温通心阳,肝阴虚者,则宜用栀子、炒黄连之类以清心火,助其不病之心,从而助子势以益母之势,心旺则气感于肝也。肝阳虚者,不仅助心益肝,还须补脾论治,脾气旺盛,则能克制肾水,阴寒之水受到克制,则水不妄行;阴寒之水不妄行以上克心火,则心之少火之气旺盛;心之少火之气旺盛,则能约制其肺金,肺金受到抑制,则金气不妄行;金气不妄行,则金不乘木;金不乘木,则肝气冲和;肝气冲和,则肝之用自旺盛,则肝虚自愈,此治肝补脾之要领妙法也,肝阳虚则用此法,肝实而脾不虚者,则不用之,肝阴虚而脾虚者,还可用之"。这是结合临床,运用五行相制疗法的精辟论述。

3)隔二隔三治法:以《医宗金鉴》、《金匮要略浅注补正》、《金匮要略释义》为代表,亦以"伤"作"制"解。如《医宗金鉴》曰:"上工不但知肝实必传脾虚之病,而且知肝虚不传脾,虚反受肺邪之病。故治肝虚脾虚之病,则用酸入肝以补已病之肝,用焦苦入心,以助不病之心,用甘入脾,以益不实之脾,(隔二)使火生土,使土制水,水弱(邪气不盛)则火旺,火旺则制金,金被制则木不受邪(隔三)而肝病自愈矣。此亢则害,承乃制,制则生化,化生之病之理,隔二隔三之治"。

为了让大家更好的理解隔一、隔二、隔三的治法,我们详细讲解如下。首先我们看什么叫隔一、隔二、隔三的治法。

隔一之治:亦即相生关系的治法(生我和我生),如虚则补其母,实则泻其子,子能令母实,母能令子虚等。

隔二之治:即相乘关系的治法。在乘其所胜之脏时,用制其所乘之脏,扶其被乘之脏的治法。

隔三之治:即相侮关系的治法。在反侮其所不胜之脏时,用制其反侮之脏,扶其被侮之脏的治法。

以上治法,均非直接针对本脏而言,属于正治法以外的旁治法或反治法。

理解了这一治法的含义后,我们以肝阴虚为例来解释以五行生克关系制方时所体现的隔一、隔二、隔三的治法。如虚劳病篇中仲景治疗虚烦不得眠用酸枣仁汤养阴清热,安神宁心,体现"子能令母实",乃我生之法,属于隔一治法;再如肝肾阴虚、头晕目眩、视物不清、眼珠涩痛,用滋养肝肾的杞菊地黄丸,取"虚则补其母"之意,体现生我之治,也属隔一治法。

"久病伤阴,口渴舌干,微热微咳,人参乌梅汤(人参、炒莲子、炙甘草、乌梅、木瓜、山药)主之",此为酸甘化阴,扶土抑木法,属隔二治法。

木火刑金的咳嗽,痰中带血,心烦易怒,舌红苔薄,用《丹溪心法》所载清肝宁肺的咳血方(青黛、山栀、瓜蒌仁、诃子、海浮石),属隔三治法。

上述五行相制疗法说明,因本脏虚,才需要其他脏腑的功能代偿,整个过程是一个调节过程,根本谈不上损伤什么脏器。疾病的治愈是药物调节及体内各脏器间密切配合的结果,是机体内环境积极运动与自我调节的结果,至少在"十七句"中机体运动具有一定的运动程序的观点,自发运用"黑箱"理论,控制论的观点,是可取的。

"十七句"强调了"虚则补其子"的治法,但肝虚也可用"虚则补其母"的治法,水生木也,如《医宗必读》云:"东方之木,无虚不可补,补肾即所以补肝",应视为对"十七句"治法的补充与完善。

本条"补脾之要妙",在于肝实也好,肝虚也好,都要照顾到脾胃,为东垣《脾胃论》的先声,亦被现代医学所证明,1999年德国《药用植物杂志》发表长篇系统的研究论文,指出中药的有效成分大多是低分子抗氧化剂,它们多数是由高分子多聚物经胃液热处理后释放出来的分子片段,有较高的生物利用度。特别是在胃酸很强的胃液作用后,才能释放出强有力的抗氧化活性,显示其良好的疗效。临床观察表明:凡是取得较佳疗效的病例,病人胃液中的胃酸和胃蛋白酶都是较高的,而疗效不佳,甚至无效的病例,病人的胃液情况,正好相反。这和中医的"有一分胃气,便有一分生机"的理论,是不谋而合的(朱良春语)。

(2)否定此十七句的价值:①系中工误认克制之说:《金匮要略浅注》、《金匮发微》、《悬解》有此看法。陈氏云:"中工不晓此理,补土制水,纵火刑金,治一脏而殃及四脏。"②认为非仲景原文,乃后人谬添注脚:以《金匮要略心典》、《金匮今释》、《金匮要略辑义》、《金匮五十家注》等为代表。

19

尤在泾在《心典》中说:"酸入肝以下十五句,疑非仲景原文,类后人谬添注脚,编书者误收之也。盖仲景治肝补脾之要,在脾实而不受肝邪,非补脾以伤肾,纵火以刑金之谓,果尔,则是所全者少,而所伤者反多也。且脾得补而肺将自旺,肾受伤必虚及其子,何制金强木之有哉!细揣语意,见肝之病以下九句,是答上工治未病之辞。补用酸三句,乃别出肝虚正治之法,观下文云肝虚则用此法,实则不再用之,可以见矣……"。尤氏等是将赵本"伤"字理解为损害,故治一脏而殃及四脏,显然误治。盖未重视《三因方》原文"伤"本为"制"所造成的。且我们在学习"十七句"原文时,"气"字有正邪之分,"心火气盛"指心的少火旺,"金气不行"指肺的邪气受制,"肾气"指肾的阴寒水气。因此,此治法为补土生金并非"刑金"。总之,五行相制疗法的精神实质是应加以肯定的。

第三段说明治病当分虚实,切忌虚其虚,实其实。应当补不足,损有余,此为治疗虚实疾病的正治原则。

《难经·八十一难》云:"经言,无实实,无虚虚,(无)损不足而益有余"。中工不知病相传与不传之理,如见肝虚之病误用清肝泻热药,是为"虚虚",肝实之病误用补肝益气养血药,是为"实实","虚证用泻法,实证用补法,使虚者更虚,实者愈实",此为误治。上工治病则当分虚实异治,应以"补不足,损有余"为正治法。"余脏准此"者,谓不仅治肝病当如上所述进行治疗,其余心脾肺肾四脏,亦可照此类推。如《难经·五十三难》所云之"心病传肺"者,当先调气以养肺,"肺传肝"者,当先调肝活血,"脾传肾"者,当先补肾益精,"肾传心"者,当先补益心气。

【拓展】

1. 教材所云"后世治肝之法……也即是从本条虚实异治的基础上进一步发展而来"是以叶天士为代表,如《临症指南医案卷一·肝风门》有"肝为风木之脏,因有相火内寄,体阴用阳,其性刚,主动主升,全赖肾水以涵之,血液以濡之,肺金清肃下降之令以平之,中宫敦阜之土气以培之,则刚劲之质,得为柔和之体,遂其条达畅茂之性,何病之有?"等论述,足资取法。

2. 关于五行相制疗法的具体应用,除了本条的治肝补脾法而外,尚有治心补肺法,如百合地黄汤、甘草干姜汤;治脾温肾法,如桂甘姜枣麻辛附子汤、桃花汤;治肺调肝法,如旋覆花汤;治肾调心法,如赤丸、薏苡附子散。可以详细参考《金匮辩证法与临床》第六章治疗学中第一节的内容,此处我就不再详细展开了。

【原文】 夫人禀五常,因风气而生长,风气虽能生万物,亦能害万物,如水能浮舟,亦能覆舟。若五脏元真通畅,人即安和。客气邪风,中人多死。千般疢难,不越三条:一者,经络受邪,入脏腑,为内所因也;二者,四肢九窍,血脉相传,壅塞不通,为外皮肤所中也;三者,房室、金刃、虫兽所伤。以此详之,病由都尽。

若人能养慎,不令邪风干忤经络,适中经络,未流传脏腑,即医治之。四肢才觉重滞,即导引、吐纳、针灸、膏摩,勿令九窍闭塞;更能无犯王法,禽兽灾伤,房室勿令竭乏,服食节其冷热苦酸辛甘,不遗形体有衰,病则无由入其腠理。腠者,是三焦通会元真之处,为血气所注;理者,是皮肤脏腑之纹理也。(2)

【解析】 本条主要说明三个问题,一是强调人与自然界是息息相通,密切相关的;二是论述疾病发生的原因并分为三类,说明病邪的浅深是根据人体正气所虚的程度而定,为后世"三因学说"奠定了基础;三是强调了预防重于治疗和对疾病应早期治疗的观点。

第一段先论述人之生长病死,与自然界气候是否正常密切相关。《伤寒论原序》云:"夫天布五行,以运万类,人禀五常,以有五脏",而人之所以生长,与自然界的风暑湿燥寒"五气"及"木火土金水"之"五行"(五种运动的物质元素,包括酸苦甘辛咸五行之味在内)息息相关,因为人体内的肝心脾肺肾五脏以及六腑、经络气血的运行必须与"五行"、"五气"相适应,才能正常发育生长,此"人禀五常"之义也。"风气",泛"指自然界的气候","因风气而生长",可理解为人体的脏腑功能活动与气候的正常密切相关。下面四句"风气虽能生万物,亦能害万物,如水能浮舟,亦能覆舟"是以"风气"与"水"作比喻,指出自然界正常的气候,能生长万物,"如水能浮舟",从一年四季的气候特点来看,春风、夏暑、秋燥、冬寒的规律,对生物的生长收藏是必需的条件。但是不正常的气候也能伤害万物,"如水……亦能覆舟",如果以上规律反常,必然影响生物的正常活动,损害人体健康。

接着提示人体之健康与疾病和正气的盛衰密切相关,"若五脏元真通畅,人即安和",关于"元真",吴棹仙谓"元,指天之六元之气。真,谓五脏中自有之真气。六元之气,随人一吸一呼,经历于五脏中,与真气相会相通,畅达于中,故曰元真通畅。真气者,所受于天,与谷气并而充身。故皮肤、溪谷、三焦、腠理,无处不有六元五真之通会。故曰,腠者,三焦通会元真之处也"。(《医经选》)此说较《讲义》词解元真"指元气或真气"为胜。其精神是气候正常,正气强旺,"营卫通畅、抗病力强",人即健康,虽有客邪,亦不能伤人致病,此即《素问遗篇·判法论》所谓"正气存内,邪不可干"及《素问·上古天真论》"精神内守,病安从来"之意。成都骨科泰斗杨天鹏享年 104 岁,其养生有"三通"秘诀,谓"思想通,气血通,水火(二便)通",亦即"五脏元真通畅"之应用也。反之,若五脏元真之气衰弱,营卫失调,抗病力弱,又遭"客气邪风"的侵袭,则"中人多死",所谓"邪之所凑,其气必虚"也。既强调正气,又不忽视邪气。上述理论对临床确有指导价值,如 2003 年"非典"流行时期,一对夫妇住在香港同一家旅店的同一间客房中,丈夫患"非典型肺炎",而妻子却安然无恙。这说明,由于人体免疫力(正气)不同,对"非典型肺炎"的易感性也存在着很大差异,外因要通过内因才能起作用。

21

最后用"千般疢难,不越三条"指出疾病种类虽多,但一切疾病产生的原因,是因其患者所虚的部位不同,病性各异,故归纳病因有三条:"一者经络受邪入脏腑,为内所因也",病邪已"入脏腑"之内,说明正气不足之人,外邪入于经络,再内入脏腑,皆由五脏元真之气不能内守,脏腑之气先虚,易招引外邪入内,所以说为"内所因"也。"二者四肢九窍,血脉相传,壅塞不通,为外皮肤所中也"。其病在外,如平时中气不虚,仅有卫外阳气不足,虽有大风苛毒干忤,外邪不能内入脏腑,仅仅皮肤受邪,四肢九窍血脉壅塞不能畅通运行,故为"外皮肤所中也"。"三者房室金刃虫兽所伤,以此详之,病由都尽",疾病产生,除上述内外二因之外,尚有人为形成的不慎调摄和难以避免的意外灾难、病痛。如因纵欲而房劳过度,暗耗阴精,以致未病先虚或未老先衰,《庄子》记载广成子长生不老之道有一句话叫"无摇汝精"与此精神相同,断淫欲即能补肾也;或因金刃虫兽伤及肌肤经络脏腑之气血,如据《淮南子》载,古有七旬老道士,名"单豹",隐修于山林中,红光满面,不意竟被饥虎所食,炼养之功,毁于一旦。因其既非内因,又非外来客气邪风,故后世归入不内外因。

金刃所伤在汉代兵荒马乱的背景下是非常多见的,故仲景特别作为病因指出,如据《史记·高祖本纪》记载汉高祖刘邦(公元前256～公元前195),在与楚兵(西楚霸王项羽)交战时,于公元前203年胸部曾受箭伤,公元前194年在与叛王英布作战中,再次被流矢所伤,终因箭伤发病,无法医治而亡。

后世陈无择也论有"三因",但需与本条注意区别。陈氏所述"三因",是以邪气侵入的途径为分类标准,而仲景"三因"则是根据病邪停留部位进行分类的。目前有不少医家,又将陈氏的三因学说归纳为内外二因,即将房室所伤和饮食归于内因,金刃、虫兽、跌仆所伤归外因,更为简明扼要。

第二段强调预防重于治疗和对疾病应早期治疗,即未病先防,既病早治。

前五句"若人能养慎,不令邪风干忤经络;适中经络,未流传脏腑,即医治之"概略指出人要养慎以防病,既病要早治。正如《素问·阴阳应象大论》所云:"故邪风之至,疾如风雨,故善治者,治皮毛,其次治肌肤,其次治筋脉,其次治六腑,其次治五脏,治五脏者,半死半生也。"

接着后面三句举例说明早期治疗的方法及目的。如"四肢才觉重滞,即导引、吐纳、针灸、膏摩,勿令九窍闭塞",其中"导引"的作用,葛洪《抱朴子》曰:"一则以调营卫,二则以消水谷,三则排却风邪,四则以长进血气。"不可局限于原文开闭通窍。然后再次重申养生防病的注意事项。"更能无犯王法禽兽灾伤,房室勿令竭乏",其中又一次提到了房室要节制的重要性。但"服食"为何要"节其冷热苦酸辛甘"呢?据《素问·阴阳应象大论》云:"味伤形","寒伤形,热伤气"(王冰注:寒则卫气不利,故伤形。热则营气内消,故伤气),"苦伤气"(指阳气),"酸伤筋","辛伤皮毛","甘伤肉","咸伤血",故饮食五味不宜太过。孔子说"不饥不食"是有道理的。节饮食即能补肾。

仲景据《内经》"食饮有节"、"谨和五味"的观点,加以发挥,如《禽兽鱼虫禁忌并治第二十四》云"凡饮食滋味,以养于生,食之有妨,反能为害。自非服药炼液,焉能不饮食乎。切见时人,不闲调摄,疾疢竞起,若不因食而生,苟全其生,须知切忌者矣。所食之味,有与病相宜,有与身为害,若得宜则益体,害则成疾,以此致危,例皆难疗"。上述论述,关键在于"节"字,实验证明,控制进食量可以延长小白鼠的寿命,据此推测,人吃八分饱有利于长寿。

怎样才能"不遗形体有衰,病则无由入其腠理"?最后仲景自释"腠理"的含义:"腠者,是三焦通会元真之处,为血气所注;理者,是皮肤脏腑之纹理也。"腠理是泛指皮肤、肌肉、脏腑的纹理及皮肤肌肉间隙交界处的结缔组织,为三焦所主,是渗泄体液,流通气血的门户,正气与邪气均从此处出入,有抗御外邪内侵的功能。吴棹仙老先生对"腠理"的理解非常深刻,他认为腠理有广狭二义。广义腠理,就外形内藏之空隙处言,如《脏腑经络先后病脉证》所谓"腠者,三焦通会元真之处,理者,皮肤脏腑之纹理是也";其狭义腠理,专指外形言,如《灵枢·邪气脏腑病形》云"腠理开而中于邪,中于面,则下阳明,中于项,则下太阳,中于颊,则下少阳,是也。"此篇所言腠理毫毛,是专指外形狭义之腠理,内之脏腑不与言。一般而言,腠理较肌肤更表浅,如"扁鹊见蔡桓公",扁鹊曰:"君有疾在腠理……君之病在肌肤……君之病在肠胃……"(《韩非子·喻老》)。可见,若人的形体不衰,病邪无从侵入腠理,也就不能"干忤经络",更不会"流传脏腑"了。

【拓展】 以上两条,第1条论及脏腑之间先后病的传变规律,第2条又论及经络、脏腑先后病的传变规律,都贯穿了防重于治的预防医学思想,体现了仲景"治未病"的原则。个人认为,养生修炼之道并不复杂,如能谨按第2条原文躬行实践之,离长寿亦不远矣。

(二)表里同病治则

【原文】 问曰:病有急当救里救表者,何谓也?师曰:病,医下之,续得下利清谷不止,身体疼痛者,急当救里;后身体疼痛,清便自调者,急当救表也。(14)

【解析】 本条论述表里同病时的先后缓急治则。因其与《伤寒论》第93条同,此处我们就不再重复了,可结合《伤寒论》的内容复习。

(三)痼疾加卒病治则

【原文】 夫病痼疾,加以卒病,当先治其卒病,后乃治其痼疾也。(15)

【解析】 本条论述新久同病时的先治新病后治久病的缓急治则。这条比较简单,教材上也讲得很清楚,这里我要补充的是,虽然这条明确提出原有久病

23

又发新病时,先治新病,并不代表治新病时不兼顾久病,如果新病与久病相互关联影响,即使不治久病,但至少要做到不使久病加重。如仲景有云:衄家、疮家、淋家不可发汗,意即在提醒医者,长期或反复出血、患疮疡、淋证的病人,若新发外感风寒,在发汗时应该避免大发汗,慎用麻黄、桂枝合剂,以免过汗伤津耗血,加重原有的久病,这即是这一条的互参。

(四)审因论治原则

【原文】 夫诸病在脏欲攻之,当随其所得而攻之。如渴者,与猪苓汤,余皆仿此。(17)

【解析】 本条举例说明治疗杂病应掌握随其所得的治法,即必须根据症状,辨别病因病机,全面分析进行治疗,即审因论治。

"当随其所得"的"其"是代词,代在脏里病;"得",动词,相当于"依据",又"得",作合适、满意或喜欢解;"所",特殊指示代词,指代动词"得"表示的动作行为所涉及的对象,"所得"构成名词性词组,其语法作用跟名词大体相同。"当随其所得",即应当随着里病所依据的病因或病机。与第16条五脏病各有"所得者","所恶""所不喜者"是同样的语法作用,叫"所字结构"。

关于"当随其所得而攻之",正如教材所言,是指无形的病邪(如热邪)与体内有形的病理产物(如痰饮、水气、瘀血、宿食)相结合,医者当随之进行针对性治疗。此条为处理急症中"顿挫邪势"原则,即对无形之邪入结于脏者,采用祛有形之邪的方法,使无形之邪无所依而随解之。

【拓展】 唐氏《金匮要略浅注补正》据《内经》"五脏各有所合",认为"此云病在脏者,当随其所合之腑而攻治耳,……渴系肾脏之病,而猪苓汤利膀胱,肾合膀胱故也"。临床中胃热盛而脾阴弱之脾约证,用麻子仁丸润肠通便;肝热血瘀,胆汁外溢之黄疸,用茵陈蒿汤利胆泻热;心病治小肠,用导赤散泻热利尿;肺病治大肠,用厚朴大黄汤通腑降气,皆属脏病治腑之实例。反之,腑病治脏亦可,如膀胱病治肾,用肾气丸补益肾气,助膀胱气化;大肠病治肺,以苏子降气汤治气秘属肺气不降者,皆是根据脏腑生理关系指导临床运用。

(五)五脏喜恶调治

【原文】 师曰:五脏病各有所得者愈,五脏病各有所恶,各随其所不喜者为病。病者素不应食,而反暴思之,必发热也。(16)

【解析】 本条论述临床应根据五脏喜恶进行治疗和护理。重点提示两点内容,一是告诫医生治病,必须深入了解病人饮食之喜恶而分析病情,从而测知病者脏气的变化和病位之所在。二是指出除用药物治疗疾病而外,对病人的饮食居处之护理也应适合病人的需要。

"五脏病各有所得者愈"中的"所得"在这里是指"适合病人的饮食居处"。"得"作"合"解。整句话的意思是要使五脏病情好转,必须要在用药物治疗和饮食起居的护理方面适合病情的需要,病人心情舒畅,脏气安和,自能早日痊愈。

"五脏病各有所得者愈"对临床有重要指导价值。如蒲辅周老先生认为,对于久病正衰,主张"大积大聚,衰其大半则止",在疾病调理上尤重食疗,认为药物多系草木金石,其性本偏,假使稍有不当,不伤阳即伤阴,胃气首当其冲,胃气一绝,危殆立至。他曾举仅用茶叶一味,治一热病伤阴的老年患者为例。患者系中医研究院家属,热病后生疮,长期服药,热象稍减,但病人烦躁、失眠、不思食、大便七日未行,进而发生呕吐,吃饭吐饭,喝水吐水,服药吐药。病者系高年之人,病程缠绵日久,子女以为已无生望,抱着姑且一试的心情询问蒲老尚可救否?蒲老问问病情之后,特意询问病者想吃什么,等得知病者仅想喝茶后,即取"龙井"茶6g,嘱待水煮沸后两分钟放茶叶,煮两沸,即少少与病者饮,他特别强调了"少少"二字。第二天病家惊喜来告:"茶刚刚煮好,母亲闻见茶香就索饮,缓缓喝了几口未吐,心中顿觉舒畅,遂即腹中咕咕作响,放了两个屁,并解燥粪两枚,当晚即能入睡,早晨醒后知饥索食。看还用什么药?"蒲老云:久病年高之人,服药太多,胃气大损,今胃气初苏,切不可再投药石,如用药稍有偏差,胃气一绝,后果不堪设想。嘱用极稀米粥少少与之,以养胃阴和胃气。如此饮食调养月余,重危之人竟得康复。蒲老总结说:"愈后同道颇以为奇,以为茶叶一味竟能起如许沉疴。其实何奇之有,彼时病者胃气仅存一线,虽有虚热内蕴,不可苦寒通下,否则胃气立竭。故用茶叶之微苦、微甘、微寒,芳香辛开不伤阴,苦降不伤阳,苦兼甘味,可醒胃悦脾,茶后得矢气,解燥粪,是脾胃升降枢机已经运转。能入睡,醒后索食即是阴阳调和的明证。而'少少与之',又是给药的关键。如贪功冒进,势必毁于一旦。"

林沛湘教授治一发热40多天不退者,正值大热天,他观察患者喝滚烫的开水,认为如果体内不是大寒绝不可能,故以少阴病阴寒内盛,格阳于外论治,处大剂四逆汤加味,体温大降。此例也说明患者主观上的喜恶,对诊断有关键性的意义。有报道,垂危患者,想喝辣椒面汤,渴望吃文旦(柚子),如愿以后,有利康复,皆是此条文精神的体现。

"五脏病各有所恶,各随其所不喜者为病"是由于五脏病各有其生理特性,要确切了解某一脏之病,从其病者之所恶(所不喜)即可测知,据《素问·宣明五气》认为,"心病恶热,肺病恶寒,脾病恶湿,肝病恶风,肾病恶躁,"此言五恶。《素问·脏气法时论》提出了肝病"禁当风",心病"禁温食热衣",脾病"禁湿食、饱食、湿地濡衣",肺病"禁寒饮食寒衣",肾病"禁犯焠㶽热食温炙衣",此言五禁。而五脏对五味"所不喜者为病",据《灵枢·五味》认为,肝病不喜辛辣,心病不喜咸寒,脾病不喜酸涩,肺病不喜苦寒,肾病不喜甘淡,此为五不喜。以上属五脏病之五恶、五禁、五不喜,是临床应该避免的用药及调摄要点。

对于"病者素不应食,而反暴思之,必发热也"中的"思",李今庸《金匮要略讲解》认为应作"食"讲。而对于这句话,目前存在两种截然不同的解释,一如教材所言为凶兆。若久病不愈,证、色、舌、脉未见好转,突然精神振奋,"暴思"平时不喜食之物,并非预后良好之征。如《伤寒论》第332条所说之除中证:"伤寒始发热六日,厥反九日而利。凡厥利者,当不能食。今反能食者,恐为除中。"因中气将绝,乃求助于饮食,但水谷饮食不能扶助中气,反而出现"脏气为邪气所改变,食后可能助长病气而引起发热",因食物助热,脾主肌肉,所以暴食以后,邪热助长,充斥于机体肌肉,故身体蒸蒸而发热,故为将死之兆,这一说法符合临床实际。

而有一部分医家则认为是向愈之兆。因病久邪气渐退,胃气初复,也可突然喜食平时不喜之物,食后亦可见汗出发热,这是胃气久虚,不胜谷气,待胃气恢复,则发热自愈,故为疾病将愈之征。但结合《伤寒论》第332条:"恐为除中,不发热者,知胃气尚在,必愈",说明非仲景原文本意。

【拓展】

1. 病人之所喜所欲应是诊断的重要参考。仲景在《伤寒论》第11条说:"病人身大热,反欲得近衣者,热在皮肤,寒在骨髓也;身大寒,反不欲近衣者,寒在皮肤,热在骨髓也。"即为佐证,当与本条互参。

2. 李今庸《金匮要略讲解》所载五脏所宜所喜及临床相应选方

肝苦急,得甘缓之剂——小建中汤;肝病欲散,得辛散之剂即愈——逍遥散;

心苦缓,得酸收之剂——酸枣仁汤;心病欲软,得咸软之剂即愈——天王补心丹;

脾苦湿,得苦燥之剂——平胃散;脾病欲缓,得甘缓之剂即愈——四君子汤;

肺苦气上逆,得苦降之剂——三拗汤;肺病欲收,得酸收之剂即愈——九仙散(乌梅、五味子、罂粟壳),生脉饮;

肾苦燥,得辛润之剂——肾气丸;肾病欲坚,得苦坚之剂即愈——知柏地黄汤。

3.《内经》记载的五脏之五宜,《素问·脏气法时论》认为,肝色青,宜食甘,粳米、牛肉、枣、葵皆甘(肝苦急,急食甘以缓之);心色赤,宜食酸,小豆、犬肉、李、韭皆酸(心苦缓,急食酸以收之);肺色白,宜食苦,麦、羊肉、杏、薤皆苦(肺苦气上逆,急食苦以泻之);脾色黄,宜食咸,大豆、豚肉、粟、藿皆咸(脾苦湿,急食苦以燥之,用甘淡芳香辛开之品,此处乃借咸柔软以利其关,关利而胃气乃行,胃行而脾气方化也);肾色黑,宜食辛,黄黍、鸡肉、桃、葱皆辛(肾苦燥,急食辛以润之,开腠理,至津液通气也)。

二 四 诊

（一）望诊

【原文】 问曰:病人有气色见于面部,愿闻其说。师曰:鼻头色青,腹中痛,苦冷者死。一云腹中冷,苦痛者死。鼻头色微黑者,有水气。色黄者,胸上有寒;色白者,亡血也。设微赤,非时者,死;其目正圆者,痉,不治。又色青为痛,色黑为劳,色赤为风,色黄者便难,色鲜明者,有留饮。(3)

【解析】 本条论述面部望诊在临床上的应用。通过举例说明望面、目、鼻之气色,可以判断病位和病性之寒热。

"气色"者,五脏六腑之精华,藏于内者为气,见于外者为色。故病生于脏腑之内,伤及真气,则气不内荣,色必外见,所谓"有诸内必形诸外"也。

"师曰:鼻头色青,腹中痛,苦冷者死。"因为运用望诊辨别一切疾病的例子很多,不可能一一列举,现举望鼻之气色为例。如观其病人鼻头色青,多系腹中冷痛,若鼻头苦寒冷者主死。因鼻居面中,属脾土所主,又称面王,且鼻为肺窍,司呼吸而能吐故纳新,故肺脾无病时,鼻色明润微黄如罗裹雄黄。若患者鼻头色青,必系脾肺阳气不足,下焦阴寒邪气上犯而为气郁血滞之象,气血不通则痛,故曰"腹中痛"。临床不少亡阳病例,多有鼻头冰冷,鼻孔空大,为死亡先兆的诊断依据;若鼻头不冷,及时抢救,可望回生。

为什么说"鼻头色微黑者,有水气?"因为鼻属土,色微黄为无病,若"鼻头色微黑",因黑为水色,今肾虚不能主水,脾虚不能制水,为水气上泛中土,故"鼻头色微黑者,有水气"。

而"色黄者,胸上有寒"中"寒"者,指寒饮,"色黄者",包括面色和鼻在内,而且多系黯黄色。面鼻之色黯黄,为中焦阳虚,水聚为饮,寒饮内停中焦,上干胸阳之位,故见胸上有寒饮。但临床若见久病而出现面、鼻及目眦皆隐隐微黄者,为病气日退,中气逐渐恢复,欲愈之兆。

又如何理解"色白者,亡血也。设微赤,非时者,死"呢? 色白有正常与异常之分,正常者,如《素问·脉要精微论》云:"白欲如鹅羽,不欲如盐",即面色白似猪羔白润光泽,为无病之象,如面色枯白,是血虚不能上荣于面,乃失血亡血后的病象。若失血之后,面色不枯白,微赤之色出现于两颧,此为血去阴伤,心阴亏损,"阴不涵阳,虚阳上浮之象",而且这种微赤之色又不在气候炎热之时的夏季,是在其他季节出现,正如《灵枢·五色》曰:"赤色出两颧,大如拇指者(疑为二尖瓣狭窄患者),病虽小愈,必卒死。"反之,"设微赤"在夏季炎热之时出现,虽为血虚阴伤之象,但不必主死。当具体分析病情,如见新产失血过多,虚热随阳明经上泛于面,虽见面色微赤,亦不主死。

有人认为从"鼻头色青"至"微赤非时者死"一整段是提示诊鼻者,似可从。为什么"其目正圆者,痉,不治"呢? 因目睛为五脏六腑精气上注所聚之处,"目正圆"是两眼直视不能转动,眼小目瞪之象,说明"五脏之精气亡绝",不能上荣于目,乃肝风内动的危证,甚至目盲。若以定风珠之类养阴息风或望有效。

"色青为痛",若面色微青如翠羽,出现在春三月,色与时合,为无病之象;反之,若面色青黯或青黑,"为血脉凝涩之色",气滞血瘀,不通则痛,常见腹痛等证。如中恶、发痧之腹痛,面色多青黑。

"色黑为劳",若在严寒冬冷之月,面色黑如乌羽而光润者无病,若面色黯黑,形似煤炭,为劳伤肾气,肾之精气不足,气血不能上荣于面,故肾色外露。但临床中见有面色黧黑(黑而晦黄)则多为停痰伏饮所致,《医学纲目》认为目下黧为停饮。而额上黑,身黄为女劳疸,目青面黑为黑疸。

"色赤为风",提示面目之色缘缘正赤为热极生风的征兆,如外感初起风热怫郁在表,不能得小汗出,亦可见面缘缘正赤,则非生风之象;新产妇其面正赤,为血虚阳气浮越(短暂),不得作风治;但若"产后中风、发热、面正赤、喘而头痛"(见产后篇第9条),是为产后中风而兼阳虚之证。这里要注意的是,前言"设微赤,非时者,死",与此处"色赤为风"因其二者前提不同,故诊断各异。

对于"色黄者便难",有三种解释,一认为指"小便难",多因湿热蕴结,脾不运化水津上归于肺,不能通调水道所致,患者面色多见黧黄。二解释为"大便难",如陆渊雷认为多见于黄疸病,教材也认为黄为脾色,若其色鲜明是湿热蕴结,脾气郁滞,多有大便难之症,如茵陈蒿汤证。三则理解为"二便俱难",证属湿热郁结日久,胃肠津液日耗,导致不仅大便难,小便也黄赤短少。这些情况临床均会见到,具体情况根据四诊合参进行分析,不必拘泥于字面的理解。

本条"色黄者,胸上有寒"之黄色秽黯,而"色黄者便难"之黄色鲜明,意在提示病性之寒热各异。"色鲜明者有留饮",若人之面、目、鼻色红黄明润鲜泽,为无病之象,此处所指乃面目胞下如卧蚕浮肿,光亮鲜明,是脾胃气虚,水饮泛溢之象,故判断为留饮或水气。

【拓展】 本条有望"目"的诊法,因为眼睛也是疾病的"窗口",据报道有"神眼"医生绘制的"眼诊图"能观察出七、八十种疾病。至于耳诊、手诊、足诊则是望诊另一领域的应用,具有研究价值。

(二)闻诊

【原文】 师曰:病人语声寂然,喜惊呼者,骨节间病;语声喑喑然不彻者,心膈间病;语声啾啾然细而长者,头中病。—作痛。(4)

【解析】 本条论述闻诊在临床上的应用,即从闻病人声音中辨别病位的高下浅深(以耳闻为例,不包括用鼻闻气味)。

《素问·阴阳应象大论》谓"在脏为肝……在声在呼……在脏为心……在声为笑……在脏为脾……在声为歌……在脏为肺……在声为哭……在脏为肾……在声为呻"。故闻五声可知病处。

"病人语声寂然,喜惊呼者,骨节间病",因《素问·宣明五气》谓"五气所病:……肝为语(多言)……",今病人由缄默无声而变为"喜惊呼"者,是病在肝与肾也。肝主筋,在声为呼,肾主骨,在声为呻,且易发惊恐,病人突然惊呼号叫,或呻吟不止,必有筋骨关节阵发性剧烈疼痛,说明肝肾筋骨俱病。

"语声喑喑然不彻者,心膈间病",因心主言,肺主声,由于痰涎、水饮、热邪壅滞心肺,胸中大气不能运转,"气道不畅",出入升降受阻,影响声音外达,声出不扬,故见"语声喑喑然不彻"也,此病在心膈间,"指结胸、心痞、懊憹一类病证"。如胸膜炎、冠心病、慢性胃炎等"心膈间病"。

"语声啾啾然细而长者,头中病",是因肾之声为呻,"语声啾啾然细而长",说明肾邪从太阳经脉直达巅顶(足太阳与足少阴为表里)而成头中病。教材已解释得很清楚,这里我就不再详细讲解了。

【拓展】 《难经》曰:"闻而知之者谓之神",凡因病而声音有所改变,总关神与气的变化,神不能自持者,其声必乱,气不能自主者,其言必变。本条闻诊,从病人不同的语声判断为不同的疾病,说明仲景闻诊之精细,重视神、气的变化,对中医诊断学有一定指导意义。

如时逸人认为,闻诊以辨别声音之韵为主要,《内经》分宫、商、角、徵、羽五音,呼、笑、歌、哭、呻五声,以发出为声,收入为韵,相合而为音,医者可据声音之调,以诊察其疾病之所在也。如谓:"宫音大而和,其舌在中,其声歌,宫音乱,病在脾;商音轻而劲,其口张大,其声哭,商音乱,病在肺;角音调而直,其舌后缩,其声呼,角音乱,病在肝;徵音和而长,其舌抵齿,其声笑,徵音乱,病在心;羽音沉而深,其唇上取,其声呻,羽音乱,病在肾。"以五声五音应五脏之变,声音相应为无病,反则乱而为病,盖情志之表现,为内有所感,而发于外也。其他如语言、呼吸、咳嗽、嗳气、呕吐、呃逆等声,皆可据以为诊。

(三)切诊

【原文】 师曰:病人脉浮者在前,其病在表;浮者在后,其病在里,腰痛背强不能行,必短气而极也。(9)

【解析】 本条论述同一脉象,因出现的部位不同,主病表里也就不同。

仲景为何提出"病人脉浮者在前,其病在表"?在一般情况下,脉浮是病邪在表的反映,但必须是浮脉见于关前的寸部,因寸部属阳主表,故寸脉浮,其病在表,是正气抗邪于表的现象,但"其病在表",欲辨其表寒、表热、表虚、表实,又当结合症状、发病的新久(如久病重病出现浮芤之脉为将死之兆)及其兼脉(浮紧、浮数、浮缓、浮虚、浮芤、浮散等)等全面考虑。

"浮者在后,其病在里,腰痛背强不能行,必短气而极也"。释义具体见教材,我需要补充说明的是《血痹虚劳病脉证并治》第4条有"脉浮者,里虚也"之说,亦多在尺部出现浮脉,乃虚劳后期,多兼亡血失精,若见浮芤之脉,则为阳气绝根,阴阳脱离之象。也有个别医家认为"前后"可作时间的早晚,即病情的早晚期来讲,如本篇13条有"风中于前",指午前,此说可作为参考。

【拓展】

1. 本条若脉浮紧出现在关以前,又有腰痛背强者,则为表寒实证,即太阳伤寒麻黄汤证。

2. 脉象有常有变,应当脉症相参,四诊合参

(1)脉沉迟,不得认为全系里证,也有属表邪者,如《痉湿暍病脉证治》第11条"太阳病,其证备,身体强,几几然,脉反沉迟,此为痉,栝蒌桂枝汤主之"即是。

(2)迟脉一般主寒,但亦有热证,如《伤寒论》第213条阳明病脉迟当用大承气汤下之。

(3)数脉一般主热,但亦有属阳虚证者,如《呕吐哕下利病脉证治》第3条中有"以发其汗,令阳微,膈气虚,脉乃数……"之文。

(四)四诊合参

【原文】 师曰:息摇肩者,心中坚;息引胸中上气者,咳;息张口短气者,肺痿唾沫。(5)

【解析】 本条通过望形态和闻呼吸二诊合用以定病位及辨病性虚实。

为什么说"息摇肩者,心中坚"?息指呼吸。人之呼吸为气机升降出入的具体表现。《难经·四难》"呼出心与肺,吸入肾与肝,呼吸之间,脾也"。呼,则气由下达上,升于心肺;吸,则气由上达下,降于肝肾。"息摇肩",乃以肩代呼吸之"肩随息动",是呼吸困难、两肩上耸的状态,在病情上有虚有实。讲义认为,条文所指"心中坚"即实证(坚满也),由实邪壅塞在胸,水饮积结,"痰热内蕴,肺气不宣所致",由于阻碍了肺气的升降出入,故"常伴有鼻翼扇动,胸闷咳喘"痰涎等证。如《金匮》中木防己汤"心下痞坚",甘遂半夏汤"心下续坚满"等,因系实证,故应从利气祛痰、逐饮降逆等法治之。至于肾气丸证的息肩摇,又当别论。

"息引胸中上气者,咳",为胸中有痰饮阴浊病邪干及胸阳,"阻塞气道",以致肺气不降,呼吸时气上逆而为咳,这种情况,多见于感冒咳嗽的病例,亦可伴有倚息不得平卧等症,详细内容大家可以参考本书咳嗽上气病篇。

"息张口短气者,肺痿唾沫",是指病人张口呼吸,但对气的吸入仍感不足,

其气不能接续,有似乎喘,但不抬肩撷肚,亦属"短气",若同时伴有咳吐涎沫,但并非痰饮之喘咳,而是肺中"津液为邪火煎迫",肺失津液之濡润而"肺气痿弱不振,不能敷布津液",残存的津液变为浊唾涎沫,呼吸气少而急促,以上症状为虚热肺痿之征,具体在后面讲到第七篇肺痿病中麦门冬汤证时,我们还会给大家详细讲述。此外,"张口短气"还可见于肾气不足,不能纳气归根者;胸痹、痰饮病证之邪气阻滞者。

【拓展】 本条辨证要点在于呼吸之"息引、摇肩、张口"六字,虽病位在上,而有虚实之别,息引摇肩气喘者多属实,张口短气者多属虚。

【原文】 师曰:吸而微数,其病在中焦,实也,当下之即愈;虚者不治。在上焦者,其吸促,在下焦者,其吸远,此皆难治。呼吸动摇振振者,不治。(6)

【解析】 本条也是望诊、闻诊同用,着重从吸气中辨别病位之在上、中、下,并判断其预后的吉凶。

"吸而微数",是指病者"吸气短促"略快,或如李今庸解释为"吸气轻微而又急促",常因邪气壅塞上焦,故吸气不能下达肝肾,肺气不降而往返于中焦所致。若"吸而微数",又以腹满,大便闭结,潮热,舌苔干黄,脉象沉实有力等胃肠实热积结之证候为主,则致病之因"其病在中焦,实也","当下之即愈",用寒下法通其中焦之壅滞,使热与燥屎下夺而去,气机畅通则愈。若痰、食积结肠中属中焦实证,仍可下之而愈。具体方药,如三承气汤、厚朴三物汤、厚朴大黄汤、麻仁丸等。临床中承气汤治喘不乏其例,此所谓"上病下取法"也。

"虚者不治",是提示虽病人有吸气短促之证,但若由于中焦脾胃气虚所致,即或兼见腹满、胸中痞结,而脉见虚弱无力,乃邪实正虚之证,既不可单用攻下,又不宜纯用补虚以恋邪气。由于中气大虚,肾为气之根,则肾无所禀气,元气有脱离之象,其气轻浮,产生"吸而微数"之证,所以不治或难治。若患者胃气未绝,尚可用攻补兼施,寓补于攻之法,如增液承气、导赤承气、护胃承气等,或可见效。

最后七句"在上焦者,其吸促,在下焦者,其吸远,此皆难治。呼吸动摇振振者,不治。"是在进一步阐述肺肾气虚之病难治。气根于肾而藏于肺,如病"在上焦者",出现吸气短促("其吸促")说明肺虚不能主气,吸入之气,不能下达于肾,其气只在肺上往返而见"其吸促"(吸气浅短、气短或上气不接下气),为肺气将绝之兆,故难治。如病"在下焦者",出现吸气深长而困难("其吸远"),是肾气大虚,欲得吸入之气以补救元气,但因元气(真阴元阳)衰竭,"肾不纳气",吸入之气难于摄纳内留,亦为难治。总之,肺肾俱虚,气不归元,"此皆难治",治疗当用人参、胡桃、蛤蚧等纳气归元之品。"呼吸动摇振振者,不治",说明呼吸时"全身振振动摇",不能控制,是肾气欲绝,"形气不能相保的危重证候",若系久病、重病见有"呼吸动摇振振者",其病位不论在上、中、下三焦,凡属虚者皆为难治

31

或不治。平时无病而突见"呼吸动摇振振者",亦非佳兆。若属新病、暴病,为邪气壅滞脾肺,不在此例,仍可治愈。

【拓展】 以上从3至6条所论望诊、闻诊,细致入微,一丝不苟,对后世中医诊断学的建立与发展奠定了良好的基础。其中5、6两条说明辨息应分辨呼与吸:呼的病变,责在心与肺,吸的病变,责在肝与肾;"息"由丹田上出肺窍是为呼,由肺窍下入丹田是为吸,而上下出入,"呼吸之间,脾也"(《难经》),中脘通,则上下通,中脘阻,则上下阻,故统论呼吸则分上、中、下三焦所主。

【原文】 师曰:寸口脉动者,因其旺时而动,假令肝旺色青,四时各随其色。肝色青而反色白,非其时色脉,皆当病。(7)

【解析】 本条主要论述脉象与四时五色相结合的诊病方法。这里我重点说明两点:

1. 提示学者临床常将望诊、切诊合用,以辨别正常与异常色脉,而正常人的色脉随四时季节的改变而略有变化。

2. 若脉色异常反时,是已病之象。"寸口脉动者,因其旺时而动",谓两手六脉之搏动,是随五脏当旺的季节而略有变动,为正常现象,因为人与自然环境,四时气候的变化是息息相关的,为了与自然环境的改变相适应,脉与色也略有改变,如春弦、夏洪、秋毛、冬石,其脉是随四时之旺气而动。

为何出现"春脉微弦,夏脉微钩,秋脉微毛,冬脉微石"的"四时平脉"?这种随着四季而有所不同的脉状,是人体适应四时反映在脉诊上的生理动态。冬季气温低、气压高,气温低则人身经常处于拘束状态,脉每呈现紧象;气压高则血液流向体表时受到外界的阻力加大,脉因之而沉。这样就造成了深沉有力的冬脉,状如石。一到春天,气温渐高,气压渐低,脉由深沉转为浅浮,但仍带紧张的余势,故而春脉微弦。夏季的特点是气温高、气压低。气温高则人体易出汗,脉管易扩张;气压低则外界阻力减弱,所以脉来盛去衰,似钩状。秋天,气温渐低而气压渐高,人体汗出减少,血液流向体表不如夏日那么盛,但脉管仍带扩张的余势,故而秋脉轻虚而浮微,似毛状。现代研究表明,脉率不但受不同季节的气候影响,还受天气变化的影响,当暖锋通过时,脉率增快。

下文举例以进一步说明,"假令肝旺色青,四时各随其色",肝属木而应于春,色微青,脉略弦;心属火而应于夏,色微赤,脉略洪;脾属四季之末(各十八日),色略黄,脉和缓;肺属金而应于秋,色微白,脉略浮;肾属水而应于冬,色微黑,脉略沉;以上为"四时各随其色",乃为无病的色脉,此从《素问·移精变气论》"夫色之变化,以应四时之脉"而来。

反之,"肝色青而反色白,非其时色脉,皆当病",这是春时反得秋色秋脉,是肝血虚而肺气偏旺,为金来克木之象;若春季在未病之时先见此色脉,为大病将发之征兆;春季已病日久出现此色脉,为病情转危,王叔和谓"春得秋脉定知死"

即源于此。其他季节,亦可从此类推:夏,心旺色赤脉洪而反见色黑脉沉,乃夏得冬之色脉,水来克火之象;秋,肺旺色白脉浮而反见色赤脉洪,乃秋得夏之色脉,火来克金之象;四季之末各十八日脾旺色黄脉缓而反见色青脉弦,乃季月得春之色脉,木来克土之象。冬,肾旺色黑脉沉而反见色黄脉缓,乃冬得季月之色脉,土来克水之象。以上皆为病势转剧之兆。

【拓展】 本条色脉应四时,是中医学"天人相应",内外环境相统一的整体衡动观的具体应用。色脉应时为无病,不论色反时,脉反时或者色反脉,皆为有病之象。

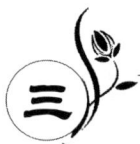

三 病因——气候节令相违

【原文】 问曰:有未至而至,有至而不至,有至而不去,有至而太过,何谓也? 师曰:冬至之后,甲子夜半少阳起,少阳之时阳始生,天得温和。以未得甲子,天因温和,此为未至而至也;以得甲子而天未温和,为至而不至也;以得甲子而天大寒不解,此为至而不去也;以得甲子而天温如盛夏五六月时,此为至而太过也。(8)

【解析】 这个条文中出现了两处"少阳",因此要理解整个条文精神,我们先来解释一下这里的少阳为何意? 必须明确的是,这里的少阳并非《伤寒论》中论述病位为半表半里的少阳,而是指一种时令的名称,其依据为《难经·七难》曰:"冬至之后得甲子少阳王,复得甲子阳明王,复得甲子太阳王,复得甲子太阴望,复得甲子少阴王,复得甲子厥阴王。王各六十日,六六三百六十日,以成一岁。此三阳三阴之王时日大要也。"即现时农历分为少阳、阳明、太阳、太阴、少阴、厥阴等六气的一个依据,具体如表2-1

表2-1 六气时令表

时令	节 气				月份(阴历)
少阳	小寒	大寒	立春	雨水	一、二月
阳明	惊蛰	春分	清明	谷雨	三、四月
太阳	立夏	小满	芒种	夏至	五、六月
太阴	小暑	大暑	立秋	处暑	七、八月
少阴	白露	秋分	寒露	霜降	九、十月
厥阴	立冬	小雪	大雪	冬至	十一、十二月

本条当与《素问·六节藏象论》之"未至而至……至而不至……"等内容互参,共说明了三个问题:其一,提示大家,四时气候反常,易于影响人体而发生疾

病,必须注意起居调节;其二,告诫医生,遇到气候反常时,不要拘泥于时令用药,而要"因时制宜";其三,通过举例说明气候之太过与不及。

原文"冬至之后,甲子夜半少阳起,少阳之时,阳始生,天得温和"是指冬至以后,"六十日第一个甲子夜半,此时正当雨水节",即半夜二点三十一分(查一九七七年二十四节气交节时刻表所知)。尤在泾曰:"雨水者,冰雪解散而为雨水,天气温和之始也。云少阳起者,阳方起而出地。阳始生者,阳始盛而生物,非冬至一阳初生之谓也。……冬至六阳尽于地上,而后一阳生于地下,是阳生之时,正阴极之时也。"具体见下:

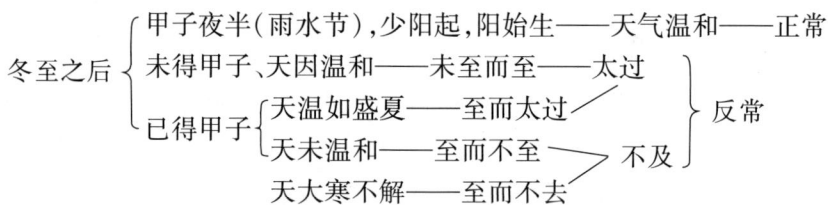

$$
\text{冬至之后}
\begin{cases}
\text{甲子夜半(雨水节),少阳起,阳始生——天气温和——正常} \\
\text{未得甲子、天因温和——未至而至——太过} \\
\text{已得甲子}
\begin{cases}
\text{天温如盛夏——至而太过} \\
\text{天未温和——至而不至} \\
\end{cases}\text{不及} \\
\text{天大寒不解——至而不去}
\end{cases}\Big\}\text{反常}
$$

【拓展】 中医临证上很重视节气转换,节气虽不属气象的范畴(二十四节气是地球绕太阳运行时所处的不同位置),但认为两分(春分、秋分)与两至(夏至、冬至)是宿疾复发与重病转危的关键时刻,医生审证用药须特别注意天气、气候对健康的影响,不同季节气候必须采取不同治疗方法,要体现"因时制宜"的原则。

四 病 机

【原文】 问曰:经云:"厥阳独行",何谓也?师曰:此为有阳无阴,故称厥阳。(10)

【解析】 本条论述厥阳病机,应与第11条论卒厥的病机、脉象预后互参。

经云:"厥阳独行",是何意呢?《素问·生气通天论》云:"阴平阳秘,精神乃治,阴阳离决,精气乃绝",若人身阴阳失去平衡,阴竭于下,阳越于上,"此为有阳无阴,故称厥阳","厥"者逆也,极也,阴不维阳,阳气盛极,飞越外脱而厥也。

【拓展】 具体而言,"厥阳"的临床表现分为三种,一种如虚火上炎的面赤咽痛,可用玄麦甘桔汤治之;一种为产后阴虚阳越的汗出,可投当归六黄汤;还有一种是高年阳亢,甚至跌仆卒倒,中风卒厥暴死,可予镇肝熄风汤之类。

五　杂病预后

【原文】　问曰:寸脉沉大而滑,沉则为实,滑则为气,实气相搏,血气入脏即死,入腑即愈,此为卒厥,何谓也? 师曰:唇口青,身冷,为入脏即死;如身和,汗自出,为入腑,即愈。(11)

【解析】　本条通过卒厥的脉理阐述卒厥的症状、病机及其预后,说明病邪入脏难治,入腑即愈。具体内容见教材,此处不再讲解。

【原文】　问曰:脉脱入脏即死,入腑即愈,何谓也? 师曰:非为一病,百病皆然。譬如浸淫疮,从口起流向四肢者可治,从四肢流来入口者不可治;病在外者可治,入里者即死。(12)

【解析】　本条承接上条论述卒厥脉脱(指脉乍伏不见,多由邪气阻遏,血脉一时不通所致),亦有入脏入腑的可能,百病皆然。此条当活看,如《吴医汇讲》所言:"脏病入府即愈,惟咳嗽症入府即危,盖肺与大肠为表里,胃伤则饮食不进故也"。

【拓展】　后世"辨脉脱",六脉俱脱者,大命垂危矣(神昏脉脱者死,神清脉脱者亦死),通脉四逆急服之,还怕脉因暴出死。但得脉来微续生,更需附子四五枚,人参小半斤,周时服尽休间断,随进米粥始回春……每见虚寒之极服温补,躁乱不宁呕且吐,此为药力尚未全,切莫心疑换别路。大约三阴病症露危剧,急则六日或三日,缓则行期十二日。幸而君火未全衰,反见舌干等症出,更须姜、附助其阳,渐得阳回舌生液。若见舌干投凉剂,坏乃百年人寿事,起手果然认得真,断不朝三与暮四。君不见《景岳全书》用法精,十补一轻巧相济;又不见嘉言《寓意》重叮咛,阴症转阳必自愈,济困扶巅道在斯,一有游移便错去。更有虚寒服药来,温补不安凉适意,两寒相得从其类,正气败坏决不治。至于实热失汗下,脉伏似脱君休怕,大承、十枣用即安,神气分明现真假。须知实热治可缓,凉泻一投拨便转,不比虚寒救济难,仁术全凭思与辨。(吴医汇讲)

六　杂病分类与中人五邪

【原文】　问曰:阳病十八,何谓也? 师曰:头痛,项、腰、脊、臂、脚掣痛。阴病十八,何谓也? 师曰:咳、上气、喘、哕、咽、肠鸣、胀满、心痛、拘急。五脏病各有十八,合为九十病,人又有六微,微有十八病,合为一百零八病,五劳、七伤、六极、妇人三十六病,不在其中。

35

清邪居上,浊邪居下,大邪中表,小邪中里,馨饪之邪,从口入者,宿食也。五邪中人,各有法度,风中于前,寒中于暮,湿伤于下,雾伤于上,风令脉浮,寒令脉急,雾伤皮腠,湿流关节,食伤脾胃,极寒伤经,极热伤络。(13)

【解析】 本条论述病证的分类方法,并及五邪中人的变化。

第一段是将一切疾病的证候加以归类,以便划分病性(属阴阳、寒热、虚实),这是古人对疾病的一种计数方法。"阳病"者,指三阳之病,因三阳主外属表而在经络,凡外感之病,无论干及皮肤、筋骨,但总在身体躯壳之外的阳位,故称为阳病。阳病的病证有六种,即"头痛、项、腰、脊、臂、脚掣痛",均属阳病者,徐忠可云:"谓病在阳,当从阳治,如头项居上,阳也,腰脊虽在中,督脉所主,亦阳也。四肢属阳,则臂与脚亦阳也。"

至于阳病为何有"十八",历代注家有两种看法:一种如尤在泾云:"在外者有营病、卫病、营卫交病之殊,是一病而有三也,三而六之,合则为十八,故曰阳病十八也"。另一种如徐忠可认为:"阳有太少阳明三经合六处,岂非三六十八乎。"如以头痛为例:有太阳头痛(额巅脑后连项)、阳明头痛(头额痛)、少阳头痛(两头角痛)。以上看法,均可供参考。

而"阴病"者,指三阴之病,因三阴主内,病在脏腑之里的阴位,故称为阴病。阴病的病证有九种,即"咳、上气、喘、哕、咽(读"噎")、肠鸣、胀满、心痛、拘急(筋挛缩急)"。故尤氏云"在里者,有或虚或实之异,是一病而有二也,九而二之,合则为十八,故曰阴病十八也"。徐忠可以阴病病证仍为六种,以咳、上气而喘、哕、咽痛、肠鸣、胀满、心痛、拘急而分,并谓"阴有太少厥阴三经合六处,岂非三六十八乎",我认为此说欠当,如"心痛拘急",再分太阴、少阴、厥阴,则未免牵强。

对于"五脏病各有十八,合为九十病"者,尤怡说:"五脏病各有十八,六微病又各有十八,则皆六淫邪气所生者也。盖邪气之中人者,有风寒暑湿燥火之六种,而脏腑之受邪者,又各有气分血分,气血并受之三端,六而三之则为十八病,以十八之数推之,则五脏合得九十病,六微合得一百零八病。"如以中暑而言,一般认为暑热多伤气分,但"暑瘵"出血,乃暑热伤络耗血,故暑病气阴两伤者亦不少。湿热之病亦有在气分、营血分,由气入血之不同。但徐忠可认为"然而阴病既有十八,则阴属脏,五脏各有十八,岂非合为九十病乎。阳病既有十八,则阳属腑,六腑各有十八,但病为稍微,岂非合为一百零八病乎",仅供参考。

我们再来看"人又有六微,微有十八病,合为一百零八病",2版教材认为:"六微谓六淫之邪中于六腑,腑病较脏病为轻,所以称为六微。六微亦有气分、血分以及气血兼病三者之别,三六合为十八,六个十八,合为一百零八病。"如痢疾多为大肠疾患,白痢伤气,赤痢伤血,赤白痢为气血两伤;淋病中之气淋、血淋、劳淋(气血俱伤)。

以上阳病18,阴病18,五脏病90,六微病108,总计234种,因是六气外感所致,并非包括内伤所致的"五劳、七伤、六极、妇人三十六病",故曰"不在其中",意指不包括在外感病之中。

具体而言,何谓"五劳、七伤、六极、妇人三十六病"呢?

所谓"五劳",魏念庭云:"五劳伤其脏真",历代存在三种说法,一种以《素问·宣明五气》为代表,其云:"久视伤血(劳于心也),久卧伤气(劳于肺也),久坐伤肉(劳于脾也),久立伤骨(劳于肾也),久行伤筋(劳于肝也),是谓五劳所伤";一种是以《诸病源候论·卷三·虚劳候》为代表,认为:"五劳者,一曰志劳,二曰思劳,三曰心劳,四曰忧劳,五曰瘦劳"(《千金要方》将"瘦劳"作"疲劳");第三种则如《证治要诀》所言:"五劳者,五脏之劳也",指肺劳、肝劳、心劳、脾劳、肾劳五种虚劳病症。

而"六极"则指六种极度虚损的病症,魏念庭云:"六极伤其经络",具体存在两种认识,一如《诸病源候论·卷三·虚劳候》所说:"六极者,一曰气极,令人内虚,五脏不足,邪气多,正气少,不欲言。二曰血极,令人无颜色眉发堕落,忽忽喜忘。三曰筋极,令人数转筋,十指爪甲皆痛,苦倦不能久立。四曰骨极,令人酸削,齿苦痛,手足烦疼,不可以立,不欲行动。五曰肌极,令人羸瘦无润泽,饮食不生肌肤。六曰精极,令人少气噏噏然内虚,五脏气不足,发毛落,悲伤喜忘"。而《备急千金要方》以气极、脉极、筋极、肉极、骨极、精极为六极。

作为对"七伤"的理解,魏氏笼统的称"七伤伤其气血",事实上,历代对七伤也存在四种不同的说法,一者如仲景在《血痹虚劳病脉证并治》第18条所指出的:"五劳虚极羸瘦,腹满不能饮食,食伤、忧伤、饮伤、房室伤、饥伤、劳伤、经络营卫气伤……",此为"七伤"。再者如《诸病源候论·卷三·虚劳候》指七种劳伤的病因为:"……又一曰,大饱伤脾。脾伤,善噫,欲卧,面黄。二曰,大怒气逆伤肝,肝伤,少血目䀮。三曰,强力举重,久坐湿地伤肾,肾伤少精,腰背痛,厥逆下冷。四曰,形寒寒饮伤肺,肺伤,少气,咳嗽,鼻鸣。五曰,忧愁思虑伤心,心伤,苦惊喜忘善怒。六曰,风雨寒暑伤形,形伤,发肤枯夭。七曰,大恐惧不节伤志,志伤,恍惚不乐"。三者则指《诸病源候论·卷三·虚劳候》所提出的男子肾气亏损的七个症状:"七伤者,一曰阴寒;二曰阴萎;三曰里急;四曰精连连(精易滑出);五曰精少,阴下湿;六曰精清(精气清冷,精液稀薄);七曰小便苦数,临事不卒(小便频繁,淋沥不断或尿中断)"。四者,《备急千金要方·脏腑虚劳证脉》也提出了对"七伤"的理解:"一曰肝伤善梦,二曰心伤善忘,三曰脾伤善饮,四曰肺伤善痿,五曰肾伤善唾,六曰骨伤善饥,七曰脉伤善嗽。凡远思强虑伤人,忧恚悲哀伤人,喜乐过度伤人,忿怒不解伤人,汲汲所愿伤人,戚戚所患伤人,寒暄失节伤人",并总结说:"五劳五脏病,六极六腑病,七伤表里受病"。这些说法,各有道理,但总以脏腑经络、气血津液精的损伤为结果,与本篇"脏腑经络先后病"的

37

精神是一致的。

最后,这一段还提出"妇人三十六病",常见两种看法,见表2－2

表2－2　"妇人三十六病"常见看法比较

比较 书名	出处	十二症	九痛	七害	五伤	三痼
诸病源候论	卷三十八·带下三十六疾候	所下之物: (1)如膏 (2)如青血 (3)如紫汁 (4)如赤皮 (5)如脓痂 (6)如豆汁 (7)如葵羹 (8)如凝血 (9)如清血,血似水 (10)如米汁 (11)如月浣 (12)经度不应期	(1)阴中痛伤 (2)阴中淋痛 (3)小便即痛 (4)寒冷痛 (5)月水来腹痛 (6)气满并痛 (7)汁出、阴中如虫啮痛 (8)胁下皮痛 (9)腰痛	(1)害食 (2)害气 (3)害冷 (4)害劳 (5)害房 (6)害妊 (7)害睡	(1)穷孔痛 (2)中寒热痛 (3)小腹急牢痛 (4)脏不仁 (5)子门不正,引背痛	(1)月水闭塞不通,其余二痼,文阙不载。"张仲景所说,三十六种疾皆由子脏冷热劳损而夹带下,起于阴内"
备急千金要方	卷四·妇人方下·赤白带下崩中漏下第三	(2)如黑血 (4)如赤肉 (10)如米泔 (11)如月浣,乍前乍却 其余(1)(3)(5)(6)(7)(8)(9)(12)皆同上	(2)阴中淋沥痛 (5)经来即腹中痛 (8)胁下分痛 (9)腰胯痛 其余(1)(3)(4)(6)(7)皆同上	(1)穷孔痛不利 (2)中寒热痛 (3)小腹急坚痛 (4)脏不仁 (5)子门不端引背痛 (6)月浣乍多乍少 (7)害吐	(1)两胁支满痛 (2)心痛引胁 (3)气结不通 (4)邪思泄利 (5)前后痼寒	(1)羸瘦不生肌肤 (2)绝产乳 (3)经水闭塞

此外,魏念庭还有"女子……血分为主,故另有三十六病,别立妇人病之篇",尤在泾所论"妇人三十六病,则月经产乳带下之疾也";秦伯未《金匮要略简释》认为妊娠篇10病,产后篇9病,妇人杂病篇17病,合为36病;张建荣著《金匮妇人三十六病》等的看法,我个人认为均可参考,有利于对妇人病的全面认识。

第二段说明五邪(清、浊、大、小、䘼𫻜之邪)中人的规律,从而认识疾病的轻重缓急。

"清邪居上"有二说:一是尤在泾、陈修园等认为感受雾露之邪为清邪,因雾露虽属湿邪,但为湿邪中之轻清者,其伤人则上先受病(教材从此说);二是黄树曾认为,无形之燥热和温暑之邪为清邪,多从上受,首先犯肺。可见,凡感受风暑、燥热、雾露之邪,而上身先受者为清邪,因身半以上属阳故也。

"浊邪居下"指感受水湿秽浊之邪,因其性重着,故伤人多中于下。

"大邪中表,小邪中里"。何谓大邪、小邪?历代医家有四种看法(表2-3)

表2-3　历代医家对大邪、小邪的看法

注家＼解释	大　邪	小　邪
赵以德、周扬俊、丹波元简、教材	风	寒
尤在泾	散漫之风邪	户牖隙风
程云来	风寒之邪	槃饪之邪
黄树曾、《金鉴》	六淫之邪	七情之邪与房劳

具体言之,赵氏、教材等认为,风邪不仅中表,亦能中里,寒邪不仅中里,亦能中表。风中脏腑,多无表证,寒中肌肤,亦无里证(如麻黄汤)。后文"五邪"指风寒湿雾、饮食之邪,故以风为大邪、寒为小邪,可供参考。

尤氏则提出风邪大而力散,故中于表,户牖隙风,小而力锐,故中于里。但风邪中人之表里,因所虚而异,我认为此说欠全面。

程氏认为,风寒为大邪,故从表入,槃饪之邪为小邪,从口入中于里,虽符合实际,但饮食之邪为何称小邪,尚待研讨。

黄氏观点则认为,六淫之邪中人肌表为多,故大邪中表;七情之邪与房劳从里生而无表证,不易察觉,故为小邪中里。我个人同意此说,比较符合临床。

"槃饪之邪,从口入者,宿食也",提出了饮食所伤的途径,理解并无难度,此处不再赘言。而对于"槃饪"之"槃"字的考证,大家如有兴趣可结合《医宗金鉴》、《齐民要术》、日人丹波元简《金匮辑义》、陆渊雷《金匮要略今释》、尤在泾《金匮心典》的相关内容进行学习。

"五邪中人,各有法度",指风、寒、湿、雾、食等五邪之中人,同系由外而入,但因其病性不同,故中人各有一定规律和病位可循。如阳邪亲上,阴邪亲下,热邪归阳,寒邪归阴,以类相从。为后世病因辨证、审证求因奠定了基础。

"风中于前"者,因风为阳邪,故其中人,多在午前阳旺之时,风邪得天时阳气之助而更甚,易于乘袭阳气不足之体。

"风令脉浮"者,因风性主动,其性开泄,风邪袭表,卫气与之相争,脉气遂鼓动于外。故多见浮缓脉。

"寒中于暮",寒为阴邪,日暮之时阴盛阳衰,阴寒乘虚内袭,故中于日暮。

39

"寒令脉急",因寒性凝滞收引,故寒邪中人能束缚经脉气血之运行,致脉紧急。

"湿伤于下",因湿性重浊黏滞,故阴湿中人,必身半以下先受其病。"湿留关节",湿邪由肌肤直入经络而不得外出,必然会渗注于关节空隙处而致关节烦疼。

"雾伤于上"者,因雾露之邪,为湿中轻清之邪,故伤人多中于上。"雾伤皮腠",雾露之邪伤人轻浅,仅干及皮肤肌腠,多见头痛鼻塞等证。

"食伤脾胃"者,"胃主纳谷,脾主运化,故饮食不节,则伤脾胃"。

"极寒伤经,极热伤络"者,直行者为经,旁支为络,经脉深而络脉浅,"经脉在里为阴,络脉在外为阳"。因"寒气归阴",故中寒之病,多伤十二经脉,如足太阳膀胱经主一身之表而统营卫,易被寒邪所伤也。治"极寒伤经"之药,如麻黄、附子、细辛等经药,此乃"极寒伤经"之意。

因"热气归阳",故极热之病,多伤十五络脉,如暑热之邪易犯肺胃而不伤经,加之热甚汗液大出,耗伤水津,甚至逼迫血液妄行,而见出血,是"极热伤络"之证,治之以薄荷、桑叶、银花藤、青蒿等络药有效,此"极热伤络"之意也。

由此可见,上述病证总的治则为:经寒络热者,温经清络,络寒经热者,温络清经,但经直络横,温甘通经,辛香通络为别。

第三章
痉湿暍病脉证治第二

【概念】 从今天开始,我们就讲解张仲景《金匮要略》具体病证的辨证论治,首先要介绍的是三个病证,即痉病、湿病、暍病的辨治内容。我们先来解释三病概念。

痉病:痉病之痉,其本义在《说文解字》这样说到:"痉,强病",即筋强直不柔之谓,陈修园称"痉,风强病也"。古又称"痉"(炽,厕音),口噤而角弓反张。痉病主症表现在:"项背强急,口噤不开",两目直视或上视,四肢抽搐,"甚至角弓反张",以其"筋脉"强劲拘急,故名曰"痉"。

需要注意的是,痉病也可以在温病中出现,下面我们来看看《金匮》痉病与温病痉病的异同:

1. 相同之处 有的医家认为,《金匮》痉病与温病的动风痉厥是一脉相承的。

①症状表现,均有热证与抽风证;②病机与邪热伤阴的邪正消长关系相同,痉病虽有外感内伤之分,但均与津液不足,筋脉失养有关;③治则着眼于解热益阴,如葛根、瓜蒌根、承气汤;④方药运用,温病之寒凉清解,泻肝息风,增液舒筋,清心开窍等源于《金匮》而有发展。

2. 不同之处 本篇所论主要因外感风寒(或发热)所致,病在太阳、阳明筋脉为主,在山丘高寒地区多见。"与温病热盛津伤引起的痉厥"以及破伤风、产后痉病有所不同。但对外感痉病的辨证和治疗,《金匮》奠定了理论基础,确立了治疗大法,作出了示范,与后世温病学对痉病的论治,是源与流的关系。

湿病:本篇讨论湿病重点是外湿及其兼证(有风湿、寒湿、风重于湿、湿甚于风等证型)。因内湿为病,在本书痰饮咳嗽、水气篇中专门有所论及。但外湿与内湿可以互相影响,素有内湿之人易感外湿,外湿侵袭,易影响脾阳失运,酿生内湿,故两者不能截然分开。

暍病:即伤暑,又称中暍、中热。属外感暑邪范围。本篇以"发热、自汗、烦渴溺赤、少气脉虚,每易兼寒夹湿"为主症。

【痉湿暍的病因病机】 痉病有虚实寒热不同。平素津液不足,复感外邪,邪阻筋脉,或入里化热伤津,筋脉不利,是为痉病总的病因病机,表证过汗,疮家及亡血家误汗,导致伤津耗液,筋脉失养,皆可导致痉病的发生。

湿病因感受水湿,秽浊而发病。脾胃虚弱,肌腠不固,雨露水湿或秽浊熏蒸,湿邪易从肌肤或口鼻而入,"故有外湿、内湿之分,且湿邪为病多有夹风、夹寒、夹热等特点"(风湿、寒湿、湿热、暑湿,燥不兼湿)。湿病以发热身重、骨节疼烦为主症,病在肌肉关节。

喝病为夏季感受暑热之气,或因贪凉饮冷过度,或汗出入水中,形成气阴两伤之本,而又兼感暑湿冷凉之邪。暑热炽盛,气阴两伤,暑湿伤表,卫阳被遏,是其基本病因病机。

【三病合篇讨论的意义】 三者病位大体相同,均由外邪伤及人身最外一层,"都有太阳表证"。病因均与湿邪有关,如《素问·至真要大论》"诸痉项强,皆属于湿"。薛生白湿热病篇第4条:"……伤寒之痉自外来,证属太阳,治以散外邪为主,湿热之痉自内出,波及太阳,治以息内风为主……痉之与厥,往往相连,伤寒之痉自外来者,安有是哉"。叶天士《外感温热》云:"若咬牙啮齿者,湿热化风痉病"。叶氏《三时伏气外感》曰:"暑邪必夹湿",夏季天之热气下行,地之湿气上蒸,人患湿浊而病。以上说明,痉病、喝病多兼湿邪,故三病合篇以资鉴别。

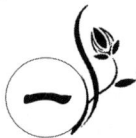

一 痉病主症、成因、分类、预后(转归)

(一)痉病主症、成因

【原文】 病者身热足寒,颈项强急,恶寒,时头热,面赤,目赤,独头动摇,卒口噤,背反张者,痉病也。(7)

【解析】 本条是第7条前半段,后半段和第8条一并介绍。这段话论述外感痉病(初起和已成必备症状)趋于热化的证候。

"诸暴强直,皆属于风",而"病者,身热足寒"说明痉病由外感风寒入于肌腠经脉,则阳气郁遏于上(风为阳邪,上先受之)故"身热"。寒为阴邪,伤人则下先受之,兼之阳气被郁于上,不能下达于足,故"足寒"。"颈项强急,恶寒"说明风寒侵及太阳经脉,卫阳不得外达,正邪相搏,气血不得贯通,风邪化热伤津,太阳筋脉、经腧受病故也(太阳之脉起于目内眦睛明穴,上额交巅入络脑,还出别下项,夹脊抵至足)。"时头热,面赤,目赤",说明风寒不独侵及太阳经脉,且进一步侵及阳明、少阳,而有三阳合病的表现(太阳之脉上头,阳明之脉起于鼻,上头额,且为阳盛之经,两阳相合,多气多血,其脉营于面部;足少阳起于目外眦瞳子髎,上头角,为三焦相火游行经脉之处),今风寒之邪郁而化热,三阳经脉俱病,故见"时头热,面赤,目赤"也。

头为诸阳之会,外邪入于经脉化热生风,风性上行而主动摇,高巅之上,唯风可到,故有"独头动摇"也。

手足阳明之脉,络上下牙龈,环唇夹口,热灼精血,突然口噤不开,故为"卒口噤",筋脉失去津血濡养,故项背筋脉收缩而反张,涉及督脉之病,而成背反张之重证。

"独头动摇,卒口噤,背反张者,痉病也"四句说明风寒化热生风,热灼精血,筋脉拘急痉挛,为痉病已成之象。

【拓展】 痉病之因:有风邪伤及太阳阳明经腧,化热伤及筋脉津血者(不排除化燥的一面),本篇即是;有热极生风,津枯血燥,肝风内动者,非本篇所论。本条主症(项强、口噤、背反张)虽与乙脑、流脑、破伤风之筋强症状类似,然寒热各异,治有温凉之别,当审证求因,辨证论治。

【原文】 太阳病,发汗太多,因致痉。(4)

夫风病下之则痉,复发汗,必拘急。(5)

疮家虽身疼痛,不可发汗,汗出则痉。(6)

【解析】 以上三条论述痉病成因之一,有因误治而成者,此处属误治伤津致痉。太阳病,属于表证,本应发汗,但须微微似有汗出,不可令如水淋漓。假如发汗太过,津液耗伤,筋脉失于濡养,则易形成痉病。

风病多汗易伤津,如误用攻下法,津液更伤,筋脉失养,容易发生痉病,如再误用发汗法,气津两伤,必致筋脉拘挛紧急。

疮家,经常流脓失血,阴液亏虚,虽见身体疼痛之表证,也不可贸然发汗,否则必重伤津液而致痉。

【拓展】 以上三条,皆因误汗误下伤津液而引发痉病,属于特例,而发生痉病的常见原因是外感风寒邪气,这是仲景详于特殊,略于一般之写作特点。病机上,此三条为耗伤津液,筋脉失养所致;而后者是外感风寒,邪阻经脉,经气不利而发,二者在治疗上当有所区别。

(二)分类

【原文】 太阳病,发热无汗,反恶寒者,名曰刚痉。(1)

太阳病,发热汗出,而不恶寒,名曰柔痉。(2)

【解析】 这两条论述外感风寒入于经腧成痉,有(表实无汗之)刚痉和(表虚有汗之)柔痉的区别。

"太阳病",包括《伤寒论》所谓脉浮、头项强痛而恶寒等脉证。

第1条讨论外感风寒之刚痉主症。外寒由肌表入于经腧,郁遏人身阳气,"阳气奋起而抗邪……寒邪偏胜,腠理固密",故见"发热无汗",曰"反恶寒者",痉病乃筋脉为患,不应有恶寒,但此因外寒闭塞营卫,卫阳不得外达,故称"反恶寒"。一个"反"字,强调风寒表实特重(说明本来不应有而竟有),在于划清与伤

43

寒的界限。由于发热伤阴耗津,使筋脉紧急,失于濡养,必有第7条颈项强急、背反张诸证,其脉多紧弦。因其寒气坚劲,无汗,故丹波元简谓"表实故称以刚","名曰刚痉"。

第2条讨论太阳中风,风邪化热灼筋之柔痉的主症。外感风邪,伤于太阳之表(肌腠),风邪伤卫,表气不固,皮毛反虚,因风主疏泄而为阳邪,易于化热,且逼迫汗液外泄,故见"发热汗出,而不恶寒",热邪伤及津血,筋脉失养而拘挛成痉,亦必有第7条痉病诸证,脉见沉迟或浮弦。以其正气柔弱,汗出,"表虚故称以柔"(丹波元简),名曰"柔痉"。

【拓展】

1. 刚柔二痉的鉴别　①相同点:病邪来路,均始自太阳经腧,外感风邪所致;病位在太阳筋脉之表为主;有太阳病的症状和痉病症状;病机,筋脉失养。②不同点:症状,刚痉无汗恶寒,柔痉汗出恶风;病性,刚痉属实,柔痉属虚。

2. 《金匮》与《素问》之"柔痉",名虽同而实异　《素问·气厥论》曰:"肺移热于肾,传为柔痉",王冰注:"柔谓筋柔而无力,痉谓骨痉而不随,气骨皆热,髓不内充,故骨痉强而不举,筋柔缓而无力也"。一病在太阳,一病在肾(筋骨)。

(三)痉病的预后

【原文】　痉病有灸疮,难治。(10)

太阳病,发热,脉沉而细者,名曰痉,为难治。(3)

【解析】　第10条论述痉病有灸疮的预后。痉病伴有灸疮,因脓液久渍,津血本亏,两病相合,势必血枯津伤,病情自较一般严重,所以难治。

第3条从脉象论述痉病的预后。"太阳病,发热",说明此痉病既有头项强痛、恶寒之太阳表证,而又有发热,是风寒在肌表之象,其脉应当浮紧或浮缓,即使是风寒郁滞经脉,郁而化热成痉,其脉也应弦劲有力。今反见脉沉而细,是表证而得里脉(少阴、厥阴),脉证不符。乃肝肾精血先虚,阳气衰微,气血不足,无力鼓荡风寒之邪外出。气血既虚,故脉沉而细,此为正虚(阴阳两虚)邪盛,如散邪则伤正,补正则留邪,故曰"难治"。《医门棒喝》谓"在伤寒条中,则曰阳病见阴脉者死,其理一也"。

【拓展】

1. 从脉象阐述病机,推测预后,是《金匮》脉学的一个特点:本条即从脉证相逆所提示的正虚、抗邪力弱,进而推论预后之不良。文中虽只谈脉,实际尚有内虚及或刚或柔之痉病见证,临床当脉症合参,不可偏执。

2. 本条治疗表里俱病,邪盛正虚者,可借用《伤寒论》第62条"发汗后,身疼痛,脉沉迟者,桂枝加芍药生姜各一两人参三两新加汤主之",既调和营血,又益气养营,或后世桂枝加地黄汤。

(四)痉病的转归

【原文】 若发其汗者,寒湿相得,其表益虚,即恶寒甚。发其汗已,其脉如蛇。—云其脉澄。(7)

暴腹胀大者,为欲解。脉如故,反伏弦者,痉。(8)

【解析】 上述两条论述痉病三种转归:①若发其汗者,寒湿相得,其表亦虚,即恶寒甚。②发其汗已,其脉如蛇,暴腹胀大者为欲解。③脉如故,反伏弦者,痉。

也就是说痉病发汗后有变虚、欲解、不解的三种转归:

1. 汗后变虚　外感风寒的痉病理应发汗,病邪则随汗而解,若发汗太过,汗濡衣被为湿,外寒仍在,"寒湿相得"(合),表阳更虚,故恶寒愈甚,则痉病加重。

2. 汗后变欲解　若施汗法,紧急之痉脉变为和缓柔软,"其脉如蛇"(以脉言证,指疾病的动态变化),说明外寒虽去而湿滞于里,由背反张转为"暴腹胀大",湿邪从内可出,可用理气运脾、散寒除湿的厚朴生姜半夏甘草人参汤治之(陈修园)。若项强虽解,太阳表邪转至阳明,热邪在里,"入府即愈",可攻下之。对"发其汗也,其脉如蛇"的不同认识:成无己"误汗逼令真阳脱入湿中,所以形容其如蛇也,言脱出之阳,本疾急亲上,轻矫若龙,为湿气所扭,则迟滞如蛇之象,尽力奔进,究竟不能奋发矣,此脉之至变,义之至精者也。"徐忠可说:"若发汗已,脉上下不动而中行如蛇,正亏邪亦衰矣……",若发其汗,寒湿与外寒相合不解,病人之表气也因为发汗而更益虚怯,将出现恶寒更甚之变证。而发汗后,病人脉象亦出现扭挣不直,如蛇之游行状。何任云:"余于临床诊治痉病时对本条曾揣摩体会之。痉之前兆亦常有如感冒者,诊脉多浮。其治往往多用表汗之法。经汗之后,痉作,其脉亦能转为浮紧,并夹有扭滞不前之变脉,即古人所说:汗后阳气退潜,寒湿之邪为汗药引动。谓"若发其汗者……其脉如蛇,信欤!"

小注"一云其脉澄"中"澄",音"含",《玉篇》指水与泥相掺和,引申为广大之意。

3. 汗后不解(原病仍在)　发汗后"脉如故"(紧急),甚至"反伏弦者",痉脉仍在,痉病未解。

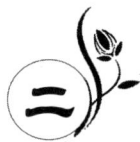

二　痉病的脉证治法

(一)痉病主脉

【原文】 夫痉脉,按之紧如弦,直上下行。—作筑筑而弦。《脉经》云:痉家其脉伏坚,

45

直上下。(9)

【解析】 本条指出痉病的主脉。

痉病乃因血亏津少不能养筋,以致筋脉拘挛强急,脉管缺乏气血煦濡,有"按之紧而弦"之象,"按之紧",沉取如绞索的"紧",说明劲急有力,《脉经》云"痉家其脉伏坚,直上下","伏坚"亦即沉紧之意。"弦",言其为新张弓弦端直之象,而且"直上下行",上至寸口,下至尺泽在一条直线上下往来,全失柔和,劲急而硬。因既成痉病,其邪已由经及筋,故只言脉紧弦而不言脉浮。

【拓展】 本条痉病主脉与太阳伤寒脉浮紧,太阳中风脉浮缓不同。且当与第7条痉病主症互参。至于教材所云"按之"二字,含有沉紧之意,可细心体会。

(二)柔痉证治

【原文】 太阳病,其证备,身体强,几几然,脉反沉迟,此为痉,栝蒌桂枝汤主之。(11)

栝蒌桂枝汤方:

栝蒌根二两　桂枝三两　芍药三两　甘草二两　生姜三两　大枣十二枚

上六味,以水九升,煮取三升,分温三服,取微汗。汗不出,食顷,啜热粥发之。

【解析】 本条论述柔痉的证治。

"几几"这个词,大家在《伤寒论》中已接触过了,原义是指好像小鸟羽翼未长丰满,想飞而不能,但又伸颈欲飞的样子,在此用以形容项背强。

"太阳病,其证备",系指太阳中风之"头痛、发热、汗出、恶风"等表证俱备。"身体强,几几然",说明不仅颈项强较甚,而且遍及全身皆有强急不舒,身体行动不利之象,是因风邪伤及太阳经腧,营卫不和之故,将发展为项背反张,手足拘挛之痉病证候,也可如《金匮要略论注》而理解为"身体强,即背反张之互辞"。

为何"脉反沉迟"?若纯系太阳中风表证,如桂枝汤证或桂枝加葛根汤证,"其脉当见浮缓",今见"脉反沉迟",说明是表邪入里之征。沉为病里,迟为津血不足,由于风邪入里化热化燥,津血伤耗,导致营卫运行不利,故"反"沉迟,但"必带有弦紧,与里虚寒之沉迟无力不同",方为痉病证候。

综合上述分析,可以得知若风淫于外(经),而津伤于内(筋),即为风邪伤于太阳经筋之柔痉。治当以解肌和营,生津止痉为要。因此仲景创栝蒌桂枝汤,用桂枝汤调和营卫取微汗以解腠理之风邪,再重用栝蒌根(天花粉)之苦寒入阴,清热生津,濡润筋脉。使风邪解,津液充,筋得血养而自柔和,筋脉强急自解。方后云"取微汗,汗不出,食顷,啜热粥发之",是以谷食微使汗而驱邪,不致伤正,则痉急可解。

【拓展】 瓜蒌桂枝汤临床应用:

1. 婴幼儿阴气未充而感外寒转生内热口渴者有效,曾治一半岁柔痉患儿,先投本方见效,后以四物汤加味养血柔筋治愈。

2. 江苏奚凤霖老中医宗王朴庄"瓜蒌能使人心气内洞"之论,以本方治胸痹兼有痰气郁结,胸阳不宣者,也颇有效。

3. 晋唐时医家取桂枝汤宣畅之功治"卒心痛"。

(三)欲作刚痉

【原文】 太阳病,无汗而小便反少,气上冲胸,口噤不得语,欲作刚痉,葛根汤主之。(12)

葛根汤方:

葛根四两 麻黄三两(去节) 桂枝二两(去皮) 芍药二两 甘草二两(炙) 生姜三两 大枣十二枚

上七味,㕮咀,以水一斗,先煮麻黄、葛根,减二升,去沫,内诸药,煮取三升,去滓,温服一升,覆取微似汗,不须啜粥,余如桂枝法将息及禁忌。

【解析】 本条论述欲作刚痉的证治。

"太阳病,无汗而小便反少",患者出现恶寒无汗,头项强痛,脉浮等外邪客于肌表的实证。按一般规律,有汗则小便应少,无汗则小便应多,今无汗而小便亦少,故曰"反",盖邪入肌肤,卫气闭塞,腠理三焦气机阻滞,水道失调,水津不能下输膀胱;加之在里之津液已伤,所以"小便反少"。"气上冲胸"者,因"胸"(主要指肺)为正邪出入之门户,外邪从胸膈而入,卫气不能达邪于外,里气(宗气)不能转输下行,邪气势必逆而上行,故曰"气上冲胸"。

"口噤不得语"者,乃外邪由太阳侵及阳明经络(阳明脉络上下牙龈)而化热,燥热伤津耗血,筋失血养而拘急,故牙关紧闭,不能语言,所谓"风为木之气,风动则木张,乘入阳明之络则口噤"也(薛生白湿热病篇第4条)。

"欲作刚痉",因此时虽未出现颈项强急、背反张等典型痉证,但已是发痉之先兆,所以说"欲作刚痉"。

学习本条,要抓住其病机有三个特点,一为外寒袭表,闭塞太阳、阳明经腧;二为邪阻营卫三焦,皮肤肌腠、经腧俱病;三是筋脉失去津血滋养。根据法随证立的原则,有外寒则当发汗散寒;有津伤,自当滋养津液;筋脉既已挛急,当然要兼顾缓筋止痉,因此治疗以发汗解表,滋养津液,舒缓筋脉为法,方用葛根汤。

本方即桂枝汤加葛根麻黄开泄太阳、阳明之邪,重用味甘气凉的葛根为君,既能引导阳明经腧之邪外出肌表,又能解肌退热,起阴气而生津液,滋筋脉而缓痉挛;麻黄开泄太阳腠理,外可发汗祛邪,内可宣通里气,调畅三焦;再以桂枝汤调营卫,"养阴血,和筋脉"(黄树曾)。这样,使营卫通调,气机畅通,津血得生,筋脉得舒,刚痉可解。

47

【拓展】

1. 本条适应证应与第 1 条刚痉,第 9 条痉病弦紧脉及《伤寒论》31 条"太阳病、项背强几几,无汗恶风者,葛根汤主之"合参。

2. 葛根汤的临床应用

(1)国内外医家用治鼻塞、鼻窦炎、急性牙痛、肩凝症、神经痛、扁桃体炎、睑腺炎、结膜炎、荨麻疹、麻疹、齿周炎、三叉神经痛、筋肉风湿、颈肌风湿、胃肠型感冒、偏头痛等急性热性病或炎症初期,流脑有外感表实证者。单味葛根治高血压、冠心病。

(2)何任引申用治小儿惊痫,常以葛根汤加味,颇能稳妥取效。或用治感冒而有头痛肩脊有牵掣感拘急酸楚("落枕"感觉)者亦多有效。

(3)吴考槃曾治一臂痛难以屈伸抬举者,药后效果不明显,即想到《伤寒论》项背强几几,《金匮》口噤不得语,都是用葛根汤,因为都是属于经腧不利,葛根为治经腧不利药。这个病人,臂难屈伸抬举,亦是经腧不利,即用原方重用葛根投之,果然效佳。后来又引申到"时发热自汗出而不愈者","先其时发汗则愈",在这两个"时"字,"愈"字上动脑筋,凡遇胃痛腹痛等属于有时间性的病证,亦告知其先时服药,同样效果良好。于此知《伤寒论》真是一部经验丰富,取之不尽,用之不竭的好书。

3. 葛根汤与栝蒌桂枝汤的比较(表 3-1)

表 3-1　葛根汤与栝蒌桂枝汤的比较

方名 比较	葛根汤	栝蒌桂枝汤
相同点	均属太阳痉病,有太阳表证和筋脉拘急证候;皆有津液不足或津液输布障碍,筋脉失养的病机;治法上均体现解表散邪,舒缓筋脉;二方皆"微取汗"或"微似汗出"(治痉不可过汗,免致津液再伤,此为治痉的一个重要原则);均含有桂枝汤	
病　性	寒邪偏胜,属表实刚痉	风邪偏胜,属表虚柔痉
病　名	刚痉	柔痉
治　法	发汗解肌,升发津液	调和营卫,滋生津液
组　成	桂枝汤 + 葛根四两、麻黄三两	桂枝汤 + 栝蒌根二两

4. 此二方治法机制反证"膀胱者州都之官,津液藏焉,气化则能出矣"。《吴医汇讲》:"《金匮》用栝蒌桂枝汤以治柔痉,葛根汤以治刚痉,因邪伤太阳,液不养筋,故助太阳之气化以运行于皮毛,以流通津液,则筋脉得以濡润,此液藏于膀胱,气化则能出之又一证也"。

5. 根据上述两条,我们可以归纳出太阳痉病有如下几个特点:①脉不浮数而弦迟;②项背强急;③津液不足;④治法除解表外,必须照顾津液。

（四）阳明痉病

【原文】 痉为病，一本痉字上有刚字。胸满口噤，卧不着席，脚挛急，必龀齿，可与大承气汤。（13）

大承气汤方：

大黄四两（酒洗）　厚朴半斤（炙去皮）　枳实五枚（炙）　芒硝三合

上四味，以水一斗，先煮二物，取五升，去滓，内大黄，煮取二升，去滓，内芒硝，更上火微一二沸，分温再服，得下止服。

【解析】 本条论述里热成痉的证治（热传阳明经府，津血耗伤成痉的救治法）。

"痉为病，胸满口噤……必龀齿"等均为邪热内传，充斥阳明经络筋脉和胃肠之府所致。胃气不得下行，气机壅塞上逆（阳明主胸）故见"胸（腹）满"；热盛煎灼津液，手足阳明经络失去津血营贯濡养，筋脉拘急，故见"口噤"难开。阳明热盛有化风鼓动筋脉之势，经脉劲急，上下牙齿切磋有声而"龀齿"。

为何"卧不着席，脚挛急"？《灵枢·经筋》"足阳明之筋……胫转筋"，"手阳明之筋……其支者，绕肩胛，夹脊"；"足太阳之筋……其病……脊反折，项筋急"，故阳明热盛波及太阳筋脉，消灼津血，筋失血养而拘急软短，牵引项背则角弓反张，如"卧不着席"之状，腰脊不能贴席，或两脚、四肢拘挛。

此条的病机特点是里热壅盛，病在阳明、太阳筋脉；津血耗伤，劫夺胃阴。治当通腑泻热，急下存阴解痉。根据《素问·至真要大论》："热淫于内，治以咸寒"的理论，选择大承气汤，用大黄、芒硝通腑气以攻泄燥热之内结，厚朴、枳实以破壅滞之气，热去则阴存，痉挛自解。

【拓展】

1. 关于本条适应证及临床应用

（1）当与第7条互参，尚有面赤、唇红、大便秘结、舌质红、苔黄燥，甚至高热、神志昏迷、谵语者，脉多弦劲有力。

（2）"可与"大承气汤。若大便不秘结而属阳明经证为主，用白虎汤加粉葛清阳明经络之热而缓筋脉，或竹叶石膏汤加减亦可。大承气并非治痉病正治方，乃泻亢盛之阳以救胃、肾之阴，一旦腑气通后（方后"得下止服"），仍当和其筋脉为治。

（3）《新中医》1981年6期载一破伤风患儿病四日，用玉真散不效，乃热结阳明，予重剂大承气（大黄15g，芒硝、枳实各12g，厚朴24g），服后下鸡卵大粪块……，再剂畅行三次而痉解。

2. 清朝医生张令韶通过聆听病人呻吟深长有力辨证用大承气汤治愈伤寒病十余天后出现手足躁扰，口目抽搐，面白身冷，谵语发狂，不省人事。

3. 总结本篇三个方证,体现仲景治痉精神当保津救阴,因势利导,为后世温热痉厥的治疗奠定了基础:风温发热之痉病,辛凉透邪,桑菊饮、银翘散合白虎,伤津加甘寒生地、麦冬;神昏谵语佐清心开窍,紫雪丹、牛黄丸。阴虚而致痉,大小定风珠,复脉汤均不出本篇治痉精神。

4. 王海藏分经论痉说:发汗太多致痉,身热足寒,项强恶寒,头热面肿,目赤头摇,口噤背反张者,太阳痉也。若头低视下,手足牵引,肘膝相构,阳明痉也。若一目或左右斜视并一手一足搐搦者,少阳痉也。汗之、止之、和之、下之,各随其经,可使必已。(太阳痉属表,无汗宜汗之,有汗宜止之;阳明痉属里,宜下之;少阳痉属半表半里,宜和之;所谓各随其经也)

神术汤加羌活、麻黄治刚痉解利无汗;白术汤加桂心、黄芪治柔痉解利有汗;太阳阳明加川芎、荆芥穗;正阳阳明加羌活、酒大黄;少阳阳明加防风、柴胡根,热而在表者加黄芩;寒而在表者加桂枝、黄芪、附子;热而在里者加大黄;寒而在里者加干姜、良姜、附子。

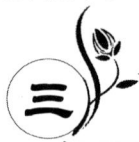

三 湿病的辨证及分类、治则

(一)利小便

【原文】 太阳病,关节疼痛而烦,脉沉而细——作缓者,此名湿痹。《玉函》云中湿。湿痹之候,小便不利,大便反快,但当利其小便。(14)

【解析】 本条论述湿痹的脉证及其治疗原则。

首先我们要明确什么是湿痹?"太阳病,关节疼痛而烦,脉沉而细者,此名湿痹"。说明湿邪由肌表侵入,先伤太阳经气,必有头项强痛,恶风寒等症状,故称"太阳病";但湿痹又与一般外感风寒不同者,在于"关节疼痛而烦",因湿为重浊之阴邪,易由肌表经络流注关节,阻遏阳气,关节间营卫痹闭不通,故见关节疼痛而又烦扰不宁(或坐卧不安)之象。湿性重浊凝滞,虽其病位在肌肉、关节,但《素问·至真要大论》云:"诸湿肿满,皆属于脾",故湿邪多影响脾胃气血的化生和运行,遏抑气血不能营贯经脉,湿邪阻压脉道,故常见"脉沉而细",或因阳气不能鼓动血脉而见沉缓脉,湿性黏滞,困阻气血,故脉来弛缓松懈。与太阳病中风证脉象浮缓,太阳病伤寒证脉象浮紧不同。

上述脉症,总因湿邪留滞肌肉、关节(包括筋脉),气血闭塞不通,故曰"此名湿痹","湿"言病因,"痹"言病机,形容湿气闭着之象。

明确了湿痹以内湿为主要病机后,我们接着来看其症状及治则。由于外湿困脾,脾失健运,三焦"气机不利",影响肾气不能为膀胱化气行水,湿阻于中,阳气不化,故见"湿痹之候,小便不利";脾为湿困,不能为胃行其津液,小肠不能对水谷分清别浊,则津液、糟粕随肠而下,此即《素问·阴阳应象大论》"湿胜则濡泻",《素问·至真要大论》"湿多成五泻"之意,故见"大便反快",甚至泄泻也。

治疗"但当利其小便",使里湿从小便下行,则大便自调,同时也能使留滞关节之湿有所出路,"通阳不在温",而在利小便,"阳气得通",痹痛自解,湿痹随之减轻。《心典》引东垣《脾胃论》云:"治湿不利小便,非其治也",后世所谓"利小便即所以实大便"即源出于此。

综上所述,归纳湿痹产生的主要病机及治法如下:病机为卫阳不固而湿淫于外,脾阳失运而湿困于中(内外俱病,但里湿偏重)。治法以利小便通阳先治内湿,兼祛风胜湿以治外湿为要。

【拓展】

1.历代医家对湿痹的治疗

(1)徐灵胎、陈修园认为当用甘草附子汤表里两解,必脾肾阳虚偏寒湿者方可。若湿热在肌肉、关节者断非所宜。

(2)以五苓散加味,如朱肱《活人书》主张用五苓散解表利湿;曹颖甫用五苓散倍桂枝;黄树曾《金匮要略释义》用五苓散加豆黄卷、苡仁。

(3)湿郁化热者,可用五苓散去桂术加防己、苍术或秦艽、苡仁、五加皮、老颧草,既能化气利水,又能祛风胜湿,此内外合治法也。湿痹初起,表证无汗,借用麻杏苡甘汤,取微似汗法。

2.后世对湿病治法的发展　外湿宜表散,当以解肌法微汗之,兼风者微微表散,兼寒者佐以温药,兼热者佐以清药。内湿宜渗泄,不外上开肺气,下通膀胱,中理脾阳为主。

3.湿痹与痉病的区别　本篇第3条云"太阳病,发热,脉沉而细者,名曰痉,为难治"。湿痹与痉病均有太阳病,脉沉而细。但痉病以项背强急为主症,湿痹则无项背强直,角弓反张之症,但关节疼痛而烦。

(二)微发汗

【原文】　风湿相搏,一身尽疼痛,法当汗出而解,值天阴雨不止,医云此可发汗,汗之病不愈者,何也?盖发其汗,汗大出者,但风气去,湿气在,是故不愈也。若治风湿者,发其汗,但微微似欲出汗者,风湿俱去也。(18)

【解析】　本条论述风湿病的发汗疗法是以微微汗出为要领。

外感风湿,客于肌腠,流注关节,卫外之气痹阻,故一身疼痛。此时治疗当以汗解,使邪从外出,如值天时阴雨不止,则外湿尤甚,足使疼痛加剧,更须发汗,以助体内湿气蒸发,但汗之而病仍不愈,这是汗不得法缘故。因风为阳邪,其性轻扬,易于表散,湿为阴邪,其性濡滞,难以速去,今发其汗而汗大出,则风气虽去而

51

湿邪仍在,所以病情不能痊愈。治风湿在表正确的发汗方法是"微微似欲出汗",使湿邪缓缓蒸发,营卫通畅,风湿俱去而病愈。

【拓展】

1.风湿病为何要"微微似欲出汗"？具体方法是什么？因风为阳邪,性轻扬而易表散；湿为阴邪,性濡滞而难骤除,加上"值天阴雨不止",空气中湿度又大,汗孔骤开,引动外湿乘虚而入,故湿邪更加呆滞而不易除。说明环境与气候变化与疾病关系密切。此时"汗大出者,但风气去,湿气在,是故不愈也",说明在使用汗法时应照顾风湿的特点。

"汗大出"的后果,原文云"湿气在",讲义云"使卫阳耗伤",张景岳认为,一则胃阴伤而不食,二则可致亡阳而死。故汗法当慎用,《伤寒论》有忌汗大法,当合参。

临床中如何照顾"风湿的特点",使"微微似欲出汗"？因风被湿所黏着,若在疏风中兼化湿之药利小便,既能适应天时气候病情的变化,又能"使阳气内蒸而不骤泄,肌肉关节之间充满流行(营卫畅通)而湿邪自无地可容矣"。周身微微湿润,风与湿缓缓俱去,风湿才能痊愈。如麻黄加术汤、麻杏薏甘汤之类。

2.关于升阳可以除湿　尤怡《金匮翼》在"上下分消之剂"中载"升阳除湿汤"谓治伤湿,肿泻,肠鸣腹痛,药有升麻、柴胡、羌活、防风、半夏、益智仁、神曲、泽泻、麦蘖面、陈皮、猪苓、甘草、苍术。并引东垣云:虽有治湿必利小便之说,若湿从外来而入里,用渗利之剂以除之,是降之又降,重竭其阳,而复益其阴也。故用升阳风药即瘥。大法云:湿淫所胜,必助风以平之也。尤怡曰:"愚谓湿病用风药者,是助升浮之气,以行沉滞之湿,非以风胜之之谓也。又湿在上在表者,多夹风气,非汗不能去也,荆、防、羌、麻祛风之品,岂能行湿之事哉。"

3.湿病与水气病的正治法,其精神是一致的。第14条治内湿,利小便,本条治外湿,当发汗(微发汗)。而水气病"腰以上肿当发汗","腰以下肿当利小便",二者治法精神是一致的。

4.《金匮》治湿法简介　①散寒祛湿:麻黄加术汤、乌头汤；②宣散祛湿:麻杏苡甘汤；③涌吐除湿:一物瓜蒂汤；④搐鼻宣湿:瓜蒂散、鹅不食草；⑤固表行湿:防己黄芪汤；⑥调营泄湿:芪芍桂酒汤；⑦温阳逐湿:甘草附子汤、桂枝附子汤、白术附子汤；⑧调补祛湿:桂枝芍药知母汤；⑨温脾除湿:甘姜苓术汤。

(三)证候

【原文】　湿家之为病,一身尽疼—云疼烦,发热,身色如熏黄也。(15)

【解析】　本条论述湿邪内外并重,导致湿郁发黄的证候。

"湿家之为病,一身尽疼",素有湿病之人,因脾虚不能运化水湿,加之复感外湿,内外湿邪俱盛,湿邪留滞肌腠关节之间,营卫气血运行障碍,故见"一身尽疼"。"发热,身色如熏黄"者,因湿为阴邪,尤怡:"湿外盛者,其阳必内郁。湿外盛为身疼,阳内郁则发热",湿郁日久化热,湿热由脾胃气分波及肝胆血分,胆液外泄发黄,故其黄色晦黯如烟熏状,但此为湿胜于热的发黄,偏属阴黄,与阳明病之瘀热发黄(热胜于湿)色鲜明者不同。

【拓展】 关于本条方治,历代医家见解不一:

1.丹波元简《金匮辑义》主张用麻黄连翘赤小豆汤,但我认为此方对于湿热兼表者可用,于本条则不宜。

2.黄树曾认为此证宜表里双解,宜茵陈五苓散解郁利湿,除热退黄,再酌加大豆黄卷、薏苡、蚕砂、木防己之类。但五苓散与茵陈之比应为2:1,小便浑黄方宜。

3.现代有人认为乃寒湿侵犯太阳,本质属寒,治宜辛温,麻黄醇酒汤。

4.李今庸《金匮要略讲解》认为湿病日久,郁而化热,成为热痹,治当清热燥湿。

四 湿病误下证

【原文】 湿家,其人但头汗出,背强,欲得被覆向火。若下之早则哕,或胸满,小便不利—云利,舌上如苔者,以丹田有热,胸上有寒,渴欲得饮而不能饮,则口燥烦也。(16)

【解析】 本条论述湿病误下的变证。

长期病湿之人,寒湿郁滞肌表,肌腠闭塞,阳气不能布达,反逆而上越,故但头汗出。湿困经脉,故背强不和。湿阻阳郁,阳气不能温煦肢体,故其人恶寒,欲得被覆向火。此时治疗应温经通阳,散寒除湿。若误用攻下法,是病在于表而误攻其里,下之太早,必致变症丛生。胃气被伤,胃气不降而上逆,故发生呃逆。阳气内郁,表湿内陷,气化不行,故在上则见胸满,在下则小便不利。寒湿内郁,故舌上如苔而湿润白滑。所谓"丹田有热,胸上有寒",就是说明湿病误下后出现的一种寒热错杂,下热上寒的病理变化。由于寒湿在上,阳郁于下而化热,故渴欲得饮而不能饮,口干燥而心烦。凡此诸变,均由误之后,湿遏热伏所致。

【拓展】 外湿宜发汗,内湿宜利小便,这是治湿大法。若非化燥成实,纯属里证者,下法断不可用。本证寒湿在表,而误用下法,故出现以上变端。至于如何救误,有医家主张用前文桂枝附子汤,或甘草附子汤,可作参考。

【原文】 湿家下之,额上汗出,微喘,小便利者,死;若下利不止者,亦死。(17)

【解析】 本条论述湿病误下后的坏证。

53

湿为阴邪,最易损伤阳气,若误用攻下法,则里阳更伤,形成阴盛阳虚之势。虚阳上越,则额上汗出而微喘;阴寒内盛,则小便自利,此为阳气上越而阴液下脱之证,病情危笃,故曰"死"。假如误下而下利不止者,则真阳失守,阴脱于下,其病机与小便自利相同,阴阳两竭,故亦主"死"。

【拓展】 前条与本条同为湿家误下之变证,但病情不同,预后亦异,其关键在于病人平素中阳如何。前条所论,表阳虽郁,里阳犹治,故虽经误下,阳气郁伏于里,仍然能与阴邪抗争,形成湿遏热伏之势;至于本条病情,则由中阳素虚,长期感受湿邪,再经误下,则真阳失守,毫无抵抗之力,故预后较差。

以上两条均有头汗出,但病机不同。前条但头汗出,是湿郁于表,阳气不布,逆而上出所致,并见有背强恶寒等表证。本条是湿家误下后,阳气大伤,虚阳上越,故仅见于额上汗出,并与微喘兼见。

五 湿病证治

(一)头中寒湿

【原文】 湿家病,身疼发热,面黄而喘,头痛鼻塞而烦,其脉大,自能饮食,腹中和无病,病在头中寒湿,故鼻塞,内药鼻中则愈。《脉经》云:病人喘。而无湿家病以下至"而喘"十一字。(19)

【解析】 本条论述寒湿在上,郁遏清阳的外治法。

"湿家病身疼发热",说明先有内湿而后感外湿,"雾伤于上",雾露之湿(湿中清邪)伤人,常见上半身疼。寒湿郁遏卫阳而见"发热"。由于久患湿病,脾气先虚,湿阻而阳气上郁,故"面黄"而身目不黄。肺合皮毛,主表,"表阳被郁,则肺气上逆故喘"。"头痛鼻塞而烦"为本条主症,以寒湿上冒清阳而前头胀痛(与太阳病的后头强痛不同),致肺气失宣则鼻窍不通,主要病因乃"病在头中寒湿,故鼻塞"也,寒湿在上,阳气郁而不伸故"烦"。"自能饮食,腹中和无病",是寒湿之"邪未传里"。"其脉大"而不浮,与风邪无关,又不沉细,非湿痹之候,正说明寒湿在外、在上而轻浅,既不在太阳之经,又不在太阳之府,但有邪气内袭的趋势,故见寸部脉大,正能御邪于外。故治以"内药鼻中"以"宣泄上焦寒湿",如此则如沈明宗所言,使"肺气通调,大气一转,肌腠开而湿痹解"。

【拓展】 历代医家治鼻塞,常用外治法:《千金》治鼻塞,气息不通,共有八方,其中二方内服,一方滴灌,其余五方都是纳药。《外台》治鼻窒塞不通,共七方,一方内服,一方滴灌,其余五方亦是纳药。现代可用通关散吹鼻取嚏,或用鹅不食草塞鼻,如高学山用之治鼻渊稠黄浊涕不止;也可用蟾酥闻鼻。至于有医家认为也可用《证治准绳》辛夷散,乃治"肺虚为四气所干鼻内壅塞,涕出不止,或气息不通,不闻香臭"。以上说明,用宣利肺气,辛香开发药治鼻塞,值得研究。

(二)寒湿在表

【原文】 湿家,身烦疼,可与麻黄加术汤发其汗为宜,慎不可以火攻之。(20)

麻黄加术汤方:

麻黄三两(去节) 桂枝二两(去皮) 甘草一两(炙) 杏仁七十个(去皮尖) 白术四两

上五味,以水九升,先煮麻黄,减二升,去上沫,纳诸药,煮取二升半,去滓,温服八合,覆取微似汗。

【解析】 本条论述寒湿在表(表实)的证治与治疗禁忌。

经常患有湿病的人称为"湿家",又兼外寒,外寒引动内湿,寒湿相搏,阻遏肌肉关节,营卫不得畅行,则见"身烦疼",此乃疼痛剧烈,不得安静的状态,如见周身酸懒,四肢沉重不欲动,精神疲乏,但又有周身躁热疼痛,烦扰不宁,坐卧不适等,均谓之"湿家身烦疼",而且必夹风寒之邪,出现发热、恶寒、无汗等表证,或兼一身浮肿,小便不利,舌苔白腻,其脉浮濡或浮紧,总之,为寒湿在表的表实证。故以散寒除湿法取微汗。方用麻黄加术汤,以麻黄汤发肌表之汗以散表寒,又恐大汗伤阴,寒去而湿反不去,故加白术一则补土生液助脾之转输,二则除湿利水,乃发汗中寓以缓汗之法。喻氏谓"麻黄得术则虽发汗不至多汗,而术得麻黄并可行表里之湿",根据方后语,可知仲景如此配伍其意是宗第18条之旨,取"微似汗"而解。

方后云"先煮麻黄,减二升",指水沸蒸发减少二升,"去上沫"者,因轻浮之气,过于引气上逆,其"沫"恐令人烦;不去药液,使药汁纯洁,减少刺激。一升水合现代200ml左右。

使用本方还需注意"慎不可以火攻之",因为若用火攻发汗,则大汗淋漓,风去湿存,病必不除。且火热内攻,与湿相合,可引起发黄或衄血等病变。

【拓展】

1. 为什么有人认为麻黄加术汤中之"白术",如用治表湿,近代多改用苍术,疗效更佳? 陆渊雷云:"术分赤白,始于《名医别录》,仲景书本但称术,后人加白字,《别录》之赤术,即今之苍术,此方意在使湿从汗解,则宜苍术。"因为白术甘温,长于渗利里湿,凡湿停于内之胸闷腹胀,食欲不振,倦怠无力者,用之较宜;而苍术苦温,长于宣散表湿,凡湿停于表之全身骨节烦疼、肿痛,肢体重著者,疗效更佳。

2. 麻黄加术汤的临床应用及其加减 凡风湿郁于肌表不得透发之荨麻疹

(症见冷水洗身,痒疹搔后流出黄水,发病月余,苔白,脉浮缓)服本方微汗(用白术)二至五剂临床症状完全消失;也可用于寒湿在表之肺炎、水肿(如西医之小儿急性肾炎)。阳虚者配附子,气虚配人参、黄芪,阴虚加生地,血虚配当归、白芍。

(三) 风湿在表

【原文】 病者一身尽疼,发热,日晡所剧者,名风湿。此病伤于汗出当风,或久伤取冷所致也。可与麻黄杏仁薏苡甘草汤。(21)

麻黄杏仁薏苡甘草汤方:

麻黄(去节)半两(汤泡) 甘草一两(炙) 薏苡仁半两 杏仁十个(去皮尖,炒)

上剉麻豆大,每服四钱,水一盏半,煮八分,去滓,温服,有微汗,避风。

【解析】 本条论述风湿在表(属实)的证治和成因。

为何风湿"病者一身尽疼,发热",在"日晡所剧"?湿而兼风,故一身尽疼。"晡"即申时(下午3~5时)是据《玉篇》曰:"晡者,申时也"。"所",同"许",约数,故后世医家对"日晡所",有"申、申酉、申酉戌"之别。

体内多种病因(风湿、痰湿、瘀血、脓血、宿食、糟粕)作用于机体,与日晡时自然之气相应激产生的病情加剧,均可出现"日晡所剧"的临床表现。

对本条风湿病症状在"日晡所剧",历代医家有不同解释:

1. 从正气旺盛言 赵以德、程云来等认为乃机体得自然界阳气(指阳明之气)之助,人体正气与风湿邪气相搏。赵氏据《素问·生气通天论》精神云:"夫阳气者,一日(昼)而主外,平旦阳气生,属少阳(即3寅—5卯—7辰—9),日中阳气隆,属太阳(9巳—11午—13未—15),日西气门(汗孔)内闭,属阳明(15申—17酉—19戌—21),是故阳明之气,主乎申酉,所以日晡所剧也"(21亥—23子—1丑—3为暮夜之时。)而程云来《直解》则认为"阳明旺于申酉戌,土恶湿,今为风湿所干,当其旺时,邪正相搏,则反剧也"。意指脾土与风湿相搏在日晡时剧。

2. 从自然界湿气当盛而言 如曹颖甫认为"日晡所"为"太阴主气",此时自然界湿气当盛,两湿相感,故风湿加剧在日晡。"日晡所为地中蒸气上腾之时,属'太阴'湿土。故阳明病欲解时,从申至戌上,所以解于申至戌上者,为热盛之证,当遇阳衰阴盛而差也。明乎此,可知申至戌上为太阴主气,湿与湿相感,故风湿之证,当日晡所剧。"

曹氏之说与"湿为阴邪,旺于午后"(吴鞠通)之意相吻合,第1篇第13条"风中于前,寒中于暮",寒为阴邪,中于日暮,白天午后属阴,故湿邪旺于午后。但此说只重在湿,"风邪"则未提及。

56

3. 从病邪属性言 阴邪、阳邪相合在阴阳交会之日晡时,容易化热化燥。风热燥属无形阳邪,湿属有形阴邪,阴阳合邪,风湿相搏,风邪自盛于阳,湿邪自旺于阴,两邪交争,易化热化燥(不寒化)。所以发热每每加剧在日晡阴阳交会而阳气偏盛的时候。因此教材[按语]中有云"日晡发热属阳明,是风有化热的倾向,同时风为阳邪,容易化燥"。《金鉴》也谓"湿家发热,早暮不分微甚,风湿之热,日晡所必剧"。单纯的"伤风"、"伤湿"确无日晡所潮热。

4. 从病位言 日晡为肺金旺时,风湿易从皮毛而入,病情加重。如徐忠可曰:"……日晡为申酉时,金之气,肺主之,肺之合皮毛,明是风湿从肺之合,而浸淫内着,至肺金旺时,助邪为虐而加甚,与湿从下受者不同,故曰此为风湿"。因一日十二时分配四方,申酉戌位于西方,属金,肺金旺时,风湿易从肺合之皮毛浸淫入里,正邪争剧,故以日晡为剧。

上述看法各有理据,我个人认为第三种看法较妥。但原来4、5版教材认为"风与湿合,湿邪容易化热化燥,故身疼发热而日晡增剧",实际并未能尽言其精义。

既然病属风湿在表,治当使之得微汗而解,所以用麻杏苡甘汤轻清宣化,解表祛湿。方中用麻黄、甘草微发其汗,杏仁宣利肺气,使气行而湿化,湿化又可消肿(观"痰饮篇"苓甘五味姜辛半夏杏仁汤可知);薏苡仁祛湿除痹。本方实为麻黄汤用薏苡仁易桂枝,是变辛温发散而为辛凉解表之法,其要义在于麻黄配苡仁,既制约麻黄发汗太过之弊,又不碍祛湿。

整个处方具有宣肺解表、通络化湿的作用,临床可用于风湿性关节炎、喘息肿胀、急性风水、多发性疣(宜重用苡仁)、荨麻疹偏热者,也可用治妊娠水肿、面部黄褐斑(合四物汤)、小儿遗尿、肺痈唾脓、肌肤甲错等。加减化裁方面,除了教材上的内容外,我再补充一点,即若为急性风水,可合越婢汤;荨麻疹化热者加桑叶、菊花、青蒿,祛风热而利湿,可提高疗效。

【拓展】

1. 有哪些疾病可以出现"日晡发热"?(表3-2)

表3-2 出现日晡发热的病证及特点

病证	特 点
风湿	一身尽疼、发热
阳明腑实	大便秘结、口渴、多汗、溲赤
阴虚	低热盗汗、心烦不安
黄疸	身目溲黄

2. 麻黄加术汤与麻杏苡甘汤的比较 麻黄加术汤与麻杏苡甘汤,虽同是治疗外湿表实证的方剂,但二者有显著差异。前者麻黄三两、桂枝二两,后者无桂

枝,而麻黄仅半两,可知前者表证较后者为重。《本经》记载:"薏苡仁味甘,微寒,主风湿痹,筋急拘挛不可屈伸。"可知前者是身痛重着,不能转侧,而后者是身痛轻微,屈伸不利。再从药物与配伍方面来看,麻黄配桂枝是偏于温散,配薏苡仁是偏于凉散,前者适用于寒湿在表,后者适用于风湿在表。晡时为阳明所主,阳明气旺,与湿邪抗争,故疼痛、发热加重,同时风湿之邪容易燥化,所以用薏苡仁清化,而不用桂枝之温化。

3.薏苡与术功效的比较 《本经疏证·卷三》"论者谓益气除湿和中健脾,薏苡与术略相似,而不知其有毫厘之差,千里之谬也。盖以云乎气,则术温而薏苡微寒。以云乎味,则术甘辛而薏苡甘淡。且术气味俱厚,薏苡气味俱薄,为迥不相侔也。此其义盖见于《金匮要略》痉湿暍篇,曰湿家身烦疼,当与麻黄加术汤发其汗为宜,慎勿以火攻之。曰病者一身尽疼,发热,日晡所剧者,此名风湿,此病伤于汗出当风,或久伤取冷所致也,可与麻黄杏仁薏苡甘草汤。夫身烦疼者,湿而兼寒,一身尽疼者,湿而兼风。寒从阴化,风从阳化,故身烦疼者属太阳,发热日晡所剧者属阳明。属太阳者宜发汗,属阳明者宜清热,发汗所以泄阳邪,清热所以折阳邪,质之以用术用桂者为发汗,薏苡则为清热矣。虽然薏苡既治风湿,又主筋急拘挛,不能屈伸,彼风湿相搏,骨节疼烦,不得屈伸,风湿相搏,身体疼烦,不能自转侧,独不用薏苡何耶。夫适固言之矣。薏苡是治久风湿痹,非治暴风湿痹者也。然则麻黄杏仁薏苡甘草汤证,非暴病耶。玩汗出当风久伤取冷之因,决知其似暴病实非暴病也。发热日晡所剧,风与湿势将化热,故以薏苡合麻黄杏仁甘草,迎其机而夺之。彼风湿相搏者,上既冠以伤寒八九日,已可知其非久病,下出所治之方,或有取乎附子生姜,或有取乎附子桂枝,且俱用术,其不能杂入薏苡决矣。术与薏苡,非相反相恶也,既用此即不用彼者,无他,术性急,薏苡性缓,合而用之,恐其应速则嫌于缓,应迟又伤于躁也。"

(四)风湿兼气虚

【原文】 风湿脉浮,身重,汗出,恶风者,防己黄芪汤主之。(22)

防己黄芪汤方:

防己一两 甘草半两(炒) 白术七钱半 黄芪一两一分(去芦)

上剉麻豆大,每抄五钱匕,生姜四片,大枣一枚,水盏半,煎八分,去滓,温服,良久再服。喘者加麻黄半两,胃中不和者加芍药三分,气上冲者加桂枝三分,下有陈寒者加细辛三分。服后当如虫行皮中,从腰下如冰,后坐被上,又以一被绕腰下,温令微汗,瘥。

【解析】 本条论述风湿(湿重于风)表虚的证治。

"风湿,脉浮身重",为风湿留滞在肌腠的征象。风令脉浮,湿淫肌腠则身重,因湿甚于风且兼气虚,故虽感沉着身重而不痛(与麻杏薏甘汤之"一身尽疼"

有别);表虚而卫阳不固,营不内守而兼风邪,故见"汗出恶风"。上证乃表证未解已见虚象,不宜解表祛风,故舍麻桂之辛散。用防己黄芪汤既导风湿外出,又固表实卫。方中重用辛平之防己,善祛水湿下行,与白术配伍,既能除湿补脾,又能引导风湿外出而"止汗";黄芪温分内、实腠理,与甘草同伍,固表止汗而补中气,"配姜枣以调和营卫","体现了扶正祛邪,标本兼顾的配伍形式。"

大家运用此方时,一定要注意重用黄芪。正如《本经疏证·卷三》所说:"防己黄芪汤,白术守中,黄芪行外,防己除病,甘草调剂,其分数调剂居二,守中居三,除病居四,行外居五,所以然者,土主人身之肌肉属脾,黄芪与白术,皆脾药也,用芪以自本而行标,用术因在标而防本,病正在标,自宜治标者三,治本者二,然但知守而不知战,则病何由去,此驱病之防己,所以介乎其中矣。要之风湿风水之为病,动病也,术静而芪动,故芪任重,术任轻。防己黄芪之为剂,汗剂也,黄芪能行而不能发,故芪之任非特重于术,且更以姜枣佐之,盖防己驱逐水湿,水湿势必下行,下行过急,仍恐土啮且颓,病既在表,不如发之使近从表出为愈也。"

方后仲景还列举了此方的加减,以提示临床运用经方,是应当根据病情随症化裁的,具体运用如下:"喘者加麻黄半两":是风湿夹寒致肺气不利而喘,则加麻黄少许散寒以利肺气而平喘;若表虚而汗泄不畅兼喘者,可用麻黄根。"胃中不和者加芍药三分":是指腹中痛胀不舒者,加芍药调肝和胃,肝气调达则胃气下降,痛胀自解。"气上冲者加桂枝三分":针对阳虚而气逆上冲,用桂枝通阳下气以平冲。"下有陈寒者加细辛三分":患者平素下焦有寒,证见手足厥逆,用走而不守的细辛温经而散下焦伏匿陈寒。

《本经疏证·卷三》谓:"盖上条之病(指防己黄芪汤)在上在外者多,其下但有些微寒,加用细辛,引之外达其寒,自随芪术甘草姜枣以透达……细辛究是治下之剂,能直上直下,不能彻内彻外。"

我们常说,辨证论治要体现"理法方药"一线贯通,其实处方遣药后还应对患者服药后的反应做到心中有数,并指导患者正确予以相应护理,方能更好的发挥方药的疗效,因此仲景进一步提示,服用防己黄芪汤后,患者可有"如虫行皮中"的感觉,这是"卫阳振奋",湿邪外达之象,而"从腰下如冰",为寒湿下行之征,故书写完处方后,应该交代患者,这种情况不是副作用,是起效的反应,如果出现上述情况,需"后坐被上,又以一被绕腰以下",助阳气之温煦,"温令微汗",病情自能告愈。

【拓展】

1. 异病可以同治 本条又见于《水气病篇》,"风湿"易为"风水",因同有表虚不固,水湿留滞肌腠的病机,故同用防己黄芪汤治疗。

2. 风湿病表实与表虚的鉴别(表3-3)

表3-3 风湿病表实与表虚的鉴别

风湿 证候	表　实	表　虚
身重、疼痛	一身尽疼,可兼身重	身重而可兼身疼
恶风、汗	恶风无汗	汗出恶风
脉浮	浮紧有力	浮缓乏力

(五)风湿兼阳虚

【原文】 伤寒八九日,风湿相搏,身体疼烦,不能自转侧,不呕不渴,脉浮虚而涩者,桂枝附子汤主之。若大便坚,小便自利者,去桂加白术汤主之。(23)

桂枝附子汤方:

桂枝四两(去皮) 生姜(三两,切) 附子三枚(炮,去皮,破八片) 甘草二两(炙) 大枣十二枚(擘)

上五味,以水六升,煮取二升,去滓,分温三服。

白术附子汤方:

白术二两 附子一枚半(炮,去皮) 甘草一两(炙) 生姜一两半(切) 大枣六枚

上五味,以水三升,煮取一升,去滓,分温三服。一服觉身痹,半日许再服,三服都尽,其人如冒状,勿怪,即是术附并走皮中,逐水气,未得除故耳。

【解析】 本条论述风湿而见表阳虚的证治(风湿留着肌肉证)。与《伤寒论》太阳病篇179条同,可与之合参,此处不再重复。

(六)风湿兼表里阳气俱虚

【原文】 风湿相搏,骨节疼烦,掣痛不得屈伸,近之则痛剧,汗出短气,小便不利,恶风不欲去衣,或身微肿者,甘草附子汤主之。(24)

甘草附子汤方:

甘草二两(炙) 白术二两 附子一枚(炮,去皮) 桂枝四两(去皮)

上四味,以水六升,煮取三升,去滓,温服一升,日三服,初服得微汗则解,能食,汗出复烦者,服五合。恐一升多者,服六七合为妙。

【解析】 本条论述风湿表里阳气皆虚,风湿留着关节的证治。

"汗出……恶风不欲去衣,或身微肿者"是卫阳虚而风湿浸渍肌肤;"短气,小便不利"是脾肾阳虚,三焦气化不利而湿蓄于内;"骨节疼烦掣痛,不得屈伸,近之则痛剧"是风寒湿邪相搏,痹阻于关节筋脉,正邪剧争之象。病情较上条严重。

本条病机特点表现在以下三方面,一是脾、肾、卫阳俱虚;二为风寒湿俱盛,相搏于关节经络;三乃虚实互见之证。

对于这种虚实夹杂的情况,仲景制甘草附子汤温经助阳以散寒,祛风胜湿以止痛。方中桂、术、附并用,"兼走表里",助脾肾里阳,温经化气以行湿,恢复束筋骨、利关节功能,以甘草名方者,取其甘以缓急,意在缓而行之,风湿深入者妙在缓攻,故减少附子用量。方后云"初服得微汗则解",说明仍为微汗之剂。

【拓展】

1. 以上风湿三证的成因相同。伤寒过程中,表汗未透,且素体阳虚湿盛,不能鼓邪外出,体内之湿与风邪相合,留着肌肉关节之间,遂成风湿之证。此在伤寒为兼见之证,而在杂病中则属于湿病。

2. 湿病阳虚三方(桂枝附子汤、白术附子汤、甘草附子汤)的证治与比较(表3-4)

表3-4　桂枝附子汤、白术附子汤、甘草附子汤的证治比较

比较＼方名	桂枝附子汤	白术附子汤	甘草附子汤
相同点	均治身体关节疼烦等属风湿相搏而兼阳虚症状,故均用附子温阳,甘草和中以缓解关节疼痛,共奏温经助阳,祛湿止痛之功		
证候	身体疼烦,不能自转侧,恶风、汗出,不呕不渴,脉浮虚涩	前证兼不能自转侧、大便鞕,小便自利	掣痛不得屈伸,近之则痛剧(疼痛重),短气、汗出、恶风不欲去衣,小便不利或身微肿
病因病机	风湿相搏在表且风邪偏胜,病偏于外,涉及肌肉(经络)营卫	湿邪偏胜(渐去)而里阳亦虚	表里阳气皆虚,风湿俱胜病偏于里,湿流关节
治法	祛风除湿,温经通阳	培土燥湿,温阳散寒	助阳温经,散风祛湿以止痛,标本兼顾,内外合治
用药特点	附子三枚,伍以桂枝	附子一枚半,伍以白术	附子二枚,合以桂枝、白术,不用姜枣
	均有姜枣和中而调营卫		

3. 湿痹治疗用药规律　治湿痹法,有在表在里之不同,治表湿宜微汗,治里湿宜利小便。治表实者,有麻黄加术汤,麻杏薏仁汤,表虚者,用防己黄芪汤;表阳虚,风湿相搏,风胜于湿而证重者,桂枝附子汤,桂附同用,温经通阳以散风湿;里阳虚湿胜于风,证转轻者,白术附子汤,术附同用,健脾行湿,以逐水气;表里阳气皆虚,风湿俱胜而证重者,甘草附子汤,桂术附同用,助阳温经,以除风湿。

61

湿在表宜发汗,但要顾护阳气;寒湿者宜温散,湿有化热倾向者,宜清散;阳虚者宜扶阳,表阳虚宜用桂、附;里阳虚宜用术、附;表里之阳俱虚,宜桂、术、附并用;气虚者宜益气。

4. 白术在湿病中的应用 《本经疏证·卷二》云:"仲景治风寒湿痹方多有不用术者,则用术者当必有故矣……白术之效,于风胜湿胜者为最宜,寒胜者为差减。何以知之。盖风胜必烦,湿胜必重,观《金匮要略》中治痹诸方,其用术者非兼烦,必兼重。如麻黄加术汤下云身烦疼,防己黄芪汤下云身重,桂枝附子汤,去桂加白术汤下云身体疼烦,甘草附子汤下云骨节烦疼掣痛,或身微肿,甘姜苓术汤下云腹重如带五千钱,桂枝芍药知母汤下云肢节疼痛,脚肿如脱。附近效方术附汤下云头重,其他若麻黄杏仁薏苡甘草汤、乌头汤、抵当乌头桂枝汤、大乌头煎等方,何尝不治痛治痹,绝不用术,虽然,谓术功擅于风与湿则可,谓于寒有所忌则不可。伤寒少阴篇附子汤治身体疼、手足寒、骨节痛,不烦不重,亦用白术,盖湿流关节,云骨节痛,则未有不兼湿者,且风湿二者,必夹寒始成痹,不然则否,《素问》之旨可验也"。

5. 仲景本篇治湿病的证治规律对叶天士治痹的影响 ①除湿多用苓术、防己(木防己)。防己有较强的镇痛、抗炎、松弛肌肉的作用。②通络常用桂枝、当归。寒热夹杂者桂枝配石膏,即白虎加桂枝汤意。③利气喜用杏仁、陈皮。杏仁利肺气,开三焦;陈皮疏利肺气,转输脾气。④补益须佐宣通之品。风湿痹证兼血虚或气血两虚者,辨证方加 1～2 味补肝肾强筋骨药。⑤祛风慎用虫药搜剔。177 方中,仅用地龙、山甲、全蝎、蜣螂等 4 种。认为"湿热混处血络之中,搜逐甚难"。⑥其他用药特色:清热喜用石膏、羚羊角;除风湿尚多用苡仁、草薢;痛甚者,常加姜黄;湿热痹证多选蚕沙;肝虚不足或血虚生风者,常用白蒺藜。

六 暍病脉证及辨治

(一)脉证

【原文】 太阳中暍,发热恶寒,身重而疼痛,其脉弦细芤迟,小便已,洒洒然毛耸,手足逆冷,小有劳,身即热,口开,前板齿燥。若发其汗,则其恶寒甚;加温针,则发热甚;数下之,则淋甚。(25)

【解析】 本条论述中暍的主要脉证及因误治可致的变证。

中暍,即伤暑。《素问·热论》云:"先夏至日者为病温,后夏至日者为病暑"。太阳经气主一身之表而卫外,凡外感六淫,无不由太阳而入,而暑为六淫之一,亦先伤肌表,此乃夏季的伤暑病,故称"太阳中暍",暑郁营阴,又伤及卫气,亦见"恶寒发热"的外感症状;但暑多夹湿,又易伤气而见身体重着,肌肉疼痛("身重而疼痛")。中暑之人,多元气素虚,多汗则伤阳气(伤津),暑热阳邪又耗阴液,由于气阴两伤,故多见虚弱不足的弦细芤迟的脉象(弦脉主痛)。但这种脉象,并非一定同时出现:如暑邪偏表,脉多濡弦,汗多津伤而致阴虚,脉多沉细,血虚者脉多芤象,气虚而阳气不足者,脉象多迟。"小便已,洒洒然毛耸"者,因暑热汗多而伤阳气,太阳主表,外应皮毛,内合膀胱,小便之后,热随尿失,(阳气下泄)一时阳气虚馁,卫外失司,故一些卫阳虚以及气阴两亏的病人洒洒然形寒战栗。"手足逆冷"者,有两种可能:一为阳热内聚,气机被阻,不能外达,热深厥深也;二属素体阳虚,外受暑湿,脾阳不足,阳气不能外达四肢。但以第一种情况常见,因暑为阳邪,易伤阴液,稍有劳动则阴愈伤,故阳气外浮而"身热",阴伤液燥,气阴两虚则"口开"气喘,阴津内耗,唇齿失润,则"前板齿燥",此与《素问·生气通天论》"因于暑,汗,烦则喘喝"的精神一致。总之,本证实属机体不能适应气候炎热,因虚而致之病,热不甚高,虚象却很突出,与其他外感初起多见实证者迥异。

本证既属阴阳不足而夹暑邪,故其治则,当清暑(渗湿)益气(养阴)(或甘寒生津,固阳益气)。切不可发汗、温、下。

如因见表证而贸然辛温发汗,必更伤阳气而恶寒更甚;如仅注意其所夹之寒邪而贸然温针,则更助暑邪,以火热内扰,更耗阴液,阳热浮动,必使发热益剧;如误认齿燥为内有燥热而数加攻下,损伤元阳,热邪内入,阴液更伤,或致瘀热郁滞下焦,小便淋涩,较溺赤之症更甚,或致下焦愈虚,膀胱失约,见小便频数,故非热结腑实,不可妄用攻下,此为暑病三禁。

【拓展】

1. 伤暑的特点　一般外感病多实证,唯伤暑多见虚证,是其特点,故其脉象或弦细或芤迟,因夏季暑热熏蒸,容易出汗,因此体内气阴易感不足,脉象易见虚脉,这和一般热病,易见浮大滑数之阳脉,有所不同。

2. 本条是论述暍病的总纲,但伤暑的治疗,仍当辨证论治,一般分四种类型,随暑湿伤气(阳)、暑邪伤阴、暑伤气阴、内伤暑湿、外感风寒的不同,随证治之:

(1)暑湿伤气(阳):如见"小便已,洒洒然毛耸,手足逆冷"等阳虚气虚者,可用东垣清暑益气汤(黄芪、苍术、升麻、人参、泽泻、神曲、陈皮、白术、麦冬、当归、炙甘草、青皮、黄柏、葛根、五味子),作用重在升阳除湿,性偏温燥。

(2)暑邪伤阴:如"小有劳,身即热,口开,前板齿燥",口渴,舌质红,少苔少津,脉象洪大,此乃阳明无形燥热,治宜清解暑热,兼益气阴,见二十六条白虎加人参汤。

(3)暑伤气阴:有身热、汗多烦渴、肢倦神疲、脉大而虚等暑热耗伤气阴,无

63

湿邪兼夹之证,伤阴偏重,伤气偏轻,则用《温热经纬》"清暑益气汤"(西洋参、石斛、麦冬、黄连、竹叶、荷梗、知母、甘草、粳米、翠衣)。本方作用重在养阴生津,清热涤暑,性偏凉润,或用生脉散。

(4)内伤暑湿,外感风寒:"太阳中暍,发热恶寒,身重而疼痛",无汗、胸脘痞闷、腹痛吐泻、舌淡苔白腻、脉濡缓。治宜祛暑解表,化湿和中,宜《和剂局方》香薷饮(香薷、厚朴、扁豆,或用苡仁代扁豆)出入。

以上四种类型,《金匮玉函要略述义》认为皆可加一味香薷于润补方中,以提高疗效,可供大家临床参考。

(二)暍病证治

1.伤暑热盛

【原文】 太阳中热者,暍是也。汗出恶寒,身热而渴,白虎加人参汤主之。(26)

白虎人参汤方:

知母六两　石膏一斤(碎)　甘草二两　粳米六合　人参三两

上五味,以水一斗,煮米熟汤成,去滓,温服一升,日三服。

【解析】 本条论述伤暑(暑热伤津)偏热盛的典型证候和治法。

在夏季发生的热病称"暍",多属外感伤暑范畴,故曰"太阳中热者,暍是也"。暑为阳邪,其性本热,暑热过盛,热蒸毛窍,迫液外泄,则"汗出",此处之"恶寒",乃汗出后而恶寒,因汗出过多,"肌腠空疏",加上阳明热盛伤气(壮火食气),元气偏虚,故又见"恶寒",但"与一般表证恶寒发热者不同",亦非少阴里阳虚。

本方适应证除原文所述而外,脉多虚数或大而乏力。叶氏云:"暑温发自阳明,古人以白虎汤为主方"。吴氏说:"手太阴暑温,而汗不止,烦渴而喘,脉洪大有力者,白虎汤主之。脉洪大而芤者,白虎加人参汤主之。"总之,适于暑热偏盛而不夹湿者。因此治宜清热祛暑,生津益气。

《素问·刺志论》"气虚身热,得之伤暑",白虎汤即治阳暑证之主方。白虎乃西方神名,主持秋天清肃政令,交秋后霜露降,暑气消,故将此清暑方称为白虎,亦是克制之意。津生于气,气化为液,气液不足则津少,故用辛寒石膏与苦寒知母清肺胃暑热,粳米甘草养胃阴而固护胃气,再与人参同伍,补气生津(可用北沙参),解渴止汗。热撤津生,元气得复,暍病全消。

【拓展】 太阳中热与太阳伤寒、中风及风热的鉴别(表3-5)

表3-5　太阳中热、太阳伤寒、太阳中风、风热的鉴别

病名 脉症	太阳中热	太阳伤寒	太阳中风	风热
汗出	初起即有	不汗出(恶寒)	汗出(恶风)	有(不恶寒)
身热口渴	身热、大渴引饮	身热、口不渴	口不渴	身热、渴饮不甚
浮脉	浮数无力	浮紧	浮缓	浮数有力、 右大于左

2. 伤暑湿盛

【原文】　太阳中暍,身热疼重,而脉微弱,此以夏月伤冷水,水行皮中所致也。一物瓜蒂汤主之。(27)

一物瓜蒂汤方:

瓜蒂二十个

上剉,以水一升,煮取五合,去滓,顿服。

【解析】　本条论述伤暑夹湿的证治。

伤暑则身热,夹湿则疼重,暑湿伤阳,故脉微弱。其因多由夏月贪凉饮冷,或汗出入水,水湿邪气侵入肌腠,郁遏阳气所致。治疗用一物瓜蒂汤去湿散水。瓜蒂,《本经》主大水,身面四肢浮肿。本证以身体疼重为主,疼重是由于水湿偏盛,用瓜蒂散逐散皮肤水气,水气去则暑无所依,而病自解。

【拓展】　因瓜蒂苦寒有毒,目前临床上用一物瓜蒂汤治疗暑病者较少,《金鉴》认为此时可用大顺散(甘草、干姜、杏仁、肉桂)或香薷饮(香薷、厚朴、扁豆)治疗。

附:参考资料

【关于《金匮》暍病的沿革及与后世"中暍"的比较】

《痓湿暍病》篇开首即云:"暍,即伤暑……篇中中暍,中热之说……均属外感伤暑范畴。与后世……之中暍(或称中暑),有所不同"。

(一)暍、暑的含义及命名的沿革

1. 含义　暍:《说文》:"伤暑也";《玉篇》:"中热也";《前汉武帝纪》:"夏大旱民多暍死"。

暑:《说文》:"热也";《释名》:"暑,煮也,热如煮物也"。

2. 命名　共分九种。

(1)暑病:《素问·热论》"先夏至日者为病温,后夏至日者为病暑"指发生在夏季的外感疾患。

(2)伤暑:《素问·刺志论》"气虚身热,得之伤暑"。《时病论》"伤暑者,静

而得之为伤阴暑,动而得之为伤阳暑"。《金匮》之"中暍"、"中热",亦即伤阴暑、伤阳暑之义。

(3)冒暑:《时病论》"偶然感冒暑邪,较伤暑之证稍为轻浅耳","夫暑热之邪,初冒于肌表者,即有头晕、寒热、汗出、咳嗽等证。宜以清凉涤暑法加杏仁蒌壳治之"。

(4)中暍:《金匮》"太阳中暍者……",而《诸病源候论》曰"中暍热"或"暍"。《时病论》"中暑者即中暍也",其义与《金匮》不同。

(5)中热:《金匮》"太阳中热者,暍是也"。元·洁古:"动而得之为中热"。二者与伤阳暑含义相同。

(6)中暑:有四种看法:洁古:"静而得之为中暑"。东垣:避暑乘凉得之者,名曰中暑。两者一致。清·雷丰《时病论》:"其实二说(指洁古,东垣)皆是阴暑之证,而无中字情形。似不可以中暑名之","中暑者即中暍也"(与金匮中暍不同)。宋·《三因方》叙中暑论指夏季炎热感于暑邪而发生的急性病证。

(7)明·《证治准绳》中暍、中暑、中热,名虽不同,实一病也,但《金匮》中热中暍应与中暑有别。

(8)暑风:《医碥》"中暑或名暑风,以与中风相似也"。

(9)暑温:夏季新感温病。包括中暑(《温病条辨》)。

(二)《金匮》的中暍与后世的中暍(或中暑)的区别

1.相同点　①从病因与发病季节上看:均属"后夏至日"发生的疾病,乃暑热之邪为患。②治法:皆有清暑一法。

2.不同点　①病情的轻重不同:《金匮》属伤暑范畴在表,较轻,巢氏、雷氏属中暑范畴,在里,较重。②病机不同:《金匮》25条"太阳中暍"与《素问·刺志论》之伤暑相似,乃气阴两伤兼夹暑湿,以虚为主,虚实夹杂之候,而第27条"太阳中暍……一物瓜蒂汤主之"则为25条的一部分症状。乃伤暑夹水湿,为伤暑的变证;26条"太阳中热者,暍是也……白虎加人参汤主之",为阳暑,正暑病,动而得之为中热,乃暑热伤津之候。后世之"中暍"乃猝中暑邪,暑热痰蒙闭心窍,热毒直中心营,与《金匮》之病在卫分和气分者不同。③治则不同:《金匮》25条"太阳中暍"可用东垣清暑益气汤,用于暑湿偏重,脾元亏乏者。第27条"太阳中暍"一物瓜蒂汤用于夏月外伤暑湿冷水者,体现了苦泻,祛湿清热法(或用五苓散、藿香正气散之类);第26条"太阳中热"用白虎加人参汤体现了清解暑热,益气生津的治则,或用《温热经纬》清暑益气汤。后世"中暍"的治法以芳香开窍,涤痰,清心泻热为主,如三宝、苏合香丸、避瘟散、玉枢丹、《医部全录》消暑丸,以及针刺、刮痧疗法,以急救为主。④禁忌:《金匮》第25条忌发汗、温针、攻下。后世"中暍"要求:"热暍不可得冷"。

第四章
百合狐惑阴阳毒病脉证治第三

【概念】 从篇名可以知道,这一篇论述了百合、狐惑、阴阳毒三病的脉证和治疗。这三个病名大家听起来很陌生,那么究竟是什么样的三种疾病呢?

百合、狐惑、阴阳毒,《肘后》《脉经》《巢源》《千金》《外台》等均有记载。百合、狐惑,《千金》《外台》列于伤寒门;阴阳毒,《巢源》即见于伤寒候,又见于时气候。可知三者都与伤寒有关,而阴阳毒又与天行时气有关。

百合病是以小便赤,其脉微数,身形如和,神志恍惚不定,语言行动和感觉失常为特点的病证。

狐惑病,以状如伤寒,目不得闭,卧起不安,目赤,前后二阴蚀烂为特点的病证,概称为狐惑病。其中,病偏在下部的为狐,病偏在上部咽喉的为惑。因目赤,咽喉及前后二阴的腐蚀症状"起伏不定",似狐之多疑,故取类比象而命名。

赵开美刻本作"狐惑",但唐容川曰:"蜮字,篆文似惑,传写滋误……诗注,蜮,短狐,含沙射人影则病,故诗曰为鬼为蜮……言其暗中害人也,虫生暗中,故以狐蜮二字为名"。故教材改"惑"为"蜮"。唐氏所言据《备急千金要方》卷二十五谓"江南有射工毒虫,一名短狐,一名蜮"而来。《灵枢·大惑》《灵枢·刺节真邪》有"惑"的记载及治法。《文始经》第十四章"关尹子曰:蜮射影,能毙我。"原注:蜮者,水虫名也,一名短弧,一名水弩,其状如鳖,三足,长三五寸,多生南方。含沙射人影,能令人死,故云:"蜮射影,能毙我也"。

《医宗金鉴·外科心法要诀》称:"射工,即树间杂毛虫也……人触着,则能放毛射人",属动物性皮肤病,松毛虫尸体或毒毛所致,局部为风团、丘疹、皮下结节、刺痒、关节红肿热痛,故唐容川据孙思邈改"狐惑"为"狐蜮",我个人认为,与《金匮》原文义不符,且《金匮》全书未见篆体,当以赵本"狐惑"为是。

阴阳毒是温毒、热毒(或疫毒)壅滞咽喉出现咽痛,肌肤发斑为主的一种营血分急性病证,但不一定有传染性。其中疫毒外透,面赤斑斑如锦纹,咽喉痛,唾脓血者,为阳毒;疫毒内陷,面目青,身痛如被杖,咽喉痛,为阴毒。所谓"阴阳",并非指阴证、阳证,或寒证、热证(寒毒、热毒),或表证、里证,或虚证、实证(阴毒属虚,阳毒属实)。凡毒邪瘀滞在阳分(浅表阳络)的证候,称为阳毒,而瘀滞于阴分(较深阴络)的证候称为阴毒。阳络非指在上,阴络非指在下。故尤在泾云:"邪在阳者为阳毒,邪在阴者为阴毒。"

后世温热病所称阴毒或阳毒,与病性寒热直接有关,而阴阳斑的范围则更广。阳毒固然是热盛阳斑,而阴毒亦并非阴寒之证,常由于素体虚弱,或风寒外束而斑出不透,或热毒深入,气血壅阻,病将内陷,转为恶候。巢氏《诸病源候论》谓发赤斑者,十生一死,若发黑斑者,十死一生。可见斑色之不显红赤者,多因热毒深入血分,气血瘀阻,病情多较险恶。阴斑亦有属热者。

【百合狐惑阴阳毒的病因病机】 百合病的病因病机,综合诸家注解,一是伤寒病后,余热伤阴,或平素体弱,兼以热病后余热未尽,阴液未复,或误用汗吐下,耗血伤阴,气血不能平复,则心肺失其所主,肺朝百脉,诸脉皆属于心,心肺俱伤,故百脉悉病。二是思虑无穷,情志不遂,伤及心脾,以致心神不安,饮食难进,出现种种精神恍惚不定症状。总之,此病特点是虚多邪少,病位多在心肺。其病机是阴虚里热、百脉悉病。至于阳虚患者,临床亦偶可见到,即所谓"见于阴者,以阳法救之"。

总之情志抑郁或热病后余热未尽,包括失汗、失水、失血、消灼阴液,百脉失养,虚热扰动心肺(及肾),气血均病。

对于狐惑的病因病机,仲景认为乃"感染湿热虫毒所致"。由湿热虫毒,或热病之后,余热未清,或湿热郁遏日久,浊瘀风化为虫毒,致咽喉及前后二阴蚀烂。《千金》认为是温毒所致。后世医家认为是伤寒失汗,热不得泻;或麻疹被寒凉药抑遏,湿热壅遏而成;或久卧湿地,产后郁热。现代有人认为是病毒或细菌感染所致的多系统血管闭塞性自身免疫性的疾病,俗称白塞综合征。

阴阳毒是因时气温毒为主要致病因素,由口鼻吸入,侵入营血所致,血分热盛,阳热上迫咽喉,肉腐成脓,形成阳毒;瘀血凝滞,疫毒内闭不能宣透者,即为阴毒。亦有认为邪在营分者为阳毒,邪入血分者为阴毒。阴毒阳毒是一病二证,并非以寒热分阴阳,乃以证候分阴阳。尤氏谓阴阳"毒者,邪气蕴蓄不解之谓"。故"疠气之毒"从口鼻袭入,蕴结咽喉(呼吸门户),产生"咽喉痛"共有之证。

【三病合篇的意义】 仲景为何将三者合为一篇论述呢? 一是其病因病机相似:三病大都由热性病发展变化而来,或治不彻底,心肺之阴未复(百合病);或热毒蕴蒸所致(狐惑病,阴阳毒);二是症状相类似:百合病之"常默默,欲卧不能卧,欲行不能行"与狐惑病之"默默欲眠,目不得闭,卧起不安"相似;狐惑病之"面目乍赤,乍黑,乍白",与阴毒之"面青"和阳毒之"面赤"相似;狐惑病之咽喉痛与阴阳毒之咽喉痛亦相类似。且三病证治皆不同于伤寒六经,为内伤杂病。

本篇三病,陈修园指出"此病最多,医者不识耳",三者为《金匮》特有病证,有重要的临床应用价值。

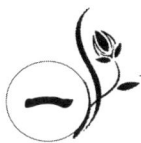

一 百合病

（一）脉证、病机与预后

【原文】 论曰：百合病者，百脉一宗，悉致其病也。意欲食，复不能食，常默默，欲卧不能卧，欲行不能行，欲饮食，或有美时，或有不用闻食臭时，如寒无寒，如热无热，口苦，小便赤，诸药不能治，得药则剧吐利，如有神灵者，身形如和，其脉微数。

每溺时头痛者，六十日乃愈；若溺时头不痛，淅然者，四十日愈；若溺快然，但头眩者，二十日愈。

其证或未病而预见，或病四五日而出，或病二十日，或一月微见者，各随证治之。（1）

【解析】 本条指出百合病的病因（病位）证候诊断，治疗原则和预后，是百合病的总纲。我们分为四段讨论：

第一段论述百合病的病因和病位。"百合病者，百脉一宗，悉致其病也"，"百脉"概指十二经脉，三百六十五络脉，即周身百体。"一宗"者，一源也，宗源于心肺。因心主血脉，百脉朝宗于肺，"心肺阴虚"，源病则百脉合病，气血不能濡润百脉，"则百脉俱受其累，症状百出"，即"悉致其病也"。故其病位在百脉、心肺。

第二段则介绍百合病的具体脉症，作为学习，我们不仅要了解百合病的脉症，还需进一步明确症状与病因、病机的关系，下面我们分为两方面进行讨论：

1. "如有神灵者，身形如和"的症状与心肺有关 心藏神，肺藏魄，肺金不清，则魄不静，"魄气变幻，是以如有神灵也"，魄，是精神意识活动的一部分，此处包括人体对外界的反应功能及感觉功能，本能动作，若有反常，即曰"如有神灵者"，而"身形如和"，则说明无器质性病变，有神志失调病变。此类症状表现为六个方面：①语言："常默默"，指对外界反应迟钝（或兴奋多言，有欣快感）乃因心肺阴虚，萌生内热，郁而不伸，故常默默不言或自言乱语，所谓"言为心声"也。②行动："欲行不能行"，由于百脉俱病，筋骨松懈；或其形若恐，持物如御敌，或疑衣服有毒而脱弃。③睡眠："欲卧不能卧"，心阴虚而神不守舍，或沉卧终日。④饮食："意欲食复不能食……欲饮食或有美时，或有不用闻食臭时"，胃中空虚则"意欲食"以滋养胃气，但时而虚热上扰胸膈，影响胃脘，出现"复不能食"等阴虚而不食之状，若邪不扰胃，则"饮食或有美时"，若邪热壅滞胃气则"或有不用（"用"，尤氏作"欲"）闻食臭时"，由于胃络通于心，故此类饮食失调病变,仍源于心肺阴虚,虚热扰胃所致,亦即"百脉一宗"之意也。⑤感觉:"如寒无寒",是因肺虚则卫虚,但无外邪,虽有时蒙头盖被,并不恶寒,"如热无热",乃心阴虚而营阴不敛,有时面色如醉,但无身热等邪扰之象,观本篇第8条"百合病变发热者",可反证百合病本无发热,应与表证鉴别。⑥药效:"诸药不能治,服药则剧吐利",因其病变在百脉,若医生未能辨别"百脉一宗"的病位,则投予一般药物必格拒不受,观第5条[医案举例]中,彭履祥教授治百合病用百合地黄汤"于原方加金银花以解疮毒,但一剂未已,翻胃呕吐,腹泻如水……",说明百合病患者胃气虚弱。《张氏医通》曾载一治百合病案"历更诸医,每用一药,辄增一病……遂致畏药如蝎……但日用鲜百合煮汤服之,勿药而康"。上述六种症状,正如尤在泾所说:"全是恍惚去来,不可为凭之象……所以者何?热邪散漫,未统于经(指六经),其气游走无定,故其病亦去来无定"。

2.常见不变的脉症 即"口苦,小便赤……其脉微数",这是中医辨证的特征,为什么会出现这套症状呢?阴虚之火上炎则"口苦",或见轻度咽部充血;心热移于小肠,肺失清肃(上源之肺不清,下源水道不利)则小便赤;此乃虚热为患,故"其脉微(稍,略)数","微"不能作"微弱"解,临床可见细数脉,张石顽认为数象"左尺与左寸倍于它部"。可从心阴不足,波及至肾理解。上述证候,说明百合病的病因病机是心肺阴虚内热,气血皆病。治法自然当以养阴清热,润肺宁心为要。

第三段从溺时的症状(头痛、恶风、头眩)来判断百合病愈期的长短。

教材从肺与膀胱经的关系阐述,历代注家有解释者,现综述如下:百合病既为心肺阴虚内热所致,然与肾虚亦有一定关系,因心肾宜相交,水火当互济,肺肾为水之"源"、"流"。《灵枢·本输》"肾合膀胱,膀胱者,津液之府也","少阴(据《太素》改,原作'阳')属肾,肾上连肺",肺气根于肾,肺气下降则溺乃出("气化则能出也"),百合病患者"小便赤"是虚热外洩的病理反应,如心肺阴虚太甚,影响肾虚,则膀胱经气亦不足,足太阳经脉上行入头络脑,虚热上冲则"每溺时头痛",尤氏谓"太阳乍虚,而热气乘之也"。虚热甚则愈期较长,得阴复乃解,故曰"六十日乃愈";如虚热不甚,不致上冲,则"溺时头不痛"。《素问·阴阳应象大论》云"肾生骨髓……在变动为慄",溺时膀胱腑气一空,则表气失护(《类经·经络类》"卫气始于足太阳",《灵枢·营卫生会》"卫出于下焦"),可见渐然而恶风之象,说明肺肾不致大虚,故"渐然者,四十日愈";"若溺快然,但头眩者",证明邪热轻微,虚热上冲不明显,心肺肾之虚热渐去,小肠亦无热,未再见"小便赤",故"二十日愈"。

以上说明,百合病愈期的长短与肾有关,而肾与膀胱经有密切联系,故出现以上反应。但所载病愈日数,不必拘泥。

又邹学熹《中医五脏病学》解释说:"肺主制节而朝百脉,通调水道而下输膀胱;膀胱为太阳之府,外合皮毛,经脉上额交巅入络脑。若心肺阴虚而邪热乘之,小便时因肺气下达而邪热乘虚上冲,重者随经脉交巅入脑,故头痛;邪热轻者,则仅见肺气下达之际,一时不能卫外,故恶风,清阳之气亦一时不能上至巅顶,故头眩。所以依据小便时的情况,可以判断病情的轻重。"亦有参考价值。

本段从小便时出现的情况推断百合病的预后,是仲景临床观察所得,特别是小便时"淅然"有冷意感,还可出现在久病及老年患者身上,如胸痹、痰饮、水肿、颈椎病、脑出血、高血压引起的眩晕等患者,而仲景以此推断病人正气的盛衰,说明他在诊断和辨证上的细微精确,颇有启示和临床价值。贾美华在1983年第4期的《湖北中医杂志》上就报道了一个典型的尿时震颤病案,记载江苏省靖江县吴某,男,56岁。每次小便时头身颤抖,周身洒淅恶寒,尿毕则颤停寒止,一如常人,时延8年。询知症情逐渐发展,但眠食尚属正常,舌苔白润,脉细弱。揆度病机,属于肺气肾阳虚弱所致,治以百合地黄汤合真武汤加减:百合、生地各20g,制附子、茯苓、白术、白芍各10g,生姜30g。进服3剂,药后尿时寒减,身颤未止。再服原方6剂,药后颤停寒止。2年后随访未见复发。

第四段是阐述百合病的发病情况和治则。"其证或未病而预见","未病"教材指"热病",即百合病证或可发生在未患热病之前,《金鉴》云:"平素多思不断,情志不遂","或偶触惊疑,卒临景遇",刺激五志,"日久郁结化火,消铄阴液",心神无定者,亦复不少。但王孟英释为"未成百合病,先见头痛等证",是将"病"字理解为"百合病"。亦有人认为"其证"指口苦,小便赤或精神症状,可作参考;若以"或未病"指未生百合病之前,"而预见"(首先出现)此说欠妥。但通读本段,三个"病"字,当指"热病",因为不可能在已确诊为百合病之后才出现症状如:"或病二十日或一月微见者"。

"或病四、五日而出"者,指患热病中,用汗、吐、下误治,损伤阴液,百脉俱病;"或病二十日或一月微见者",亦系热病后余热未尽,津液亏损,波及百脉所致,"微见"指出现轻微的精神症状。

治则需"各随证治之",即不论七情所伤或热病误治所致的百合病,均应根据具体情况,随证施治。这一"各随证治之"的原则,同样适用于对其他杂病的治疗,它充分体现了在分析事物的矛盾时,要掌握"具体事物具体分析"这一观点,也是《金匮要略》治疗学中辩证法思想的重要组成部分。

【拓展】 历代医家对百合病的不同认识:

(1)百脉合病论,以尤在泾"热邪散漫"论为代表,这一认识突出病位广泛游走。《金匮要略心典》谓:"百脉一宗者,分之则为百脉,合之则为一宗。悉致其病,则无之非病也……热邪散漫,未统于经,其气游走无定,故其病亦去来无定"。

(2)邪热伤肺,魄气变幻论,以唐容川、魏念庭为代表,认为病位在肺。《浅注补正》:"肺朝百脉,是邪热伤肺症……肺藏魄,肺金不清则魄不静,魄气变幻,是以如有神灵也"。魏念庭:"百合病者,肺病也。肺主气,肺病则气病,气病则脉病"。

(3)心肺二经之病论,以李彣为代表。《医宗金鉴》引李彣曰"当是心肺二经之病也……心藏神,肺藏魄,人生神魄失守"。因心主血脉,肺朝百脉,心肺二经有虚热,则神无所主,魄无所藏,可见是心肺阴伤,百脉俱病。故教材云"百合病是一种心肺阴虚内热的疾病"。

(4)脉病论,以《金鉴》为代表。"曰百脉即一脉也,犹言百体一体也,是盖以周身言之也。周身之脉,分而言之曰百,合而言之曰一,故曰百脉一宗。若曰百合之病,总脉病。脉者,谓十二经脉,三百六十五络脉也……百脉周于身,脉病则身病"。《金鉴》并主"情志不遂论"。

(5)用百合疗疾论,以魏念庭、王孟英为代表。《方论本义》:"百合病用百合,盖古有百合病之名,即因百合一味而瘳此疾,因得名也"。观本篇中治疗百合病诸方,除栝蒌牡蛎散外皆用百合,且桂枝汤证以药名作病证,有以物作病名(狂犬病),有以人名作药名的(如刘寄奴),所以此说可参。

(6)心神涣散论,以《吴医汇讲》为代表。书中有陶厚堂(名宗暄)《卷六·百合病赘言》:"……夫'百脉一宗,悉致其病',乃本乎心神涣散也。心主脉,故心病而脉为之皆病矣。惟其心神涣散,故下文常默默,不能食,不能卧,不能行数句,无可奈何之态,皆所以形容百脉悉病之语。未经误治,病情如是者,乃为此病之正,故用百合而加生地黄汁,显为五志之火,消灼心阴,于是以此救之。《内经》所云'津液相成,神乃自生'之意也。"赵以德《衍义》云:"病多从心主或因情欲不随,或因离绝菀结,或忧惶煎迫,致二火郁之所成",最为切当。苏颂以病名百合,而用百合,不识其义,李士材曰:亦清心安神之效耳。

(7)似解㑊论。如李彣:"……在《内经》解㑊病似之"。《素问·平人气象论》"尺脉缓涩,谓之解㑊"。王冰注曰"尺为阴部,腹肾主之。缓为热中,涩为无血,热而无血,故解㑊,并不可名之。然寒不寒,热不热,弱不弱,壮不壮,伫(守)不可名,谓之解㑊也"。《素问直解》:"若尺脉缓涩,则气血内虚,故谓之解㑊安卧"。

(8)百日病(Q热)论。持这种说法的医家多认为"合"字实为"日"字之误,如《上海中医药杂志》1979年第1期发表论文认为应正名为"百日病",即贝纳柯克斯体(介于细菌和病毒之间的微生物)引起的Q热,有人持异议,因中西医的结合不是在病名上的等同。

(9)《中医新生命》认为是内分泌失调导致的骨软化症论,即《内经》痿躄。但我认为不尽准确,理由依然是强调不能将中医病名与西医病名完全对等。

（10）还有"脑神失灵"、"神经衰弱论"。以陆渊雷、黄竹斋为代表。又谓神经症性证候，癔症论，感染性精神病之一或"更年期综合征"。黄竹斋谓"血海为百脉所归宗，乃化精补髓之源，而脑为髓海，若经络瘀有热毒，而脑神失灵而志意昏愦，西医所谓神经衰弱也。……赵氏以为血病，魏氏以为气病，皆非也"。

（11）赵棣华在1965年《浙江中医杂志》第4期上发表文章认为百合病乃"病后机体失调综合病征"。

（二）治则

【原文】 百合病见于阴者，以阳法救之。见于阳者，以阴法救之。见阳攻阴，复发其汗，此为逆；见阴攻阳，乃复下之，此亦为逆。（9）

【解析】 本条总括百合病的治则及其宜忌。百合病多为阴虚内热，则其治法当补阴之不足以制阳之偏胜。此即所谓"见于阳者，以阴法救之"。本篇治百合病诸方，即是为此而说。然百合病患者如素体阳虚或阴损及阳，而见怯冷，神疲等证者，则在治法上又当酌用养阳之法。此即所谓"见于阴者，以阳法救之。"本篇对于此证候的治法，虽未具体论述，但已提出治则，学者临证时可参酌应用温养阳气之法，如建中汤、归脾汤、八珍汤、肾气丸、右归饮等均可以随证选用，上述"见于阴者，以阳法救之，见于阳者，以阴法救之"的治疗原则，亦是根据内经阴阳学说，用阴和阳，用阳和阴之义。如病见于阳，误以为实热，而攻其阴，（指用攻下法）见其下之不愈，复发其汗，这是以虚为实，且汗下逆施，是错误的；如病见于阴，误以为外感寒邪，而攻其阳，（指用发汗法）见其汗之不愈，乃复下之，这是以内伤之病，误作外感，妄行汗下，同样也是错误的。

【拓展】 徐忠可"内经所谓用阴和阳，用阳和阴，即是此义，故诸治法皆以百合为主，至病见于阳，加一、二味，以和其阴；病见于阴，加一、二味，以和其阳。"

《皇汉医学丛书·生生堂治验卷上》载一妇患下利数年，乃与大剂桂枝汤，复以取汗，下利止，"见于阴者，以阳法救之"也。

（三）证治

1.百合病主方

【原文】 百合病，不经吐、下、发汗，病形如初者，百合地黄汤主之。（5）

百合地黄汤方：

百合七枚（擘）　生地黄汁一升

上以水洗百合，渍一宿，当白沫出，去其水，更以泉水二升，煎取一升，去滓，内地黄汁，煎取一升五合，分温再服。中病，勿更服。大便当如漆。

【解析】 本条论述百合病的正治法，是百合病的主方。"百合病未经吐、

73

下、发汗",说明本证没有误用吐、下、发汗法治疗。"病形如初"表示发病后虽已经过一段时间,但脉证仍与发病当初(即原文第1条所述证候)相同,故病机亦属心肺阴虚内热,当益阴清热,润养心肺,此为百合病正治之法,而百合地黄汤则为其治疗的主方。治法为润养心肺、(滋肾)凉血清热。甘淡百合养阴润肺,益气安神,清心,清气分之虚热。唐·甄权《药性本草》记载:"百合治百邪鬼魅,涕泣不止"。此寓见心之病,知心传肺,当先实肺之意;甘寒之生地黄汁"益心营"清血分之虚热,且能滋肾以救阴,肾水得补,心火受制,则火不乘金,亦即亢害承制之意,宋《日华本草》云"干地黄,安魂定魄,治惊悸",泉水"下热气"(引邪热下行,德国人擅用泉水治疗精神不协调、心血管、高血压),"利小便",三药共伍,气血两清,心肺肾得其润养,"阴复热退,百脉调和,病自可愈"。至于方后云"中病,勿更服。大便当如漆",是因地黄汁所致,停药后即可消失,病人不必惊惧。临床生地久煎40分钟以上,或加牡蛎固涩,可防止泻利,腹胀。

方后云百合"渍一宿,当白沫出,去其水"是何意?我们学校药学院徐楚江教授认为,百合"渍一宿"者,将米百合浸泡一夜,一则使质地坚硬之药便于煎煮,二则使其苦味尽出,而能清热。"当白沫出"者,以"白沫"有呕逆副作用也,故去之。

现代有人认为,百合可治"百日病"。有人据《本草蒙筌》所载:"除时疫咳逆",故也用来治疗肺部感染。而且由于百合富含淀粉、蛋白质、脂肪,属清补药物,是很好的营养品,一药多用,标本兼顾,故治"百日病"。

百合病诸方,皆采取先分后合的煎法,陶葆荪认为意在协调阴阳,以防偏颇。对方后注"中病,勿更服",有两种看法:一种认为服本方获效后,不要更换方药,宜守方续服。一种认为服该方获效后,则剩下之药不必再服。前者是从病多呈慢性,其势缠绵难愈的角度提出的,后说是从生地黄汁甘寒而润,碍胃滑肠,久服可致泄泻立论的。似乎二者各有所据,但若结合《金匮要略》中"更"字的习惯用法,如大建中汤方后注"后更服"与治黄汗的桂枝加黄芪汤方后注"不汗,更服"均为继续服之意。此处"勿更服"以后说更符合仲景原意。"大便当如漆"是中病后的反应,为地黄汁所染,热除之征,并非大便下血。

【拓展】

(1)《金匮要略》方中百合炮制的意义:①百合水洗的意义:生百合加工方法,是先用水洗药材,按现代炮制意义解释,水洗的目的主要是洗去杂质,清洗药材,百合的药用部分是鳞茎,因为靠近根部,难免附着泥土或其他杂质,必须"先以水洗"才能保证药物纯净。②百合水渍的意义:渍即浸渍,是将药物加水(或其他液体),浸制一定时间,再弃去水液的方法。不仅《金匮要略》方中使用,早在春秋战国时期的《五十二病方》中已见记载,后世陈嘉谟在《本草蒙筌》中将"渍"归于水制法之一,现代仍在沿用。水渍的意义是将药物先溶于水中的成分随水除去,以保留其余成分;或使药物在水中发生水解改变原有成分,借此制约药物的某些偏性,而增强另外性能,从而降低药物的副作用,提高治疗作用。《金匮要略》方中百合"渍一宿,去其水",应理解为将洗净的百合加水浸制12小时左右,再弃去水液入药,百合病有口苦,小便赤,脉象微数等属于阴虚内热的征象,故组方用百合应取其养阴清心的作用,抑其润肺止咳的作用,随水液弃去的浸出物质,应是含有止咳作用的成分。③百合"白沫出"的意义:百合入煎剂需浸至"当白沫出,去其水",应是要除去百合中产生白沫的成分,且这种成分易溶于水中,现代研究已明确,皂苷广泛分布于百合科植物,有易溶于水和产生泡沫的特点,还有止咳化痰的作用,按《金匮》方中百合炮制的方法,若能除去皂苷类成分,即说明其炮制意义所在。④与现代百合炮制法的区别:《金匮要略》方中百合炮制方法,与现代百合炮制方法的不同是生百合的制法,而主要呈水渍与水烫的区别,水渍法能保留生百合的甘寒之性,以突出其清心安神的作用;沸水烫,使生百合寒性稍减,助长了滋阴润肺功能,故治疗百合病应以《金匮要略》方中百合的炮制方法更适用。

(2)王孟英巧用百合之代用方:王孟英治百合病,"因百合无觅处,遂以苇茎、麦冬、丝瓜子、冬瓜皮、知母为方服之,一剂知,二剂已。"此案说明王氏临证用药,能举一反三,运用自如,值得效法。

(3)临床运用:本方常用于治疗各种神经症、癔症、自主神经功能紊乱以及甲状腺功能亢进,多发性结节病,干燥综合征,热病的善后调理。有以此方与酸枣仁汤、甘麦大枣汤、柴胡疏肝剂等合用,加柏子仁、合欢花、龙骨、牡蛎、磁石等、治疗更年期忧郁症、夜游症和轻微脑功能失调以及慢性疲劳综合征;也有用此方加麦冬、沙参、五味子、贝母治疗肺燥喘咳;加丹参、赤芍治疗胸痹;加茅根、黄芩炭、知母等治疗鼻衄。还有用于治疗心肌炎、心动过速、高血压、冠心病、肺心病、肺结核、大叶性肺炎恢复期等病而见本方证机者。

2.百合病误汗

【原文】 百合病发汗后者,百合知母汤主之。(2)

百合知母汤方:

百合七枚(擘) 知母三两(切)

上先以水洗百合,渍一宿,当白沫出,去其水,更以泉水二升,煎取一升,去滓;别以泉水二升煎知母,取一升,去滓;后合和,煎取一升五合,分温再服。

【解析】 本条论述百合病误汗后的治法。首冠"百合病",当包括第1条脉症在内,但若以"如寒无寒,如热无热"为表实证而误发其汗,则阴液更伤,虚热益甚,"可见到心烦口渴自汗证"。治法为养阴润燥,清热除烦。方选百合知母汤,以百合滋养肺阴以润燥;知母清热除烦,生津止渴;泉水煮药,引邪热从小便而出,热邪去而阴液复,其病渐愈。

75

【拓展】 误汗是引起本证的一种成因,但临床上不必拘泥于误汗,只要脉症相符,属于这一证候的,即可使用。本方甘寒,重在滋养心肺之阴,故还可用于心肺阴虚之失眠,肺阴虚之干咳(包括肺痿),阴虚盗汗,自汗等。

3. 百合病误下

【原文】 百合病下之后者,滑石代赭汤主之。(3)

滑石代赭汤方:

百合七枚(擘) 滑石三两(碎,绵裹) 代赭石如弹丸大一枚(碎、绵裹)

上先以水洗百合,渍一宿,当白沫出,去其水,更以泉水二升,煎取一升,去滓;别以泉水二升煎滑石、代赭,取一升,去滓;后合和重煎,取一升五合,分温服。

【解析】 本条论述百合病误下后的治法。若误以百合病之"意欲食复不能食……饮食或有美时,或有不用闻食臭时"为胃中谷气不行的"里实证"而妄用下法,则"津液耗伤",里气更虚,"内热加重"而热邪下陷,"可使小便短赤而涩",同时"胃气可因苦寒攻下而受伤,出现胃气上逆之证"或腹泻,治法为清润心肺,利尿镇逆(止泻)。方选滑石代赭汤,以百合养阴,清润心肺,滑石、泉水利小便兼以清热,赭石重镇降虚逆胃气,使阴复热减,胃气恢复,并涩大便。

这里我举一用百合剂治愈尿毒症的病案,以便大家加深理解。陈源生在《名老中医之路·第二辑》中回忆:"1962年,我所名老中医周湘船邀我会诊一尿毒症患者。病人已神志不清,躁扰不宁,大小便三日未解,历经中西医两法治疗,几次导尿,收效不显。其人年逾七旬,证涉险境,命在垂危。诊毕,我对周老说:'巧取或可冀生,猛攻必然毙命'。经协议处方:以滋肾通关丸为煎剂内服,外用莱菔子,生姜,火葱加白酒炒热,温熨腹部,内外合治,希冀于万一。上午药后,下午得矢气,尿通。不料,通而复闭,又增呕吐,再施前法加减失效。怎么办?夜间殚思极虑,穷究良策,偶然翻到王旭高治肿医案一则,案云:'肺主一身之气,水出高原,古人开鬼门,洁净府虽曰从太阳着手,其实亦不离乎肺也。'这几句话使我茅塞顿开:此证何不下病上取,导水高原?进而联想到《金匮要略》治百合病,亦不离乎肺,其症状描述与此患者颇多吻合之处,又何不权借百合病诸方以治之:清肃肺气,百脉悉安;导水高原,治节出焉。翌日,陈所思于周老,遂与百合地黄汤,百合知母汤,百合滑石代赭石汤三方合宜而用,并加琥珀粉,腊梅花,煎水频服,外治法改用鲜马蹄草冲绒,炒热,加麝香少许包肚脐。经内外合治幸得吐止,二便通快,神智渐苏。如此,随证加减,月余而竟全功。通过此例治疗后近十余年来,陆续又治了七八例尿毒症患者,只要其证偏于肺肾阴虚而伏内热者,沿用此法,咸可奏效。"此案真可说是活用百合病证治之高手也。

【拓展】 本方加竹茹、芦根或合小半夏加茯苓汤可治百合病心烦呕吐、呕逆较重者;加猪苓、淡竹叶、鸭跖草、木通等可治疗百合病小便短赤明显者。

4. 百合病误吐

【原文】 百合病,吐之后者,用后方主之。(4)

百合鸡子汤方:

百合七枚(擘) 鸡子黄一枚

上先以水洗百合,渍一宿,当白沫出,去其水,更以泉水二升,煎取一升,去滓;内鸡子黄,搅匀,煎五分,温服。

【解析】 本条论述百合病误吐后的治法。若因"诸药不能治",误以为是"痰涎壅滞而用吐法"、"更能扰乱肺胃和降之气,可出现虚烦不安,胃中不和之证,故用百合鸡子黄汤"。治法为滋养肺胃之阴,以安脏气,即"养阴除烦",方选百合鸡子汤,以百合、泉水滋补肺阴而引热下行,佐以鸡子黄养胃阴、安胃气而止呕逆,胃为肺母,胃安则肺气和而令行,是为阳病救阴之法。尤氏云:"本草鸡子安五脏治热疾,吐后脏气伤而病不去,用之不特安内,并且攘外也"。

某医治一王姓患者,男,44岁,"因肝炎后肝硬化合并克鲍二氏征……性格改变,多言,啼笑不休,不能辨认手指数目,精神错乱"。服三剂百合鸡子黄汤,神志完全恢复正常,可见此方的疗效,只要辨证准确了,可以说效如桴鼓。

【拓展】 百合病误吐不能食者,本方加玉竹、石斛、桑白皮、粳米;若惊悸不宁者,本方加龙骨、牡蛎、炒枣仁、柏子仁等;若手足蠕动,肢体震颤者,本方加龟甲、阿胶等。对急性热病余热未尽,或久病之后阴精不足,肺胃阴虚者,可用本方合生脉散。

5. 百合病变渴

【原文】 百合病一月不解,变成渴者,百合洗方主之。(6)

百合洗方:

上以百合一升,以水一斗,渍之一宿,以洗身。洗已,食煮饼,勿以盐豉也。

【解析】 本条论述百合病经久变渴的外治法。百合病原本不渴,若经久不愈而变渴者,在于热邪留滞百脉,百脉朝宗于肺,热壅于肺,百脉窒塞,津液不布。而且"说明阴虚内热较甚,仅用百合地黄汤,药力尚有所不及",用百合洗方者,"因肺合皮毛,其气相通,洗其外,亦可通其内"(毛窍外疏,药气内达),一身之脉皆得通畅而津液行,其渴自止。治法为滋养肺阴,润燥生津,止渴。方选百合洗方。

方后注云:"洗已,食煮饼",《外台》又称"馎饦"(古代食品名)。粳米、小麦作饼,能生津止渴,助胃益气,"勿以盐豉"者,因盐与豉耗液增渴。

【原文】 百合病,渴不差者,用后方主之。(7)

栝蒌牡蛎散方:

栝蒌根 牡蛎熬等分

上为细末,饮服方寸匕,日三服。

【解析】　本条论述百合病渴不解的证治。百合病未解出现口渴,内服百合地黄汤,若配用百合煎汤外洗也无能为力,渴仍不解,乃病重药轻,药不胜病,则改用生津敛热的瓜蒌牡蛎散,清热止渴,引热下行。方中瓜蒌根,能清解肺胃之热,生津止渴;牡蛎咸寒潜镇,引热下行,使热不致上灼津液,则津液得生,虚热得清,口渴自解。

【拓展】　本方不仅应用于百合病"渴不差",亦可以此方加味,治疗糖尿病、甲状腺功能亢进、肺炎、胃炎等病证而引起的阴伤口渴,但应以热盛伤津,口渴喜冷饮者为宜。

6. 百合病变发热

【原文】　百合病变发热者,一作发寒热。百合滑石散主之。(8)

百合滑石散方:

百合一两(炙)　滑石三两

上为散,饮服方寸匕,日三服。当微利者,止服,热则除。

【解析】　本条论述百合病变发热的治法。百合病本"如寒无寒,如热无热"即不应发热,今"变发热"者,"是热盛于里,外达肌肤"。治法为滋阴泻热,利小便。方选百合滑石散,仍用百合滋养肺阴以降火,佐甘寒的滑石清里热而利小便,使热从小便排出。方后"当微利者,止服,热则除"有三点含义:一者说明小便微利,里热从小便去,而身热自除。二要求"止服",即小便微利即停服百合滑石散,以免过于分利而耗伤阴液。三云"当微利者",说明百合病不仅"小便赤",而且有小便不利的见证。

临床运用此方需注意两点:一是百合洗方,瓜蒌牡蛎散应与百合地黄汤合用。二是阴虚热盛患者,清利小便当伍滋养阴液药物。

【拓展】　关于百合滑石散的临床加减:①热病后,余热未清,酌加养阴清利药;②兼气虚,选加太子参、党参、北沙参益气养阴清热药;③惊悸神烦,加生牡蛎、龙骨,镇惊宁神;④口苦口渴,加天花粉清热生津;⑤低热,加青蒿、鳖甲养阴清热;⑥脏躁,合甘麦大枣汤。

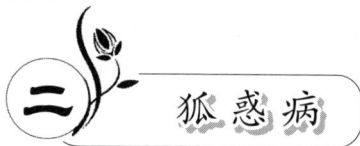

二　狐惑病

(一)临床表现及内服方

【原文】　狐惑之为病,状如伤寒,默默欲眠,目不得闭,卧起不安,蚀于喉为惑,蚀于阴为狐,不欲饮食,恶闻食臭,其面目乍赤、乍黑、乍白。蚀于上部则声喝,一作嗄。甘草泻心汤主之。(10)

78

甘草泻心汤方：

甘草四两　黄芩三两　人参三两　干姜三两　黄连一两　大枣十二枚　半夏半升

上七味,水一斗,煮取六升,去滓再煎,温服一升,日三服。

【解析】　本条论述狐惑病的主症、病位和治疗。

"狐惑之为病,状如伤寒"者,因本病初起,湿热虫毒阻滞经脉,营卫运行不畅,故可见发热恶寒等"状如伤寒"的临床表现(但发热口渴少见)。然而与太阳病伤寒不同,故紧接着又说"默默欲眠,目不得闭,卧起不安"。湿热内蕴,火郁不伸,则"默默欲眠"也,但因有湿热虫毒内扰,致阳不能入于阴,心神不宁,肝魂失藏,躁扰不安,所以"目不得闭"而"卧起不安"也,上述类似白塞综合征的神经、精神症状。

"蚀于喉为惑,蚀于阴为狐"是指狐与惑的病位,在前后二阴与喉部。湿热虫毒郁蒸上腾,致使喉部糜烂者为惑(口腔或咽部黏膜有浅表复发性小溃疡);若下注前后二阴使之糜烂者则为狐(包括男女外阴、会阴、肛部溃疡)。狐者,言其病情为狐性之阴险,如鬼惑般暗中害人。

"不欲饮食,恶闻食臭"者,乃湿热阻滞脾胃,脾气不升不运,胃气不降不开所致也,似白塞综合征的消化系统症状(包括消化道溃疡)。

"其面目乍赤、乍黑、乍白"者,因面部属阳明胃,目乃肝之窍,湿热虫毒扰动于中,与肝胃等脏腑正气相争,虫毒上下聚散无时,故面目之色变幻不一,此五脏之色见于外也,《二注》云"由五脏不足,更为衰旺,迭见其色也",类似白塞综合征皮肤色泽的改变(尤怡认为,脉的大小亦无定)。"蚀于上部则声喝"者,咽喉为声音之门户,湿热蒸腐喉部,伤及声门,则发音嘶哑,为"蚀于喉为惑"的症状。

综合上述所说,"惑病"病机是湿热阻滞脾胃,虫毒上蚀于喉。治则为辛开苦降,清热化湿,安中解毒。"惑病"乃湿热虫毒郁蒸于上,若单用苦寒清热则湿邪不化,单用辛温燥湿则热邪愈炽。前人经验,湿热之邪,清热较易,化湿较难,若不先化湿,很难使热清解,所谓"湿非辛不开,非温不化,非苦不降,非淡渗不利是也",故用辛开苦降法治之较宜(苦辛寒热并用)。首用人参、甘草、大枣之甘,扶正和胃,调济上下,与苦寒之黄芩、黄连同伍(苦甘化阴)则能化阴而清热解毒,使虫毒下泄,而与干姜、半夏之辛同伍,则辛甘化阳,去湿开(郁)结,重用生甘草而不用炙者(如赵锡武用30g),取其解虫毒而清热也(甘草又有类肾上腺皮质激素作用),这与《伤寒论》甘草泻心汤用炙甘草侧重于健运脾气是不同的,大家一定要注意,有时候炮制对整个方药的影响也是必须重视的。在具体运用时,可加土茯苓一两解毒利湿,若有口腔溃疡者,可合青黛外涂。

甘草泻心汤见于《伤寒论》第158条,主治伤寒误下,脾胃虚而寒热交结,痞

79

利俱甚的病证(原方应有人参),见"谷不化,干呕,心下痞硬而满,心烦不得安,腹中雷鸣"等症状,而狐惑病亦可见上述症状,故唐容川曰:"此方原治痞满,余亲见狐蜮证,胸腹痞满者,投此方立效,可知仲景之方,无不贯通,真神方也"。此外,《皇汉医学丛书·生生堂治验·卷上》载16岁女,半夜舞蹈病,用甘草泻心汤而愈。因此,临床运用这个处方,抓住病机要素为湿热阻滞脾胃,则可灵活使用。

【拓展】

1. 目前多数人认为本病相当于1937年土耳其皮肤病学家白塞发现的"眼－口－生殖器三联综合征"雏形,此病20~40岁多见,以口、眼、咽喉、生殖器反复溃疡为主要临床表现。有人主张应更名为"张仲景综合征",因仲景才是最早发现这个病证并详细记载的医生。天津中医医院治一例12年白塞综合征患者,予甘草泻心汤,3剂后口腔黏膜溃疡结痂,前后阴黏膜溃烂有好转,服至14剂后,前后阴溃疡基本消失。

而《金鉴》认为病属牙疳、下疳,为杨梅疮(梅毒)症状之一。"下疳即狐也,蚀烂肛阴,牙疳即惑也,蚀咽腐龈,脱牙穿腮破唇";有人认为"狐惑"相当于"恙虫病",存此一说可也。

2. 关于仲景用甘草,根据《本经疏证》记载,《伤寒》、《金匮》两书,载方250首,用甘草者,至百二十方,非甘草之主病多,乃诸方必合甘草,始能曲当病情也。凡药之散者,外而不内(如麻黄、桂枝、青龙、柴胡、葛根等汤),攻者下而不上(如调胃承气、桃仁承气、大黄甘草等汤),温者燥而不濡(四逆、吴茱萸等汤),清者洌而不和(白虎、竹叶石膏等汤),杂者众而不群(诸泻心汤、乌梅丸等),毒者暴而无制(乌梅汤、大黄䗪虫丸等),若无甘草调剂其间,遂其往而不返,以为行险侥幸之计,不异于破釜沉舟,可胜而不可不胜,讵诚决胜之道耶。

3. 后世对狐惑病内治法 治惑丸[槐实、苦参、芦荟、干漆、广木香、桃仁、青葙子、雄黄、犀角(今用水牛角代)]用于湿热较盛或用千金狐蜮汤(黄连、佩兰);若胃阴虚,益胃汤加味(沙参、麦冬、冰糖、生地、玉竹)。据国内有关杂志报道,有用清热地黄汤,竹叶石膏汤,升麻鳖甲汤,甘露饮(二地、二冬、石斛、黄芩、茵陈、枳壳、枇杷叶、甘草),补中益气汤,普济消毒饮,龙胆泻肝汤,当归龙荟丸,黄连阿胶汤,知柏地黄丸,椒梅附桂连理(中)汤等不同方剂获效者。

谢映庐治下唇生疮案用椒梅附桂连理汤去甘草,可能从丹溪"口疮服凉药不愈者,因中焦土虚,且不得食,相火冲上无制,用理中汤,参、术、草补土之虚,干姜散火之标,甚则加附子,或噙官桂亦妙"中参考而来,其法虽与《金匮》不同,然亦有治效,可以探究。

【原文】 病者脉数,无热,微烦,默默但欲卧,汗出,初得之三四日,目赤如鸠眼;七八日,目四眦—本此有黄字黑。若能食者,脓已成也,赤豆当归散主之。(13)

赤豆当归散方：

赤小豆三升,浸令芽出,曝干　当归三两

上二味,杵为散,浆水服方寸匕,日三服。

【解析】　本条论述狐病蚀肛已成脓的证治。可分为两段。

第一段论述热邪在里,初入血分的脉证。"病者脉数"为有热的脉象,但后面又言"无热,微烦,默默但欲卧",说明热邪在里而郁于阴分,"汗出"是里热迫其津液外泄,并非外邪在表的汗出。"初得之三,四日,目赤如鸠眼"者,因肝藏血而开窍于目,热毒初入血分,则血热随肝经上注于目,故目睛赤如鸠眼,说明湿毒不化,瘀热蓄结,将成痈肿,快要化脓。在"三联综合征"中,以周期性复发性虹膜睫状体炎和前房积脓为多见,虹膜充血见抱轮红赤,故属瞳孔以内组织炎症变化。

第二段则讲解狐病蚀肛已成脓的证治。"七八日,目四眦黑"者,瘀血久蓄,血腐成痈,热毒化脓,故由目睛赤发展为"目四眦黑",说明已成痈化脓。但是否化脓,当验之于患者饮食,"若能食"者,说明病变已不在中焦脾胃,热毒已瘀结于局部,故曰"脓已成"也。

既然病机是瘀血久蓄,热毒成痈化脓,自然当设立清热渗湿,活血解毒排脓法进行治疗。方选赤小豆当归散,以赤小豆渗湿清热,解毒排脓;当归活血,祛瘀生新;浆水清凉解毒。

本方可用汤剂,赤小豆消血肿,散恶血,化瘀止痛。赤小豆可以赤豆芽代,或用赤小豆皮,绿豆衣。脓未成亦可用,如瘀热蓄结甚者,可再加银花、红藤、地丁、紫草、丹皮,增强清热解毒、凉血消肿的作用。

【拓展】

1.关于赤小豆与赤小豆芽　赤小豆据《中药大辞典》载"利水除湿,和血排脓,消肿解毒。治水肿,脚气,黄疸,泻痢,便血,痈肿"。而赤小豆芽"治便血,妊娠胎漏",说明赤小豆芽和血止血之力较强。

2.关于本条所说的脓疡,究竟发于何处,注家见解不一,具体而言有以下看法:有认为在喉与阴肛者,有认为在肠者,有认为在肛门者,据张氏医通赤小豆当归散治小肠热毒流于大肠,先血后便,及狐惑蓄血,肠痈便脓等证,可知本病的脓疡应是发生于肠部或肛门,又赤小豆当归散能治下血证中先血后便之近血。而我认为,应该是脓成部位在肛门,理由如下:①本条紧接第11条"蚀于肛者,雄黄熏之"作进一步叙述,前是外治,此是内服,体现仲景内外合治。②赤小豆当归散又见于第16篇之第16条"下血,先血后便,此近血也,赤小豆当归散主之",说明脓成部位在肛门。

81

（二）外治方

【原文】 蚀于下部则咽干,苦参汤洗之。(11)

苦参汤方:

苦参一升

以水一斗,煎取七升,去滓,熏洗,日三服。

【解析】 本条论述狐病蚀于前阴的外治法。"蚀于下部则咽干"者,湿热虫毒下注,前阴腐蚀糜烂,由于足厥阴肝经绕阴器,上抵少腹而夹胃,而其支络上通于咽喉,热毒循肝经自下上扰于咽喉,故致咽干。所以狐病病机:湿热虫毒蚀于前阴,上扰咽部。治则为清热燥湿,杀虫解毒,用苦参汤外洗。

苦参汤并非仲景首创:公元前180年的《史记·仓公列传》载有苦参汤漱口治龋齿医案。

【拓展】 这里再提供一些其他外用法,供大家临床运用参考:

1.前阴腐蚀 秦伯未《金匮简释》认为可用《温病条辨》下焦篇66条的断下渗湿汤("久痢带瘀血,肛中气坠,腹中不痛,断下渗湿汤主之",药:椿根皮、黄柏、苍术、地榆、山楂、银花、赤苓、猪苓。)

2.女阴溃疡外治法 鸡蛋黄油外搽(熟鸡蛋蛋黄加香油熬60分钟,锅底胶样油)。

3.对于口腔溃疡 用冰硼散或熊胆、双料喉风散(广东梅州市产)喷敷局部溃疡,效速。

【原文】 蚀于肛者,雄黄熏之。(12)

雄黄

上一味为末,筒瓦二枚合之,烧,向肛熏之。《脉经》云:病人或从呼吸上蚀其咽,或从下焦蚀其肛阴,蚀上为惑,蚀下为狐。狐惑病者,猪苓散主之。

【解析】 本条论述狐惑病后阴蚀烂的治法。湿热虫毒浸淫腐蚀肛门,由于病变部位在下,在外,在局部。故用雄黄散熏之,杀虫解毒,燥湿,有抗菌(皮肤真菌、金黄色葡萄球菌等)作用。

若用雄黄散熏之不愈,《金匮直解》(程云来)认为可用十二条的赤小豆当归散解毒活血,临床可再加槐花、丹皮、紫草凉血解毒。

【拓展】

1.狐病(蚀于前阴及肛门的苦参汤、雄黄散证)外治的临床用药 蚀于前阴,瘙痒兼流黄水,女子有阴道滴虫者,可在苦参汤的基础上加黄柏、蛇床子、白鲜皮、雄黄、川椒、白矾少许,煎水熏洗,有真菌的再加苍术,共奏清热燥湿杀虫之效,力量更强。

余师愚《疫证条辨》第50条记载:狐惑,宜本方(普济消毒饮:生石膏、小生地、犀角、真川连、栀子、桔梗、黄芩、知母、赤芍、元参、连翘、甘草、丹皮、鲜竹叶),增石膏、犀角(现用水牛角代),加苦参、乌梅、槐子。

2.下表归纳了狐惑病的证治特点(表4-1)

表4-1　狐惑病的证治特点

证别	主要证候	病机	治法	方药方义
病在气分	咽喉及前后二阴溃疡,状如伤寒,默默欲眠,目不得闭,卧起不安,蚀于喉为惑,蚀于阴为狐,不欲饮食,恶闻食臭,面目乍赤,乍黑,乍白,蚀于上部则声喝,蚀于下部则咽干(10)	湿热内蕴,日久成脓,感染虫毒,虫毒内干,心神被扰	清热化湿,解毒杀虫	甘草泻心汤,黄芩、黄连清热解毒,干姜、半夏辛燥化湿,参草枣和胃扶正
病入血分	咽喉及前后二阴溃疡,兼有脉数,无热微烦,默默但欲卧,汗出,初得之三、四日,目赤如鸠眼,七八日,目四眦黑。若能食者,脓已成也(13)	血分有热,蓄热不解,湿毒不化,瘀血内积	渗湿清热,解毒排脓	赤小豆当归散,赤小豆渗湿清热,解毒排脓,当归活血祛瘀,浆水清凉解毒
配合外治	湿热瘀毒循经上干则咽干,用苦参汤熏洗前阴,以杀虫解毒;湿热瘀毒蕴结日久,致肛门蚀烂,用雄黄熏洗患处,以杀虫解毒燥湿			

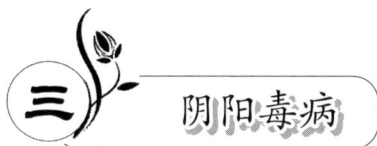

三　阴阳毒病

(一)阳毒病证治

【原文】　阳毒之为病,面赤斑斑如锦文,咽喉痛,唾脓血。五日可治,七日不可治,升麻鳖甲汤主之。(14)

升麻鳖甲汤方:

升麻二两　当归一两　蜀椒(炒去汗)一两　甘草二两　雄黄半两(研)鳖甲手指大一片(炙)

上六味,以水四升,煮取一升,顿服之,老小再服,取汗。《肘后》《千金方》:阳毒用升麻汤,无鳖甲,有桂;阴毒用甘草汤,无雄黄。

【解析】　本条论述阳毒的证治及预后。阳毒乃疫毒入于阳络,阳络循于面,毒气显露于表,透彻明显,见"面赤斑斑如锦文";若疫毒不解,腐蚀咽喉,成痈化脓,久则"唾脓血"。说明毒已内入营血分。"五日可治,七日不可治"者(阴毒亦同),以五日则邪尚未传遍三阳三阴之经,毒气尚浅,故可治;七日,其阴阳经气通而再行,则疫毒入内,成痈化脓而病重,故难治,提示应当早期治疗。

阳毒病机是疫毒蕴蓄阳络及咽喉,成痈化脓。治则为辛散解毒,活血通络。阳毒病浅宜速去,故以甘平微寒无毒的升麻二两为主,能升能散(升麻有"特殊消毒作用",可代犀角清胃凉血。方药中主张解诸毒,如温毒、病毒性肝炎、药物中毒等,多重用升麻30～45g,无不良反应);佐以生甘草二两解毒调胃,二味合用,解百毒而散风热;鳖甲专入络脉滋阴养血,软坚破结,与升麻合用兼能领邪外出;当归入血分活血通络;用雄黄者,少量以解疫毒之邪。雄黄因不溶于水,因此每剂0.5g水飞冲服为宜,不能加温煎熬入药合方;用蜀椒者,取其辛温通阳散结,且引诸药直达病所,使其所结表浅疫毒,迅速导之外出,此乃反佐法也。方后云"取汗"意在宣散毒疠之气,透达外出,不致疫毒内陷。本方透解功效,说明仲景重视因势利导。制方本着《素问·至真要大论》"热淫于内,治以咸寒,佐以甘苦"之旨。

(二) 阴毒病证治

【原文】 阴毒之为病,面目青,身痛如被杖,咽喉痛。五日可治,七日不可治,升麻鳖甲汤去雄黄、蜀椒主之。(15)

【解析】 本条论述阴毒的证治及预后。"阴毒之病,面目青,身痛如被杖"者(无唾脓血症)乃毒疠之气瘀滞阴络,隐伏于表之里,经脉瘀血凝滞,营卫运行不畅也。征之临床,阴毒亦可发出隐伏晦黯之斑。

阴毒病机是疫毒瘀滞阴络。治法为解毒散瘀。阴毒病位较阳毒为深,深则不可骤解,若骤解之不但效微,且恐伤其津液,故在升麻鳖甲汤中去其慓悍辛温的雄黄、蜀椒,防止戕伐阴分。

上述14、15条有倒装法,主治方应在前,"五日可治,七日不可治"的预后按文意,当放置条末更合适,文意更通。

《四川中医函授》1985年第2期卢亚新报道1962年冬所治一吴姓患者,男,66岁,文史教师,已婚,住巴县白市驿区。主症:全身紫癜如云团状,尤以面胸为多。立冬之后,不能接触冷水,若勉强触之,须臾即发紫癜,畏寒抖战。曾于1956年冬亦患此疾,系贵院院长吴棹仙为余之堂兄治愈,遂即拿出棹仙师尊大人亲书毛笔字处方笺:"证曰,阴毒之为病,面目青,身痛如被杖,咽喉痛,拟立升麻鳖甲汤加麻黄9g治之"。服该方加减变化十余剂,病乃告愈。此次复发,曾到某医学院附属医院皮肤科诊治,诊为"冷型荨麻疹",给予西药未效,又在当地服中药亦未效,特进城请堂兄除疾。余曰:"师尊奉调成都中医学院任教授已六年余,吾乃棹仙师尊大人后学愿试治之。"伯叟欣然同意,诊其脉沉细,苔白润,质淡,且有恶寒之表证,因在尊师的处方上,去鳖甲,加入桂枝12g,试服三剂。二诊:服前药后全身漐漐汗出,顿感身痛,但紫癜面胸增多,微有口渴唇燥,食量亦增,余脉证同前,乃于前方去麻桂,加玄参15g,板蓝根18g,大青叶18g,又嘱服三剂。三诊:各症基本消失,唯周身肤痒灼热未除,乃复入鳖甲18g,加重甘草24g,苦参15g,又嘱服六剂,各症悉平,二年后走访未复发。

这个病案说明《金匮》的处方,只要辨证准确,合理运用,皆能取得很好的疗效,不愧为"经方"。

【拓展】

1. 不少注家认为阴毒当用升麻鳖甲汤,阳毒当去雄黄。《脉经》论阴毒用甘草汤,《兰台轨范》"蜀椒辛热之品,阳毒用而阴毒反去之,疑误。"董氏《医级》"阴毒亦以此方去雄黄,倍蜀椒为治……阴盛则阳衰,故倍川椒也。"

个人对此的看法:《脉经·卷八·平阳毒阴毒百合狐惑脉证第三》"阳毒为病,身重腰背痛,烦闷不安,狂言,或走或见鬼,或吐血下痢,其脉浮大数,面赤斑斑如锦文,喉咽痛,唾脓血,五日可治,至七日不可治也。有伤寒一二日,便成阳毒,或服药吐下后变成阳毒,升麻汤主之。"《肘后备急方·卷二》文同上(无唾脓血句),宜用此方。雄黄,甘草,升麻,当归,椒,桂各一分,水五升,煮取二升半,分三服,温覆取汗,服后不汗,更作一剂。以上说明:①阳毒可用雄黄,蜀椒,甚至桂;②阳毒仍偏热证。《脉经》同卷又云:"阴毒为病,身重背强,腹中绞痛,咽喉不利,毒气攻心,心下坚强,短气不得息,呕逆,唇青面黑,四肢厥冷,其脉沉细紧数,身如被打,五六日可治,至七日不可治也。或伤寒初病一二日,便结成阴毒,或服药六七日以上至十日,变成阴毒,甘草汤主之。"《肘后备急方·卷二》文略同上,用此方。甘草、升麻各二分,当归、椒各一分,鳖甲一两,以水五升煮取二升半,分三服,温覆取汗,汗不出,汤煮更作也。说明:①阴毒可去雄黄,未去椒;②阴毒仍偏寒证。

2. 升麻鳖甲汤的适应证及临床应用 治疗紫癜病、红斑性狼疮属于热毒血瘀者;猩红热颈面斑疹;荨麻疹心烦发痒,曾服清热解毒凉血剂无效者;咽喉痛尚未化热成痈脓,舌脉并无明显热象者。

何任忆《鼠疫抉微》记清同治间鼠疫流行,沪医曾以升麻鳖甲汤合桃仁承气加藏红花等化裁治鼠疫,颇多生全,并弥平疫势。可见本方运用恰当,并非无验。刘渡舟治血小板增多症。

临床加减:如斑疹灼手,可加赤小豆、连翘、银花、生地、丹皮、大青叶等;如腹痛时斑疹特多,可与升麻葛根汤合方使用。

3. 升麻鳖甲汤是历代治疗温毒疫疠的祖方,后世多用升麻、雄黄解毒,当归活血行瘀,鳖甲滋阴破结,蜀椒之祛风散寒,甘草之败毒和中等后世治毒证的方法,无不从此方发展而来。

第五章
疟病脉证并治第四

【概念】 疟病是以寒战与高热交替出现,寒热往来,休作有定时为特征的病证,称为疟病。本篇所讲的疟病,含义远较现代医学所称疟疾为广,因为"疟病"不全是真性疟疾(即蜀漆散,牡蛎汤所治的为真性疟),亦包括假性疟疾在内。

【病因病机】 疟病是由于人体感受疟邪,或兼感风、寒、暑、湿等多种邪气而发病。其特点为寒热交作,休作有时。邪犯少阳,正邪交争,阴阳失调,故寒热互作,少阳为肝胆所主,风气通于肝,弦为少阳主脉,故张仲景在本篇第1条就强调"疟脉自弦"。若疟病迁延失治,疟邪深入血络,假血依痰,可结为疟母。

张仲景在《素问·疟论》和《素问·刺疟》的理论基础上,根据寒热的偏胜而将疟病分为了温疟、瘅疟和牝疟三种,并指出了疟病经久不愈可以形成疟母。且根据不同脉证提出了不同的治疗法则,为后世研治疟病奠定了理论基础。

一 疟病主脉与治则

【原文】 师曰:疟脉自弦,弦数者多热;弦迟者多寒。弦小紧者下之差,弦迟者可温之,弦紧者可发汗、针灸也,浮大者可吐之,弦数者风发也,以饮食消息止之。(1)

【解析】 本条是从脉象来论述疟病的病机和治则。

"疟脉自弦",说明疟病的病位与少阳有关,教材虽云疟病病机为"邪搏少阳",但并不意味着疟病一定见有少阳主症。因为疟病属杂病,弦脉也可主风邪、饮病、主痛证,故疟病并不等于伤寒少阳病,也不一定要用少阳主方。

同样是疟病,为什么会有"弦数者多热,弦迟者多寒"的区别呢?这是因为患者素体有阴虚,阳虚之异,感邪有轻重之分,病性就有寒化或热化的不同,所以其兼脉亦随之变化,但是这里讲"多"亦非绝对。"多热"者,有口渴喜冷饮,舌红,苔黄少津等证候,故脉见弦而兼数,为热甚,本篇治温疟的白虎加桂枝汤,即属治"多热"之方。"多寒"者,有口不渴,小便清长,舌质淡,苔白等证候,故脉见弦而兼迟,为寒甚。总之从兼脉所见,以推论病位之表里和病性寒热之偏盛,进而作为确定治则的依据。

"弦小紧者下之差"的"小"字,在这里不应作为气血两虚的"细"脉(细脉又称小脉)来看待,这里的"小"是用来形容"紧"脉的。就像我们接下来要讲到的血痹篇第1条的"关上小紧"的"小"一样,都是作形容词来讲的。"小"者,"稍"也,可作稍微理解。所以"小紧",实际上是指脉不舒散而有牵转之象,乃为邪气入里入内之征象。《腹满寒疝宿食病脉证》第25条称"脉紧如转索无常者,有宿食也",故弦而小紧之脉,说明有里实或宿食,可用"下"夺法攻去实邪,使邪从便泄,其病可愈。但此处"下"之,亦并非单指承气类苦寒攻下,亦可参用该篇第15条"胁下偏痛,发热,其脉紧弦,此寒也,以温药下之,宜大黄附子汤",或用本篇治疟母的鳖甲煎丸,消散癥瘕,均可归属下夺方剂。有学者据第10篇第20条有"脉数弦者,当下其寒……脉大而紧者,阳中有阴,可下之",建议将"弦小紧"改为"弦小数",从而否定了"紧"脉有主里实的一面,故有欠妥当。

我们前面讲到了"弦迟者多寒",寒则当温,所以仲景提出了"弦迟者可温之",后面将要讲到的蜀漆散之治牝疟,柴胡桂姜汤"治疟寒多"都体现了温里和表法,均属温法范围。

"弦紧者可发汗,针灸也",紧脉为有寒(此处不作宿食理解),弦紧兼浮,属表寒之证,治当解表导邪外出,当用发汗之法,或在疟疾未发作前针灸大椎、陶道、内关等以祛疟邪。

"浮大者可吐之",如弦脉兼见浮大,一般而言,浮脉主表,大为邪盛,若有欲吐现象,可知病邪在上。《内经》云,"在上者,因而越之",因此可用吐法,"可"字尚有斟酌的语气,如需用吐法,亦可用后面的蜀漆散。

前面我们讲了"弦数者多热",这里又说"弦数者风发也",是矛盾的吗?其实不是,这是说明了同脉异因。此处强调弦数脉属热的病因,是感受风邪所致,如瘅疟、温疟之类,宜用清法,白虎加桂枝汤。

本条突出以脉辨证,随证施治的特点。从脉象阐述病机,确立治则,这是金匮常用的一种论理方法。如疟脉自弦,而察其兼见脉象,再结合具体症状,可以辨别疟病的表里上下寒热的属性和病位,而确定汗、吐、下、温、清等不同治法。

"以饮食消息止之"是说除了药物治疗外,可以酌用甘寒(凉)之类的饮食调理脾胃,以愈其疟病。

【拓展】 疟病在病位、证候与治疗禁忌上的特点:

1.病位 《素问·疟论》认为"疟邪藏于皮肤之内,肠胃之外,此荣气之所舍也……邪气客于头项……风府……脊背……循膂而下……下至骶骨……入于脊内,注于伏膂之脉……","……邪气内薄于五藏,横连募原……"以上说明疟邪留舍于血脉营分,脊膂冲脉,在外可客于头项脊背风府,在内可袭入五脏,干及募原和少阳的半表半里部位。

2.证候 以寒热往来,发作有时,有间歇性为特点。疟邪入与阴争,正不胜邪则寒,疟邪出与阳争,正能胜邪则热,正邪交争则"寒热往来"而发病,若正邪相离,邪气伏藏不与营卫相争,则寒热休止。

3. 为何疟病有"发作有时"及早迟的不同?《素问·疟论》"帝曰:其间日而作者何也,岐伯曰:其气之舍深,内薄于阴,阳气独发,阴邪内着,阴与阳争不得出,是以间日而作也。""其间日发者,由邪气内薄于五脏,横连募原也,其道远,其气深,其行迟,不能与卫气俱行,不得皆出,故间日乃作也",又云"卫气一日一夜,大会于风府,其明日日下一节,故其作也晏,此先客于脊背也……其气上行……出于缺盆之中,其气日高,故作日益早也。"

以上说明邪在阳分病浅,则发作日早,邪陷阴分病深,则发作日迟,故疟证有一日一发,二日一发,三日一发等定时发作的不同。卫气因慓疾之性而出之于体表,疟邪则不能与卫气俱出,必待二日,卫气与邪气才能相遇一次,故间日而发作。经气有余,病气上出,则疟作日早。疟邪客于脊背,由于人体经气不足,气血不盛,邪气自风府穴循脊背日下一节,而卫气运行每昼夜大会于风府,然后下行,故与疟邪相遇一天比一天迟,所以疟疾发作日晏。

4. 治疗禁忌 与少阳病不同,不忌汗吐下。少阳病忌汗吐下:《伤寒论》第265 条"伤寒,脉弦细,头痛发热者,属少阳。少阳不可发汗,发汗则谵语,此属胃。胃和则愈,胃不和,烦而悸。"这是因为少阳病病在半表半里,治宜和解,不可发汗。264 条:"少阳中风,两耳无所闻,目赤,胸中满而烦者,不可吐下,吐下则悸而惊。"这是因为少阳病病邪未深入胃肠,不可妄伤无病之腑,故不用吐下。疟病则可用汗、吐、下、和、温、清、消、补八法。张子和云"予尝用张长沙汗吐下三法愈疟病极多,大忌错作脾寒治之。"

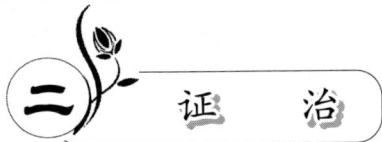

二 证 治

(一) 疟母的成因和证治

【原文】 病疟,以月一日发,当以十五日愈,设不差,当月尽解;如其不差,当云何? 师曰:此结为癥瘕,名曰疟母,急治之,宜鳖甲煎丸。(2)

鳖甲煎丸方:

鳖甲十二分(炙) 乌扇三分(烧) 黄芩三分 柴胡六分 鼠妇三分(熬) 干姜三分 大黄三分 芍药五分 桂枝三分 葶苈一分(熬) 石韦三分(去毛) 厚朴三分 牡丹五分(去心) 瞿麦二分 紫葳三分 半夏一分 人参一分 䗪虫五分(熬) 阿胶三分(炙) 蜂窠四分(炙) 赤消十二分 蜣螂六分(熬) 桃仁二分

88

上二十三味为末。取煅灶下灰一斗,清酒一斛五斗,浸灰,候酒尽一半,着鳖甲于中,煮令泛烂如胶漆,绞取汁,内诸药,煎为丸,如梧子大,空心服七丸,日三服。《千金方》用鳖甲十二片,又有海藻三分,大戟一分,䗪虫五分,无鼠妇、赤消二味,以鳖甲煎和诸药为丸。

【解析】 本条论述疟病愈期以及疟母的成因、病机和证治。

此条前半部分论述的是疟病的愈期,它是在天人合一的理论基础上提出来的。古人以五日为一候,三候即十五日为一节气,人身营卫气血的盛衰亦受气候的影响,正能胜邪之时则病向愈。"病疟以月一日发,当以十五日愈",疟病在每月初一发作,经十五日变更一个节气,人身气血运行旺盛,正胜邪却,故十五日后应当好转。"设不差,当月尽解",如果半月不愈,至月底再变更一个节气,此时正气当旺,邪气应衰,故当月完全解除病邪。

接下来讲到"如其不差,当云何?","师曰:此结为癥瘕,名曰疟母",那么其"结为癥瘕"的机制是什么呢?这是因为疟病迁延日久,疟邪潜伏留舍于营分血脉之中,正气(包括少阳经气)渐衰,营血聚而不行,水津凝滞为湿,气机不运,湿从热化为痰,疟邪与血痰凝聚搏结而为癥瘕。

"名曰疟母"者,是因肝主藏血,脾主统血,疟邪内伏血分,久之瘀血与痰浊积滞肝脾二经,致胁下疼痛而成癥块,由于系疟邪所形成,故"名曰疟母",意思是疟邪所生也。

治疗上仲景提出了以鳖甲煎丸扶正搜邪,软坚散结,逐瘀通络,涤痰化癥之法。《素问·至真要大论》曰"坚者削之(腹内坚硬有形的癥块,用克伐推荡药)……结者散之(邪气痰浊郁结者用消散药)",故此方重用鳖甲十二分软坚散结以消癥瘕,除寒热,而为君药;因邪结于血分,故以大黄、芍药、䗪虫(即地鳖虫,治血积癥瘕破坚)、桃仁、赤消(即硝石)、牡丹皮、鼠妇(即地虱婆,性味酸凉,破血利水,解毒止痛,治月闭血瘕寒热)、紫葳(即凌霄花,治癥瘕血闭寒热)、蜂窝(治寒热邪气)、蜣螂(推屎虫,铁甲将军,治腹胀寒热利二便)等十味药为臣,攻逐血结,逐瘀化癥,其中虫类蠕动,血肉有情之品,既有化瘀之功,又有助益之效;因邪结于气分,故以厚朴、石韦(治寒热邪气,利水道)、瞿麦(利小便,下血闭)、乌扇(即射干,散腹中结气邪热)等下气利小便,葶苈、半夏涤痰以消癥,此六味以为佐;调寒热,和阴阳,有黄芩、干姜,通营卫则有桂枝、柴胡,益气血,又有阿胶、人参,此六味以为使;结得温即能散,故用煅灶下灰之温(《纲目》谓其主治"癥瘕坚积,去邪恶气"),清酒之热,助鳖甲散结之功,此方用药共 25 味,为丸服者,"峻药缓攻",逐渐消磨,务使邪气尽去而不伤正。

本方合小柴胡、桂枝汤、大承气三方去积实,甘草,加入鳖甲等活血化瘀通络攻坚之品而成。本方之中有厚朴等气分药,为后世医家在活血化瘀方中常采用气分药奠定了临床基础。

【拓展】

1. 临床所见疟母患者,体质多较虚弱,原因在于治不及时,或治不彻底,以致病邪迁延日久,正气亏损。本条主要精神在于说明疟母形成的原因是由于病久正虚,邪气积聚的结果。文中所说的"十五日愈","当月尽解"并不是说一定要等到半月或一个月后其自解,相反应该早治,防止结为癥瘕,故云"急治之"。陈无择云"有劳疟者,经年不瘥,前后复发,微劳不任也,亦有数年不瘥,结成癥癖,在腹胁名曰老疟,亦曰母疟。"可与本条互参,因此本条可视为治劳疟的条文。

2. **鳖甲煎丸的临床应用** 有报道用人参鳖甲煎丸治愈单侧或双侧卵巢囊肿者。鳖甲善入络软坚,当用醋制,取其酸敛,守而不走,破积攻癥而不峻,临床常与郁金、丹参、鸡血藤、三七同伍,治疗肝脾肿大,肝硬化腹水(由慢性肝炎,血吸虫病所致者)有效。方中之蜣螂活血祛瘀,有单用150g研细末,治前列腺增生引起的尿梗阻,每服3g,开水送服,有效。

3. **重视单味鳖甲的功用** 临床中有因患疟五年,脾脏肿大如石,腹胀如鼓者,投鳖甲煎丸数十剂无效,乃改用单味鳖甲末,每日早晚用白酒一杯冲服三钱(鳖甲一斤,或用尿、米泔水先后各浸三日,再用大麦芽炒熟研粉,入红糖一斤,一次服一小杯),共享七斤鳖甲,约服十月而愈者。说明鳖甲有较强的破坚消积之力。

(二)瘅疟的病机和证候

【原文】 师曰:阴气孤绝,阳气独发,则热而少气烦冤,手足热而欲呕,名曰瘅疟。若但热不寒者,邪气内藏于心,外舍分肉之间,令人消铄脱肉。(3)

【解析】 本条论述瘅疟的病机和症状。

此条原文,其源系出自《素问·疟论》:"帝曰,先热而后寒者,何也?岐伯曰,此先伤于风,而后伤于寒,故先热而后寒也。亦以时作,名曰温疟,其但热而不寒者,阴气先绝,阳气独发,则少气烦冤,手足热而欲呕,名曰瘅疟,……瘅疟者,肺素有热,气盛于身,厥逆上冲,中气实而不外泄,因有所用力,腠理开,风寒舍于皮肤之内分肉之间而发,发则阳气盛,阳气盛而不衰,则病矣,其气不反于阴,故但热而不寒,气内藏于心,而外舍于分肉之间,令人消铄脱肉,故命曰瘅疟。"

据《素问》所说,疟发但热而不寒的,这是由于病者的阴气本已不足,因而阳气独旺,其病发作时,心肺热炽,故少气烦闷,热邪溢于四肢,则手足发热,热邪犯胃,故欲呕吐。其病机主要是热盛,故名瘅疟。瘅,热也。瘅疟的成因,是由于肺脏素来有热,肺热壅遏,风寒便乘机侵入皮肤之内,肌肉之间,因而发病。发则阳气偏盛,阳盛而不见衰减,于是病就但热不寒了。因邪气不入于阴,所以但发热而不恶寒。这种病邪内犯心脏,而外出则留连于肌肉之间,能使人肌肉瘦削,所以名叫瘅疟。

按《内经》论疟病交作之病机,"夫疟之始发也,阳气并于阴,当是之时,阳虚而阴盛。外无气,故先寒慄也,阴气逆极,则复出之阳,阳与阴复并于外,则阴虚而阳实,故先热而渴"。"夫疟气者,并于阳则阳胜,并于阴则阴胜,阴胜则寒,阳胜则热"。这种阴阳交争,寒热交作的病机,是一般疟病的规律。而瘅疟发作则主要表现为热盛,《金匮》对此未提出具体治法,后世医家,根据"以饮食消息止之"的提示,认为可用梨汁,蔗浆,或五汁饮之类,亦有主张用人参白虎汤者。

(三)温疟的证治

【原文】 温疟者,其脉如平,身无寒但热,骨节疼烦,时呕。白虎加桂枝汤主之。(4)

白虎加桂枝汤方:

知母六两　甘草二两(炙)　石膏一斤　粳米二合　桂枝(去皮)三两

上剉,每五钱,水一盏半,煎至八分,去滓,温服,汗出愈。

【解析】 此条论述温疟的证治。

前面我们讲的瘅疟与此条的温疟都有但热不寒的症状,那么两者有什么不同呢?温者热之渐,瘅者热之极,故极热之疟为瘅疟,次热之疟为温疟。

这里的"身无寒但热"乃相对而言,因温疟虽然以内热炽盛为主,实际上常夹有表寒,每兼骨节疼烦、微微恶寒等表证。而"骨节疼烦"为外邪郁于表,痹其筋骨所致,"时呕"者,因热伤胃气,胃失和降而呕。此条病机为里热炽盛兼夹表寒之邪,治疗上应以白虎加桂枝汤清热生津,解肌发表。

【拓展】

1."其脉如平"有三种解释　①二版教材认为非指无病之平脉,乃指其脉可以不显弦象。②5版教材认为指脉象如疟病常见的一样,多见弦数(或洪数),因首条已明确指出疟病脉象特点:"疟脉自弦","弦数者多热",而温疟虽别具特征,然脉象无异。此种说法符合临床。③指脉象正常,陈修园谓"脉平而主以白虎加桂枝汤者,凭证不凭脉也",此说也有参考价值。

2.本方的临床应用　本证临床上还可兼见关节肿痛,灼热,得冷则舒,痛不可近,伴发热,汗出,口渴,舌苔黄燥,脉滑数。均可以用白虎汤清气分热邪,桂枝通阳以宣痹。有学者自拟青蒿白虎汤,即以青蒿15~30g、知母10~15g、生石膏20~50g、人参10g为主药,对治疗高热、大汗、口渴的恶性疟疾,有良效,为活用本方之例。

3.温疟与瘅疟的比较(表5-1)

91

表5-1　温疟与瘅疟的比较

比较＼病名	温　疟	瘅　疟
相同	疟病热盛,可有但热不寒,呕的症状,脉弦大。常用白虎汤,清热生津	
证候	汗出恶风,骨节疼烦,舌红苔不燥,脉浮数	手足热而少气烦冤,脱肉,舌红苔燥少津,烦渴,脉洪数
病机	内热炽盛兼表寒,热多寒少	气阴两伤,表里皆热,病重邪气内藏于心,外舍分肉之间
治则	清热生津,解肌发表	清热生津,益气养阴
药物	白虎加桂枝汤,若苔燥渴饮,去桂加青蒿彻热截疟	白虎加人参汤

4.本条所论温疟与《素问·疟论》的温疟有所不同。《素问·疟论》:"帝曰:先热而后寒者何也? 岐伯曰:此先伤于风而后伤于寒,故先热而后寒也,亦以时作,名曰温疟……此病藏于肾,其气先从内出之于外也,如是者,阴虚而阳盛,阳盛则热矣,衰则气复反入,入则阳虚,阳虚则寒矣(王注:衰,谓病衰退也,复反入,谓入肾阴脉中)。"《素问》讲的是阴虚阳盛而至阳虚,所以先热后寒,《金匮》温疟是内热炽盛伤津,而非至阳虚,所以无寒但热。

(四)牝疟的证治

【原文】　疟多寒者,名曰牝疟,蜀漆散主之。(5)

蜀漆散方:

蜀漆(洗去腥)　云母(烧二日夜)　龙骨等分

上三味杵为散,末发前以浆水服半钱。温疟加蜀漆半分,临发时服一钱匕。

一方云母作云实。

【解析】　本条论述牝疟的证治。

"疟多寒者,名曰牝疟",多寒少热为牝疟特征,其产生的机制为患者素体阳虚,或素有痰饮,阳气为阴邪所阻,疟邪侵入人体留于阴分者多,而并于阳分者少,故发病以寒多热少为特征。就像前面所讲的温疟一样,寒热并非绝对,喻嘉言:"疟多寒者,寒多于热,如三七、二八之分,非纯无热哉。纯寒无热,则为阴证,而非疟证矣"(此说亦可以印证温疟亦当有微寒)。

牝疟的病机为痰涎壅盛,阻遏阳气,严用和谓"脾胃不和,痰积中脘,遂成此疾,所谓无痰不成疟也",因此"痰"是形成疟病的重要因素。治以蜀漆散祛痰截疟,助阳镇逆。方中蜀漆为祛痰截疟之主药,涌吐痰涎之力比常山更强(1942年张昌绍做临床实验,证实常山抗疟,且效力较奎宁强),佐以云母,龙骨助阳扶正,镇逆安神,云母,性温而升,最能祛湿运痰,根据《本经疏证》记载"云母与龙骨固护神气,以成蜀漆快吐之功,使痰涎之壅于中者决去净尽";浆水和胃降逆而引热下行。本方重在助阳祛痰,急截疟邪,务必在未发作前2小时服,否则影响疗效,故方后注云"未发前以浆水服半钱","临发时服"等语。

单用蜀漆或常山治疟,虽疗效肯定,但致吐的副作用大,下述方法有助于减轻或避免呕吐的副作用:①用酒蒸或姜汁炒将蜀漆炮制后使用。②配伍姜半夏、陈皮、竹茹等和胃止呕药同用。③采用冷服,分次服及饭后服的方法。

方后云"温疟加蜀漆半分"应为湿疟,见按语中张璐曰"稍加蜀漆则可以治太阴之湿疟,方后有云,湿疟加蜀漆半分。而坊本误作温疟,大谬"。而《珍珠囊药性赋》有"常山理痰结而治温疟"之说,亦可供研讨。

【拓展】

1. 仲景"牝疟"的病名源自于《内经》 牝,禽兽类属阴者,疟多寒者亦属阴,故名牝疟。《素问·疟论》有寒疟的病名:"夫寒者,阴气也,风者,阳气也。先伤于寒而后伤于风,故先寒而后热也,病以时作,名曰寒疟。"可见仲景"牝疟"的病名,实从《内经》的寒疟发展而来。

2. "临发时服"的理论根据 《素问·刺疟论》强调先于发病时服药,"凡治疟,先发,如食顷,乃可以治,过之,则失时也"。其机制如王冰《黄帝内经素问注·刺疟》谓:"先其发时,真邪异居,波陇不起,故可治;过时则真邪相合,攻之则反伤正气,故曰失时。"这是本方治疗疟病时应特别注意的问题。

3. 中药抗疟的进展 据《肘后备急方》截疟的记载,于1971从青蒿中找到抗疟的有效成分,分离出青蒿素,用治恶性疟和脑型疟疾,与氯喹比较,有速效、毒低的优点,按中医药的炮制理论和方法研制而成,对救治脑型疟疾已达到国际水平。

第六章
中风历节病脉证并治第五

本章的内容包括两个病证,即中风和历节。在学习具体条文之前,让我们先来了解二者的概念以及将这两个病证合篇的意义。

中风,又名"卒中",是以先猝然昏倒,然后出现半身不遂,口眼㖞斜,重则昏不识人,语言謇涩或不能言语为证候特点的病证。《灵枢》称为"偏枯",后世称为"内中风"。气血内虚,外邪诱发,是中风病总的病因病机。与《伤寒论》中所论述的外感风邪表证之中风完全不同,

历节,是以关节剧烈疼痛,逐渐遍历多个关节,甚或骨节变形肿大,疼痛不能屈伸为证候特点的病证。内因心肝肾之气血不足,外因风寒湿邪乘虚侵袭经络而留滞关节,是历节病总的病因病机。

因为两者皆属广义风病范围,故将这两个病证合篇论述。

一 中 风

(一)脉证与病机

【原文】 夫风之为病,当半身不遂;或但臂不遂者,此为痹。脉微而数,中风使然。(1)

【解析】 本条论述了中风的脉证以及与痹证的鉴别。

让我们先来看一则新闻:"以色列总理沙龙2006年1月4日晚间再次中风……脑部出现大面积出血,下半身已瘫痪,目前仍昏睡不醒,神经科专家认为,脑出血是最危险的中风症状之一,发生脑出血的病人在一个月内死亡的比例为50%左右。"从这个病例我们可以知道,突然中风后,被中肢体一侧因气血不足,气滞而血不行,瘀血阻滞络脉,营血失运,所以肢体肌肉偏废,不知痛痒,半身不遂,是因为"不从志"所用,学习的时候应当和第2条"邪在于络,肌肤不仁"相互参考。

"或但臂不遂者",此处"或"字,据《医古文》作"有的","有人","有时"讲,即作虚指代词,例如"惠子相梁,庄子往见之,或谓惠子曰'庄子来,欲代子相'"(惠子为梁惠王相,庄子去见惠子,庄子来到惠子处,就有人对惠子说……)句中

"或"字,"有人"也。(参《庄子浅注·秋水第十七》)由此可知,"风之为病,当半身不遂"是一种情况,然而"有的"因风邪为病的患者,"但臂不遂"只是(仅仅)臂之局部不用,出现这种情况是因为风寒湿杂至,闭塞局部经脉所形成的痹证,与中风病不同,虽同为"风"病,应当加以鉴别。这是 5 版教材的看法,但七年制教材认为"此为痹"一句(原文"半身不遂"后应为逗号,不是分号),是指出本病的主要病机为"经脉痹阻",痹者闭也,不仁也(《论注》)、脏气不宣行也(《经籍籑诂》)。是因"或"字可作"又"解(《词诠》),即又只见一臂不遂的,病机均为"经脉痹阻",与临床符合。

此条"中风"即指中风病,而黄疸病篇"痹非中风"中黄疸之"痹"非中风病之"痹",则反证本条"此为痹"之"痹"是中风病之痹。说明"痹"字可作为病机来理解。喻嘉言《医门法律》说臂不举为半身不遂之浅,认为此节是论中风脉证与病机,其证半身不遂,或仅臂不遂也,仲景以轻重分风与痹,故半身不遂曰风,但臂不遂曰痹。南京中医药大学《金匮要略学习参考资料(修订本)》亦从其说。但何任云"然余验之于临床,则风亦有全身不遂者,痹亦有四肢不遂者也"。所以临床上还应仔细观察,不可偏信一家之言。

临床中风之初,脉多见浮大弦滑数,中风后遗半身不遂时,多见微弱。本条所说的"脉微而数,中风使然"是以脉来论理(病机)。其脉微则气血不足(正虚),数则为热(邪盛)。"邪盛"可理解为正虚风邪内动(阴虚生内热,肝阳暴亢)或因外风及精神刺激而形成中风病,说明中风病的病机是正虚邪盛。那么为什么要以这两句来描述中风病的脉象呢?联系上下文,我们可以知道那是为了说明中风病虽然有半身不遂与但臂不遂的不同,但两者皆因气血不足,外邪诱发而为病。

【拓展】

1."但臂不遂"属中风病在经在络的轻浅症状 吕志杰系统观察了 124 例急性缺血性中风(确诊为脑梗死)患者的临床表现,以肢体不遂为主者 85 例,其中典型半身不遂者 53 例,不典型"但臂不遂"者 32 例。这 32 例患者还具有如下特点:①发病之前或病情较轻者,患肢多表现为麻木不仁,沉重难举,屈伸不利等;②多伴随眩晕、舌强、语謇、口歪、面瘫等中风常见症状;③多恢复较快,有的几天或十几天便恢复如初;④CT 检查,其定位病变多范围小而轻浅;⑤追述病史,不少患者在数日、十几日,或数月以至数年以来,有过一次或数次更轻型的类似短暂发作。以上表明,条文所述的"但臂不遂"确实是中风病的一种轻浅表现。

吕氏还举了一则医案来说明临床上脑梗死病人不能忽视前期"但臂不遂"的表现。王某,男,45 岁,农民。半年前始为左手拇、示指末节麻木。3 个月来,左上肢、左胸至腰部麻木,数天或十几天发作一次,每次发作数分钟。近 10 多天来发作频繁,且左面部亦麻木,并发生手物失落 2 次。3 天前突发舌强语謇,饮食发呛,口歪,左半身沉重少力,24 小时后不能自行缓解。当时查血压:23/14kPa。住院查 CT:右侧基底节区脑梗死。父亲、姑母、舅父均因中风病故。

2. 关于中风病与痹证鉴别 何任教授认为用一句话可以概括两者的区别,即"痹则神志多清,风则神志多昏。而风与痹皆因外邪偏客虚人,伏留形体所致,与伤寒之中风在六经者名同实异耳。"具体而言,鉴别如下(表 6 - 1)

表 6 - 1 中风病与痹证的鉴别

比较　　病名	中风病	痹证
相同点	"不遂""不仁"的症状,"经脉痹阻"的病机	
症状	半身不遂,昏愦吐涎,口眼喝斜,手不能握,足不能步,半身偏废而无疼痛感觉	但臂不遂,神志清楚,不遂局部,必有疼痛,且手足活动如常
脉象	脉微而数或弦涩	濡缓或沉滑
病机	气血不足,外邪诱发(偏虚)	风寒湿三气杂至(偏实)

(二)成因与辨证

【原文】 寸口脉浮而紧,紧则为寒,浮则为虚,寒虚相搏,邪在皮肤;浮者血虚,络脉空虚,贼邪不泻,或左或右,邪气反缓,正气即急,正气引邪,喝僻不遂。邪在于络,肌肤不仁;邪在于经,即重不胜;邪入于腑,即不识人;邪入于藏,舌即难言,口吐涎。(2)

【解析】 本条论述中风的病因病机和脉症。分析具体条文时,因为病位浅深的不同而产生的不同脉症,我分以下三点来讲解:

1. 中风病初期的病机和脉象 中风病人寸口脉浮而紧,紧是感受外寒,浮是血虚,所以说"寸口脉浮而紧,紧则为寒,浮则为虚"。气血不足,外邪乘虚而入中经络,因中风之初,病尚轻浅,所以说"寒虚相搏,邪在皮肤"。

而《金鉴》认为,此条是风寒留恋皮肤的脉象和病机,即《伤寒论》太阳病的中风,以与中风病相区别,谓"营卫风寒之为病"。并提出此段"与本条文义不属,当在后条之首",而后条的前六句"当在此条之首",更正后,本条第一段原文为"寸口脉浮(迟)而缓,浮(迟)则为风(寒),缓则为虚,营缓则为亡血,卫缓则为中风",而下面的"浮者血虚"则为衍文。而我个人认为《金鉴》立足于虚而更改经文,有一定道理。历代医家认为,中风主因内风为患,但此篇是中风病篇,唐宋以前,多主"体虚受风",外风入中所致。在中风病初期,风寒入络亦可见口眼

96

歪斜(邪在于络,肌肤不仁)或面瘫。

为何"浮则为虚"?第一篇9条"师曰:病人脉浮者在前,其病在表;浮者在后,其病在里……";六篇4条"脉浮者,里虚也";《讲义》云"脉紧则为表寒……外中风寒与里虚相结合,为形成中风病机的第一步"。另外,本段如与下句连读,则为中风病的病机和脉象了,与第1条"脉微而数"的脉象并不矛盾,因微与虚、紧与数,均主正虚邪盛。

2.论述中风病的病理变化及其部分症状　怎么理解"浮者血虚,络脉空虚"?脉浮无力主气血虚,气血虚则气血不能灌注和濡养络脉,所以"络脉空虚"。又怎样理解"贼邪不泄,或左或右"呢?"络脉空虚"会导致两种病理变化:①因虚受邪。虚则"卫外不固,风寒乘虚侵袭",留着于所虚之络脉。②因虚致瘀。虚则气血无力运行,气滞血瘀,瘀血阻滞脉络,络脉之气闭塞。由此可知,"贼邪"(贼者害也)包括外邪与瘀血等致病因素。"不泄"可以理解为不除。贼邪留着于身体之左侧或右侧,即可产生中风病的不同症状。而"邪气反缓,正气即急,正气引邪,㖞僻之遂"则指邪气所居病变一侧,因络脉之气痹阻,肌肉、筋脉弛缓不用,受病一侧反而呈现无病样的松弛状态,故名"邪气反缓";正气不虚,未病而无邪气侵袭之一侧,血脉调和(正气旺盛则气血运行如常),反而相对呈现紧张拘急的状态,故曰"正气即急"。《心典》云:"受邪之处筋脉不用而缓,无邪之处正气独治而急",因其缓者为急者所牵引,也就是正气牵引邪气,故出现"㖞僻不遂"的病变。"㖞僻",《说文解字》谓"㖞,口戾不正也";"僻",宛如左僻,一曰"从旁牵也",亦有"斜"而"不正"之意。现代医学证实:脑部疾病时出现的中枢性或上运动神经源性面神经麻痹,仅限于下面部表情肌,而见口角歪斜,鼻唇沟变浅;但上面部表情肌则正常,说明仲景观察相当准确(周围性面神经炎则有口眼歪斜)。沈明宗云"㖞僻者,邪犯阳明、少阳经络,口眼歪斜是也;不遂者,半身手足不用也",因而"正气引邪,㖞僻不遂"。由此可知,口眼向左歪者,正气居左,病邪反而在右,向右歪者,正气居右,病邪反而在左。而肢体不遂一侧有脚短臂缩之候,亦由健侧正气牵引所致。

后世"面瘫"多由络脉空虚,风寒之邪侵入阳明、少阳之脉,经筋失养,肌肉纵缓不收而发病,类似"㖞僻"。故㖞僻证,我院《中医内科学》谓"仅见口眼歪斜,而无突然昏倒,半身不遂,也有别于中风",然而《金匮》本条"中风"实际上包括了"面瘫"。尤怡《金匮翼·口眼歪斜》云:"足阳明脉,循颊车;手太阳脉,循颈上颊,二经俱受风寒,筋急引颊,令人口㖞僻,目不能正视。"又云:"风入耳中,亦令口㖞。缘坐卧处对耳有窍,为风所中,筋牵过一边,连眼皆紧,睡着一眼不合者是也。"

因此,根据"邪气反缓,正气即急"的原理,针刺治疗时,口向左歪的人,由于病邪在右,应当针刺右侧(比如颊车、地仓、水沟、合谷、迎香等阳明经的穴位)。

97

相反,口向右歪的人,由于病邪在左,应当针刺左侧。

尤怡《金匮翼》"卒中八法"称"八曰灸腧穴"云:"凡喝向右者,为左边脉中风而缓也,宜灸左喝陷中二七壮,喝向左者,为右边脉中风而缓也,宜灸右喝陷中二七壮。艾炷大如麦粒,频频灸之,以取尽风气,口眼正为度"可参。

通过对上述内容的学习,我们了解到仲景对中风的发病,既重视内因,也不忽视外因的诱发作用,这对临床有重要的指导意义。

3. 中风病的病位(在络、在经、入腑、入脏等浅深的区别)和症状(不同的特征)

(1)邪在于络,肌肤不仁:经脉中小而横行在肌肤浅表者为络,由于瘀血等贼邪痹阻络脉,营卫气血不能运行肌表,故肌肤麻痹不仁。应理解为中风先兆的常见症状。

(2)邪在于经,即重不胜:经脉中粗而直行于里者为经,伏行于隧道,内联脏腑,外通四肢,为营气所灌注。瘀血等贼邪痹阻经脉,则营气不能濡养肢体筋脉肌肉,故肢体重滞,不易举动。《巢源》谓"筋肉懈惰,肢体弛缓不收摄"。此为中风先兆或脑梗死之轻症。

(3)邪入于腑,即不识人:尤怡、唐容川认为,人之神志,"藏于脏而通于府",邪入胃腑,而胃络上通于心,瘀血或痰浊上迷心窍,"神窒于内"(尤氏语,内指心脏或脑)则九窍不通而不识人。一个"入"字,表示病变深入。而此处的"府",亦可理解为奇恒之府的"脑"。《灵枢·海论》"脑为髓之海……髓海不足则脑转耳鸣,胫酸眩冒,目无所见,懈怠安卧"。邪气损害了脑的功能(李时珍曰"脑为元神之府",即主精神意识思维活动),因而不能维持运动平衡而出现昏倒,失去视听作用而"不识人"。

临床中腑实证(肢体痿废,神昏不能识人,二便阻隔,腹中满胀,脉浮大而数),用搜风通腑的三化汤(以小承气通利二便以泻热,配羌活搜风透邪),或防风通圣散表里两解之。

(4)邪入于脏,舌即难言,口吐涎:此处之脏,指心脏言(或指心脾,脾连舌本)"诸脏皆与舌相连"。因心开窍于舌,其脉络舌本,邪入于心,则血脉凝涩,不能灌溉于舌,故舌纵,舌强不能语言,脏受邪则机窍不灵而廉泉开,以致舌下气不收摄津液,故口吐涎(以上据尤怡、赵以德)

又有以"脑"为脏者,章次公谓"脑为藏而不泻,卒厥为血菀于脑,故入脑亦名入脏"亦通。上述邪入脏腑实为脑出血的临床表现。

【拓展】

1. 关于中风病的证型分类(表6-2)

表6-2　中风病的证型分类

证型	在络	在经	入腑	入脏
症状	肌肤不仁	即重不胜	不识人	舌难言,口吐涎
病位	肌肤	筋骨	胃、脑	心、心脾、肝肾
病情	较轻	较重	更重	危笃
治疗	易治		难治	
预后	良好		不良	

2. 关于中风的预防　西医近年来一致认为多吃动物脂肪和糖类饮食能增加血脂,引起动脉粥样硬化,而明朝张三锡早就提出,预防中风要"摒除一切膏粱厚味,鹅肉,曲酒,肥(动物脂肪)甘(糖类饮食)等物"。所以,饮食调养的作用对于预防中风是不容忽视的。此外,还当戒七情,远房事,慎温浴,避风寒,以防止外因诱发中风。

3. 关于中风的治疗　对中风后遗半身不遂,口眼歪斜患者,常用祛风通络,活血化瘀药,如羌活、防风、川芎、牛膝等以疏经通络,这是本条"贼邪不泄"理论的临床运用,观本篇附方中用防风、川芎、麻黄、桂枝、细辛、独活可知对中风的治疗理法方药是一线贯通的。

【原文】　寸口脉迟而缓,迟则为寒,缓则为虚,营缓则为亡血,卫缓则为中风。邪气中经则身痒而瘾疹。心气不足,邪气入中,则胸满而短气。(3)

【解析】　本条论述中风与瘾疹的发病机制。寸口主表,亦主营卫。假如寸口见到"迟而缓"的脉象,则迟脉属寒,缓为营卫气血不足,表气不固,故易中风邪。风寒之邪,乘营卫气血之虚而侵入,病重的可发为中风,其病机与上条相同;病轻的亦能发生瘾疹,身体奇痒,是风邪外泄的现象;如正气不足,无力抗邪,则邪不外泄,反向内传,此时就会出现胸闷、短气等症。本条的大意是说营卫气血不足的人,易为风寒侵袭。既能构成中风,亦可发为瘾疹。

(三)证治

1. 风入心脾

【原文】　候氏黑散:治大风,四肢烦重,心中恶寒不足者。《外台》治风癫。

菊花四十分　白术十分　细辛三分　茯苓三分　牡蛎三分　桔梗八分　防风十分　人参三分　矾石三分　黄芩五分　当归三分　干姜三分　芎䓖三分桂枝三分

上十四味,杵为散,酒服方寸匕,日一服,初服二十日,温酒调服,禁一切鱼肉大蒜,常宜冷食,六十日止,即药积在腹中不下也。热食即下矣,冷食自能助药力。

【解析】 本条论述风邪乘虚入中经络的证治。

风邪乘虚入中经络,其病重传变快,故称大风。风邪入中,与内湿相合,湿困于脾,经脉痹阻不通,微有化热之势,故四肢苦烦而重滞。里阳虚,气血不足,风邪内入,阳气不运,卫外不固,故心中恶寒不足。治宜扶正祛邪,方用候氏黑散。本方主治中经中络证,属风邪中人,刚化热者(气血虚衰),治当健脾补气养血以扶正,驱风祛痰清热以祛邪。方中"菊花,味苦,甘平无毒,主诸风,头眩……皮肤死肌……久服利血气。"(《本经》)"菊之津尤能上通下达,此久服之所以能利血气,而仲景于候氏黑散以之为君,治大风,四肢烦重,心中恶寒不足,则风之穷于外而不归,与穷于上而不归者,其皆固不殊也。"(《本经疏证》)

【拓展】《外台秘要》用本方治疗风癫,即感冒后,语言无伦,詈骂不休,口吐白沫者。现代有人用治梅尼埃病、高血压等均取得较好疗效。

2. 热盛风动

【原文】 风引汤:除热瘫痫。

大黄 干姜 龙骨各四两 桂枝三两 甘草 牡蛎各二两 寒水石 滑石 赤石脂 白石脂 紫石英 石膏各六两

上十二味,杵,粗筛;以韦囊盛之,取三指撮,井花水三升,煮三沸,温服一升。治大人风引,少小惊痫瘛疭,日数十发,医所不疗,除热方。巢氏云:脚气宜风引汤。

【解析】 本条论述热盛里实、肝风内动的证治。

"风引"即中风抽掣牵引,多由肝阳暴亢化风所致。"热瘫痫",是因热盛动风,风邪入中经络所致的瘫痪,半身不遂。"除热"是说其治法应当清热泻火,平肝息风,方用风引汤。本方重在清热潜镇,收敛浮阳,开启了后世治中风用潜镇的先河。张锡纯云"拙拟之建瓴汤(赭石、龙骨、牡蛎、山药、牛膝、生地、杭芍、柏子仁),重用赭石、龙骨、牡蛎,且又加石膏,实窃师风引汤之义也"。

【拓展】 本方的临床应用:①赵锡武用治癫痫(大脑电位节律紊乱)频发型(抽搐、头痛)。②蛛网膜下腔出血,颅内压升高属热证实证者,石膏,大黄为主药。脑出血急性期,表现为闭证特点,即突然昏仆,不省人事,牙关紧闭,两手握固,口眼歪斜,半身不遂,脉弦滑数,应当用大黄。③类风湿关节炎活动期,关节红肿热痛,汗出烦渴实热证,用生石膏清解气分之热,伍大黄及血分药泻瘀热之结,对便秘,血沉快的人尤其适用。

3. 血虚受风

【原文】 防己地黄汤:治病如狂状,妄行,独语不休,无寒热,其脉浮。

防己一钱 桂枝三钱 防风三钱 甘草二钱

上四味,以酒一杯,浸之一宿,绞取汁,生地黄二斤,㕮咀,蒸之如斗米饭久,以铜器盛其汁,更绞地黄汁,和分再服。

【解析】 本条论述阴虚血热感受风邪所致癫狂的治疗。

素有阴虚血热之体,感受风邪,风为阳邪,易入里化热,风之邪热与里之阴虚血热相搏,则化火生风,热扰心神,所以病人狂躁,妄行,独语不休;其脉浮而无寒热者,是说无恶寒发热的表证,脉浮为阴虚血热,风火内炽所致。治疗应当用防己地黄汤滋阴凉血,清热祛风。本方药量以钱计,是宗赵开美本,但医统本又以分计,说明此方非汉时方。徐灵胎谓"此方他药轻而生地独重,乃治血中之风也,此等法最宜细玩。凡风胜则燥,又风能发火,故治风药中无纯用燥热之理",此论甚是。要明白地黄在本方中的特殊作用,我认为将本方与百合地黄汤与做比较,就可以知道了。《本经疏证·卷二》"百合地黄汤,防己地黄汤,二方均是取汁,但一则药和而地黄浅煮,一则药峻而地黄久蒸,生者其锋迅,熟者其力厚,故防己地黄汤,地黄之用在补,百合地黄汤,地黄之用在宣,此义不可不知也,或问肾气丸之用地黄为补耶为宣耶,曰观仲景以之利小便,则行痹着利水道者为宣,崇土气益精血者为补矣。"此说强调地黄峻补阴血之功。

而现代的用法是:取防己 3g、桂枝 9g、防风 9g、甘草 3g,置容器内,用黄酒(也可用不低于 50 度的白酒)浸渍十二小时左右,然后将药捣烂,加开水 150ml 滤汁,将汁绞出,再取生地(即市售干地黄)150g,置铜器或陶质药罐内,浓煎取汁,两煎混匀;然后兑入上四味所绞之药汁,混合分早、中、晚三次温服。此用法的方义是少量桂枝、二防、甘草酒渍取汁,轻清升浮,以归于阳,祛风达郁,散邪清上,以大量甘寒之生地,浓煮取汁,以归于阴,养血安神,滋阴清热,对由真阴不足,营血郁热,风邪外侵,心神被扰而致之"病如狂状,妄行独语不休"等精神失常类疾病,效果比较好。

【拓展】 有人报道本方可用于癫痫性精神障碍、癔症性精神性发作、反应性精神病、精神分裂症等。临床上使用本方的体会是:

(1)生地黄"二斤",以"甘重于苦"之干地黄 150g 为妥;多了则服后心烦,少了则难以有滋阴养血之效,改蒸法以浓煎,方法虽然简单,但效果是相同的。

(2)原文"其脉浮",是血虚而邪并于阳,脉当见浮,但必浮而无力,其他可见脉症有:脉虚数或细数,或洪大无力;舌质红,干而少津,无苔,烦躁难寐,渴不多饮,身肢拘强,头皮发紧,体表瘙痒等。

(3)本方以少量祛风药置于大量养血剂中,侧重扶正而轻寓祛邪,堪称"血虚生热,邪并于阳"之佳方,然而对于非"风邪所伤"由真阴不足,营血郁热,逼及神明而致之症,收效也很显著。经云"火郁发之",景岳曰"凡火所居,其有结聚敛伏者……当因其势而解之、散之、升之、扬之"。所以在重剂益阴清热,养血固本的同时,佐以少量祛风之品,借其轻清升散之性,可以使郁热得泻,扰逼神明之危能迅速缓解,不安的神志可安定下来,达到不治狂而狂自愈的目的。

101

4.外受风寒

【原文】 头风摩散方

大附子一枚（炮） 盐等分。

上二味，为散，沐了，以方寸匕，已摩疢上，令药力行。

【解析】 本方见于《千金》头面风门及《外台》头风头痛门。所谓头风病，是一种发作性头痛、头眩或头重的疾患，多是感受风寒所致。病在头部经络，故以头风摩散外治涂搽外敷头部，用之便捷。本方由炮附子大者一枚（约为20g）、盐20g组成，以附子大辛大热，温经散寒，祛风止痛；盐味咸微辛，能入血分去皮肤之风毒，引附子入经络而通血脉。其用法是将二味药共研细末备用，洗完头之后，取药末方寸匕，即摩涂于痛处，并稍加按摩，使药力行而祛风通络，收效更迅。其用量，一方寸匕，大约为3~5g，并根据搽摩部位的大小灵活掌握用量。

【拓展】

（1）临床运用：①治疗头痛，《三因极一病证方论》载，治沐头中风而出现恶风头痛之首风之附子摩头散，即是此方。《张氏医通》用本方治偏头风，遇寒即痛者，属寒伏于脑，一法用川芎末醋调涂痛处。②治疗肌肤顽麻或疼痛，证见肌肤局部或肢体麻木疼痛，刺痛，遇风寒加重。用本方加白芥子研末外用，涂搽前对局部加以反复热敷和按摩，则疗效更为卓著。③治疗皮神经炎，有报道用本方外用治疗股外侧皮神经炎收到良好效果。

（2）药理研究证实，头风摩散中附子所含乌头碱有镇痛作用，对末梢神经有局麻作用，食盐能渗透络脉，去皮肤风邪，对接触性乌头、附子中毒所引起的皮肤瘙痒有止痒、消肿作用。

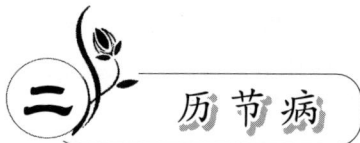

二 历节病

（一）成因

1.肝肾不足，水湿浸渍

【原文】 寸口脉沉而弱，沉即主骨，弱即主筋，沉即为肾，弱即为肝。汗出入水中，如水伤心，历节黄汗出，故曰历节。（4）

【解析】 本条论述肝肾不足，水湿内侵，湿热郁蒸的历节病机。

（1）历节致病的内因："寸口脉沉而弱"是说肾藏精，肝藏血，肾之精气不足，所以脉"沉"。血乃精所化，精虚不足以化生血液，则肝无所藏，肝血不足，所以脉"弱"。肾精肝血俱虚，所以说"寸口脉沉而弱"。"沉即主骨"，"沉即为肾"的意思是沉主病在里，主候肾气不足，肾又主骨，骨乃肾之余气，肾精虚则骨乏以养,所以说"沉即主骨","沉即为肾"。"弱即主筋","弱即为肝"的意思是说肝主筋,筋赖肝血以濡养,肝血不足则筋乏以养,所以说"弱即主筋","弱即为肝"。总之肾之阴精虚,则骨节疏纵,肝之营血乏则筋脉失养,所以说肝肾气血不足,是历节致病的内在因素。

(2)历节致病的外因:"汗出入水中,如水伤心,历节黄汗出,故曰历节"是在阐述历节致病的外在因素。汗出时腠理毛窍开泄而又"入水中","如水伤心"是指水湿乘虚内侵,伤及血脉,浸淫筋骨,流注关节,郁蒸而为湿热,溢出黄汗,影响气血运行,遍历周身关节疼痛,痛处肿大,故曰"历节"。

由上可知,肝肾虚,腠理开,水湿入是形成历节病病理机转的三个环节。

【拓展】

(1)治疗历节病,治本应当补养肝肾,治标应当温化寒湿或清利湿热,但因为本病以"疼痛"为急,所以还必须通利气血,化瘀止痛。

(2)历节与虚劳、痹症、黄汗的鉴别(表6-3)

表6-3　历节、虚劳、痹症、黄汗的鉴别

鉴别 病名	疼痛部位、程度	关节变形	与气候关系	黄汗
历节	关节筋骨,剧烈	有	无	痛处关节,肝肾血分
虚劳	腰酸腿软,不显	/	/	/
痹证	肌肉关节,一般	无	有	/
黄汗	骨节	/	/	全身营卫气分

2. 胃有蕴热,外感风湿

【原文】　趺阳脉浮而滑,滑则谷气实,浮则汗自出。(5)

【解析】　本条论述胃有蕴热,外感风湿的历节病病机。

趺阳脉是主候胃气之脉,趺阳脉往来流利,轻取即得,所以说趺阳脉"浮而滑"。因为素积酒谷湿热而外感风湿相搏,即谓谷气实,所以说"滑则谷气实"。趺阳脉浮,为里热外越而腠理开,津液外泄而为汗,所以说"浮则汗自出"。假如在汗出腠理空虚的时候,感受风邪或者冒雨涉水,则内热与外邪相搏,亦能成为历节病。

【拓展】　后世医家根据本条所创的三痹汤,其功效为祛风湿,止痹痛,补肝肾,益气血。方药为续断、杜仲、防风、桂心、细辛、人参、茯苓、当归、白芍、黄芪、牛膝、甘草、秦艽、生地、川芎、独活、生姜。

3. 阴血不足,外受风邪

【原文】　少阴脉浮而弱,弱则血不足,浮则为风,风血相搏,即疼痛如

掣。(6)

【解析】 本条论述血虚风袭之历节的病机证候。

少阴脉分别主候心与肾,心主血脉,肾主藏精,少阴脉弱,表明心肾阴血不足,所以说"弱则血不足";脉浮为感受风邪,所以说"浮则为风"。由于阴血不足,风邪乘虚,侵及血脉,邪正相搏,经脉痹阻,筋骨失养,所以关节疼痛如掣,不能屈伸。

【拓展】

(1)注家对"少阴脉"的两种见解,以及对血虚历节的看法:①《金鉴》认为是心脉。"少阴心脉也,主心血……";②徐忠可认为是足少阴肾脉。"少阴脉左尺也,主肾主阴……"。仲景脉法,趺阳诊后天,少阴诊先天。严格讲,此处少阴脉,应该是先天之肾,肾主藏精,为什么说"弱则血不足"?是因为血乃精所化,肝肾同源,所以血虚历节的实质是精血(肝肾)俱虚,不能营筋充骨,风血相搏而形成,其中风邪是诱因,精血俱虚,瘀血阻滞是主因。

(2)关于血虚历节的治则及临床处方:治则:养血填精,活血化瘀(或佐祛风),体现了"治风先治血,血行风自灭"。处方:景岳小营煎(当归、熟地、芍药、山药、枸杞、炙甘草)。原方"治血少阴虚,此性味平和之方也",可去山药、熟地、炙甘草,加菟丝子、桑寄生、苏木、红花。病久体虚,关节变形,肢体瘦削,可加制鳖甲、制龟甲以滋血活络,濡润筋骨。

4.气虚饮酒,汗出当风

【原文】 盛人脉涩小,短气,自汗出,历节疼,不可屈伸,此皆饮酒汗出当风所致。(7)

【解析】 本条论述气虚湿盛,复感风邪的历节病机证候。

"盛人脉涩小"是说肌肉丰满无病之人,因为他的气血旺盛,所以脉应当滑大有力,但现在脉反而涩小无力,是因为脾虚湿盛,气弱血瘀,外似有余,内实不足。"短气"是由于气虚于内,湿滞于中,"自汗出"是由于卫虚于外而皮毛不固。"历节痛,不可屈伸"是因为汗出而腠理空虚,毛窍开张,风邪乘虚内侵筋骨关节,与内湿相搏,兼瘀血阻滞所致。"此皆饮酒汗出当风所致"总括了历节的病因,酒性标热本湿,湿盛伤及脾阳,加之外盛中虚,汗出当风,风与湿内外合邪就会形成历节。

【拓展】 本条的临床处方:

(1)对于舌质淡,苔细白而滑,小便清长,确属阳虚湿盛者,可用桂枝附子汤或甘草附子汤,温经复阳,祛风除湿,再加以活血化瘀之品,效果会比较好。

(2)若属气虚夹湿夹瘀,舌质淡,苔白津润,气短自汗者,可借用《血痹虚劳病脉证并治》黄芪桂枝五物汤加海桐皮、薏苡仁、独活、桃仁、红花,补气温阳,祛风胜湿,活血化瘀。

5.过食酸咸,内伤肝肾

【原文】 味酸则伤筋,筋伤则缓,名曰泄。咸则伤骨,骨伤则痿,名曰枯。枯泄相搏,名曰断泄。荣气不通,卫不独行,荣卫俱微,三焦无所御,四属断绝,身体羸瘦,独足肿大,黄汗出,胫冷。假令发热,便为历节也。(9)

【解析】 本条论述偏嗜酸咸致历节的病机及其与黄汗病的鉴别。酸味适宜本来可以益肝,但过食酸反而会伤肝,肝藏血而主筋,肝伤则筋伤血泄,筋脉失养,弛缓不用,所以谓之"泄";咸味适度本来可以益肾,但过食咸反而会伤肾,肾藏精而主骨生髓,肾伤则精髓不生,化育无源,骨失充养,则痿软不立,所以谓之"枯"。如果恣食酸咸过度,导致肝肾皆虚,两虚相搏,精竭血虚,则四肢及筋骨失养而痿软不用,此即"枯泄相搏,名曰断泄"。肝为藏血之脏,肾为元气之根,肝肾俱虚,精血衰少,日久则会累及营卫气血不足,营气虚则气血不能畅通司濡养之职,卫气虚则不能畅行温煦卫外而为固,营卫俱衰,则三焦功能失职,肢体失去营养,身体日渐消瘦,气血循行障碍,湿浊下注,所以两脚独肿大。假如胫冷,不发热,全身黄汗出,而无其他病处,是为黄汗病;如果胫不冷,发热,关节痛,即使有黄汗,而局限于关节痛处,此为历节病。

【拓展】 肝肾因何而虚,实与饮食失常有关。吃酸性食物过量是百病之源。医学研究证明,如果人体倾向酸性,人体细胞的作用就会变差,废物就不易排出,肝肾的负担会加大,新陈代谢缓慢,各种器官的功能减弱,容易得病。含磷、氯、硫等元素的食品一般为酸性食品,如面粉、肉类、谷物、油脂、酒类、白糖等。而含钾、钠、钙、镁等元素的食品一般为碱性食品,如水果、蔬菜、豆制品、乳制品、海带、碱性饮料等。

由于酸性过多而引起的成年人病大致分为四类:①酸与钙、镁等碱性矿物质结合为盐类,即固体酸性物,从而导致骨质疏松症等疾病。②酸或酸性盐堆积在关节或器官内引起相应炎症,导致动脉硬化、肾结石、关节炎、痛风等疾病。③酸性废弃物堆积,使附近的毛细血管被堵,血液循环不畅,导致糖尿病、肾炎及各种癌症。④胃肠道酸性过多引起便秘、慢性腹泻、尿酸、四肢酸痛,胃酸过多导致烧心、反酸、胃溃疡等。另外,还会影响孩子的智力。

(二)证治

1.风湿历节

【原文】 诸肢节疼痛,身体魁羸,脚肿如脱,头眩短气,温温欲吐,桂枝芍药知母汤主之。(8)

桂枝芍药知母汤方:

桂枝四两　芍药三两　甘草二两　麻黄二两　生姜五两　白术五两　知母四两　防风四两　附子二枚(炮)

105

上九味,以水七升,煮取二升,温服七合,日三服。

【解析】 本条论述风寒湿化热伤阴历节的证治。

"诸肢节疼痛"是说风寒湿流注痹阻筋脉关节之间,气血运行不畅,寒多则痛,故全身肢体关节疼痛。"身体魁羸"是因为病久而精气血不足,"正气日衰而邪气日盛",瘀血凝滞于筋骨关节,导致关节肿大变形,皮肉脂髓缺乏精血灌注与濡养,所以身体逐渐消瘦。"魁",据《尔雅·释木》谓"树木丛生,根枝节目,盘结魂磊"即指历节病骨关节肿大变形;而有的版本作"尫羸",则指肌肉消瘦,短小曲背。故结合临床,赵本"魁羸"较妥。"脚肿如脱"是由于湿伤于下,而流注下肢,所谓湿多则肿也。"头眩"是因为风湿上扰于头,清阳不升,则头昏目眩,所谓风多则动也。"短气"而"温温欲吐"是因为"湿阻中焦",困遏脾阳,胃气有上逆趋势。

通过对条文的学习,可以归纳出本病的病机特点,包括以下三点:

(1)风寒湿痹阻营卫三焦,营卫痹阻,则"诸肢节疼痛,身体魁羸",在上则"头眩短气",在中则"温温欲吐",在下则"脚肿如脱"。

(2)以药测证,此为虚(阳虚)实(风寒湿)夹杂,化热伤阴的历节病。

(3)就临床而言,贼风寒湿,痰浊、瘀血互相影响而导致此病。

由以上的病机特点,就可以得出本证的治法为调和营卫,温经(阳)散寒,宣痹止痛,祛风除湿,佐以养阴清热。方用桂枝汤去大枣(因其碍湿)调和营卫,其中生姜、甘草和胃调中,且生姜重用五两以通脉络,防风祛风,白术健脾除湿,麻黄峻猛散寒湿于外而宣阳通痹,附子二枚,折今约30g,取其性慓悍,温经助阳于里,祛寒湿之痹于下而止痛,佐以知母者,引诸药而直达病所,合芍药清热养阴,利湿散肿(舒筋止痛),总以治标祛邪为主,治本护正为辅。

全方系麻黄加术汤、桂枝附子汤、甘草附子汤合方加减。在临床上,可根据具体情况随证加减:若兼发热,加生石膏30g,生薏苡仁、黄柏、白薇各15g;化热已甚,关节红肿热痛,合白虎加桂枝汤;血虚络痹,加鸡血藤30g,鹿衔草12g,白芷9g;湿盛关节肿大,加草薢30g,泽泻12g,汉防己15g;引药下行腿膝者加木瓜、牛膝;气虚者加黄芪15g;药后胃部不适加蜂蜜60g;燥湿祛风者宜用苍术;肢节肿痛者加全蝎、蜈蚣入络搜邪。接近愈期,可用黄芪桂枝五物汤增强免疫力。

【拓展】

(1)桂枝芍药知母汤的适应证及治疗类风湿关节炎的用方标准:①以诸肢节多偏冷痛为辨证重点。②起病缓慢,全身疲乏,微恶风寒,低热(一般低于38℃),手足多汗。③呈游走性多发性关节炎,易使对称性小关节受累,为指(趾)掌(跖)关节,常有梭形关节肿大变形,略呈红色或不红(X线拍片明显骨质脱钙,关节面挖凿样缺损,关节腔狭窄),肿处灼热,但全身一般无明显发热者;膝肿痛而上下肌肉萎缩,如鹤膝状,下肢运动障碍以及知觉麻痹者。④发作期和缓解期常反复出现。发作期白细胞数稍增加、贫血、血沉降率增速,但无心脏受累症,称"急性风湿热"(属热痹)。⑤舌质偏淡,苔薄白而滑(化热则舌苔黄腻),脉浮缓或浮紧(化热可见数脉)或沉细(阳气虚不能鼓动气血)。⑥本方可长期(100 剂)服用,即或形体消瘦,肝肾精血不足,仍当"急则治其标,缓则治其本",待风寒湿外邪去,再从补养肝肾精血以治其本。

(2)本汤治类风湿关节炎巩固疗效的治疗及其优点:在关节肿胀消退后,可长期服用大黄䗪虫丸半年,能使关节肥大逐渐消失,每日 2 次,每次 1 丸,其功用为活血化瘀。本方的优点是能使病情较快稳定,改善食欲(又能治慢性结肠炎,长期腹泻),关节功能明显改善。

(3)结合临床灵活运用本方:这里我要来讲解一下关于鹤膝风的问题。鹤膝风为历节病中一个类型,中医中所说的鹤膝风可以相当于西医里的类风湿性关节炎。其治疗关键在于补肾蠲痹,补肾即补益肝肾,因肝肾精血同源,主管润筋养骨,故当补肾养肝,强筋壮骨;蠲痹则指祛风除湿散寒。除此之外,还应当辅以通络散瘀之法。运用通络散瘀法,一方面痹者闭也,气血闭阻不通,须化瘀通络,促使血气流通,筋骨得养;另一方面类风湿关节炎病程较长,日久深入于络,病位较深,常药难达病所,又要通络搜剔,破血逐瘀。而于己百用桂枝芍药知母汤加味具有蠲痹清热,通络止痛的作用,适用于类风湿关节炎早期或中晚期患者急性发作的治疗。其处方为桂枝 10g、芍药 30g、炙甘草 10g、生姜 10g、防风 10g、麻黄 10g、附子 10g、苍术 12g、知母 10g、黄柏 10g、土茯苓 30g、千年健 20g、露蜂房 10g、白芷 12g,开水煎,分两次服。偏热者,去附子,加忍冬藤 30g;上肢疼痛,加羌活 12g、片姜黄 15g、延胡索 12g;下肢疼痛,加独活 12g、牛膝 12g、木瓜 15g。关于本方的方义,于氏认为,桂枝芍药知母汤实为桂枝汤之变方,即桂枝汤去碍气阻血的大枣,加祛风、散寒、除湿的防风、麻黄、附子、苍术及清热的知母组成。桂枝汤调和营卫,行气散血,通络行滞,是治疗风寒湿痹的基础方剂。加防风、葛根、羌独活可治行痹;加麻黄、附子、细辛可治痛痹;加苍术、薏苡仁、土茯苓可治着痹,正如《素问·痹论》所云:"荣卫之气,亦令人病乎?……逆其气则病,从其气则愈,不与风寒湿气合,故不为痹",所以此方为寒温并用治疗痹证的典范。于氏以仲景桂枝芍药知母汤为主,重用土茯苓祛湿消肿,黄柏并原方之知母清解痹热,蜂房、白芷通络,千年健强筋壮骨,祛痹止痛,既能扶正,亦能祛邪,故使本方成为祛风散寒,除湿清热,行气活血,通络止痛数效并用,标本兼治,扶正祛邪的良方,因此临床能取得满意疗效。

现举一典型病例以加深大家理解:李某,女,22 岁,1997 年 12 月 31 日就诊。双腕及指关节酸疼半年余,加重 1 个月。日前在其他医院查类风湿因子(+),血沉 70mm/h,诊为类风湿关节炎。刻诊:双腕及指间关节酸疼,晨僵约半小时,遇冷加重,口干咽痛,左腕及掌指关节稍有肿胀,触痛,舌红,苔薄白,脉浮缓。证

107

属感受风寒湿邪,痹邪化热,寒热夹杂,治疗应祛风除湿,散寒清热,通络止痛。处方:桂枝30g、芍药10g、知母12g、防风10g、苍术12g、桑枝20g、黄柏10g、附子10g、炙甘草10g、羌活12g、土茯苓30g、千年健20g、露蜂房10g、鸡血藤30g、白芷12g。开水煎,分两次服,每日一剂。服药1个月多后,关节肿消痛止,晨僵缩短,复查类风湿因子(-),血沉16mm/h。为服用方便,并有利于患者坚持治疗,又将已取效的处方改汤为丸,重10g,每次1丸,每日用3次,再治1个月。随访1年未发。

2. 寒湿历节

【原文】 病历节,不可屈伸疼痛,乌头汤主之。(10)

乌头汤方:治脚气疼痛,不可屈伸。

麻黄 芍药 黄芪各三两 甘草三两,炙 川乌五枚,呋咀,以蜜二升,煎取一升,即出乌头

上五味,呋咀四味,以水三升,煮取一升,去滓,内蜜煎中更煎之,服七合。不知,尽服之。

【解析】 本条论述寒湿历节的证治及脚气的证论。

历节病日久失治,关节肿大变形,疼痛乃必备症状。若加上寒湿特甚,痹阻凝滞于筋脉骨节之间,则会因经脉痹阻不通,气血运行不畅,而使关节剧烈疼痛,不能屈伸。屈伸则经脉痹阻更甚,疼痛益剧。唐容川云:"仲景之文每详于变而略于正,……此乌头汤即纯治寒湿历节之变证(因顾正之品少)"。同时又是"治寒湿历节之正法"(《心典》)。

脚气是指两脚软弱无力,脚胫肿满强直,或虽不肿满而缓弱麻木疼痛,甚至心胸筑筑悸动,行动困难,肌肉萎缩,相当于维生素B_1缺乏病。如果是寒湿下注,阳气不能温达,寒湿痹塞经脉的脚气病证,仍可见下肢疼痛,不可屈伸等症状。历节、脚气病名虽不同,然均有寒湿痹阻筋脉骨节,经脉阳气不得温通的病机,所以都用乌头汤温阳(经)祛寒,除湿定痛。乌头汤中川乌(5枚,约35~50g)辛温大热,祛寒湿,温里阳,解疼痛。因其毒性大,故以白蜜煎乌头2小时以缓解其毒性(若无蜜,服后必舌麻,有蜜,则无舌麻)。麻黄辛温发散,散寒湿于外而通阳开痹,由于发汗之力峻,故同时伍用黄芪益气固表。黄芪一方面可制约麻黄发散太过,又能助麻黄、乌头以温经止痛,达扶正祛邪之效。前述川乌、麻黄、黄芪皆辛温偏燥之品,所以又配伍芍药、甘草之酸甘,既能甘缓益脾,缓急舒筋,又能和阳定痛,制约汤中温燥化热之弊。综观全方,能使寒湿之邪微汗而解,病邪去而正气不伤。在临床上以药后微汗的效果最好,不汗的效果就要差一些,所以说本方寓有扶正祛邪之法。

【拓展】

(1)适应病证及临床加减:①适应证:凡慢性关节疼痛、类风湿关节炎剧痛、

坐骨神经痛、皮肌炎、三叉神经痛、体外肿瘤剧痛,以关节冷痛肿大为主者,或体虚历节,病程长达 20～30 年者,若用独活寄生汤无效,因病重药轻则以乌头汤与十全大补汤交替服用。临床常见舌质淡或胖嫩以及嫩红有津,苔细白而滑或少苔津润,脉沉细或沉缓。还需提醒大家注意的是,临证黄厚满苔亦有寒证,以关节冷痛为其主要见症。②加减法:上肢痛加桂枝、桑枝、羌活;下肢痛加牛膝、木瓜、苡仁;腰痛加杜仲、寄生、续断;背项痛加葛根;三叉神经痛加川芎、全蝎、僵蚕;坐骨神经痛加牛膝、细辛、威灵仙。

(2)本方治脚气,是隋唐人所补,脚气之名始自晋朝末(公元 317～420 年),与俗语脚气病属真菌病者不同。

(3)民间治寒湿历节单方:川乌或草乌半斤至一斤,肥猪肉(猪板油)一斤,文火炖两天两夜,先有甜味,为有毒,不能服用,续炖至有油腻涩味,则去乌头,仅服肉和汤。若用酒精泡乌头,不麻口,取药汁注射,或以乌头汤制成针剂,效果也不错。

(4)乌头汤与桂枝芍药知母汤的比较(表6-4)

表6-4 乌头汤与桂枝芍药知母汤的比较

方名 比较	乌头汤	桂枝芍药知母汤
相同点	均治历节疼痛,病因寒湿者,故均用温阳宣痹,定痛舒筋的麻黄、芍药、甘草	
症状	关节冷痛剧烈,不可屈伸,脚气	关节肿痛,发热
病因病机	寒湿痹阻筋脉骨节,经脉阳气不得温通	风寒湿痹阻筋骨关节化热伤阴
治法	温阳祛寒,除湿定痛	调和营卫,温阳祛寒,祛风除湿,佐以养阴清热
用药特点	祛寒止痛力强	祛风除湿力强
药物	麻黄,芍药,黄芪各三两,甘草三两,川乌五枚,蜜二升	桂枝四两,芍药三两,甘草二两,麻黄二两,生姜五两,白术五两,防风四两,知母四两,附子二枚炮

(5)关于乌头的"瞑眩"反应:《尚书·说命上》"若药不'瞑眩',厥疾弗瘳,"故'瞑眩'属治疗有效的反应。它是在辨证无误,处方恰当的前提下,伴随疾病迅速趋愈而发生的一种治疗反应。呈现一过性症状激剧,或出现意外症状,乃是机体内正气借药力相助与邪剧争并驱之于外的表现,预后良好。而历来通阳祛邪药专力宏的经方,多见瞑眩反应。体质较壮、陈年痼疾、寒湿痰饮阻遏阳气者多见,而阳气大虚,反应低下者,则一般不会出现。此外,乌头汤的瞑眩反应,还可见汗出如油,黏着如胶,自言头大如箩筐,手软似抽筋,身轻如飞飘飘然等。

（6）解除乌头碱中毒的方法：乌头碱内服 4mg 能致死，因其可麻痹呼吸和血管运动中枢和反射功能。因此要解除乌头碱中毒，可用以下五种方法：①高温久煎。②与含有机酸药物（乌梅、蜂蜜）配伍，使结合成盐，溶于水而提高疗效。③生姜、甘草各 15g，银花 18g，煎服抢救生川乌、草乌中毒，12 小时完全恢复，一枝蒿（即短柄乌头之根块）中毒亦可采用。④对于心律不齐的，可用苦参 30g，水煎服。⑤昏倒后面色苍白，四肢拘急发抖，腹部剧痛，视物模糊，四肢逆冷，并失去感觉，心慌不安。生白蜜 120g，加凉开水搅匀徐徐温下，续服至 500g。对用生川乌 30g 煎 1 小时而中毒者，效良。

三 崔氏八味丸

【原文】 崔氏八味丸：治脚气上入，少腹不仁。

干地黄八两　山茱萸　薯蓣各四两　泽泻　茯苓　牡丹皮各三两　桂枝一两　附子一两（炮）

上八味，末之，炼蜜和丸梧子大。酒下十五丸，日再服。

【解析】 本条指出脚气病属肾气虚的治疗。肾主化气行水，其经脉起于足而入腹，属肾络膀胱。肾气不足，气化失职，则水湿内停；湿浊下注，则腿脚肿胀，发为脚气。少腹部为肾脉所过之处，水湿内聚，循经上逆，故少腹不仁，拘急不舒。病虽为水湿不化，但实由肾气不足，气化无权所导致。治疗应当温肾壮阳，化气行水，用八味丸主治。方中桂枝、附子温肾壮阳，以助气化；地黄、山茱萸、丹皮滋阴益血，以益肾阴；茯苓、山药、泽泻健脾益胃，淡渗利湿。

110

第七章
血痹虚劳病脉证并治第六

【概念】 这节我们学习仲景在治疗上非常有特色的两种疾病——血痹和虚劳。

血痹之名出于《灵枢·九针》，是由气血不足，感受外邪，血行不畅，阳气痹阻所致，以肢体局部的麻木不仁为主症，主要包括后世的肩周炎在内。血痹与痹证在病名上虽然都有一个"痹"字，但是两者是有明显不同的，痹证是以肌肉、关节、筋骨的疼痛、酸楚、屈伸不利等为主症，甚至伴有关节的肿大变形，主要包括后世的风湿病、风湿性关节炎、类风湿关节炎等。

一说到"虚劳"，大家应该很熟悉，其实是"虚损劳伤"的简称，是指各种原因（如先天不足、后天酒色、劳倦、七情、饮食不节等）损伤人体脏腑"阴阳气血"而导致的多种"慢性衰弱性疾患"的总称，患此病日久可能会出现"以虚而招邪夹风，因极虚而致血瘀"等病理变化。虚劳的临床表现不一，本篇论及的有里急、心悸、鼻衄、腹中痛、梦失精、四肢酸疼，手足烦热，咽干口燥、喘喝、失眠、盗汗、腰痛、发落、痹侠背行、两目黯黑，肌肤甲错等，总体以病势缠绵、诸虚不足为特点。

虚劳的病名源于《内经》和《难经》，定名于仲景。《素问·宣明五气》有"五劳所伤"，《难经·十四难》有"五损"（即皮毛、血脉、肌肉、筋、骨之损伤），而仲景首创虚劳的病名。《内经》和《难经》中尚有关于虚劳病机证治的论述，如《素问·上古天真论》、《素问·举痛论》、《素问·藏气法时论》、《素问·至真要大论》、《素问·阴阳应象大论》、《灵枢·决气》、《灵枢·终始》、《难经·十四难》等，大家下来可以再结合相关内容进一步理解。

本篇论述的重点在于虚劳，为了更好地理解虚劳病证，我们进一步将"虚"与"劳"的含义给大家讲解清楚。

首先我们来看"虚"：明·楼英的《医学纲目》上说："虚者，皮毛肌肉筋爪骨髓气血津液不足也"。说明"虚"是脏腑阴阳气血虚衰的总称，这是从病性的角度解释的。

再看"劳"，它有三种含义：第一种是从病因的角度解释：本篇第5条说"此为劳使之然"，《素问·宣明五气》说："五劳所伤"，《中藏经》提出"劳伤论"，即"劳者劳于神气，伤者伤于形容"。魏念庭说："虚劳者，因劳而虚，因虚而病也"。第二种是从病名的角度解释：本篇第6条云"劳之为病……"，《中国医学大辞典》说："劳，损伤太过之病也。金匮所举则为积久虚损之病"。孙平抚曰："虚劳是五劳、七伤、六极的总称,它有虚、损、劳三个阶段,其中虚为轻浅,劳为最重,损居其中。所谓久病体弱为虚,久虚不复为损,损极不复为劳"。第三种是以"劳"为痨瘵:这种观点首见于《三因方·劳瘵叙论》,其记载"夫骨蒸殗殜,复连尸疰、劳疰、虫疰、毒疰、热疰、冷疰、食疰、鬼疰等,皆曰传尸者,以疰者注也,病自上注下,与前人相似故曰疰",病机为真阴亏耗,阴虚火旺,火乘金位,并有瘵虫侵犯,后人据《附方》獭肝散治"冷劳"(即鬼疰),则以"劳"为"痨",但此非《金匮》之本义,二者有明显的不同,肺痨是由于正气不足,感受"痨虫"所引起的一种具有传染性的慢性消耗性疾病;而虚劳是由多种疾病转归而来,它不具有传染性和消耗性。虚劳临床表现复杂,而肺痨以咳嗽、咯血、潮热、盗汗及身体逐渐消瘦为主要临床表现。

值得一提的是,后世逐渐将痨瘵从虚劳中分出,但虚损和痨瘵在一定条件下是可以相互转化的,正如《杂病源流犀烛》所说:"五脏之气,有一损伤,积久成劳,甚而为瘵,瘵者劳也,劳困疲惫也,瘵者,败也,羸败凋敝也,虚损劳瘵,其病相因"。也就是说,肺痨经久不愈,阴损及阳,可出现与虚劳相同的病机;而虚劳患者正气不足,容易感受痨虫,而成肺痨。

【二病的合篇意义】 从上述讨论我们可以看出来,二病虽然差异明显,但是两病均属气血阴阳不足之证,而且血痹还可发展成干血劳,所以合为一篇来讨论。

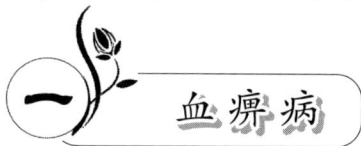

一 血痹病

(一)成因与轻证证治

【原文】 问曰:血痹病从何得之? 师曰:夫尊荣人骨弱肌肤盛,重因疲劳汗出,卧不时动摇,加被微风,遂得之。但以脉自微涩,在寸口、关上小紧,宜针引阳气,令脉和紧去则愈。(1)

【解析】 本条论述血痹病轻证的成因、脉象和治则。

原文从"问曰:血痹病从何得之"到"加被微风遂得之"讨论血痹病轻证的成因。"尊荣人"因素不参加劳动,暗耗肾精,元阳不振而致"骨弱",喜食膏粱厚味,脾阴有余,故肌肉丰盛。由于元阳不足而卫气不固,筋骨脆弱,外强中干,稍一动作,则伤阳发热,腠理不固而自汗出,故曰"重因疲劳汗出",疲劳则气乏欲睡,倦怠嗜卧,阳气虚则心神不敛,阳不入阴则不能寐,于是辗转反侧,称为"卧不时动摇"。由于卫阳虚而皮毛不固,衣被不严处感受轻微外邪,外邪内入机体之肌肤血脉,导致气血阻痹,血行不畅,则发为血痹病,故曰"加被微风遂得之"。唐容川曰:"阳不能卫,阴不能固,遂得血痹"。《素问·五脏生成》曰:"卧出而风吹之,血凝于肤者为痹"。是卫阳不固,汗出当风,风邪入于血脉,导致气血阻痹不行所致。

接着仲景从脉象的角度阐发了血痹病轻证的病理及针引阳气的治则。"但以脉自微涩在寸口,关上小紧"为血痹病轻证的脉象特征:寸口以候肺,卫者,肺气之所主,今卫阳不足被风邪所伤,卫气伤则肺气亦弱,肺气弱则朝百脉无力,而血脉运行迟缓,故见"脉微"(微脉是形容脉象极细极软,按之欲绝,若有若无),提示阳气虚也。卫行脉外,营行脉中,今卫缓(微)则营血滞,故见"脉涩",(涩脉是形容脉象往来艰涩,如轻刀刮竹),提示血分凝滞也。寸口脉见浮小短涩,迟滞不流利,是上焦阳气虚(或痹阻),阴血凝涩之象。"自微涩",说明是本来如此,提示其体质本有不足。"关上小紧"者,关上以候脾胃,紧脉主寒,今风寒之邪痹阻脾胃所主之肌肉,必会影响脾胃化生气血的功能,因其病位尚浅,故仅见于"关上","小"作形容词,稍略之意,提示外邪之微。通过上述脉象阐明血痹的病理是:阳气痹阻,风邪内入,血行不畅。

"宜针引阳气,令脉和紧去则愈"两句是言血痹轻证的治则,可用针灸或按摩、导引的方法治疗。穴位可选肩井、风池、风府、合谷、曲池、阳陵泉等。令阳气引动,卫阳宣通,营行无阻,外邪得除,脉气调和,而血痹可愈。此"血分凝滞之病不可独治血分,应首先引阳气,亦即气行则血行之意,气为血之帅也。"

【拓展】 血痹病是临床的常见病。其轻者称漏肩风(相当于现代西医学的慢性肩周炎)、肩凝症。不仅条文中所提及的"尊荣人"易得,中老年人夜间被盖不严,肩肘被"微风"所袭也可得。而且它也是一种职业病,常见于汽车司机,其半边身热汗出,肩肘当风受凉,则易患此病。西医的"风湿性肌肉炎"、"神经性肌肉炎"、"神经末梢炎"可参本病治疗。患者以40岁以上的男性为多。

(二)重证

【原文】 血痹阴阳俱微,寸口关上微,尺中小紧,外证身体不仁,如风痹状,黄芪桂枝五物汤主之。(2)

黄芪桂枝五物汤方:
黄芪三两 芍药三两 桂枝三两 生姜六两 大枣十二枚
上五味,以水六升,煮取二升,温服七合,日三服。—方有人参。

【解析】 本条论述阴阳气血营卫俱虚的血痹病的证治。"血痹阴阳俱微"一句突出了血痹病的病机在于阴阳营卫气血俱不足,"寸口关上微,尺中小紧"一句进一步阐述了阴之营气和阳之卫气俱虚的机制。因为两寸主要是候上焦之疾,心之营气和肺之卫气应于两寸,即:左侧寸部(人迎)属心以候营气,右侧寸部(气口)属肺以候卫气;两关部主候中焦之病,以测知脾胃之气的盛衰。营卫虽属心肺所主,但与脾胃关系也非常密切,因为脾为营之源,胃为卫之本。由于心肺脾胃之气不足而导致营卫气血俱虚,不能有力地运行鼓动血脉,故曰"寸口关上微"。"尺中小紧"者，两尺主下焦，后天不养先天，肝肾之阳气、精血不足，寒邪内侵，故略紧之脉见于尺部，此正如魏念庭所说："营卫之气根于胃阳，胃阳根于肾阳，尺中小紧，肾阳亦非充裕矣"，此风邪侵入之征也。以上说明"寸口关上微，尺中小紧"，是阳气不足，阴血滞涩的反应。总之，脾胃气血不足，不能上滋心肺，下养肝肾，故见三部脉微或紧。"外证身体不仁，如风痹状"者，因风邪入于营血皮肤，影响卫阳之温煦和敷布，血凝气滞所致。然而血痹病与痹证之中的风痹有一定区别：血痹以局部肌肤的麻木不仁为主症，而风痹则以走窜性的疼痛为主症。当然，血痹病如果受邪较重，亦可有酸痛感，故曰"如风痹状"。血痹病久，亦可兼见患处冷痛，喜温的症状。

所以本条血痹重证的病机可归纳为：风邪与营阴相搏（气虚），痹阻卫阳，血凝气滞，即气虚血瘀兼风证。治疗应按《素问·至真要大论》所云："劳者温之……损者益之，逸者（运动障碍疾病）行之（行血活络）。"以及《灵枢·邪气脏腑病形》所云："阴阳形气俱不足，勿取以针，而调以甘药"，此甘指甘温而非甘寒也，所以用调营益气，"温阳行痹"之法，或谓补气活血法，此乃仲景活血化瘀法之中坚。方用黄芪桂枝五物汤，即桂枝汤去甘草加黄芪。因桂枝汤"外证得之为解肌和营卫，内证得之为化气调阴阳"（《论注》），去甘草乃因其甘缓守中而不能外达，于血痹不相宜，故去之。黄芪冠于桂枝之上而名方者，意在"治血先治气，气行则血行"，此乃"用阳引阴"法也，因黄芪益气通阳，正气畅行则血痹得开（现代药理研究表明黄芪能增强细胞免疫功能），与通阳之桂枝同伍（阳虚重证，桂枝可用至30g），既能宣通卫阳以助卫气之运行，又能理营阴之血滞，辅以芍药（可与桂枝等量）和营以行痹；姜枣和胃调营卫之气，此处加大生姜用量至六两，意在取其辛散，通阳行卫最速，并宣达脉络。诸药合用，营卫调和，阳气宣通，则血痹即愈。

【拓展】

1. 治疗血痹重证的黄芪桂枝五物汤在临床上主要用于治疗以下几类疾病

（1）肢端动脉痉挛症（为肢端血管舒缩功能障碍所致，主要表现为手足青紫发冷）、结节性动脉周围炎、低钙性抽搐，此时合当归四逆汤效果更佳，或加吴萸、生姜，或合小续命汤。治大动脉炎（若为颈、桡、腋、足背动脉发炎，则两臂血压无法测出），"无脉症"（兼全身肌肤发酸麻痹），宜本方加当归、熟地、鸡血藤、牛膝、川芎、陈皮。

（2）冠心病、心绞痛，本方加三七、人参、丹参、红花。利用本方利肺固卫作用，郁方治季节性哮喘功能。

（3）中风后遗症，《金鉴》指出"因虚召风，中人经络而半身不遂者……若神清语塞，舌软无力难言者，乃是营卫不足之病，宜用此方。"而且指出右侧不遂倍黄芪，左侧不遂加当归，腿软无力加牛膝，筋软难屈伸，加木瓜或合补阳还五汤。

（4）慢性风湿性关节炎、肩关节周围炎（又称肩凝症、漏肩风），久年痹痛，症见肩部麻木疼痛，向患肢放射，运动障碍，手臂不能屈伸者，本方加秦艽、续断、寄生、狗脊。

（5）周围神经麻痹、桡神经麻痹（表现为腕部沉重，伸屈不利，手指拘挛麻木，前臂肌张力减低，桡侧仅有触觉，而痛感、冷热感均消失）加羌活、仙灵脾搜风通络；腓神经麻痹（表现为下肢足背及小腿外侧面感觉减退，发凉，足及足趾近端各关节不能伸直）加肉桂、附片、鸡血藤，重用黄芪100g。

（6）气虚头痛（证见脉浮无力，头顶、额角、眉棱骨均痛）加川芎、荆芥、蔓荆。

（7）产后身痛，可重用黄芪、桂枝，下肢痛加杜仲、牛膝、木瓜，上肢痛加防风、秦艽、羌活，腰疼重加破故纸、川断、狗脊、肉桂等。

具体使用这个处方时，还可根据病情，在《金匮》原方的基础上进行如下加减：若属疲劳过度发病，脉虚大或细弱，面色不荣，食欲不振者，重用黄芪，再加党参、神曲；如痰湿偏盛，若患部麻木微肿有蚁行感，胸脘闷而欲呕，脉滑者，加半夏、橘红，若患部伴疼痛则加姜黄、红花；起病急骤，风寒实邪外袭，脉紧或弦者，加羌活、防风，患部冰冷如穿湿衣寒重者，加川乌或附片，或再加苡仁、防己；如有外伤史者，酌加土鳖虫、地龙、甲珠。舌质紫黯，脉沉细涩者，可加当归、川芎、红花、鸡血藤；伴肾虚者（即第1条所言"骨弱"者）合二仙汤；临床上黄芪桂枝五物汤可用当归汤代之，其方药组成为当归、赤芍、独活、防风、赤苓、黄芩、秦艽、杏仁、甘草、桂心，亦能得效。

2. 第1条和第2条都是论述血痹病的条文，二者比较如下（表7-1）

表7-1　血痹轻症和较重症的比较

证治　血痹	轻　症	较重症
微涩	在寸口	在寸口关上微，甚至阴阳俱微
小紧	在关上	在尺中
症状	肢体局部麻木	外证身体不仁如风痹状
治疗	针引阳气	黄芪桂枝五物汤

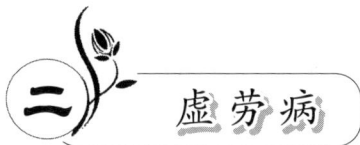

二　虚劳病

（一）脉象总纲

【原文】　夫男子平人，脉大为劳，极虚亦为劳。（3）

【解析】 本条提出了虚劳病的脉象提纲。所谓"男子",这里是指代房劳所伤。"平人",指从外表看,形体无病如常人,一般而言,脉当和缓,今诊其脉异于平人,属《难经·二十一难》所说"脉病形不病,曰死"之候,后世所谓"形健脉病号行尸"是也。此处"脉大",并非属于气血旺盛、和缓有神的正常的大脉,而是脉形洪大空虚,重按无根,"有余于外,不足于内"的大脉(若洪大有力,则为邪热亢盛)。产生"大脉"的病理,是肾精耗损,精血内夺,阴不济阳,阴不内守,阳不固密而虚气外张,故5版教材云"阴虚阳浮者多见此脉",6版教材云"真阴不足,虚阳外浮",故仲景云"脉大为劳"是劳在肾。"极虚"之脉,乃指三部脉浮大无力、无神而迟,可因情志不遂,饥饱劳役过度,脾胃亏损,水谷精微不能化生气血,气血两虚所致,由于精血内损,不能内营脏腑,外灌百脉,此时阳气虚弱,气不运血,血不内充而迟缓,故七年制规划教材云"极虚"是"精气内损的本脉"(但此时阳气尚未外浮),故仲景谓"极虚亦为劳"也,是劳在脾。

原文中有两个问题需要说明一下。第一,原文中所提到的大脉与虚脉有何区别? 大脉以形大为主,在三部上无特殊选择性,脉率多兼见数;虚脉以无力松软为主;在"浮"位兼见大形,脉率表现为迟,由于阴精阳气相互依存,故大脉与虚脉应结合理解。《本经疏证·卷二》曰:"夫脉大,阴虚也,极虚,阳虚也,劳有两途,阴虚阳虚尽之矣。"对本条脉象的实质进行了简明扼要的概括。新版《金匮》教参认为"脉极虚,是精气内夺的本脉,脉大,是虚劳病进的反应"。第二,为什么只提"男子"而不提"女子"的虚劳脉象? 因为妇女有经带胎产的特殊生理,体内气血有暂时性的耗伤,脉象亦随之改变,异于男子,故若女子见"大"或"极虚"之脉,不得概作虚劳。如:月经将来,或妊娠期中,脉象比平日稍大,或月经之后,或因产后亡血过多,或带下过多,其脉象可见虚或极虚,皆不得认为是虚劳将成的脉。所以,这里提出"男子"二字,并非男子独有此脉为劳,女子也有,但应将女子的特殊生理除外。

【拓展】 对于本条,有的医家尚有不同理解,如《沈绍九医话·诊断与辨证》认为这条是在提示同一劳证,脉大为烦劳伤气,极虚乃内损精血。一重在益气扶脾;一重在补肾填精,总之,观其"形不足者温之以气,精不足者补之以味"。邵新甫在《临证指南医案·卷一·虚劳》中指出:"夫脉大为气分泄越,思虑郁结,心脾营损于上中,而营分萎顿,是归脾、建中、养营、四君、五味、异功等汤之所宜也。脉极虚亦为劳,为精血内夺,肝肾阴不自立,是六味、八味、天真、大造、三才、固本、复脉等汤,以及平补足三阴,固摄诸法所宜也。"

本条所提出的是虚劳病的脉象提纲,但在实际临床上,虚劳病的脉象是非常复杂的,因其有阴虚,阳虚、阴阳两虚的不同类型,所以仅仅用大、虚两脉不能概括无遗。正如教材按语所云,大、虚两脉只是"作为论述虚劳脉象的开端"。虚劳病的脉象必须从大、虚两脉,参看兼脉,四诊合参。一般而言,脉大无力而数者,多属阴虚阳盛;脉大无力而迟者,多属阳虚;若脉象无力无神为极虚,多属阴阳两虚。尤其需要注意的是,若见脉大有力,多属瘀血或邪热亢盛,不论平人或病人,不可妄用补法,尤慎温补。

(二)辨证

1.四诊合参

【原文】 男子面色薄者,主渴及亡血,卒喘悸,脉浮者,里虚也。(4)

【解析】 本条四诊合参以诊断虚劳病。"面色薄"不是指皮肤的厚薄,而是指面部色泽的厚薄,与第5条"面色白"不同,例如无病之人,气血充足,两颊丰满,虽面色白如猪脂,有光泽,则为面色"厚",反之,若气血亏虚,两颊瘦削或肥,面色枯白(或面色淡红)无泽者,为面色"薄"。那么,为什么会出现面色薄呢?由于脾胃之阴先伤,致心肾精血亏损,故精气血不能上荣于面,面部失去其红润之光泽,故见面色薄。心肾阴虚而生内热,内热消灼损耗精血,再加胃热伤津,故引水自救,而见"口渴"之症。阴虚阳热甚,迫血妄行则"亡血"。"卒喘悸"者,因为心主血脉,而气根于肾藏于肺,患者平日不喘不悸,而突然出现气喘心悸在面色枯白,口渴失血之际,是肾虚不能纳气归元,血虚心失血养之故。"脉浮者,里虚也",点明了这里的浮脉不是表证之征,而是阴血虚于下,而阳气浮越于上的现象,由此可见里虚亦可出现浮脉,此为"脉大为劳"的互辞。

【拓展】 本条的喘悸与水饮喘悸有属虚属实的不同,应加以辨别(表7-2)

表7-2 虚劳喘悸与水饮喘悸的虚实辨别

病证 \ 属性	属虚者(卒时断时续)	属实者(持续性)
喘	肾虚而气不归元,动则气短不续,呼吸迫促似喘,坐卧则喘促消失	水饮之喘,咳嗽吐涎沫,呼吸气壅不能平卧
悸	因心失血养,不因惊恐亦悸,稍惊则悸更重;惊恐之悸,因惊则悸,不惊则不悸	心下有痰饮,持续存在心悸,且有头昏巅眩,吐涎沫等证

本条的浮脉多见于尺部,如《脏腑经络先后病脉证》第9条云:"病人脉浮者在前,其病在表,浮者在后,其病在里,腰痛背强不能行,必短气而极也。"尺脉浮为伤肾之征(《内经》有浮者血虚之说,心主血故曰里)。若虚劳日久,脉寸、尺俱浮,则为真阴将绝、阳气飞越的将死之兆。关于浮脉及浮大脉的主病,景岳曰:"浮脉本为属表,此固然也,然有邪寒初感之甚者,拘束卫气,脉不能达,则必沉而兼紧,此但当以发热身痛等表证参合而察之,自可辨也。又若血虚动血者,脉必浮大,阴虚水亏者,脉必浮大;内火炽盛者,脉必浮大;关阴格阳者,脉必浮大,

117

若此者,俱不可一概以浮为表论,必当以形气病气有无外证参酌之,若本非表证,而误认为表,则杀人于反掌之间矣。"

2. 同脉异病

【原文】 人年五六十,其病脉大者,痹侠背行。若肠鸣、马刀侠瘿者,皆为劳得之。(10)

【解析】 本条论述脉大有虚寒、虚热的区别。临床见大脉必须细辨证候,再决定治疗,不得把脉大都当作虚劳来对待,因大脉可能在三种情况下出现:其一,"痹侠背行"证:即年龄已到五十至六十,精气渐衰,脉不应大,今脉反大,又无其他症状,只觉背脊有麻痹感觉,此不属于虚劳病,而属于风气为病。至于风气的由来,多因人年老卫气虚,小有劳作即汗出,风寒湿邪乘汗出卫虚而入,干及太阳经脉,太阳经脉行于身背,外邪干及太阳经脉,汗不得出,积留为湿,阻碍气血之运行,故背部麻木不仁,与痹相同,不得作为虚劳(4、5版教材是以"脉大为劳"作解,仍将"痹侠背行"作虚劳),故《金匮心释》说:"本节指出虚劳与风气的鉴别"。其二,虚寒肠鸣证:若(此处作假设连词,为"如"、"假若"之意,不作选择连词"或"解)脉大而肠鸣,说明脉大而兼肠鸣是阳虚,寒动于中,水谷不分,水走肠间,属于脾胃阳虚证,如理中汤之类。其三,马刀侠瘿证:若脉大而患马刀侠瘿,即瘿瘤瘰疬结于颈项腋下者,乃风热久郁,或郁怒忧思过度,气郁痰结,干及厥阴、少阳二经,郁久成热,虚火上攻,与血相搏,久则结为瘰疬,此乃阴虚内热,与血痰互结之证,属于虚劳之阴虚者。2 版云"痹侠背行,肠鸣,以及马刀侠瘿等,各是一证,而不是同时出现。"此说从"若"字、"皆"字可以理解。后二者一属阳虚,一属阴虚,而成劳则一,故曰:皆为劳得之。

【拓展】 此条说明了以下两个问题:一是提示脉大不得认为皆属虚劳,必须结合四诊,审证求因与辨证论治相结合。另一方面,要注意脉大有阴虚、阳虚之别,如脉大兼肠鸣,为脾胃阳虚之特征;如脉大而出现马刀侠瘿,则是阴虚火动,血瘀痰结所致。虽然都是虚劳病,但是应根据不同病情而使用不同的治法,或温理中阳,或解郁活血祛痰(如后世清肝解郁汤)。

3. 天人相应

【原文】 劳之为病,其脉浮大,手足烦,春夏剧,秋冬瘥,阴寒精自出,酸削不能行。(6)

【解析】 本条论述阴虚的虚劳证与季节的关系,并指出进一步可以发展为阴阳俱虚的证候。在分析这条条文之前,我们先来理解条文中三个词语的意思:"阴寒",当与第8条相参,疑是"阴头寒"之省文。对于"酸削",李今庸《金匮要略讲解》云:酸削者,疼痛也,此"削"乃"痛"之借字,训"痛"而非瘦削。"能"字则当读为"耐",《词诠·卷二》曰:"能,外动词,与'耐'同",《素问》有"能冬不能夏"的句子。

虚劳病患者,真阴不足,不能敛阳,阳浮于外,故脉随之浮大;阴虚而生内热,故手足烦热。为什么这种病的减轻或增剧与时令有关?因为春夏木升火炎,不利于阴,故病势增剧;秋冬金水相生,阴得时令之助,可以敛藏虚阳,故病势减轻。肾藏精主骨,肾虚则精虚骨弱,故病人腰腿酸软,行动无力;阴阳互根,肾之阴精亏损则阳气也不能固密,故阴寒精自出也。

4.阴阳两虚

【原文】 男子脉虚沉弦,无寒热,短气里急,小便不利,面色白,时目瞑,兼衄,少腹满,此为劳使之然。(5)

【解析】 本条论述阴阳气血两虚,阳损及阴,肝脾肾亏损的虚劳脉证。前两句为本条辨证的重点,说明气血两虚。"男子脉虚沉弦",指轻按无力,重按带弦的脉象。脉"虚"示气血两虚,脉"沉"以候肾,二者相合说明肾气虚,"弦"乃肝之本脉而为肝郁。肾为气根,肝主藏血,见脉沉弦无力,说明肝肾气血俱虚,劳而伤阳,病位在里。既然无阴阳偏盛偏衰及外感之象,故曰"无寒热"。"短气里急"、"少腹满"、"小便不利"皆为气虚为主的证候。"短气"为肾不纳气归根之象;至于"里急",《素问·至真要大论》曰"厥阴之至为里急",为肝阴不足,筋脉失养之象也;"少腹满"胀,拘急不舒,乃气化无权,脾肾阳虚,阴寒内结所致;"小便不利"者,乃肾虚不能化气行水也。属血虚为主的证候有:①"面色白"者,肾气虚不能化生精血,脾阳虚不能运化水谷精微,阳损及阴,肝不藏血,血不上濡所致。②"时目瞑"者,肝窍失于精血濡润上注,虚火时时上扰,故视物不清或畏光,(或如《灵枢·决气》所说"气脱者目不明",气虚无力支撑而闭目。)③"兼衄"者,乃血虚火动,营阴不敛,虚热上扰阳络,则血从清窍而出也(或气虚不能摄血)。上述阴阳气血两虚的脉症,皆由劳损伤及肝(脾)肾所致,故曰"此为劳使之然"。治当补肾调肝,养阴(血)益气。

5.肾虚无子

【原文】 男子脉浮弱而涩,为无子,精气清冷。一作冷。(7)

【解析】 本条从脉象论述禀赋不足,真阳衰微的虚劳无子证。"为无子"应放置在句末,此乃倒装文法。"男子脉浮弱而涩",浮为元阳虚而上浮不敛(或阴虚阳浮),弱为气衰不振,涩为精血不足,浮弱而涩的脉象说明元阳虚惫,命门火衰,不足以温养肾气而化精,阴精阳气亏损,阳和生化的功能衰退,则精液清稀而不温或无精虫,即"精气清冷"也。因人以先天的元阳为本,今温温少火不能温养五脏,特别是有"精气清冷"的症状,所以男子不能种子授胎,成为男子不育症,故曰"为无子"也。

【拓展】 本条通过脉象(浮弱而涩)阐发男子不育症的病机,但是临床面对无子时,不可视浮弱而涩的脉象为诊断"无子"的主要依据,当脉证合参,后世巢元方《诸病源候论》的虚劳无子候:"丈夫无子者,其精清如水,冷如冰铁,皆无子之候",其实是出自《金匮》本条,很有临床指导价值。凡先天虽强,纵欲无度,亦可成精滑清冷或阳痿,亦可不育。关于精气清冷的治疗:①《串雅内编》用米油(煮粥滚锅,面上米沫浮面取起,加炼过盐少许)空服下,其精自浓,或参第8条之桂枝加龙骨牡蛎汤证。②亦可用当归生姜羊肉汤加附子,有一定的疗效,此法见于《金匮要略讲解》。③有学者主张用仙灵脾、肉苁蓉、山药、枸杞子治精竭不育,有效。

6.体虚盗汗

【原文】 男子平人,脉虚弱细微者,喜盗汗也。(9)

【解析】 本条论述阴阳俱虚的虚劳盗汗的脉证。"男子平人"即形体未病之人,"脉虚弱细微"者,浮大无力为虚,主精气内损,极软而沉细无力为弱,主阳气衰弱,故虚弱脉多主阴阳气血两虚,细脉主阴衰(即营血亏虚),微脉(微脉为极细而软,按之欲绝,若有若无的脉象)主阳衰,所以一般注家和教材均认为本条论述阴阳气血皆虚之盗汗证,以阳气虚则肤表不固,阴血虚则津液不守,均易致盗汗,以卫气不得入于阴也。

【拓展】

(1)临床上,盗汗证有外感和内伤之分:①外感盗汗者:《伤寒论》第138条曰:"微盗汗出,反恶寒者,表未解也";《阳明篇》第206条曰:"阳明病,脉浮而紧者,必潮热,发作有时;但浮者必盗汗出。"《伤寒论》第268条曰:"三阳合病,脉浮大,上关上,但欲眠睡,目合则汗"。②内伤盗汗者:一般来讲,盗汗多属阴虚(阳虚多致自汗),但也有阳虚盗汗的,阳虚盗汗证无潮热、口干、口苦,而有便溏、口淡、舌质淡、脉细微,其病理如《伤寒金匮发微合刊》所云:"卫气不守,营气从之,乃为盗汗,盗汗者,卫不与营和也。"

(2)关于内伤盗汗的治疗:①偏阳气虚者,宜补气扶阳以敛汗,可用桂枝加龙骨牡蛎汤(因其是先阳虚而后成阴虚),或如教材所说的用二加龙汤,虚热(阳)浮越汗出者去生姜加黄芪,使阳气内守,卫气固密,阴与阳和,则盗汗可愈。②偏阴虚盗汗者,证见潮热,手足心热,口干,唇舌红、脉细弦数,也可如《温病条辨·下焦》所云,证见"夜热早凉,热退无汗,热自阴来者"。治疗宜养阴彻热以敛汗,用青蒿鳖甲汤(即汤名再加生地、知母、丹皮)加地骨皮、白薇、百合,使阴液充足则虚热内潜,阴平阳秘。教材举《证治汇补》的当归六黄汤(再加生地、熟地、黄芩、黄连、黄柏、黄芪)治口干,口苦,心中烦热,尿黄,舌红,苔薄少津,脉虚数者,阴虚偏热盛火旺者宜之。

7.阳气虚衰

【原文】 脉沉小迟,名脱气,其人疾行则喘喝,手足逆寒,腹满,甚则溏泄,食不消化也。(11)

【解析】 本条论述肺脾肾阳气虚衰的虚劳脉证。"脉沉小迟,名脱气",是通过脉象阐述脱气的病机,沉小迟脉,皆属阴脉,沉小以候少阴肾,沉迟以候太阴脾,今沉小与迟并见,其病理过程是:饮食劳倦伤脾,脾胃阳气既伤,则生化气血必少,故脉细小。在上不能奉心化赤以生血,在下不能藏之于肾以助长元气,则肺脾肾三脏之气俱虚,故脉沉迟。肾主纳气,为生气之源(气根于肾),呼吸之根(门),元真亏损,则气虚不足以续息,此乃气无所生,阴寒内盛,阳气欲脱于上之象,故名曰脱气。"其人疾行则喘喝"者,肺气根于肾而主出气,肺不足以司出,肾不足以司纳(脾不生气以升降布运),上中下三焦之气既虚,疾行必伤气,此气脱于上,故曰"疾行则喘喝"也。"手足逆寒"者,脾主四肢,四肢者诸阳之本,今脾肾阳虚则生内寒,寒盛于外,则阳气不能温达四末,从四末冷向躯体,此气脱于内,故见手足逆寒也。"腹满"亦由阳虚内寒阴盛,寒气阻滞脾经所致。至于"甚则溏泄,食不消化也"之"甚"字,是指脾肾阳虚太甚,胃阳亦衰,胃不能腐熟水谷,脾不能运化精微所形成的。

【拓展】 关于本条的临床选方用药:症见"疾行则喘喝"的,其病变重点在于肺肾气虚,故法当固肾气、益肺气,治疗可用景岳之大补元煎[人参、山药、熟地、杜仲、当归(腹泻者去之)、山茱萸(畏酸吞酸者去之)、枸杞、炙甘草]加黄芪;症见"手足逆寒,腹满,甚则溏泄"的,其病变重点在脾肾阳虚,若只见"手足逆寒,腹满",用理中汤温补中阳即可,若"甚则溏泄",尤其是"飧泄"者,宜补脾肾之阳,当用附子理中汤补元阳温脾阳,或再加温肾纳气之巴戟天、黑故子。

8. 精血亡失

【原文】 脉弦而大,弦则为减,大则为芤,减则为寒,芤则为虚,虚寒相搏,此名为革。妇人则半产漏下,男子则亡血失精。(12)

【解析】 本条通过弦大脉阐明革脉的形状和形成的病理,从而论述肝肾两虚,精血亏损的虚劳病。关于革脉,我们分三点来讨论:

(1)革脉之"弦":弦脉,和缓有神,端直以长,重按不减为无病之脉;反之,若弦而无神、无根,重按则减,有弦脉之象,而无弦脉之势,则为革脉的弦,主阳气衰减,故曰"弦则为减","减则为寒"者,阳气衰减而阴寒内生也。

(2)革脉之"大":正常之大脉亦应和缓,有力,有神,从容而有节律(有胃气),如脉大但按之中空则为芤脉,故称"大则为芤"。"芤则为虚"者,阴血虚衰,不能充实于脉道也。此所谓"脉大为劳,极虚亦为劳"也。

(3)革脉形成的病理及其主病:从革脉为弦脉和大脉两种脉象相合所形成可知(此乃《金匮》以脉论脉之范例),乃"寒虚相搏"所致,说明其病因病机多系阳气虚寒,精血亏损,阴阳气血俱不足。"此名为革"的意义和主病有二:①指浮大、外急(弦)、中空,但按之硬如鼓皮的革脉,多主精血大亏,阴精不能内守,阳气不能固密而虚气外张,妇人则出现半产漏下之证,肝肾冲任虚衰,若在妊娠期,则不能摄血固胎而"半产",若非妊娠期,则不能温经暖肾以温血海,而为"漏下"

121

不止。其治疗,如肝郁脾虚者用旋覆花汤;冲任虚寒、肝血亏少夹瘀血者用温经汤。②指气血变革其常度,产生气血失常的病变,故脉象亦随之变革,由于气虚不能生血摄血,而导致尿血、便血,不能固摄精关则导致失精,所谓"阳虚阴必走"也,故曰"男子则亡血失精",其治疗,如黄土汤治疗便血,桂枝加龙骨牡蛎汤(或肾气丸)治疗失精,曹颖甫用补阳涩阴之天雄散治疗失精亦可。

【拓展】 临床中何种疾病可见革脉?任何原因引起的严重血虚病人,如再障、缺铁性贫血、失血性贫血、溶血性贫血、营养性贫血、急慢性白血病,其脉象都可见到革势:即弦大而虚,兼见中空。仲景在本篇、十六篇、二十篇三次论到革脉,一为亡血失精,一为妇人血崩漏下和男子亡血,一为产后血崩,均是指失血过多而引起的血虚,脉象可见革势,与临床是相符合的。但正在大出血或大出血不久,可见芤象。那么失血病人的革脉有什么样的变化呢?血虚和失血病人的常见脉象是缓脉、虚脉、大脉和革脉,血虚轻症,脉多虚缓,病情转重,可见虚大。本篇第6条"劳之为病,其脉浮大",说明阳气渐虚;若脉见革势,则病情更严重;脉象革而兼数,为贫血病人垂危之脉。反之,脉象由革而转大,由大而转虚,再到虚缓,为病情趋向好转。在贫血病人的治疗过程中,常以此脉象变化观察病情的进退。

(三)证治

1. 虚劳失精

【原文】 夫失精家少腹弦急,阴头寒,目眩,一作目眶痛。发落,脉极虚芤迟,为清谷,亡血,失精。脉得诸芤动微紧,男子失精,女子梦交,桂枝加龙骨牡蛎汤主之。(8)

桂枝加龙骨牡蛎汤方:《小品》云:虚弱浮热汗出者,除桂,加白薇、附子各三分,故曰二加龙骨汤。

桂枝 芍药 生姜各三两 甘草二两 大枣十二枚 龙骨 牡蛎各三两
上七味,以水七升,煮取三升,分温三服。

【解析】 本条论述阴阳两虚的虚劳失精的证治。仲景分两步来讨论:

第一步论述脾阳不足,不能化生气血,而成肝肾(气血阴阳)俱虚的严重证候。何谓"夫失精家少腹弦急"?"失精家"是本条重点,指经常遗精或滑精的病人,病久不愈的原因在于脾肾气虚,不能摄纳阴精,精窍(玉关)不固。"少腹弦急"者,因肾主闭藏,肝主疏泄,失精既久则精不藏,疏泄失职,肾阳虚不能温煦足厥阴经脉,阴寒之气不化,反而积结其所过之少腹部,故下腹部腹直肌紧张,有牵拉感觉,"弦急"者,如弓弦一样紧缩或引痛也,这个症状比"里急"还重。"阴头寒"者,阴头为宗筋之所聚,精血之所养,肾阳既虚,则肝之阳和生发之气缺乏,而肝又主筋,肝气不足则精血不能荣贯前阴经脉,元阳亏而宗筋急,阴寒内生则阴头寒也。"目眩"者因其精衰,"发落"者因其血少,肝开窍于目,黑水神光属肾,赖五脏之精而上注之,发乃血之余,肾之华,失精不愈,肝肾精血俱虚,故见"目眩发落"也。"脉极虚芤迟"者,"极虚"为劳,主精气内损,"芤"主亡血或精血空虚,"迟"主脾肾虚寒,脉由极虚松软发展至芤迟中空,三者乃阴虚及阳的脉象。由于命门火衰,不足以上温脾土,脾阳虚不能腐熟水谷而为"清谷"(大便完谷不化)。气虚不能摄血,阳虚阴必走而"亡血",阴虚阳不固,精关失去统摄而"失精"也。上述脉症,可看作"失精家"长期失精的结果,因此"失精家"一句是本条的重点。

这一阶段如何治疗呢?可借用此条后附的天雄散方,据《方药考》云:"此为补阳摄阴之方,治男子失精,腰膝冷痛"。那么什么是天雄呢?实际上,附子、乌头子母同株,母根名乌头,旁生幼根名附子,不生幼根者名天雄,其性能相似,其性较乌头更温。据《外台秘要·虚劳失精方》载"范汪疗男子虚失精,三物天雄散方:天雄三两炮,白术八分,桂心六分……"。原注"张仲景方有龙骨"。而所谓失精,据《诸病源候论·虚劳病诸候下·虚劳失精候》说:"肾气虚损,不能藏精,故精漏失。其病小腹弦急,阴头寒,目䀮痛,发落"。此足以证明"夫失精家,少腹弦急……"等文乃论后世之所谓"滑精"者,而非桂枝加龙骨牡蛎汤所主治,实为天雄散所主治,在"为清谷亡血失精"之下,原文脱落了"天雄散主之"一句,且《脉经·卷八·第六》将此条分作两条。此条病证源于脾阳先虚,故重用白术(八两)温补脾阳,脾阳一旺,谷能生精(精生于谷)。桂枝、天雄温化肾与膀胱之阴寒而生命门之火,佐以龙骨收敛散漫之阳气而归根,并能固涩阴精,使阴阳得以平衡,四药合用补阳摄精,以治阳虚为主的失精亡血、清谷等证。还可用大剂填精补髓之法治疗,因为补阳则伤阴,泻火则损阳,此处亦可用《温病条辨》大补天根月窟膏,阴阳两补,通守兼施,或用专翕大生膏等血肉有情之品专补下焦阴虚。

第二步论述阴阳两虚(偏于肝脾肾阳虚)心肾不交所致失精梦交的证治。"脉得诸芤动微紧"者,其中"动脉摇摇数在关,无头无尾豆形园,其原本是阴阳搏……",芤动,说明阴血亏损严重而且阳气已渐衰微,出现外浮之象,证属阴阳两虚,丹波元坚认为"芤与微反,动与紧反,盖芤动与微紧,自是二脉",四脉不能同时出现,又"微"为阳虚,"紧"乃阴寒内盛,此二脉一主虚,一主实,也不可能同时出现。"动"、"微"、"紧"中一种脉象又兼芤象者,总为阳气损伤,阴精不固,阳虚阴必走的反应,故见"男子失精",此元阳虚寒,精关不固(摄)也;"女子梦交"者,此阳虚于下,则"阳失去阴的涵养,浮而不敛,阴(精血)失去阳的固涩(维护),走而不守,形成心肾不交的局面"。"芤动,每见于骤泄之时,或见微紧,每见于已泄之后"。吴考槃在《名老中医之路》中说到:"不寐病候,有所谓心肾不交的,一般伴有烦躁不安感。但烦不躁的,是心不下交于肾;但躁不烦的,是肾不

123

上交于心。无烦躁感的,不属于心肾不交",可作为理解这句条文的佐证。原文"失精"与"梦交"并称,故男子当为"梦失精",即"梦遗",而女子亦可失精,表现为分泌物过多。此处治当调和阴阳,收摄阴精,方用桂枝加龙骨牡蛎汤,方中桂枝、芍药通阳固阴,甘草、生姜、大枣和中上焦之营卫,使阳能生阴,即桂枝汤有化气(中焦脾胃)调阴阳的作用,加龙骨、牡蛎安肾宁心,收敛(镇纳)浮阳,固摄阴精。方后小注《小品》(陈延)云:"虚弱浮热汗出者,除桂,加白薇、附子各三分,故曰二加龙骨汤。"因此汗出乃元阳不足,虚阳外浮所致,故去桂枝而加附子振复元阳,加白薇以清除浮热。临床还可随证加减:如滑精者多属脾肾两虚,失其固摄所致,宜加锁阳、金樱子补脾益肾而摄精;女子梦交者,可合归脾汤补益心脾,加辰砂安神定志;失眠多梦加黄连、枣仁;心悸、自汗加五味子、麦冬、远志;阴血虚者加枸杞、首乌;相火旺者加知母、黄柏;夹痰者,合温胆汤;治脏躁证,合甘麦大枣汤;治梅尼埃病,合半夏白术天麻汤。

【拓展】 桂枝加龙骨牡蛎汤的适应证,除原条文"阴头寒"、"清谷"等症外,尚可见腰痛、倦怠、盗汗、自汗、口淡、纳差、舌质淡、苔薄润等症。临床上可运用于失眠、心悸、怔忡、功能性期前收缩、下焦阳虚遗溺、脏躁、小儿夜啼、夜游症、奔豚气、带下、四肢抖动、更年期综合征、自主神经功能紊乱、男子绝育术后排出黏液等。总之,凡属肝、肾、脾阴阳气血俱虚者皆可考虑用此方治疗。而男子遗精、女子梦交纯属相火妄动、阴虚失精或情志不遂者,则不宜使用。

因"失精家"多起于酒色和调摄不慎,故其治疗除了药物上的补肾水、培脾土而外,尚有慎调摄,故广成子曰"必静必清,无劳汝形,无摇汝精,乃可以长生",此言实为虚劳调摄之良法也(据《吴医汇讲》)。

【原文】 天雄散方

天雄三两(炮) 白术八两 桂枝六两 龙骨三两

上四味,杵为散,酒服半钱匕,日三服,不知,稍增之。

【解析】 可参考上条桂枝加龙骨牡蛎汤中有关内容,不再赘述。

2. 虚劳腹痛

【原文】 虚劳里急,悸,衄,腹中痛,梦失精,四肢酸疼,手足烦热,咽干口燥,小建中汤主之。(13)

小建中汤方:

桂枝三两(去皮) 甘草三两(炙) 大枣十二枚 芍药六两 生姜三两
胶饴一升

上六味,以水七升,煮取三升,去滓,内胶饴,更上微火消解,温服一升,日三服。呕家不可用建中汤,以甜故也。

《千金》疗男女积冷气滞,或大病后不复常,苦四肢沉重,骨肉酸疼,吸吸少气,行动喘乏,胸满气急,腰背强痛,心中虚悸,咽干唇燥,面体少色,或饮食无味,胁肋腹胀,头重不举,多卧少起,甚者积年,轻者百日,渐致瘦弱,五脏气竭,则难可复常,六脉俱不足,虚寒乏气,少腹拘急,赢瘠百病,名曰黄芪建中汤,又有人参二两。

【解析】 本条论述阴阳两虚(脾胃阳虚损及肝阴)的虚劳腹痛证治。"虚劳"包括五劳六极七伤,乃因劳致虚,积虚成损,即劳伤所致的慢性衰弱疾患(五脏气血阴阳的虚损),此指广义的虚劳病而言。本条症状《金匮要略直解》曰:"五脏皆虚",由于脾肾两虚、阴寒内盛,伤于冲脉(据巢元方《诸病源候论》)。肝木克土,寒邪凝滞而见"里急"(里急指腹、脘部有挛急感,但按之不硬)和"腹中痛",此脾虚也;营血不足,血脉损伤,心失所养则为"悸",此心虚也;肝不藏血,营阴不敛,血虚气逆,血不归经则为"衄",此肝虚也;肾虚不能制精,阴精不能固摄,水火失济,因梦感动而泄,故"梦失精",所谓"阳虚阴必走",此肾虚也;"四肢酸疼"者,脾精不足以濡养四肢筋脉,兼阳气不运,"手足烦热"者,脾气虚不能运化津液于四末,致手足阴液不足,正如《诸病源候论》所说"阴阳俱虚,小劳则生热",此皆属脾虚也;肺虚不能宣布津液则"上焦生热",津液不能上潮于口,故"咽干口燥",此肺虚也,因非实火,故并不口渴,亦不喜冷饮。以上诸证,是因脾胃阳虚(营卫失其生化之源),肝失血养,阳损及阴,气血亏虚所致的阴阳两虚失调证。其病证特点是:上有阴虚阳浮之假热(悸、衄、手足烦热、咽干口燥);下有阳虚生内寒之真寒(里急、腹中痛、梦失精、四肢痠疼);五脏皆虚(参《金匮要略直解》之说)。

因此本病依据如下四点进行治疗:①《素问·至真要大论》曰:"劳者温之,损者益之。"②《灵枢·终始》曰"阴阳俱不足,补阳则阴竭,泻阴则阳脱,如是者,可将以甘药,不愈,可饮以至剂(即可饮用对此病更适合的药剂)"意即补阳必伤阴,补阴则碍阳,当以甘(温)之药缓肝和脾,建立中气,因中气立则能化气调阴阳。③五脏均损,归于脾胃。越人云:"一损损于肺,皮聚而毛落,损其肺者,益其气;二损损于心,血脉不能营养脏腑,损其心者,调其营卫;三损损于脾,饮食不为肌肤,损其脾者,调其饮食,适其寒温;四损损于肝,筋缓不能自收持,损其肝者,缓其中;五损损于肾,骨痿不能起于床,损其肾者,益其精。从上而下者,过于胃则不治,至骨痿不能起于床者,死;从下而上者,过于脾则不治,至皮聚而毛落者死"。④《金匮要略心典》谓:"欲求阴阳之和者,必于中气;求中气之立者,必以建中也。"所以仲景治虚劳,唯用甘药建立中气,以生血化精,"形不足者,温之以气,精不足者,补之以味",中气不足者,非甘不可,令土强则金旺,金旺则水充。又男子以脾胃为生身之本,女子以心脾为立命之根,故治此者,当以调养脾胃为主。故其治法为"建立中气,调和阴阳",方选小建中汤。

小建中汤以饴糖(乃糯米、粳米、大麦、小麦、粟或玉蜀黍等粮食经发酵糖化制成的糖类食品,如今之麦芽糖)之柔润芳甘为主以建立中气,故得名,《本经》谓其"味甘微温,主补虚乏,止渴去血"(若无饴糖可用蜂蜜代之);同草枣之甘,

125

健脾益胃而"缓肝急";生姜、桂枝辛温以"通阳调卫气",使阳津阴液得以化导,取其"辛甘化阳,阳生阴长"之义,正所谓"从阳引阴"也;重用芍药六两之酸以敛阴和营,意在"酸甘化阴";肝血得补,阴生阳长,所谓"从阴引阳"也。诸药配伍,正如尤在泾所言"是方甘与辛合而生阳,酸得甘助而生阴,阴阳相生,中气自立",以及5版教材所云"目的在于建立中气,使中气得以四运,从阴引阳,从阳引阴,俾阴阳得以协调,则此寒热错杂之证也随之消失。"方后小注:"呕家不可用建中汤,以甜故也",因呕家多属痰饮为患,故恶甘甜,此种胃气上逆,宜祛痰化饮,降逆止呕,而甘甜之药,易使脾胃气滞,令人满中,故不可用建中汤以止呕(而当用小半夏汤)。但《外台秘要》载集验黄芪汤,即黄芪建中汤,方后则云"呕者倍生姜",若虚寒呕吐而喜甘者,亦可用,故临床当辨。

【拓展】

(1)小建中汤为补益脾胃的祖方,其适应证为:①参《伤寒论》第102条"伤寒阳脉涩,阴脉弦,法当腹中急痛,先与小建中汤,不差者,小柴胡汤主之"。可知应有阳涩(浮取或寸脉涩)阴弦(沉取或尺脉)之阴脉,腹痛喜按喜热熨,虽有口干、咽燥等证,但必有舌质淡,苔薄润等偏于阳虚证者,凡阴虚阳亢证者当忌。②参《脉经·卷二·右中部关脉十八条》"尺脉微,厥逆,小腹中拘急有寒气,宜服小建中汤,针气海"。"尺脉弦,小腹疼,小腹及脚中拘急,宜服建中汤、当归汤,针血海泻之"。

(2)小建中汤的临床应用:小儿虚寒腹痛、多种失血症(阳不摄阴者);痢能多食者(表现为患痢疾腹痛时即索饭吃,可进一大碗,脉弦细兼数,乃脾弱肝旺,土虚受制,故求援于食也。若无饴糖,可以糯稻粮代之);虚人病表者;阵发性室上性心动过速(江苏奚老经验,因饴糖甘能补中,得桂枝温通心脾之阳,则中虚得复);消化系统的虚弱性病证,如胃脘痛、腹泻、便秘等,特别是对消化性溃疡、胃炎腹痛属虚寒者,有较好的疗效;本方还可用于产后虚证,症见腹中疼痛不止、气短、少腹拘急、痛引腰背、不能饮食者,宜加当归;又本方亦属甘温除热之剂,对于病后、产后及久病虚热,兼见四肢倦怠、面色苍白、心悸气短,证属气血阴阳失调者有效。

(3)接着我们分析一下,小建中汤与桂枝加芍药汤,桂枝加龙牡汤有何不同? ①《伤寒论》第279条"本太阳病,医反下之,因尔腹满时痛者,属太阴也,桂枝加芍药汤主之。"可知小建中治脾胃虚"虚劳里急",脘腹里急疼痛,其病情较桂枝加芍药汤为重,故再加饴糖缓急止痛也。②本条与桂枝加龙牡汤俱为治阴阳两虚之方,故皆用甘温之剂调和阴阳,以桂枝汤为基础。但后者是肾虚失精,由阴虚及阳虚;本条是脾气虚衰,由阳虚及阴虚;后者治以潜阳入阴,本条重在益阳生阴,病情重点不同,立法有别。

(4)《论注》为什么说小建中汤是"补中益气汤之祖"? 我们知道,补中益气汤是"甘温除大热"的代表方,是东垣根据《素问·至真要大论》"劳者温之,损者益之"的理论而制定的辛甘温之剂,因中气一虚(脾虚),五脏受病,导致"阳气下陷,阴火上乘"(阳虚而阴不生,阴分虚热),故治以补益元气。元气既旺,阳气升而阴火降,即"甘温除热"之法也。而小建中汤的立法既寓有甘温建中的法则,也具有升清降浊的道理。所以6版教材云:"这种甘温除热的治法,对李东垣创设补中益气汤类方具有指导意义。"

【原文】 虚劳里急,诸不足,黄芪建中汤主之。于小建中汤内加黄芪一两半,余依上法。气短胸满者加生姜;腹满者去枣,加茯苓一两半;及疗肺虚损不足,补气加半夏三两。(14)

【解析】 本条论述阴阳形气俱虚而偏气虚的虚劳证治。"虚劳里急"与上条同义。"诸不足者"其义有二:一言病机:在内营卫精血俱虚,在外形气色脉皆不足;或谓五脏之体(阴)用(阳)俱虚,阴阳气血俱不足也。二言证候:包括小建中汤证及小建中汤方后小注(《千金》)所云四肢沉重,少气,行动喘乏,心中虚悸,面体少色,多卧少起,六脉不足等。人之所以健壮而不虚者,在于精气血能内填骨髓外充肌肉,以营养五脏六腑和四肢百骸,本病阴阳精血形气诸不足,然精血源于水谷,正气赖于中州,故其治法为:甘温补气,建中缓急,方用黄芪建中汤,即小建中汤加黄芪,则补益中气之力更强。其方义正如《素问·阴阳应象大论》所云:"精不足者,补之以味",方中饴糖、大枣、芍药酸甘化阴是也,"形不足者,温之以气",方中黄芪、桂枝、生姜、甘草之辛甘化阳是也,既为"虚劳","充虚塞空则黄芪尤有专长也"(见《金匮要略心典》),李东垣亦云"内伤者,上焦阳气下陷为虚热,非黄芪不可"。原方黄芪一两半,江苏奚老每剂常用30~60g。

方后加减:据《千金》《外台》引《集验方》,黄芪为三两,"气短胸满"作"呕者"二字,茯苓为四两,并无"及疗肺虚损不足,补气加半夏三两"等十四字,凡因中阳不足,寒饮上逆,阻滞气机升降而致的气短、胸满或干呕,可再加生姜以散寒饮、宣阳气。如何理解"腹满者去枣,加茯苓一两半;及疗肺虚损不足,补气加半夏三两"?中阳不足,水饮停滞之腹满,若用大枣,难免甘温壅脾满中,故云"胸满忌草,腹满忌枣";加茯苓淡渗利水饮,饮去则肺气自利,气机畅利则腹满可减,且又能补脾益肺,故可治肺虚损不足。"补气加半夏"的理由有三:一者若呕逆少食、短气属寒饮所致,加半夏可祛饮和胃、降逆止呕,饮去则脾气得升,肺气得降,故可间接补益肺气,所谓祛邪以扶正,不是说半夏可以直接补气。另一方面,胃气以下降为顺,顺其胃气即所以补。此外,徐忠可则认为"补气"应为"顺气"。

陈慎吾《名老中医之路·第三辑》记载了一例黄芪建中汤医案,颇能说明该方的临床疗效:一妇人年六十余,早年因生育较多,素日有头晕痛,心悸,失眠,大便溏薄等症,冬月易受外感而咳嗽,今突然鼻衄,血出如注,虽经用压迫止血等法,但随即口吐不止,来诊时,面色萎黄,四肢厥冷,心烦悸,舌体胖大,苔薄白水

127

滑,脉沉弱。陈氏认为辨证属素日心脾两虚,今气虚不能摄血故衄。以黄芪建中汤原方补益脾气,摄血止衄,三剂后衄止,以归芪建中汤调理善后。说明只要辨证准确,处方得当,中医治病起效也是很迅速的。

【拓展】

(1)黄芪建中汤适应证(据叶天士用法归纳):①久病而消瘦乏力,神倦而身重不仁,或肺痨后期之培土生金,肝病后期之强肝实脾者;②有操劳过度的生活史;③偏阳气虚诸证,以喜食甜味为特点(临床见胃纳不佳,胃脘隐痛或冷痛,喜温喜按,面色萎黄,时作寒热,喘促短气,自汗盗汗,唇舌淡白,无苔或薄白苔而津润);④脉象虚缓无力而不数。

(2)黄芪建中汤的运用范围:凡病机"属于脾胃虚寒者"都可以考虑用黄芪建中汤,如溃疡病(若属阴虚内热者当用一贯煎,阴阳两虚者用复脉汤),鼻衄,小儿狐疝(腹股沟侧疝)等。

3.虚劳腰痛

【原文】 虚劳腰痛,少腹拘急,小便不利者,八味肾气丸主之。方见脚气中。(15)

【解析】 本条论述肾气虚的虚劳腰痛证治。"虚劳腰痛者",腰为肾之外府,为一身之要,若肾精亏损,肾阳不足,则不能营养温煦腰部,而见腰部痠痛或冷痛(有属瘀热或湿热下注于腰,则腰部热痛,临床当注意区别),"少腹拘急,小便不利者",因肾与膀胱相表里,肾气虚则水寒盛,膀胱气化及三焦决渎失职,寒水之气不化,故见少腹拘急而小便不利也。关于"少腹拘急",大塚敬节发现在腹壁皮下沿着正中线,可摸到有铅笔芯一样的索状抵抗感觉,称为"正中芯",出现此腹诊,多属虚证,若出现在脐下,可作为用八味丸的指标(在脐上出现,可作为用人参汤的指标),也说明此处"少腹"实指"小腹"而言。又《脉经·卷二》言:"尺脉沉,腰背痛,宜服肾气丸,针京门补之。"故此处以肾气丸主治。

肾气丸的临床应用指征除条文中所提及的外,尚有膝软脚弱、肢冷畏寒、下半身冷感、纳少便溏、或溲频、遗尿、性欲减退、头晕耳鸣、浮肿气喘、尺脉微弱等。其治疗大法为补益肾气(滋肾阴、温肾阳、阴阳双补),方用肾气丸,本方以桂附各一两温经暖肾,总督诸阳,振奋阳气以上贯腰脊,使膀胱气化水行,所谓"阴得阳升则源泉不竭也"(或云:"助阳之弱以化水,益火之源以消阴翳"),桂附在三味补药(干地黄、山药、山茱萸计16两)中仅占1/8,故《金鉴》云:"此肾气丸纳桂附于滋阴剂中十倍之一(实为2/25),意不在补火,而在微微生火,即生肾气也",直以茯苓、泽泻各三两,导废液浊水尽从小便而出;更以干地黄八两,山药、山茱萸各四两,丹皮三两滋养肝肾精血,佐以清泻虚火,"补阴之虚以生气"(维护肾气),所谓"阳得阴助则生化无穷"也。总之,诸药配伍,能使阴阳气血相互滋生,使肾气蒸腾上达而浊阴下行,则虚劳腰痛诸证自解也。临床应用本方时,主症不同,君药亦有所不同:血虚者以熟地为君,滋阴补肾而生精血;滑精当用萸肉为君,以温肝逐风,摄精秘气;尿少者推茯苓为君,以渗脾中湿热而交通心肾;淋漓者以泽泻为君,泻膀胱水邪而聪耳目;脾胃虚弱则山药为君,以清肺脾虚热,补脾固肾。

临床运用时,只要抓住肾气虚弱的辨证要点,凡属此种证型者,均可用肾气丸治疗,并非只拘泥于用"虚劳腰痛",所谓"异病同治"就是这个道理。如《名老中医之路·第三辑》记载了陈慎吾用肾气丸治疗牙痛的一则病案,一老人患牙疾,每痛必拔,所剩无几,深以为苦,后又牙痛,不愿再拔,乃求治于陈慎吾,诊得患者两尺脉微,予桂附地黄丸,服药后痛止,此乃肾阳衰于下,虚火炎于上,两尺脉微为真谛也。

【拓展】 临床应用肾气丸时可根据病情进行加减:①肾阳虚损,关门不固,可症见阳痿滑精,遗尿尿频,大便泄泻,精神萎靡,舌淡胖润,脉微弱迟。阳痿者,可加巴戟天、阳起石;滑精者,可加芡实、金樱子;遗尿、尿频者,加桑螵蛸、益智仁;便溏者,可加补骨脂、肉豆蔻。②肾气亏损,可症见耳鸣耳聋,发脱枯悴,多兼头晕目眩,舌根黑滑,尺脉虚弱。耳鸣耳聋者,可加磁石、龙骨、牡蛎;毛发枯悴者,酌加制首乌、黑芝麻。③肾阳虚,可见腰膝酸软冷痛,遇劳更甚,卧则渐轻,或脚底心痛,足跟痛,手足不温,脉沉细,舌质淡,可酌加补骨脂、杜仲、桑寄生、牛膝等。

此外,本方对肾气亏虚所致之长期低热、气喘、高血压、失眠、消渴、慢性肾炎水肿、慢性肾上腺皮质功能减退症(见低血压、低血糖、色素沉着)等病有较好的疗效。肾气丸还可治疗辨证属虚火上升,上热下寒的复发性口疮。口臭者加地骨皮、生石膏;口渴加石斛、麦冬;另用锡类散涂擦患处。总之,凡属肾气不足的病证皆可应用本方。

讲到这里,我们心中可能会产生一个疑问,本条证候,腰痛、少腹拘急、小便不利乃一派阴寒凝滞之象,不用温肾壮阳行水的真武汤、附子汤,而仅用桂附二味益火之源以消阴翳,且配以大量甘寒以滋肾阴,如此,是否会助长阴寒呢? 答案当然是否定的。因本条是以肾气虚为主,但肾阴亦虚,若纯用辛温助阳,则阳无所根,独阳不长,既是阳损及阴,必赖滋肾阴以生肾气也,故仅用桂附二味益火之源,而配以大量甘寒以滋肾阴,并不会助长阴寒邪气。

那么为什么本方不叫肾阳丸而叫肾气丸呢? 我们知道肾气的生成依赖肾阴肾阳的同时存在,肾的元阴元阳又互为其根,今肾之阴阳两虚,故其治疗当以振奋肾中元气为主,不可单纯温补肾阳,所以方名"肾气丸",而不名"肾阳丸"。《景岳全书》曰:"善补阳者,必于阴中求阳,阳得阴助,则生化无穷;善补阴者,必于阳中求阴,以阴得阳升,则泉源不竭。"肾气丸既体现了"阴中求阳",也体现了"阳中求阴"之法,是补肾之祖方,凡肾脏之虚,如肾阴虚、肾阴阳两虚及肾虚累

129

及他脏证候,皆可以肾气丸为主变通治之。后世医家师本方本法,结合临床经验,衍化出许多补肾良方(如六味地黄丸、右归饮、知柏地黄丸、杞菊地黄丸、右归丸、左归饮、左归丸、补肾丸、济生肾气丸等)。景岳采撷了以金匮肾气丸为代表的阴阳药物组方配伍的优点,针对不同虚寒证型创设了许多新方,形成了自己一线贯通的扶阳特色,即扶阳不忘补阴。具体表现为:回阳不忘补救真阴(回阳救急之际重用熟地,为景岳之创见);益火重在补益肾水,右归丸从"阳以阴为基"、"阴中求阳"、"阳能生阴,阴亦生阳"的理论而创制,方中补阴药在用量上也是超过补阳药的,培元注意填养精血,引火归源兼益肾阴,益火生土常兼补阴,君熟地配干姜以固胃关,补精生气以行水消痞,补益肾精以使元海有根,非风脱证救阳补阴,温中解表补营血以滋汗源,温化痰湿结合峻补肾阴,温阳补阴、益气养血以止痛。

4. 虚劳风气

【原文】 虚劳诸不足,风气百疾,薯蓣丸主之。(16)

薯蓣丸方:

薯蓣三十分　当归　桂枝　曲　干地黄　豆黄卷各十分　甘草二十八分人参七分　芎劳　麦门冬　芍药　白术　杏仁各六分　柴胡　桔梗　茯苓各五分　阿胶七分　干姜三分　白蔹二分　防风六分　大枣百枚,为膏

上二十一味,末之,炼蜜和丸,如弹子大,空腹酒服一丸,一百丸为剂。

【解析】 本条论述虚劳诸不足兼外邪治法。原文"虚劳诸不足"包括:在内,阴阳气血俱虚;在外,形气色脉不足(与黄芪建中汤多里急而无风气百疾不同)。所谓"风气百疾"者,可分风疾与气疾,正如《辑义》所说"风气盖是两疾也"。何谓风疾?风疾是指虚劳百脉空虚,营卫不足,易为风邪所伤,见风眩(头目眩冒),风痹(骨节疼烦,腰背强痛),隐疹等,《辑义》曰"风状百二十四",以风为百病之长也。何谓气疾?气疾是指阴阳气血不足,虚气横逆,见惊悸、喘逆、腹痛、羸瘦不食、疝瘕、马刀侠瘿、五劳七伤等"气状八十",指各种慢性疾患。"虚劳诸不足"的形成机制是:脾肾先虚,脏腑经络肌肉筋骨失养,脾气虚不能散精上归于肺而肺气虚,谷不生精,肾气亦亏,致肺脾肾三脏俱病,百脉空虚。故治宜调理脾胃,扶正(补益气血)祛邪(风)。

因脾胃为后天之本,气血营卫生化之源,脾胃健运,纳谷增加,水谷精微得运,四肢百骸得养,虽有风邪亦易驱除。若单纯祛邪则反伤正,犯虚虚之戒,单纯补虚则留恋风邪,正如古人曰"四时百病皆以胃气为本",亦如尤氏所云"虚劳多有夹风气者,正不可独补其虚,亦不可着意去风气"。故用药时,在调理脾胃为主的扶正药物中,辅以祛邪之味,方选薯蓣丸。

薯蓣丸药味虽多而组方严谨。《本经疏证·卷三》曰:"脾胃一脏一腑,皆在中宫,并主出纳,而其性情则异,胃司降而喜凉,脾司升而喜温。方中薯蓣温平

130

（甘淡）之物，不寒不热，不润不燥，为脾胃之所均喜，故其用能致胃津于脾而脾胃以和，故《经脉别论》谓食气入胃则散精于肝而归浊气于心，唯饮入于胃则输精于脾，此不可易之常理也"，故以之大补脾胃且兼益肾，尤擅补虚祛风之长，重用以为君（三十分），再以理中汤和大量大枣（百枚）、甘草二十八分、茯苓、神曲益气温中、运脾和胃，伍以四物汤和阿胶、麦冬补血养阴，在调理脾胃，补养气血，佐以柴胡（行少阳之气）、桂枝（行阳）、防风（运脾）、豆卷（宣发肾气）、白蔹（化入营的风毒）等五味祛风散邪而开痹，桔梗、杏仁利肺气而开郁、升降气机。蜜丸者，因虚劳不可骤补，以丸者缓也，虚损应当缓图，使病邪渐去；空腹服者，易于散风，而不碍饮食；酒服者，补而不滞，宣行药力也。所以，本方配伍特点是：补而不滞（本方之用神曲，补中益气汤之用陈皮，归脾汤之用木香，消补合用，对临床有指导价值），滋而不凝，温而不燥，扶正为主，祛邪为辅，调理脾胃（肾）而祛风。

还要提醒大家注意一个问题，本方中药量均以"分"为单位，有学者以为"四分一两"，如果真如此说，何以不换成两呢？因此这里的"分"应该看作药物之间的比例，而非具体剂量。

【拓展】

（1）本方的临床应用：吴棹仙曾用本方治愈头摇手颤，长期不愈的风证；蒲辅周老先生认为薯蓣丸调治一些慢性病，促进恢复功效甚好；谭日强用本方治疗浸润型肺结核；岳美中认为此方属平补法，凡高年气血虚衰，常有周身不适，头痛、肢痛与麻木诸症，此丸气血双补，不偏不倚，均可常服无弊。平时睡眠不好，精神不支，"阴阳气精不足"者俱可用，有强壮之功。李翰卿用本方治气阴两虚，表虚不固证，见面色㿠白，经常感冒，全身酸痛，手心时热，舌淡，脉沉细无力者，有良效。《脉经·卷二·平三关病候并治宜第三》曰："寸口脉濡，阳气弱，自汗出，是虚损病，宜服干地黄汤、薯蓣丸、内补散、牡蛎散并粉，针太冲补之"。

薯蓣丸为气血双补，营卫兼调的方剂，后世的八珍汤、十全大补汤（即八珍加黄芪、肉桂）、人参养荣汤（即十全去芎，加五味、远志、陈皮、生姜、大枣）等，都是在本方的基础上发展起来的，但皆不如本方之扶正祛邪两得其宜。而《理虚元鉴》在《金匮》重视调理脾肾的基础上，指出"理虚有三本，肺脾肾是也，肺为五脏之天，脾为百骸之母，肾为一身之根，知斯三者治虚之道毕矣"及二统（阴虚统于肺，阳虚统于脾）之说，则是其灵活应用之范例。

（2）张仲景对薯蓣的应用：《本经疏证·卷三》："仲景书中凡两用薯蓣，一为薯蓣丸，一为肾气丸。薯蓣丸脾肺之剂也，肾气丸肺肾之剂也，观《经脉别论》食气者先归肝心，乃及于肺。饮气则先归脾而亦及于肺，至肺而后布其精泻其粗，惟不言至于肾，盖肾固藏精泄浊之总汇也。风气百疾者，心肝脾之气懒于朝肺，肺遂不能输精于皮毛，斯外邪乘而客之，是其责虽在肺，而其咎在脾。故薯蓣丸以薯蓣帅补气药为君，补血药为臣，祛风药为佐使。少腹有故，小便不调者，肺之

131

气怠输精于皮毛,毛脉不能合精以行气于府,斯清浊两者或泛其源,或塞其流,是其责虽在肺家输泻之不肃,而其咎实当归于肾家翕受之不咸。故肾气丸以薯蓣随地黄、茱萸、牡丹、附子、桂枝,以拨正其翕受之机,又以薯蓣帅茯苓、泽泻以开通其输泻之道,曰肾气丸者,明肾之气固当留其精而泻其粗也,曰薯蓣丸者,明脾之气固当散其精而归于肺也,是薯蓣丸虽谓之脾气丸也可,肾气丸虽谓之地黄丸也亦无不可,是皆谷气谷精不充畅流动之咎也。"

5. 虚劳失眠

【原文】 虚劳虚烦不得眠,酸枣仁汤主之。(17)

酸枣仁汤方:

酸枣仁二升　甘草一两　知母二两　茯苓二两　穹劳二两　《深师》有生姜二两

上五味,以水八升,煮酸枣仁,得六升,内诸药,煮取三升,分温三服。

【解析】 本条论述虚劳病属肝阴不足,心血亏虚而生内热的心烦失眠证治。此处"虚劳",乃素体阴虚,房劳过度,暗耗真阴或用脑过度,损伤心肝之阴,"肝阴不足,心血亏虚"所致。所谓"虚烦"者,乃肝阴虚而肝阳旺,阴虚则生内热,虚热扰动,肝之虚热不时上冲,则空烦,即外无热而烦(丹波元简),其临床表现正如《三因方》论虚烦所云:"外热曰躁,内热曰烦,虚烦之证,内烦身不觉热、头目昏疼、口干、咽燥不渴、清清不寐,皆虚烦也"。"不得眠"者,心肝阴虚,阳亢不入于阴,阴虚不能纳阳,则神不敛而魂不藏,神魂不安则不能入眠。本条脉证不全,当结合本篇第 3 条"夫男子平人,脉大为劳,极虚亦为劳",以及第 4 条"男子面色薄者,主渴及亡血,卒喘悸,脉浮者里虚也"等互参。临床所见肝阴虚不眠的特征是:外无热而心中郁郁微烦,不能熟睡,多梦易怒或情绪波动,咽干口燥,身体消瘦,脉多细弦而数,舌赤无苔少津(当结合内科,与各种失眠相鉴别)。此与栀子豉汤"发汗吐下后,虚烦不得眠",因余热未净,内扰胸中者不同,栀子豉汤重在宣散郁热,后面我们会讲到。本条所论失眠病机即为"肝阴不足,心血亏虚,虚热内扰",治宜"养阴清热,安神宁心",方用酸枣仁汤。

酸枣仁汤妙在重用酸枣仁之酸以补肝养血安神,川芎之辛以调养肝气,茯苓、甘草之甘以健脾宁心,知母之寒以清虚热,且知母有一定的镇静安神作用。正如《本经疏证·卷三》所说:"虚劳,虚烦不得眠,心病也,心属火而藏神,火者畏水,神则宜安,用茯苓可矣。更用知母之益水,芎劳之煽火是何为者?殊不知心于卦象离,中含一阴,外包二阳,阳本有余,阴本不足,况劳者火炎阴竭之候,故值此者,宜益阴以配阳,不宜泄阳以就阴,然阴被阳隔于中,为益阴药所不能及,芎劳者,所以达隔阴之阳,阳舒而知母遂与离中一阴浃,而安神利水,继之以奏绩。是二味者,虽列佐使,实为此方枢机矣。说者谓知母益水以济火,芎劳平木以生火,而不知是方直截简当,无取乎隔二隔三,此仲景所以为可贵也。"

【拓展】

(1)酸枣仁汤的临床应用:酸枣仁汤可辨证治疗失眠、神经衰弱、忧郁症、焦虑性神经症、精神分裂妄想症、肝豆状核性精神障碍、更年期综合征等。临床应用本方时,茯苓可更为茯神。此外,因川芎有升阳燥血之弊,虚热甚者,川芎当去,再加玄参、丹参滋阴凉血;有咽干、口干、舌红、少苔少津者,去川芎,合百合知母汤滋养心肺之阴,疗效更佳。

(2)酸枣仁的运用:酸枣仁使用时当分生熟,《本草纲目》谓:"酸枣实……熟用疗胆虚不得眠……生用疗胆热好眠",故生用则有醒睡之功,如将生枣仁30g为细末,一次顿服,每天一次,连服5～6日有效。又,有人对生、炒酸枣仁的药理作用进行了比较,结果无论是镇静催眠作用还是对抗咖啡因的人工兴奋作用,生枣仁均不及炒枣仁作用明显。因为炒制,可使种皮炸裂,有利于有效物质的溶出。

关于酸枣仁的用量:刘惠民(山东名医)认为,枣仁单剂用量,古今医者极少有超过15g者,最近更有人提出本药如一次用量超过50粒即有"发生昏睡,丧失知觉,使人中毒"的危险。但《名医别录》有酸枣仁能"补中,益肝气,坚筋骨,助阴气,能令人肥健"的记载,指出该药不仅是治疗失眠、不寐的要药,而且具有滋补强壮的作用,久服能养心健脑,安五脏,强精神,"酸枣仁用至50粒即可中毒"之说不足为凭。故对一般成人,一次剂量多在30g以上,甚至有多达75～90g者。实践证明,只要配伍得宜,大多可取效且无不良反应。刘氏亦喜生熟并用,生熟之差别在作用上可能有兴奋或抑制的不同。刘氏用法有理,盖酸枣仁一升约120g(参七年制《金匮》教材),二升当在240g左右,仲景量重于刘氏之量也。

6.虚劳干血

【原文】 五劳虚极羸瘦,腹满不能饮食,食伤、忧伤、饮伤、房室伤、饥伤、劳伤,经络营卫气伤,内有干血,肌肤甲错,两目黯黑。缓中补虚,大黄䗪虫丸主之。(18)

大黄䗪虫丸方:

大黄十分(蒸) 黄芩二两 甘草三两 桃仁一升 杏仁一升 芍药四两 干地黄十两 干漆一两 虻虫一升 水蛭百枚 蛴螬一升 䗪虫半升

上十二味,末之,炼蜜和丸小豆大,酒饮服五丸,日三服。

【解析】 本条论述虚劳有干血的病因病机和证治。本条重点有二:一是五劳七伤,日久血瘀,可形成干血劳;二是把握干血劳的主症为"肌肤甲错,两目黯黑"。本条可分四段理解:

第一段论述脏腑功能失调:"五劳极虚羸瘦"者,志、思、心、忧、疲之五劳;心肝脾肺肾之五劳以及气(久卧)、血(久视)、筋(久行)、骨(久立)、肉(久坐)所伤之五劳,均能使皮、肉、筋、骨、脉失去气血的濡养和灌注,形体虚极而消瘦,大骨枯槁,大肉陷下,可见"羸瘦"是五劳伤害到了极点的结果。五劳虚极形成的直接原因,如后面所言与"内有干血"有关,因为瘀血停滞过久,气机阻滞,新血不生,也可导致形体消瘦。"腹满不能饮食"者,因脾胃先虚,瘀热阻滞中焦则"腹满",运化失常则"不能饮食",导致水谷精微、气血化生虚乏。以上两句,说明脏腑功能失调是导致干血劳的一种病机(阶段)。

第二段论述"七伤"导致气血运行障碍:后面所言七伤中的"食伤、忧伤、饮伤、房室伤、饥伤、劳伤"是形成"经络营卫气伤"的原因,意在强调气血运行障碍会伤及五脏:即"食伤"、"饥伤"损伤脾胃,过"忧"伤肺,"饮"酒过度伤肝,"房室"太过伤肾,"劳"力过度伤心(营)。由于五脏皆伤,故《古方选注》(王晋三)云"其第(九)句是总结诸伤,皆伤其经络营卫之气也"。此段说明气血运行障碍是导致干血劳的又一病机(阶段)。

第三段论述干血劳的主要病因及其特征:由于脏腑功能失调,气血运行障碍,"经络营卫气伤",新血不生,瘀血不去,日久郁热形成"内有干血",可见,前述七伤产生瘀血和干血,反之,"干血"又会加重"五劳"、"七伤"的病证程度,它们互为因果,但其主要病因在于"内有干血"。干血劳的特征(主症)"肌肤甲错,两目黯黑"是如何形成的?黄坤载云:"其伤在气,而病在血,血随气运,气滞则血瘀,血所以润身而华也,血瘀而干,则肌肤甲错而不润,两目黯黑而不华"(因肝藏血而上荣于目,若肝血瘀则白珠呈青黯色也)。所以,干血劳总的病机是:血虚而瘀热阻滞,干血成劳。治宜缓中补虚,活血化瘀。

第四段指出干血劳的治则方剂为缓中补虚的大黄䗪虫丸:何谓"缓中补虚"?因瘀血形成干血劳,干血去则正气旺,所以必须缓解体内瘀滞之热,而且要兼顾阴枯液竭而补虚,饮食增加则正气自复,即通过逐瘀生新而达到"缓中补虚"之目的,方用大黄䗪虫丸,此方为久病血瘀的缓剂,因其润以滋干,攻中寓补,峻剂丸服,意在缓攻瘀血,故谓之"缓中补虚",实为扶正祛瘀之方。

我们仔细观察大黄䗪虫丸的组成,不难发现该方主要由两组药物构成:

一为祛邪组:活血化瘀者,有大黄、䗪虫、桃仁、虻虫、水蛭、蛴螬、干漆。清热利肺者,有黄芩、杏仁。《本经》认为大黄:"主下瘀血,血闭",故以之攻逐胃(肝)络之瘀血而润燥,佐以黄芩、杏仁清热利肺,使肺气下降,瘀血亦随之下行,得大黄推荡之力,使干血从大便而去,则营卫通畅。又恐久结之干血瘀滞脏腑经络,故再以干漆破脾胃与关节之瘀血(干漆辛苦咸温有毒,气味俱厚,性善下降而攻坚,破血消瘀,燥湿杀虫,适于癥瘕积聚,诸种虫积;唐容川认为,肝脏之血若有瘀积,会将瘀血化生为虫,杀虫是治其标,去瘀是治其本也)。䗪虫、虻虫、水蛭、蛴螬皆飞潜蠕动、吸血而生之品,均善攻血逐瘀,其中䗪虫行瘀之力最速,统领诸虫,尽祛其瘀,专攻干血,故直以大黄䗪虫名方也,桃仁和肝血而破瘀。

二为扶正(缓中补虚)组:即干地黄、芍药、甘草、白蜜等,又恐瘀血去而新血不生,故又重用地黄十两,芍药四两,养血补肝而救阴液枯竭,且第一组药物皆峻猛之品,故以甘草三两、白蜜为丸益气缓中,用"酒饮服"者,和血以行药力也。上述配伍,共奏逐瘀生新,缓中补虚之效。

本方用量,方后注云"炼蜜和丸小豆大,酒饮服五丸,日三服",说明每次用量很轻,约1.5g。临床可每次用3～9g。临床较长时间内服此丸及一般剂量的水蛭、虻虫、蛰虫等对红细胞、白细胞、血小板、血红蛋白、血沉、出凝血时间均无明显影响。

【拓展】

(1)为什么说大黄蛰虫丸有"缓中补虚"的作用,而不提活血化瘀? 6版教材谓本方"为久病血瘀的缓剂,因其润以滋干,攻中寓补,峻剂丸服,意在缓攻瘀血,故谓之'缓中补虚',实为扶正祛瘀之方"。因为干血劳的形成过程是五劳→七伤(食伤)→脾胃先伤→内有干血→两目黯黑(肝脏气滞血瘀)→干血劳。所以可以从四方面加以说明:①干血劳形成过程有脾胃虚损(食伤、饥伤、腹满不能饮食)这一重要因素,从治病求本的角度,可提"缓中补虚"。②强调扶正以祛邪的一面:"损其肝者缓其中","肝苦急,急食甘以缓之",故用甘药调补脾胃之虚,此和脾胃调肝之义也。既为"五劳虚极",正气已亏则营卫不行,若仅祛瘀,瘀血未必能去,即或瘀血暂去,若肝木不得脾胃滋荣,亦可病情反复。故提缓中补虚,而不提祛瘀也。③大黄蛰虫丸本身有缓中补虚的药物:内有干血当去瘀血,瘀血虽去,新血未必能速生,故原方重用干地黄、芍药养血补肝,蜂蜜、甘草缓中补虚,新血得生,营卫气血畅通,则瘀血易去,诸虚自然缓解。④治干血劳的目的是缓中补虚:大黄蛰虫丸是以功效(活血化瘀)作为治病的手段(方法)之一,故程云来云:"干血去则邪除正旺",间接收到缓中补虚的作用。但缓中补虚不仅是手段,更是治干血劳之目的,病属虚劳,则当补虚。说明本方体现了祛邪必当扶正、扶正当须祛邪的攻补兼施的法则。

(2)大黄蛰虫丸的临床运用范围:正如教材所述,除"腹满不能饮食"外,尚有口干口苦,便秘,体属阴虚而阳热旺盛者;除有"肌肤甲错,两目黯黑"为瘀血特征而外,尚有少腹胀且有包块,按之痛而不移,或刺痛,或但欲漱水而不咽,舌质紫黯有瘀点,脉沉涩有力或弦涩。

该方目前已研制为成药广泛使用于临床,凡阴虚而瘀热盛者,久服有效,除教材所述,尚可用于:①瘀血成块的良性肿瘤,如1979年《新中医》第4期有人报道用大黄蛰虫丸去掉了干漆与杏仁,保留大黄、蛰虫、水蛭、虻虫、蛴螬、桃仁、赤芍、牛膝、生地、黄芩、甘草,制成丸剂,治疗原发性肝癌取得良好效果。且众多研究也证实了大黄是抗肿瘤的中草药之一,有祛瘀消瘤之功,经药理实验证明,

135

对淋巴肉瘤、肉瘤、小鼠黑色素瘤、艾氏腹水癌、乳腺癌等均有抑制作用。其中蛴螬提取物对肝癌有明显的抑制作用。②有报道用于治疗子宫肌瘤全摘术后所致蓄瘀性严重腹胀,连服八盒,每盒十丸,一天服三丸取效。③防止肠粘连(是引起肠梗阻常见原因)和治疗产后血肿,本方可促进血块吸收,缓和而持久增进肠蠕动,改善腹腔循环,促进渗出物吸收。④治瘀血性经闭。⑤肝硬化:曾报道治疗西安地区 27 例肝硬化患者,服该方药 4~6 周后,肝功正常。因能软坚通络,改善肝脏循环,故能缩小肝脾(1~11cm),并治肝硬化腹水。⑥下肢血栓性静脉炎,表现为硬性索状物,局部红肿热痛,长服 14 盒而愈;也可治疗血栓闭塞性脉管炎,说明有较好的溶逐血栓功能,但对脑栓塞效果不显。⑦血鼓证,"黑热病"(即利什曼原虫致病),以脾脏肿大为主,伴进行性贫血,眼目肢体浮肿,鼓胀呈黑色,皮肉有紫黑斑点为临床特点。⑧"中风偏瘫"有善忘错语症者。⑨小儿疳积疳眼。⑩阑尾脓肿。具体使用时,还可兼用琼玉膏(人参、茯苓、生地、白蜜)加强滋阴益气之功。

在《金匮要略》的 262 首方中,涉及虫类药的方有 6 首,即鳖甲煎丸、大黄䗪虫丸、蜘蛛散、下瘀血汤、土瓜根散及抵当汤,而虫类药共有 8 味,分别为水蛭、土鳖虫、虻虫、鼠妇、蜣螂、蛴螬、蜂窝及蜘蛛,其中临床应用最广,讨论最多的是大黄䗪虫丸。它可涉及内外各科多种病症的治疗,如慢性活动性肝炎、肝硬化、乙型肝炎、再生障碍性贫血、高血压脑血栓形成、冠心病心肌肥厚、慢性肾小球肾炎、肾病、高脂血症等。

另有研究报道,虫类药如以上水蛭、虻虫及土鳖虫等含多种丰富微量元素,其中与抗癌、抑癌作用有关的元素锰和镁的含量相对为高,分别 0.052~1.50μg/g 及 7.92~27.7μg/g。另外具有攻毒散结作用的虫类药多含有组胺样的物质及各种蛋白质,它们与金属元素结合的衍生物易被人体吸收,作用于某些器官的靶体,产生良好的治疗作用。此外,组胺样物质也能够使人的小动静脉扩张,增高毛细血管的通透性,使血的灌流量增快,改善各种因血在络脉瘀阻而产生的病症。许多疾病如糖尿病、冠心病、慢性阻塞性肺病、免疫性疾病如红斑狼疮等都有血液流变学改变,其临床表现为血液的浓黏凝聚状态,直接引起微循环障碍,通过应用虫类药复方络通汤(含水蛭,地龙等),有降低全血黏度比值,增加红细胞表面电荷等作用,最终改善血液的浓黏凝聚,恢复血液的正常有序状态,瘀散痰化防止瘀血形成,此外,虫类药还有强心、降压、镇静、抗惊厥等作用。

(3)为什么本方能治瘀血、干血和血虚? 首先,从病因来说,治虚就要活血生血,"气血同源","五劳"耗气伤血,桃仁能生血养血。第二,虫药能治瘀血,虫药如虻虫、水蛭、蛴螬等有"飞升之性","虫也动其瘀"。第三,芍药,甘草等能生血解痉,解决脉络痉挛不通的状态。虫药的性味或寒或微温,味多咸辛,辛能散能行,咸能软坚,故可以治疗气、血、水等多种结聚病症,如血积癥瘕、气痹淋涩等。此外,又因虫类药多有毒性,故可以毒攻毒,前人认为"毒药以攻邪",恶病恶疮,石疽失荣,非"以毒攻毒",难以见效。虫药加上草药(地黄、甘草、大黄)养血活血及调理中焦功能(白蜜缓中),所以在临床上能被广泛应用。

第八章
肺痿肺痈咳嗽上气病脉证治第七

【概念】 这一篇是张仲景介绍关于肺系病证的内容,其中包括肺痿、肺痈、咳嗽上气的辨治内容。首先我们来了解这三个病的涵义。

肺痿是因肺气痿弱不振,肺脏津液枯亏,如草木萎而不荣,所以命名为肺痿。其分为虚热证和虚寒证。

肺痿主症特点:慢性衰弱疾患;多继发于其他疾病或误治之后;多唾涎沫;短气。肺痿类似于后世所称肺气嗽、劳嗽、虚嗽、虚咳以及肺痨部分症状。现代医学中肺结核、肺不张、慢性萎缩性肺炎、支气管扩张症、肺纤维化、硅肺的部分症状也与之类似。

肺痈是因感受风邪热毒,肺生痈脓(疡)而命名。以咳嗽胸痛,吐脓痰腥臭为主症。临床上一般将肺痈分为三期,即表证期、酿脓期和溃脓期。

现代医学中的肺脓疡、化脓性肺炎、肺坏疽(痰呈腐肉样恶臭)、支气管扩张感染化脓、腐败性支气管炎等均与本病类似。

咳嗽上气:此病以病机作为病名,概指气冲、气逆、气急的疾患,以咳嗽气喘为主症,常兼喉中痰鸣,不能平卧。咳嗽上气类似现代医学的肺气肿、肺心病、急性支气管炎、支气管性气喘、支气管肺炎的部分症状。证有虚实之分,虚性上气即气脱,实证上气包括因外寒内饮结肺气所致的肺胀。

早在《素问·痹论》就已经有"暴上气而喘"的记载。《淮南子·时则》有:"坚致为上",有学者认为"上"应作"盛"解,"上"作"盛",上气即盛气,多气,亦即"呼吸气粗",而《素问·调经论》云:"气有余,则喘咳上气;不足,则息利少气。"可知"上"是"少"的反面,盛,多也,单纯的气粗不能与喘等同,如《温病条辨》桑菊饮方下有"气粗似喘",气粗必与气急结合,"喘"才成立。《说文解字》认为:"喘,疾息也","疾"含急迫意,"疾息"即急迫之呼吸。气粗为喘之渐,喘为气粗之极。考"坚致为上"应是"坚固精致的列为上品"之意,"上"作盛解,难免牵强,但此解似与《金匮》首篇有"上气"与"喘"并列不符,且本篇"上气"必有虚实之分。

本篇咳嗽上气病多连提,但首篇13条"阴病十八"中有"咳,上气,喘……"之名,说明仲景是将咳嗽与上气分别作为两种病名的。

另外需提醒大家的是,仲景所称肺胀与后世有别,后世中医内科学中"肺胀"指久患咳嗽哮喘难愈之疾,是以肺肾心脾亏虚为主因,可归属于虚性上气,而《金匮》肺胀则属实性上气。

【病因病机】 肺痿有虚热和虚寒两种,前者是热在上焦,津液枯燥所致;后者是肺中虚冷,不能制下所致。

肺痈的病因病机是风邪热毒,壅遏肺气,气滞血瘀,腐化为脓。

咳嗽上气有虚实之分,本篇所论多为外寒内饮,邪实气闭,肺失宣降的肺胀证。

【合篇意义】 三者的病变部位相同,均在肺,且三者都有咳嗽症状,在病情上可以互相转化,所以合篇讨论。

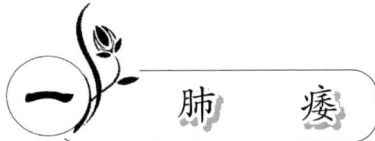

一 肺 痿

(一)肺痿的成因,肺痿、肺痈的脉证与鉴别

【原文】 问曰:热在上焦者,因咳为肺痿。肺痿之病,从何得之?师曰:或从汗出,或从呕吐,或从消渴,小便利数,或从便难,又被快药下利,重亡津液,故得之。

曰:寸口脉数,其人咳,口中反有浊唾涎沫者何?师曰:为肺痿之病。若口中辟辟燥,咳即胸中隐隐痛,脉反滑数,此为肺痈,咳唾脓血。

脉数虚者为肺痿,数实者为肺痈。(1)

【解析】 本条分三个自然段,论述肺痿的成因和肺痿、肺痈的脉证及其鉴别。

第一段主要叙述两点:①虚热肺痿病机:热在上焦,因咳而成。②肺痿病因:汗吐下误治,重亡津液。

"热在上焦者,因咳为肺痿",再见于《五脏风寒积聚病》篇第19条。因肺为娇脏,既恶寒,又恶燥(热),今热结肺脏,肺失肃降,遂上逆为咳,热与咳皆伤肺液,肺失濡润,至肺气痿弱不用。肺痿病因有四方面,且与津液代谢失常有关,《素问·经脉别论》说"饮入于胃,游溢精气,上输于脾,脾气散精,上归于肺,通调水道,下输膀胱。"

图示:

（2）（1）（1）　　（4）（3）

饮——→胃——→脾——→肺——三焦——膀胱(肾)

（3）（4）（3）

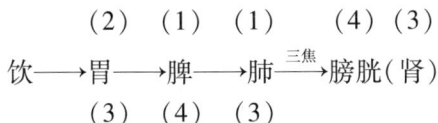

(1)或从汗出:本属风热,如误用辛温药发汗太过,水津阴血俱伤,脾无津液上归于肺,肺失润养而燥,久则肺痿。

（2）或从呕吐：呕吐耗伤胃阴，脾无水津上归于肺，且胃中虚热上冲致上焦有虚热，亦可致肺痿。

（3）或从消渴，小便利数：消渴病，多由肾阴虚，肺胃燥热所致，热邪逼其水津下泄，肾虚不固摄小便，则小便利数。肺失津润，火热灼肺，日久必痿。临床中糖尿病常并发肺结核（消渴致肺痿），可为佐证。

（4）或从便难，又被快药下利，重亡津液：无论大便难或小便难，总为津液不化或不足（胃肠失濡）法当润下，若概以热结便秘，而以大黄一类攻下药通便，则重亡津液，肺失津润，亦能成肺痿。

黄坤载从上述"表里前后"四方面总论肺痿病因为重亡津液："或从汗出而津亡于表，或从呕吐而津亡于里，或从消渴便数而津亡于前，或从胃燥便难津液原亏，又被快药下利重亡津液而津亡于后"，可谓言简义深。

总之，重亡津液则阴虚，阴虚内热而灼肺，久咳伤肺，此三方面缺一不可（多指虚热肺痿成因）。

临床常见肺痿的病因有：外感风热入肺，治疗不当，伤其津液；或高年素体气阴两虚，复感风热，消灼肺津，迁延治疗，病情由实转虚，导致肺痿。

那么我们根据以上所说的内容可以得出如何预防肺痿：一方面要迅速治疗外感病，正如《脏腑经络先后病》篇中所倡导的"有病早治"原则；另一方面，对于虚性病症，要慎用汗吐下，勿滥用温燥伤津劫液之品。

第二段论述肺痿肺痈在证候上的鉴别，肺痿主要表现为口中反有浊唾涎沫，而肺痈则有咳即胸中隐隐痛，唾脓血等症。

一般以稀痰、稠痰区分浊唾涎沫，即浊唾指稠痰，涎沫指稀痰，但我认为并不准确，唾不是痰，而是液，涎沫也有不见稀痰的。

"寸口脉数"，为阴虚燥热内壅，脉必虚数，"其人咳"是因燥热上熏于肺，肺气上逆，当干咳无痰，口中应燥，而"反"有浊唾涎沫者，以肺有郁热，因误用汗、吐、下、利，重亡津液，燥热愈盛，肺热叶焦，肺气痿弱，清肃之令不行，肺气不能布散水津，来自脾胃上奉之津液，肺不但不能自滋，亦不能洒陈于脏腑，输精于皮毛，故津液留贮胸中，皆为燥热所煎熬，随肺气上逆而成浊唾涎沫，干者自干，唾者自唾，愈唾愈干，故原文加一"反"字，突出了虚热肺痿的特征，间接说明了肺阴虚、肺气伤、病不在脾胃，与虚寒肺痿不咳而吐稀痰者不同。

《外台秘要·卷十·肺痿方一十首》对肺痿的病因病机及临床表现进行了补充："又寸口脉不出，而反发汗，阳脉早索，阴脉不涩，三焦踟蹰，入而不出，身体反冷，其内反烦，多唾唇燥，小便反难，此为肺痿。伤于津液，便如烂瓜，亦如豚脑，但坐发汗故也。其病欲咳不得咳，咳则出干沫，久久小便不利，甚则脉浮弱……师曰：肺痿咳唾，咽燥欲饮水者，自愈。自张口者，短气也。"可供参考。

"若口中辟辟燥,咳即胸中隐隐痛,脉反滑数,此为肺痈,咳唾脓血",说明肺痈症状与肺痿有别。肺痈口中辟辟燥,形容燥咳无津,口干燥貌,咳引胸中痛。肺痈系外感风热不解,内壅于肺,肺气不利,肺气不下达,脾气不上升,则阴津不能上潮于口,故"口中辟辟燥",魏念庭云:"肺痈之痰涎脓血,俱蕴蓄结聚于肺脏之内,故口中反干燥,而但辟辟作空响,燥咳而已"。肺居胸中,今热邪煎熬肺津为痰,痰涎壅滞于肺,气血道路不通,势必咳,咳即牵引所壅塞之肺络,故"胸中隐隐痛"。肺痈初期,乃肺热初结,热不太甚,脉当微(浮)数,今"脉反滑数",是肺之痈脓已成,热壅为毒,痈溃脓出而伤血脉,故"咳唾脓血"。

关于"咳唾脓血",《金匮今释》陆渊雷认为肺痿肺痈均可有脓血,肺痈脓臭,肺痿脓不臭。征之临床,肺痈之痰亦有不臭者,唯多见肺痈痰黄如脓或泛绿色,具有特殊的腥恶臭味,有时痰内夹血,不成丝而呈点滴,甚者每多血块与臭痰相杂而出。肺痿虽亦有恶臭痰,但在于一时,程度较轻。

第三段进一步论述肺痿肺痈的脉象鉴别,即"脉数虚者为肺痿,数实者为肺痈"。

肺痿肺痈同起于热,但有虚实之别,肺痿是阴虚津伤,肺气痿弱,故脉虚数;而肺痈外因风热内郁与痰血津液搏结,壅滞于里,郁结腐化,而为脓血,为邪实,故脉见数实。

【拓展】

1.肺痿肺痈的病因,脉证鉴别

(1)病因:肺痿源于虚热,责于津液损伤,或色欲过度,肾精亏耗,相火上炎,阴虚化热,消灼肺脏,肺气痿弱而成。肺痈,源于风热内蓄,肺络受伤,营血壅塞,蕴结痈脓;或过食辛辣,膏粱厚味,金石药酒,积热于胃,胃火熏肺而成;或表邪未解,妄投滋补,热毒郁遏于内,肺气清肃失司,蕴酿生腐成脓。

(2)症状:两者均有咳嗽(肺痿属虚热者),但肺痿初无表证,虽咳唾稠黏痰涎,多不腥臭,少有胸痛和咳唾脓血,偶尔痰中带血丝者,间或有之。肺痈多有发热,自汗,初起无胸痛,但有咳则胸剧痛等症状,初起多呈稠黏涎沫,继而痰涎腥臭,最后咳唾脓血。

(3)脉象:数脉两者均有,兼见脉象迥然不同。虚热肺痿脉象始终见虚数(数而无力);肺痈初期,脉象浮数,中期(痈将成或已成未溃时)脉象洪数(或滑数),吐脓血阶段则成虚数。

2.关于虚热肺痿类证的鉴别(表8-1)

141

表8-1　虚热肺痿类证的鉴别

病名比较	虚热肺痿	外感咳嗽	劳嗽	痰饮
相同点	常见咳嗽症状			
病因、病机	热在上焦，久咳伤肺，重亡津液	外邪闭肺	因虚致嗽（虚劳或肺痨）	阳虚饮停
主症	吐出浊唾涎沫，数虚脉	外感脉证	阴虚证、脾肺气虚证、肺痨证	痰饮证，弦脉
治则	生津润肺，开痰止唾	解表宣肺	滋阴，益气，杀虫	温药和之
方剂	麦门冬汤	杏苏散、桑菊饮	琼玉膏、百部膏、理中汤	苓桂术甘汤

这里还要提醒大家的是,肺痿与肺痨是有明显区别的,肺痿无传染性,而肺痨因感受"痨虫"所致,有明显的传染性。《医古文讲义》中《赠医师郭某序》谓:"一少年病肺气上,喀喀鸣喉中,急则唾,唾血成缕,严曰:'此瘵也,后三月死。'聘君曰:'非也。气升而脆,中失其枢,火官司令,烁金于炉,是之谓肺痿,治之生。'后患者果生。"

3.关于痰饮涎沫之分　清·汪必昌《医阶辨证》云:"稠浊为痰,津液凝聚;清稀为饮,水饮留积;绵缠为涎,风热津所结;清沫为沫,气虚液不行。"明·方隅《医林绳墨》云:"行则为液,聚则为痰;流则为津,止则为涎。"

（二）肺痿的证治

1.虚热肺痿

【原文】　火逆上气,咽喉不利,止逆下气者,麦门冬汤主之。(10)

麦门冬汤方:

麦门冬七升　半夏一升　人参二两　甘草二两　粳米三合　大枣十二枚

上六味,以水一斗二升,煮取六升,温服一升,日三夜一服。

【解析】　本条论述虚热肺痿的证治,其主症重在"咽喉不利"。

"火逆上气",乃因肺胃津液不足,阴虚生内热,虚火逆于上,或谓"温针火灸之逆",故称"火逆上气"。为何"咽喉不利"?咽为食户,乃胃之窍,喉为气门,乃肺之窍,肺胃虚火上灼咽喉,煎熬津液而成痰涎,痰热阻滞咽喉,故咽喉不爽利,但仅有咽喉不利,尚不能证明为火逆上气,必须伴有寸口脉虚数,咳嗽吐浊唾涎沫,舌无苔或少苔,舌质偏红,乃为肺受火热熏灼,火逆上气之脉证。此类火逆上气若不急于治疗,恐火气上炎日久,再伤津液,久成肺痿。

由上述分析我们不难看出,虚热肺痿的病机是:肺胃津伤,火逆上气。根据《内经》"高者抑之"的原则,仲景立滋阴清热,止火逆,降肺气之法以治之。方用麦门冬汤养胃阴,清胃热,滋肺液,降逆气,开积痰,止浊唾。此方实为竹叶石膏汤减味而成。方中麦冬养胃阴而润肺清心,人参、大枣、甘草、粳米大补胃气以滋肺,取补土生金之义,使脾胃气旺,水谷精微上注于肺,肺胃阴足,火不上炎,肺得滋润,气能下降,但已上逆痰气不易下降,欲除浊唾涎沫,非加此味不可,故以半夏一味轻用,与麦冬的比例为1:7,达到降逆开结祛痰作用。半夏虽燥,用于温热药中则燥,用于清润药中则不燥,且制约麦冬之滋腻,发挥下气祛痰的作用,使火逆自降,胃气自和。

【拓展】

(1)临床中,叶氏养胃方(沙参、麦冬、玉竹、扁豆、桑叶、甘草)有养阴生津之功,降逆化痰之力却不足,故不能取代麦门冬汤治虚热肺痿。若咳吐浊唾涎沫多者加茯苓,气阴大虚者加山药、黄芪。麦门冬汤临床上可用于劳嗽不愈、大病瘥后咽燥虚喘、老慢支咳逆上气、肺结核、喉头结核、虚热喉痹(急慢性咽喉炎,声音嘶哑),久病气液不足咽中有痰涎,如同炙肉,咯之不出、咽之不下之梅核气,胃液不足,饥而不食,吞酸嘈杂,溃疡病胃脘疼痛(饥饿性)"噎膈"(食管狭窄、幽门梗阻)。

又治矽肺,现代的"加味麦门冬汤"(二冬、竹沥、半夏、北沙参、茅根、瓜蒌皮、郁金、黑大豆、瓦楞子、甘草、白萝卜汁加水煎二汁)润肺、解凝、散结、软坚。原方治矽肺(咳嗽、咽干痰黏、上气、胸痛、咯血、舌质红、苔薄、脉弦数或弦细)连续运用3个月,可消退胸部结节。

沈目南、魏念庭等认为,本方治虚热肺痿初起或肺痿将愈,阴虚而热者。

(2)仲景对麦冬的运用:《本经疏证·卷二》:"《伤寒论》《金匮要略》用麦门冬者五方,惟薯蓣丸药味多,无以见其功外,于炙甘草汤,可以见其阳中阴虚,脉道泣涩;于竹叶石膏汤,可以见其胃火尚盛,谷神未旺;于麦门冬汤,可以见其气因火逆;于温经汤,可以见其因下焦之实,成上焦之虚。虽然下焦实证,非见手掌烦热,唇口干燥,不可用也。上气因于风,因于痰,不因于火,咽喉利者,不可用也。虚羸气少,不气逆欲吐,反下利者,不可用也。脉非结代,微而欲绝者,不可用也。盖麦冬之功,在提曳胃家阴精,润泽心肺,以通脉道,以下逆气,以除烦热,若非上焦之证,则与之断不相宜。故脉微欲绝,是四逆汤证,少气下利,是理中汤证,风痰上气,是小青龙汤证,有瘀血而不烦热,是下瘀血汤、大黄䗪虫丸证也。"

2.虚寒肺痿

【原文】 肺痿吐涎沫,而不咳者,其人不渴,必遗尿,小便数,所以然者,以上虚不能制下故也,此为肺中冷,必眩,多涎唾,甘草干姜汤以温之。若服汤已渴

143

者,属消渴。(5)

甘草干姜汤方:

甘草四两(炙)　干姜二两(炮)

上㕮咀,以水三升,煮取一升五合,去滓,分温再服。

【解析】　本条论述虚寒肺痿的症状和病机为"上虚不能制下"、"肺中冷",治当温肺复气,温上制下。

肺痿吐涎沫而咳嗽,是肺痿热在上焦,今"肺痿吐涎沫而不咳"是上焦无热,肺冷气虚,无力祛邪,肺气不逆故不咳,但与小青龙汤、真武汤有水气者不同。"吐涎沫",为肺脏虚冷,阳虚不能化气,气虚不能摄津,水津不布则停蓄为清稀涎沫,而非浊唾,这与寒饮吐涎沫者之用半夏干姜散相同。"其人不渴",上焦虚寒而胃无热也。"必遗尿,小便数,所以然者,以上虚不能制下故也",说明肺痿遗尿、小便数为"肺中冷"而阳气不行,肺痿不用则气化无权,水津直趋下行,水府津液不藏,收摄乏力,下焦失约(肾气亦虚),故小便频数、遗尿。"必眩,多涎唾"者,头为诸阳之会,上焦阳虚,清阳不能升达于头,故头晕作眩。肺气虚寒,不收摄津液故口多涎,如本书《水气病脉证并治》第 3 条云"上焦有寒,其口多涎",故其总的病因病机为"肺中冷"、"上虚"所致。是由于肺为娇脏,既恶燥又恶寒,肺失阳气温煦,肺金清冷而失濡润成痿。治当以温肺复气,补土生金,温上制下,虚则补其母也。

方用甘草干姜汤,用干姜大辛大热,温肺化饮,使肺得温和,气机上达下行,肺之治节正常,肺痿自愈。"若服汤已渴者,属消渴"是已服甘草干姜汤后而口渴,则属中焦胃热迫其水津下行之口渴,不属虚寒肺痿,而属消渴。但中焦胃热,本有口渴,服甘草干姜汤则属误治了。仲景以此来反证本条原文"不渴"。

【拓展】

(1)虚寒肺痿和虚热肺痿两种类型之鉴别:①病因:热伤肺津而致痿,为虚热肺痿,肺气虚冷,水津不布而致痿,为虚寒肺痿。虚寒肺痿成因,一为病人素体阳虚,或患其他热病,过用寒冷清热与口食生冷所致;二为肺热,过用寒凉泻肺而成肺冷,由阴虚转为阳虚,虚热肺痿发展成虚寒肺痿。②辨证:虚热和虚寒肺痿,吐涎沫为两者所共有,仅清稠不同。虚热者咳唾涎沫必稠黏;虚寒肺痿,涎沫必清稀而无浊唾,甚则有冷感。但无论何型肺痿,涎沫多不臭秽,虚热肺痿,脉必虚数,虚寒肺痿,脉必虚缓或沉迟。③施治:虚热肺痿治以养阴润肺,益气祛痰为主。热不盛者,可借用本篇第 10 条之麦门冬汤,虚热甚者,清燥救肺汤。虚寒肺痿,甘草干姜汤。

(2)甘草干姜汤之临床应用:①本条干姜当炮用:《伤寒论》太阳病篇第 29 条,表阳已虚,用桂枝攻表,出现"厥、咽中干、烦躁吐逆"等阳虚,胃寒气逆者,"作甘草干姜汤与之,以复其阳",故用辛热干姜(不炮)温胃复阳。而《金匮》本条甘草干姜汤中,干姜炮用,则成为苦温炮姜暖肺祛寒。两方皆以甘草为君,着重补脾,同中有异,说明经方辨证严而用药精。②虚寒性吐血、鼻衄,血色黯而稀。陈修园谓"温摄法、草姜调"。我于 1972 年用本方合当归补血汤治愈一例血小板减少贫血性鼻衄(病史 2 月),仅四剂而愈。③蒲辅周老先生治一名 3 岁女孩,患腺病毒性肺炎,中医属冬温范畴。亦因寒凉过量,肺阳大伤,气弱息微,喘嗽不已,体温尚高而汗冷肢凉,胃阳亦败,大便泻下清水,脉象细微,舌不红,苔薄白,诊为寒凉伤阳,肺冷金寒,用甘温之甘草干姜汤,救胃阳以复肺阳。药用炙甘草 18g、炮姜炭 9g,补而不滞,温而不燥,此为温肺补脾法,小量频服,犹如旭日临空,阳气渐苏,而泻利止,汗不冷,肢不凉,呼吸匀静,喘嗽有力,脉象渐起,舌质红润,病势转危为安,可见治热不远热,知权达变,又何惧用温热法于温热病?

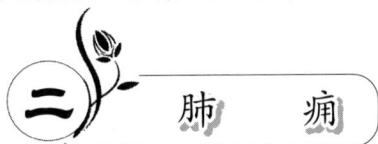

二 肺 痈

(一)肺痈的病因病机、脉证、预后

【原文】 问曰:病咳逆,脉之,何以知此为肺痈?当有脓血,吐之则死,其脉何类?师曰:寸口脉微而数,微则为风,数则为热;微则汗出,数则恶寒。风中于卫,呼气不入;热过于荣,吸而不出。风伤皮毛,热伤血脉。风舍于肺,其人则咳,口干喘满,咽燥不渴,时唾浊沫,时时振寒。热之所过,血为之凝滞,蓄结痈脓,吐如米粥。始萌可救,脓成则死。(2)

【解析】 本条论述了肺痈的病因、病机、脉证和预后。整个条文主要讲了三点:

1.肺痈的病因病机 风热壅遏肺气,气滞血瘀,腐化为脓(微则为风,数则为热,风中于卫,热过于营,血为之凝滞,蓄结痈脓)。

2.肺痈分三个阶段的脉证 ①"风伤皮毛","风中于卫"的表证期;②"风舍于肺"的酿脓期;③"蓄结痈脓"(脓成)溃脓期。

3.预后 初起风热在卫者易治,脓成风热入营血较重、难治。

条文当分为四段来学习。第一段:"问曰:病咳逆,脉之,何以知此为肺痈?当有脓血,吐之则死,其脉何类?"论述肺痈主症、肺痈溃脓期的预后及治法禁忌。患咳逆的病人,外感内伤俱可出现,诊其脉象,怎样才知道是肺痈呢?应脉症合参,症"当有脓血",在呕吐脓血阶段(溃脓期或慢性期),则难治,因"吐之则死"(教材认为溃脓期气血亏损忌吐法,亦可参考,但征之临床,如服用附方《外台》桔梗白散后,病在膈上者吐脓血,虽可看作涌吐排脓法,实为药后反应)。此值肺痈晚期应出现什么脉象呢?肺痈中期主脉当见滑数或数实,故无须再赘述,

145

此处反复询问肺痈晚期或慢性期的脉象,可以不同于一般的滑数脉。

第二段:"师曰:寸口脉微而数,微则为风,数则为热;微则汗出,数则恶寒。"通过微数脉阐述肺痈表证期的症状和病机(风热郁遏肺气,邪在卫分,属"风伤皮毛"阶段。)该段条文之后仍继续论述肺痈其他阶段的病机,所以不会仅仅通过寸口脉微而数来阐述整个肺痈的病机,而是针对表证期。需要说明的是,"风伤皮毛"属倒装句,应提前来理解。

说明:教材宗《金鉴》,以"微"作"浮"解,说明肺痈成因,"是由感受风热病邪引起";陈修园认为"寸口脉微而数"是肺痈未成之初的脉象(因肺痈既成则脉数滑),谓"盖风脉多浮,而此为热伏于肺,风一入则留恋于内,其形不显,微者显之对也,故微则为风,热为病根,其数脉则为见出本来之热"可见"微"脉并非极细极软,轻按即见,重按如欲绝者之"微",乃脉形小而不大之意。

另一种看法:《易解》认为本段是通过溃脓期(或慢性期)的脉象(微而数)追述肺痈表证期的症状和病机。"师曰:寸口脉微而数"为肺痈溃脓期的脉象,"脉微而数"的产生是由表证期发展而来,说明数而不洪大有力,营阴已伤。"微则为风"者,因风邪伤了卫气,肺气不外荣于脉,脉因卫虚而微,"数则为热"者,风邪化热,风热内壅,故见数脉;"微则汗出"者,卫虚不能闭固皮毛,且风性疏泄涣散,水津被风邪鼓荡外出则自汗出(《濒湖脉学》谓气血微兮脉亦微,恶寒发热汗淋漓);"数则恶寒"者,风热内壅,肺卫之气不能外达而恶寒怕冷(意同《素问·刺热》"肺热病者,先淅然厥起毫毛,恶风寒,舌上黄,身热")。此仍在阐述风伤皮毛阶段的症状与病机。陶氏之说不无道理。

第三段:"风中于卫,呼气不入;热过于荣,吸而不出。风伤皮毛,热伤血脉。风舍于肺,其人则咳,口干喘满,咽燥不渴,时唾浊沫,时时振寒。"进一步阐述肺痈酿脓期主症和病机,传变过程(属风舍于肺阶段)

"风中于卫,呼气不入,热过于营,吸而不出"指出了风热干及卫分营分的传变过程。因风热在卫,病浅而轻,正气未至大亏,正能抗邪,风热尚能随呼气向外排出,不致随吸气内入;如风热在卫分不解,病邪深入营血分,正气日虚,虚则受邪内传,风热只能随吸气内入,不能随呼气外出,故曰"吸而不出"。此四句对叶氏创立温病辨证纲领有影响。

"风舍于肺,其人则咳,口干喘满,咽燥不渴,多唾浊沫,时时振寒",此论肺痈酿脓期的症状,风热中卫,伤及皮毛,皮毛者肺之合也,皮毛之邪影响于肺,所以"风舍于肺"。肺气不能清肃下降"则咳逆"。肺气不降,脾气不能散精上归于肺(脾经夹咽连舌下),津液不上潮于口,风热壅遏肺气,故"口干喘满"。肺虽有热,但一因脾胃无热,胃中津液尚存;二因胸有停饮;三因病至营血,热邪煎熬营阴上承,故口干而不欲饮即"不渴",肺热煎熬津液而为痰,肺恶浊唾干扰,故"多唾浊沫";热郁于肺,肺气不宣,卫气不外达,故见"时时振寒"之象,教材按语云

"此多为痈疡酿脓现象"，是病势发展的主要标志，为肺痈酿脓期(或成痈期)风热在肺家气分的证候及病机。另外需要注意的是虚热肺痿与肺痈均有浊唾，但兼症有别，且腥臭与否亦不同。

第四段："热之所过，血为之凝滞，蓄结痈脓，吐如米粥。始萌可救，脓成则死。"阐述肺痈成脓，溃脓期的症状、病机和预后。

若治不及时或不得法，"热伤血脉"(第三段此句置此为当，拟作倒装句)，热邪由卫分、气分深入营分。"热之所过，血为之凝滞，蓄结痈脓，吐如米粥。"此皆风热消灼肺络，营血为热毒壅塞不行，郁久腐化而成痈脓，故肺溃烂，吐出之脓，如米粥而腥臭。

"始萌可救，脓成则死"，说明肺痈初起，用清热解毒散结法尚可易于救治，若热聚于肺，溃而成脓，治不如法，难愈。

(二)肺痈的证治

1. 邪实气闭

【原文】 肺痈，喘不得卧，葶苈大枣泻肺汤主之。(11)

葶苈大枣泻肺汤方：

葶苈(熬令黄色，捣丸如弹子大) 大枣十二枚

上先以水三升煮枣，取二升，去枣，内葶苈，煮取一升，顿服。

肺痈，胸满胀，一身面目浮肿，鼻塞清涕出，不闻香臭酸辛，咳逆上气，喘鸣迫塞，葶苈大枣泻肺汤主之。方见上。三日一剂，可至三四剂，此先服小青龙汤一剂乃进，小青龙方，见咳嗽门中。(15)

【解析】 以上两条论述肺痈实证(肺痈初起，酿脓期，脓未成或已成)喘甚的证治，而以"喘不得卧"，"胸满胀"，"喘鸣迫塞"为理解重点。

首冠"肺痈"二字，即包括第1、2条的肺痈脉证，如脉微数，咳，咽燥不渴，咳即胸中隐隐痛，口出臭气等，均为此汤脉证。

肺痈初起，风热壅滞于肺，痰浊阻塞气道，肺气受阻，因而喘息不得平卧。若风热内结胸中，肺气壅塞则肺叶上举而肺胀，故满胀在胸，风热内壅于肺，卫外阳气失职，肺气不得通调化气外出下达，水气逆行，泛溢皮肤之表，故"一身面目浮肿"，肺气被遏故肺窍"鼻塞"，风热内郁迫使肺液上逆，故流"清涕"，鼻司香臭，今肺窍闭塞不利，肺卫之气不行，故鼻不闻香臭酸辛，肺气壅塞，不得肃降而与痰饮相逐，故见"咳逆上气，喘鸣迫塞"。由此可知，此乃风热痰浊壅闭于肺，皆为邪实气闭证，与十二篇"支饮不得息"病理相同，故治以开肺逐邪，清热泄水的葶苈大枣泻肺汤。方用葶苈子辛苦寒，能开泻肺气，清热利水。恐其药猛而伤正气，故配以大枣甘温安中并缓和药性。葶苈熬令黄色，是指将葶苈烤干炒黄之意。

本方适用于肺痈实证初期,风热痰浊壅闭肺家气分,汗出,咳唾浊沫,口干喘满,咽燥不渴,时时振寒,脉浮数者;中期开始化脓,邪实证明显,正气不甚虚者,亦可酌用之。但若痈脓已溃,吐如米粥,咳唾脓血,正气虚者则不相宜。

临床报道,葶苈子能治大叶性肺炎、小叶性肺炎、急性支气管炎、肺脓肿、慢性肺心病、胸腔积液并发心衰、百日咳痉咳期。

2. 血腐溃脓

【原文】 咳而胸满,振寒脉数,咽干不渴,时出浊唾腥臭,久久吐脓如米粥者,为肺痈,桔梗汤主之。(12)

桔梗汤方:亦治血痹

桔梗一两　甘草二两

上二味,以水三升,煮取一升,分温再服,则吐脓血也。

【解析】 本条论述肺痈成脓已溃(溃脓期)的证治。原文"振寒脉数","时出浊唾腥臭"为其主症。

"咳而胸满,振寒脉数"为肺痈必有之症,风热内壅,郁遏肺气,故咳嗽胸满,热结于里,卫气不外达,皮毛不固,故"振(慄)寒(战)",热聚于内故脉数,教材谓:"振寒脉数是肺痈成脓的特征之一,也是病势发展的主要标志","与一般表证的恶寒发热显然有所区别"。临床上,败血症引起的脓疡,亦有"振寒脉数",并非表证。肺气壅滞,津液不得上行故"咽干",热已入营而胃无热,故"不渴"。热伤血脉,热毒蕴蓄,津血腐化为脓,尚未大溃烂,故始则"时出浊唾腥臭",如烂鸡蛋之腥臭,"久久吐脓如米粥"吐出物不为痰涎稠黏而如米粥,可成块状,为肺痈已溃,腐而化脓,即提示病机为热毒蕴蓄,成痈溃脓。"久久"说明病情已逐渐转虚,故不用泻肺汤之攻利,而用桔梗汤以解毒排脓。方中桔梗开提肺气(因肺中有脓,宜开提宣通肺气),更能祛痰排脓,且据《本经》记载"桔梗……主胸胁痛如刀刺",说明这个药还有止胸痛的作用。药理研究则表明桔梗可使支气管黏膜分泌物增加;配合生甘草解毒清火,又寓补土生金之意。

【拓展】

(1)桔梗汤为仲景唯一排脓解毒方,金匮《疮痈肠痈浸淫病脉证并治》之排脓汤与散均有桔梗,《本经疏证》:"桔梗者,排脓之君药也",桔梗可重用五钱至一两,对祛痰排脓确有良好作用,临床用于数十例病员并无恶心呕吐副作用。本方对肺痈轻症,热毒不盛,体质较虚者有效(肺痈实证,脓未成者用葶苈大枣泻肺汤),若系肺痈热甚重证,唾沫量多,脓血大出,则非此方所能胜任,而与《千金》苇茎汤合用较佳。若肺痈成脓,经久不愈,气血衰弱者,参考教材[按语]用《外台》桔梗汤。

(2)本方临床应用范围:后世治喉痹、咽喉不利、喉头结核等多种喉科疾病,均以此为主方。又急性气管炎初期,外邪阻滞肺窍的音哑,可加蝉衣、胖大海、前胡、荆芥疏邪宣肺,安全有效。

(3)桔梗汤体现的肺痈治法,对后世有重要影响:目前国内一般均认为祛痰排脓和清热解毒是治疗肺痈两个重要方法,前者促使脓痰排出,不再壅滞于肺,后者是清除蕴结热毒,不使肺叶受热毒燔灼而腐烂,两法应兼顾而不能偏废,景岳的桔梗杏仁煎,程钟龄的加味桔梗汤,均是二法合用。临床加清热解毒药主要应用鱼腥草和黄连。清热解毒和祛痰排脓应用时间要较长,至热退、咳嗽、咯脓痰显著减少,X线检查肺空洞液平消失,炎性浸润吸收,白细胞降低才逐渐减轻剂量,增加清养补肺之剂。如过早减少清热解毒和祛痰排脓剂,病情会反复增剧。许多病例长期吞服黄连、黄芩粉末,未见苦寒败胃现象,相反,随着病势好转,食欲逐渐增加。我1975年曾用水黄连、金龟莲、紫花地丁、大青叶、板蓝根之类苦寒药以疏肝利胆,清热解毒治急性胆道感染15例,患者并不觉味苦难咽,药中病解,亦不败胃。

(4)后世肺痈辨脓痰法介绍:①凡人觉胸中隐痛,咳嗽有臭痰,吐在水内沉者是脓,浮者是痰(《医灯续焰》)。②患者吐痰地上,数分钟起泡者是肺痈(曹颖甫)。③以双箸断之,其断为两段者是脓,黏着不断者是痰(丹波元简)。

(5)验内痈法:①蛾腹指验内痈:这是在无X线诊断时所运用的方法。肺痈患者,手指必饱满若蚕蛾腹,病剧则指螺愈鼓隆,病渐瘥则指螺渐复正常,提示肺脓疡为原发病。但需注意与杵状指区别,杵状指鼓杵之头在指端,发生慢,常不能恢复原状,以肺气肿为原发病。②《医宗金鉴·外科心法要诀·验内痈法》:"凡遇生内痈之人,与生黄豆五粒嚼之,口中无豆味(豆味多腥)者,是其候也"。③验舌法:翘舌可见舌青筋两侧有两粒黄豆大紫色颗粒,逐渐长大,两胫骨疼痛者,为肺痈已成脓,脓净,则舌下颗粒消失。为一家传经验。

(6)关于中医药治疗肺痈的优点:对于热毒壅盛性疾病,中医药疗效不差于抗生素,尤对年老体弱者更佳。有些病例用抗生素治疗后,病势逐渐控制,但肺部病变一时不易好转,后用中医药治疗,病变很快消散。还有部分病例,先用抗生素治疗效果不佳,合并中药治疗,病势即控制而趋向痊愈。说明采用中药和抗生素合并治疗,可提高疗效,缩短病程,且不增加慢性病例。

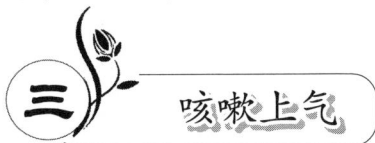

三　咳嗽上气

(一)上气的辨证及预后

【原文】　上气,面浮肿,肩息,其脉浮大不治,又加利尤甚。(3)
上气喘而躁者,属肺胀,欲作风水,发汗则愈。(4)

【解析】 我们先来看看几个词解:

1.上气 多指病机,不是单一的症状,也可作为病名。仲景"上气"者计七条,其中本篇与喘连提者有三条:"上气喘而躁者"(第4条);"咳而上气,此为肺胀,其人喘"(第14条);"肺胀,咳而上气,烦躁而喘"(第15条)。说明喘多有上气,上气不一定就是喘,喘为气促,上气为气向上逆,如咳嗽气逆或不咳而气逆,呼吸急迫或咽中梗塞气逆。首篇十三条有"阴病十八,何谓也?师曰:咳,上气,喘……",说明上气是与咳和喘同时独立的病名。

2.肩息 《难经》云"呼出心与肺,吸入肾与肝",人之呼吸,呼则气升于心肺,吸则气降于肝肾。下元既虚,呼时则下焦无气以升,故尽量的呼,肩亦代之呼;吸时,气不下至于肝肾,故尽量的吸,肩亦代之吸。两肩随呼吸动摇,故曰肩息,与首篇"息摇肩"相似。

以上两条,虽同为"上气",但有正虚(气脱)邪实(气闭)两种病情。

第3条说明上气肩息,脉浮大为肾不纳气之虚证,多不易治,上气肩息,面浮肿是阳虚于下,气逆于上,肾气既虚,欲得吸气之补偿,故尽量吸入,但吸入之气,仍不能下至于肾,故呼吸时以肩代之。既无表邪,又无热证,而且其脉浮大、中空无根,是肾气将脱,气不归元,气息出多入少之险证;若再见下利,则阳脱于上,阴竭于下,阴阳离决,尤为险恶,故预后不良。可用《局方》黑锡丹[黑锡(即铅)、硫黄、沉香、木香、茴香、阳起石、葫芦巴、破故纸、肉豆蔻、金铃子、附子、肉桂],镇纳浮阳,阴虚阳越者,可借用蛤蚧丸。

第4条则论外感风寒,内动水饮之肺胀,属邪实上气。"上气喘而躁"者,其热素有水气内停,再感风寒,外寒内饮同时发作,内外合邪,肺气不降,气逆喘促,肺气胀满,肺气为风寒水饮所阻,且郁而化热,躁扰不安,将成水气泛滥。饮邪踞肺,肺气不宣,不能通调水道,下输膀胱,势必导致水气泛溢肌肤,可形成面目浮肿之风水证,原文未言面目浮肿者,预兆其趋势也,故曰"欲作风水"。其脉应是浮而有力,治当欲作风水之先,发汗散水,使在表风寒,在里水饮,随汗而解,肺气通调,壅塞之水气外达,上壅之逆气下降,则上气喘促躁扰之证自平,肺胀得解,故曰"发汗则愈"。方参本篇越婢加半夏汤,小青龙加石膏汤之类,以肺实上气易愈也。

【拓展】 关于肺胀的特征,第4条实属肺胀的定义,特征有四:一是咳嗽上气(哮喘)中的一个类型;二见脉浮;三有烦躁等里热症状;四者病邪有寒,有饮,有热。

(二)咳嗽上气的证治

1.寒饮郁肺

【原文】 咳而上气,喉中水鸡声,射干麻黄汤主之。(6)

射干麻黄汤方：

射干十三枚—法三两　麻黄四两　生姜四两　细辛　紫菀　款冬花各三两
五味子半升　大枣七枚　半夏（大者洗）八枚—法半升

上九味，以水一斗二升，先煮麻黄两沸，去上沫，内诸药，煮取三升，分温
三服。

【解析】　在学习这个条文之前，我们要先搞清楚，水鸡是什么？水鸡即田
鸡（青蛙）或秧鸡（鷄鸡），栖秧水田中，其声喝喝如哮声。

本条论述寒饮郁肺的咳嗽上气证治，即偶有外寒发动内饮，郁遏肺气之咳嗽
上气，后世所谓冷哮的证治。

"咳而上气"，因其内有水饮停滞，偶感风寒，外内合邪，肺为寒饮闭塞，肺气
不得下降，故"咳而上气"。水饮上逆阻碍呼吸道路，呼吸出入之气触动水饮，痰
滞其气，气触其痰，故"喉中水鸡声"，痰声辘辘喝喝不绝。

因此，运用本方的辨证要点为：①咳甚痰多清稀，胸闷不渴；②喉中有水鸡
声，甚则不得卧，卧则喘甚；③舌苔白腻或滑，脉或弦或滑或濡。

仲景立温肺降逆，化饮（祛痰）开结，佐以散寒解表之法治之，创射干麻黄
汤。本方实为小青龙去桂芍草加味而成，因表邪不重，故去桂枝，恐芍草甘缓苦
降，留滞水饮，不宜再用，故加紫菀、款冬温肺利气而祛痰，又用专祛喉间之痰的
射干以散结，配麻黄、细辛，外散寒邪，内涤伏匿之饮，生姜、半夏降逆祛痰，五味
子收敛肺气，恐劫夺之品伤正，与细辛同伍，一敛一散，可祛留滞之痰涎。诸药辛
开苦泄酸收并投，奏解表寒、祛寒饮、止咳喘之功。肺脾气机畅通，不致肺气壅
塞，郁久化热而为肺痈，故本方亦为预防肺痈之法。

本方乃治哮证祖方，凡寒饮郁肺之哮喘、久咳、百日咳均可投本方。临床运
用时常随证灵活加减：①如肺胃先有伏热，后感风寒诱发，或初因风寒客于上焦，
内有郁热，后遇气候异常而发者。咳痰不利，原方可加海蛤粉化痰定喘，桔梗助
其宣散开发，蒌皮、杏仁、前胡、枳壳助其化痰下气，其效更显。②胸腹闷胀加厚
朴、炒莱菔子，气逆呕吐加生赭石。③阳虚哮证当用《张氏医通》"冷哮丸"：麻
黄、生川乌、细辛、蜀椒、生白矾、皂角（去皮、子，酥炙）、半夏曲、胆南星、杏仁、生
甘草各一两，紫菀、款冬花各二两，为末，姜汁调神曲末，为糊丸，每服一至二钱，
生姜煎汤送服。治寒痰内结哮喘时作，感寒即发，胸膈痞满，不能平卧，咳吐痰涎
甚多，舌苔白滑。④哮证剧甚者，服用紫金丹（含砒 3g，豆豉 30g，配制成 1000
粒），劫痰定喘，每服米粒大 5～10 丸 <150mg，冷茶下，忌饮酒，连服 5～7 日，停
药数天再用。⑤百日咳，常加元明粉一钱。

【拓展】　本方与小青龙汤比较：小青龙汤重在解表化饮，治风寒外袭，水
饮内停射肺的恶寒发热，咳喘痰稀证。射干麻黄汤重在温肺降逆，为冷哮
主方。

2. 痰浊壅肺

【原文】 咳逆上气,时时吐浊,但坐不得眠,皂荚丸主之。(7)

皂荚丸方:

皂荚八两(刮去皮,用酥炙)

上一味,末之,蜜丸梧子大,以枣膏和汤服三丸,日三夜一服。

【解析】 本条论述痰浊壅肺的喘咳(咳逆上气)证治。

肺气闭郁而有化热趋势,煎熬津液而成稠黏浊沫(赵锡武称"如胶水样痰"),壅塞气道,肺失清肃,故"咳逆上气,时时吐浊"。痰浊虽吐出,但"咳逆上气"不止,气逆热壅,痰浊续生,热郁愈盛。若平卧则痰浊壅塞而气逆更甚,故见"但坐不得眠"。

此证胶黏固结难拔之痰浊不去,日久壅塞肺窍,郁结为热,腐化津血而为痈脓,故皂荚丸亦为预防肺痈之方。《江西中医药》1959 年第 5 期载一患者先诊为肺痈,医用桔梗汤、苇茎汤、小青龙、射干麻黄合小半夏不效,乃改服皂荚丸 1 周而愈,充分说明正确运用此方,起效迅速。

本方体现了宣壅导滞,利窍涤痰的治法。方用皂荚辛咸温,慓悍去垢,涤痰利窍,宣壅开闭;又恐其伤伐胃气,故以甘缓枣膏和蜜为丸,兼顾脾胃且缓药势,使肺中痰涩浊沫得去而不伤中气,服本方宣开浊痰后,须保肺善后。

皂荚丸乃浊痰壅肺之峻药缓攻法,但必痰浊多而热不甚者可用之。临床常应用于咳喘痰多,唾出稠黏凝块胶痰,色黯而不臭,且无大热之征,胸满或痛连胸胁,大便难,唾出后胸部舒适,苔黏,脉弦滑有力或弦紧。其制法较为讲究:皂荚去皮弦仁,枣蒸软去核,皂荚研极细一份,枣泥两份,加蜜共捣为丸,原方梧子大三丸太少,宜七、八丸或十丸较适宜,日服一次,每次 1 ~ 2 钱,痰少者剂量酌减,临床有用煎剂者,牙皂荚 4 枚、大枣 10g,亦效。

【拓展】 皂荚丸的临床应用范围:①痰涎壅盛,形气俱实的中风、痰饮、喉风,如通关散用皂荚逐痰开窍通便。②慢性支气管炎、支气管扩张、蓄脓症,症见胶痰如漆黏稠略吐不出者,本方可作为暂时急救用之。③赵锡武用此丸治疗肺心病吐胶水样痰也取得较好疗效。④肺结核:有效率及痰转阴率均高,制作法:皂荚粉 1 斤,米粉 1 斤(蒸熟后混合)加蜂糖或饴糖适量,制如绿豆大丸,每四粒含皂荚粉 1 分(0.3g),每次服 8 粒,每日服 2 ~ 3 次,计每日服皂粉 4 ~ 6 分,不可超过一钱,多服过量有恶心呕吐头晕反应。此"劳者温之"之意。⑤《张氏医通》治白内障,乃皂荚丸加味。

3. 饮热郁肺

【原文】 咳而上气,此为肺胀,其人喘,目如脱状,脉浮大者,越婢加半夏汤主之。(13)

越婢加半夏汤方：

麻黄六两　石膏半斤　生姜三两　大枣十五枚　甘草二两　半夏半升

上六味，以水六升，先煮麻黄，去上沫，内诸药，煮取三升，分温三服。

【解析】　本条论述饮热郁肺的咳喘（肺胀）证治，即外感风热，水饮内发，热重饮轻之肺胀证治。

以"其人喘，目为脱状"为重点，我们学习过的第 4 条"上气喘而躁者，属肺胀……"，此条"咳而上气，此为肺胀"，可见肺胀的上气，咳与喘俱可形成。内外合邪，壅塞肺气，肺气胀满，水饮夹风热邪气上逆，故"咳而上气"，水饮风热壅塞肺气，气不得下，上逆为喘，气逆壅肺，则肺膨叶举，故曰："此为肺胀"，喘剧气壅，两目睛胀突成"目如脱状"。何以饮热合邪，脉象浮大？浮主在表在上，大主有热，而里气未和，风热夹饮邪上逆，肺胀邪实，故见脉象"浮大"。

本条病机为饮热郁肺，故用越婢加半夏汤宣肺泻热，降逆平喘，涤饮下行。方中重用麻黄、石膏辛凉配伍，外解表邪，发越水气以平喘兼清里热，但一定要注意，石膏用量必须重于麻黄；半夏涤饮降逆，甘草大枣和中缓急，生姜佐麻黄以解表，合大枣调营卫而安中，外邪内饮，一扫尽除而中气不伤，风热去而水饮下行，肺胀渐愈。方名越婢者，取其发越脾气，石膏启脾阴，通行津液之义。

【拓展】

（1）越婢加半夏汤证当与越婢汤证互参：凡越婢汤证（见水气病篇第 15 条"风水恶风，一身悉肿，脉浮而渴，续自汗出，无大热，越婢汤主之"）或喘或呕者可用越婢加半夏汤，故以半夏蠲饮，辅其未逮。又本方亦治突眼瘿，即突眼性甲状腺肿。此异病同治之义。

（2）本方与射干麻黄汤和厚朴麻黄汤的比较：本方与射干麻黄汤同为内外合邪，水饮郁肺的喘咳证治，本方是热与饮合之肺胀，射干麻黄汤是寒与饮合之冷哮。本方与厚朴麻黄汤同为水饮夹热的肺胀咳喘证治，但本方之热与外感风热有关，其热较重，厚朴麻黄汤之热是水饮日久所化之郁热，其热较微，两方均见浮脉，但本方是表证之候，厚朴麻黄汤主要是饮邪上迫而甚于上之候。

4.寒饮夹热

【原文】　咳而脉浮者，厚朴麻黄汤主之。（8）

厚朴麻黄汤方：

厚朴五两　麻黄四两　石膏如鸡子大　杏仁半升　半夏半升　干姜二两

细辛二两　小麦一升　五味子半升

上九味，以水一斗二升，先煮小麦熟，去滓，纳诸药煮取三升，温服一升，日三服。

【解析】　本条论述外寒内饮化热之咳喘（肺胀）证治。

这条条文的学习重在"脉浮"二字。"咳而脉浮"，为外感之征。外邪内饮搏

153

结于肺,肺气上逆,而为咳。6版教材引《千金·十八卷·咳嗽第五》用厚朴麻黄汤治"咳而大逆上气,胸满,喉中不利,如水鸡声,其脉浮者"。

因为外寒触发内饮,壅遏肺气,肺气不降致咳而大逆上气,胸阳不宣而胸满,饮邪上逆于喉,阻碍呼吸出入而见"喉中不利如水鸡声",邪在肺家气分之表,则咳而脉浮,多见白滑苔,若寒饮久郁或平素阳盛,寒饮化热则见烦躁。

此方实乃15条小青龙加石膏汤变化而成,阴凝甘缓之芍药、甘草能恋饮而增胸满,故去之;表证不剧,无须麻桂相协以取汗发表,故去桂枝;再加杏仁、厚朴利气蠲饮,止咳降逆;半夏与姜、辛、味化痰温饮而止咳,其中五味子滋肾敛肺,预防辛散耗气;小麦甘平安胃和中,协石膏解饮热而除烦,反佐石膏以清浮热。全方以厚朴麻黄名汤者,旨在宣上焦之阳,降上逆之饮,共奏祛寒化饮、利气降逆之效。

【拓展】

(1)《备急千金要方·卷十二·胆腑》"治噎止唾血方"实际源于本方:石膏四两,厚朴三两,麻黄、生姜、半夏、五味子、杏仁各二两,小麦一升,右八味㕮咀,以水一斗煮麻黄去沫,澄取七升内药,煮取二升半,分再服。

《本经疏证·卷四》对上方阐析云"夫胃虚客气上逆则为噎,噎非重病也,且既止,何复唾血耶,可见其不当止而止矣,夫非重病,又止后重唾血,则噎已除,惟唾血现在不必以噎止冠于唾血之上矣。窥其所用方,盖方胃虚客气上逆之时,适值肺家下降之力正雄强,压客气使不得上,上下相争,则非特伤气,兼且伤血矣。治噎止唾血方,即厚朴麻黄汤去细辛,以生姜易干姜也。彼治脉浮欸逆,是肺胀而气上涌,今治噎止吐血,是肺胀而气下坠,上涌故益细辛使之透达无余,下坠故以生姜易干姜,欲其横散,不欲其守中。又噎止唾血方中,有一越婢半夏汤,仅少大枣、甘草二味,越婢半夏汤治肺胀之剂也,是以知其病,由肺胀而起矣。"

(2)厚朴麻黄汤与射干麻黄汤之异同点:相同:均治咳而上气,水饮迫肺,故都以小青龙去桂芍草(由于不因营卫失调,故可去桂芍)加味而成。不同:厚朴麻黄汤证兼有胸满脉浮,略兼表证而内有郁热,实属治肺胀之方,以厚朴利气降逆为主药,加石膏、小麦除烦。射干麻黄汤治水寒射肺之冷哮,"喉中水鸡声"为必见症,故加温肺降逆之紫菀、款冬、射干利咽祛痰,可无表证。

【原文】 脉沉者,泽漆汤主之。(9)

泽漆汤方:

半夏半升　紫参五两—作紫菀　泽漆三斤(以东流水五斗,煮取一斗五升)

生姜五两　白前五两　甘草　黄芩　人参　桂枝各三两

上九味,㕮咀,内泽漆汁中,煮取五升,温服五合,至夜尽。

【解析】 此条为水饮内停,上迫于肺的咳嗽上气证治。

《水气病篇》第10条:"脉得诸沉,当责有水,身体肿重。"第1条:"正水其脉沉迟,外证自喘",说明本方"脉沉",为水饮蓄结在里,因脾衰不能制水,肺气上逆不能通调水道,故本方所治乃虚中夹实之咳喘。结合临床,泽漆汤适应证为:表证已罢之咳嗽上气而喘,胸胁引痛腹满,面目身体浮肿,小便不利等。

泽漆辛苦微寒,俗名猫儿眼睛草、五凤草、绿叶绿花草,川北名"五朵云",农村用以杀蛆,属大戟科植物,行水化痰消肿之力较强,但毒性比大戟弱。以泽漆名汤者,取行水消痰,止咳平喘之动,祛心下郁热之饮;紫参利大小便(第十七篇第46条"下利肺痛,紫参汤主之",紫参为何药,争议颇多,若即拳参,则治肺热咳嗽;若谓石见穿,则活血攻坚);白前宣肺祛痰,降气平喘;半夏、生姜、桂枝通阳散水,化气降逆;人参、甘草扶正培土,健脾和胃,中土健旺,水饮不致泛滥;水饮迫肺,气郁化热,故反佐一味黄芩,清肺上浮热。

这个方,仲景先以东流水煮泽漆,寓有深意,正如《金匮方歌括》云:"先煮泽漆者,取其气味浓厚,领诸药入肾,充肾气,使其吸引有权,则能通府以神其妙用焉"。那么到底什么是东流水呢?李时珍曰:"流水者,大而江河,小而溪涧,皆流水也。其外动而性静,其质柔而气刚,与湖泽陂塘之止水不同"。东流水,气味甘平无毒(主治)病后虚弱,扬之万遍,煮药禁神最验(藏器)。主五劳七伤,肾虚脾弱,阳盛阴虚,目不能瞑,及霍乱吐利,伤寒后欲作奔豚(时珍)。藏器曰:"千里水、东流水二水,皆堪荡涤邪秽,煎煮汤药"。孙思邈曰:"江水,流泉远涉,顺势归海,不逆上流,用以治头,必归于下"。宗奭曰:"东流水取其性顺疾速,通隔下关也"。张从正曰:"昔有患小便闭者,众工不能治,令取长川急流之水煎前药,一饮立溲,则水可不择乎"。可见仲景在此用东流水之意,乃借其荡涤之性,以助泽漆逐邪外出。

【拓展】

(1)关于泽漆汤的临床应用:治肺结核、颈淋巴结核和百日咳时,在辨证中方加入泽漆一味,每获良效,鲜品效果尤佳,成人用量在 30～40g,鲜品有白色乳汁,刺激性较强,着肤即起疱,慎不可入目。

泽漆可治心源性、肝源性、肾源性等各种原因所致的水肿、肺水肿、肺气肿合并心衰,也治淋巴结核、结核性瘘管、食管癌,或用治心下郁热之饮所致水肿,咳喘上气。金寿山认为泽漆汤很可能是古代治肺部癌肿之方,因紫参今称石见穿,如属一物则功能活血散坚,二药攻破之品,加入人参扶正,攻补兼施以治癌肿,认为本条脉沉犹言病在里在脏,不属一般咳嗽。此说颇有新意。

(2)厚朴麻黄汤与泽漆汤的比较:①症状方面:前者咳而大逆,上气胸满,喉中不利如水鸡声,可见烦躁;后者为表证已罢之咳嗽上气而喘,面目身体浮肿,小便不利。②病机方面:虽同治咳而上气,前者外寒内饮结于胸中,寒饮郁肺化热,脉浮为表邪激动内饮,病势急迫;后者心下郁热之水饮上冲于肺,脉沉为水饮内结,病势稍缓。③治则方面:前者利气降逆平喘为主,祛寒化饮为辅,优于降气,后者逐水通阳为主,止咳平喘为辅,长于利水,且服法特殊,服"至夜尽",使药力持续,攻邪无余,免致水饮复聚。④用药方面:同用一味半夏化饮降逆,但前者主用厚朴、麻黄、杏仁利气降逆而能解表,泽漆汤主用泽漆(三斤之多)行水消痰平喘。前方用姜辛味化痰涤饮、降逆止咳,有一收一敛之妙;后方以紫参清热止咳,或用紫菀止咳开结,白前宣肺而有保肺之功(白前与紫菀如用蜜炒,有保肺之功)。前者无需宣阳以化饮,后者则需佐桂枝、生姜通阳散水,兼化膀胱水气,辅佐泽漆行水之力。前方养正和中仅甘平之小麦一味(亦兼有镇咳之功);后方扶正气而培补脾肺则有甘温之人参、甘草,预防泽漆峻猛逐水以伤正。前方反佐一味石膏解饮热以除烦;后方反佐一味黄芩以清肺之郁热。

【原文】 肺胀,咳而上气,烦躁而喘,脉浮者,心下有水,小青龙加石膏汤主之。(14)

小青龙加石膏汤方:《千金》证治同,外更加胁下痛引缺盆。

麻黄　芍药　桂枝　细辛　甘草　干姜各三两　五味子　半夏各半升
石膏二两

上九味,以水一斗,先煮麻黄,去上沫,内诸药,煮取三升。强人服一升,羸者减之,日三服,小儿服四合。

【解析】 本条论述寒饮夹热的咳喘(肺胀)证治,病机属外感风寒,内动水饮,寒饮壅肺夹以郁热,饮重热轻者。

原文重点在于"烦躁而喘,心下有水"。此条所现症状与第4条"上气喘而躁者,属肺胀,欲作风水,发汗则愈"相似,其病机又与越婢半夏汤相同者,俱属外内合邪,肺胀气满之证。

此条"咳而上气","喘",乃外邪内饮相互搏结,所以发生咳嗽上气而喘,"烦躁"则夹有热邪,为饮邪郁久化热;"脉浮者"表未解,"心下有水",此病之形成是心下(包括膈、胃与肺)有水饮,外邪扰动内饮所致。故当解表化饮,清热除烦。方用小青龙汤外解表寒,内蠲水饮;因其饮邪化热见烦躁证,故加石膏清郁热(亦能解肌),使表气透达,去其烦躁,但因表寒里水均重,而郁热较轻,故加少量石膏(二两)。张锡纯认为此方石膏宜煅,取其收敛之力,将肺中痰涎凝结成块,易于吐出,此从煅石膏点豆腐中悟出,若有大热则不宜煅,可作为大家运用参考。

【拓展】

(1)小青龙加石膏汤与越婢加半夏汤的区别:共同点:同为内外合邪,饮热互结肺胀(肺气胀满)咳喘证治,采用散邪蠲饮(清热)止咳平喘的治法。不同点:①外感性质:前为外感风热,此为外感风寒。②饮与热的偏盛:前条为热甚于饮(重用石膏半斤),此条为饮重于热(石膏仅二两)。③咳喘之轻重:前条"其人喘,目如脱状"是喘重于咳,此条"烦躁而喘"是咳喘并重。④治法有异:前者喘逆之势较重,病情急剧,故以辛凉发散,平喘为主;本条水寒互结,里饮重而表寒轻,阳气被郁而烦躁,恐其发散耗肺气,故以辛温配收敛之品治之。

(2)小青龙加石膏汤与射干麻黄汤的比较:二方同治外寒里饮的喘咳证,但本方里饮较重且有郁热,故有麻黄解表寒,石膏清里热,重在发越水气,祛除饮邪,但后方为寒饮郁肺,内无郁热,故麻黄、生姜用量较大,重在宣肺散寒,降逆平喘。

(3)小青龙加石膏汤与厚朴麻黄汤比较:相同之处:两证皆以水饮为主,兼有郁热,故以姜、辛、夏合用,佐以石膏治之。不同之处:前者病机为外寒束表,后者为邪迫于上,故迫于上者用厚朴配麻黄以泄之,其意不在解表,束于外者用麻黄配桂枝以散之,务求发汗祛邪。

(4)王文鼎等运用小青龙汤经验:初病表寒实证,发汗定喘者用麻黄,不宜大发汗者,用麻绒(有麻黄之功,而无发汗之力);后期喘而汗出者用麻黄根;干姜、细辛、五味必须等量(治肺病当使升降开合平衡,互相制约);初病,桂芍必等量,病久渐虚,仿建中汤意,芍药倍桂枝以加强收敛之功。

(5)临床应用:用小青龙加石膏汤治疗支气管哮喘,证属寒饮郁热犯肺,喘促气逆,喉中痰鸣者。急性支气管炎早中期表现为寒热相兼,亦多是本方适应证。

(6)关于细辛用量:明·陈承说:"细辛末服不过半钱匕",谬仲醇认为不过五分;汪忍庵认为细辛煎服不过钱,过钱能使人气闷而死;赵锡武常用二至三钱入煎剂,小青龙汤中亦用三钱,无副作用。目前细辛质量不好,如北细辛用量不能过钱,过钱可使气机麻痹,抑制呼吸。一般认为,细辛的汤剂用量至少应为散剂(细辛为1.5g)的3倍以上,"用末不可大剂,量大必须入汤药";亦有超量用细辛者,与配伍有关。

(7)关于麻黄宜忌:因麻黄碱收缩血管,故有人认为有高血压病史、动脉硬化、心动过速者不宜用。赵锡武认为麻黄为治喘要药,既发汗、排水、排毒、排热又利尿,不论血压高否,该用麻黄时,"有是证用是药"。我曾用小青龙汤治疗一高血压心脏病患者的支饮咳喘证,用后血压反降,故药理研究不可拘泥,准确辨证是关键。

(8)关于肺胀的总结:临床表现特点:①是咳嗽上气(哮喘)中的一个类型,咳而上气为主症。②多见脉浮或浮大、恶风寒,多嚏,流涕,若不属表寒或外感风热证,不一定见脉浮。③烦躁:有口苦咽干,渴饮,小便黄,舌燥苔黄等里热症状,也不一定必见烦躁。病因病机:表邪外束,饮热内郁。治法用药:解表(散寒)清热、化饮。必用:麻黄宣肺散邪,石膏清热除烦,半夏温化寒饮。小青龙加石膏汤,越婢加半夏汤,厚朴麻黄汤均为治肺胀方。

(9)关于本篇咳嗽上气证的类型:①寒哮型:寒饮郁肺所致,当温肺散寒化饮,射干麻黄汤;②痰浊型:胶痰壅肺所致,当祛痰开壅,皂荚丸;③热哮型:火热冲肺,当清肺化痰,麦门冬汤;④内外合邪肺胀型:风邪外束,饮热内郁,当宣肺散寒解表,清热化饮,如小青龙加石膏汤、越婢加半夏汤、厚朴麻黄汤;⑤水饮内结正虚型:水饮内结,化热冲肺,虚实夹杂,当逐水通阳,止咳平喘,用泽漆汤。

附:参考资料

【仲景用石膏的规律】

孔伯华云:《金匮》《伤寒》用石膏凡十一方……按张仲景之用石膏,是从烦躁、渴、喘、呕四处着眼以为法,如小青龙汤证,心下有水气,肺胀,咳而上气,脉浮烦躁而喘,即加用石膏,大青龙汤之用石膏,亦是在于有烦躁;白虎加人参汤之用石膏,是在于大烦渴不解,舌上干燥而烦;竹皮大丸证之用石膏,是在于中虚烦乱。以上是据有烦躁而应用石膏之法,盖阴气偏少,阳气暴胜,其暴胜之阳或聚于胃,或犯于心,烦躁易生,石膏能化暴胜之阳,能解在胃之聚,故烦躁得治。白虎加人参汤证曰大渴,曰大烦渴不解,曰渴欲饮水,白虎汤证虽未明言渴,而言里有热,渴亦在其中矣。以上是据有渴证而应用石膏之法,盖温热之邪化火伤津,津液不能上潮则口渴,石膏能泻火润燥,故渴得治。越婢加半夏汤之治其人喘,肺胀,使半夏与石膏为伍,以奏破饮镇坠之效;小青龙汤加石膏以治烦躁而喘;木防己汤用石膏在于其人喘满;麻杏石甘汤用石膏在于汗出而喘。以上是据有喘证而应用石膏者。盖此四证之喘,皆为热在于中,气则被迫于上,用石膏化其在中之热,气自得下而喘自治矣。竹叶石膏汤证之欲吐,竹皮大丸证之呕逆,以上是据呕吐而应用石膏之法,盖此二证之呕吐,是因热致虚,因虚气逆所致,用石膏热解气自平,呕逆亦遂自止也。遵仲景法,投无不效。

按:越婢汤治风水,越婢加术汤治皮水,皆用石膏清肺胃郁热而除口渴;白虎加桂枝汤用石膏平胃热。

(摘自孔令谦《孔伯华》)

第九章

奔豚气病脉证治第八

【概念】　先来认识奔豚气病的病名涵义。历代对"豚"有四种不同的看法：

1. 小猪　此说以《说文》、《尔雅》为代表。豕，猪也。豚，小猪也。

2. 江豚　俗称江猪，水猪，学名"白鳍豚"，哺乳纲，鼠海豚科。我国稀有水中哺乳动物，其性活泼，潜伏于江湖海河，遇狂风暴雨即奔跑而出，性善奔突。体形似鱼，长 1.2～1.6m，全身灰黑色。多独游，以小鱼为食，栖息温热带港湾淡水中，尤常见于长江口。有时溯江直达宜昌，洞庭湖亦曾发现。肉可食。《中药大辞典》谓体长 2～2.4m。

3. 河豚　体圆，沿海均产。有气囊，能吸气膨胀。种类很多，有些也进入淡水，常见的有虫纹东方鲀、弓斑东方鲀，肉鲜美，唯肝脏有毒素，体长 10 余 cm。豚，与鲀、鲀字相通。有人认为豚性触物即怒，故有将奔豚释为愤豚、贲豘者，或谓怒即触人，此说可参。

4. 属一种田鼠。

本病突然发作，病人自觉有气从少腹上冲胸咽，痛苦欲死，气下行则如常人。其病有发作性，发作时胸腹中如有小豚之奔突，实则因气病而冲逆，所以仲景以豚之奔突作病名，称奔豚气。其病多关乎肝、肾、心，有肝气奔豚、肾气奔豚、欲作奔豚之别。

与奔豚气病相类似的现代医学病名有：内脏神经功能紊乱、发作性神经症（发作性胃肠功能紊乱）、特发性胃扩张、胃肌衰弱症（风气疝痛）、癔症、冠心病合并心血管神经症等。

本篇的奔豚气病应注意要与肾积奔豚、奔豚疝气相区别。它们三者都有少腹疼痛的症状。不同的是奔豚气是气之为病，属功能性而非器质性病变，平时无积块（发作时除外），发作时主观自觉神经症状显著，肠鸣音亢进，有气过水声，腹透可见液平面；气机逆乱上冲程度严重，病程数分钟至数小时不等。肾积奔豚《难经·五十六难》谓"肾之积，名曰奔豚"，乃器质性病变，素有积块，故巢氏《病源》载有五积之奔豚（另载有奔豚气，但列入气病篇），重在积字。如腹腔内肿瘤（胃癌晚期）可有类似奔豚气症状，但用奔豚汤少效。奔豚气病久不愈可发展为肾之积。关于奔豚疝气，《素问·骨空论》谓"任脉为病，男子内结七疝，……此生病，从少腹上冲心而痛，不得前后（指二便秘结），为冲疝。"冲疝乃七疝之一，有"睾丸肿大，牵引少腹而痛"等症状，但无神经症状。后世误将冲疝与奔豚气合为一体,故有"奔豚疝气"之称,实乃冲疝也。又,《灵枢·邪气脏腑病形》有沉厥奔豚:"肾脉……微急为沉厥奔豚,足不收,不得前后",是以肾气厥逆为主,与奔豚气亦不同。

【病因病机】 奔豚气病的病因一是惊恐得之,即与精神刺激,气机逆乱有关;二是发汗太过伤阳又加烧针令汗而复感寒邪得之;三是少阴阳虚,内有水饮,重因误汗伤阳得之。总与心、肝、肾、冲脉有关。

本篇将奔豚气病临床分为两大类型:一是心阳虚,肾气虚,寒气上冲之奔豚,又称肾气奔豚。心藏神,心阳虚则神气浮散,阳气不能下交于肾,肾虚易致恐惧,惊恐极易伤肾,故致肾气虚不能化水,阴寒随冲脉上冲胸咽,成为水寒气逆的奔豚。二是肝血虚导致肝郁化火上冲之奔豚。肝血虚则肝阳上亢而化火生风,火曰炎上,肝病善惊,风火之气随冲脉上冲,成为肝郁化火上冲之奔豚。

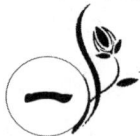

一 主症、病因

【原文】 师曰:病奔豚,有吐脓,有惊怖,有火邪,此四部病,皆从惊发得之。师曰:奔豚病,从少腹起,上冲咽喉,发作欲死,复还止,皆从惊恐得之。(1)

【解析】 本条论述奔豚病的病因和症状。

第一段讲奔豚气、吐脓、惊恐、火邪四种病的病因皆与惊恐有关。第二段则具体讲述奔豚病主症及病因。"奔豚病,从少腹起,上冲咽喉,发作欲死",说明此病是突然发作,先从少腹突然结成包块,疼痛逐渐加剧,气块上冲心胸,肺气不能肃降以司治节,呼吸气机阻遏,其人俯仰坐卧,饮吸呼吸均难以忍受,有寻死自杀的感觉,故曰"发作欲死"。待冲气逐渐下降,疼痛亦逐渐减轻,包块亦渐变小,终至痛止块消如常人,故曰"复还止",即恢复返还停止发作。此病之因,多由惊恐所致,惊伤心,恐伤肾,心肾不调,致使肾气妄动,随冲脉上冲而形成,故曰"皆从惊恐得之"。

关于奔豚气病的病机分类,巢氏说"夫奔豚气者,肾之积气,起于惊恐,忧思所生"并不能完全包括仲景所论奔豚气的病因病机。奔豚气的病机,多因心肝先虚,病多发于肾(但与内分泌无关),引动冲脉之气上冲而形成。冲脉虽起于下焦,却分为三支,其中有两支上行,另一支下出会阴,沿阴股内侧下行到大趾间。所以临床中有气从内踝沿阴股向上滚动者,实与冲脉密切相关。

【拓展】

(一)奔豚气病的诊断标准

1.其人多疑善感,并有精神刺激因素,后见冲逆证候。

2. 发作乃因精神刺激而引起, 多见于中年男女。

3. 症状以发作性的冲逆为主, 可有以下 3 种表现形式

（1）发作性的气从下上冲, 烦躁不安, 胸闷, 眩晕, 甚则意欲割喉、自杀、昏厥等精神症状。

（2）发作性的气上冲, 呕吐, 嗳气, 腹疼肠鸣等胃肠道症状。

（3）发作性的气上冲, 胸闷, 心悸, 脐下悸等心血管方面的症状。

4. 发作后如常人。

5. 可排除其他疾病。

（二）奔豚气病反复发作的原因

奔豚气若发作一次而自止, 不需医治, 不能确诊为"奔豚气病", 一定要发作两次之后, 方能确诊。奔豚气病, 因惊恐之后, 肝肾气机紊乱, 虽在发之时, 正能胜邪, 邪气由盛渐衰而止, 但因病根未除, 邪气渐积或乘肾气之虚而水寒之气再逆, 或因肝热未去, 肝阳上亢, 正气虽极力抵御, 必再歇止, 但一有惊恐, 则势必肝气上逆, 木火刑金, 肝气横胸, 若不急驱其邪, 则愈发愈重。

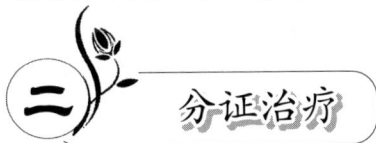

二 分证治疗

161

（一）肝气奔豚

【原文】 奔豚气上冲胸, 腹痛, 往来寒热, 奔豚汤主之。（2）

奔豚汤方:

甘草 芎 当归各二两 半夏四两 黄芩二两 生葛五两 芍药二两 生姜四两 甘李根白皮一升

上九味, 以水二升, 煮取五升, 温服一升, 日三夜一服。

【解析】 本条是肝气郁结化热上冲的奔豚气证治。

腹痛、往来寒热是本条辨证的重点。足厥阴肝经抵少腹而上络于胸, 肝郁化热, 有股热气从少腹起, 随冲脉上冲, 发作急迫, 故言"气上冲胸", 发作时, 由下而上引起"腹痛", 疼痛以少腹部位为甚, 波及脘腹, 肝病传脾故也。

为什么会出现"往来寒热"的症状呢？因为肝胆互为表里, 肝气上逆, 影响胆气亦上逆, 少阳之气拂郁, 阳气被遏, 正不胜邪, 气降则寒; 一旦阳气外达, 正能胜邪, 气升则热, 此为正邪交争于半表半里（胆与三焦）之象。"往来寒热"是寒热交替出现, 寒时则不热, 热时则不寒。需要提醒大家注意的是此与疟疾寒热发有定时, 与太阳病发热恶寒的寒热并作不同。

此病兼证可为初起脉弦数,久不解多虚数。或又见眩晕,烦闷欲绝,甚则昏厥或伴抽搐,面红、口干口苦,咽部堵塞,心悸,失眠多梦,舌红等症状。

本病病机为肝郁化火,冲气上逆,侮脾犯胃,所以治以养血平肝,清热和胃,平冲(降逆下气)止痛,方用奔豚汤。《名医别录》谓"李根皮大寒,主消渴,止心烦逆,奔豚气",故重用李根白皮为主药(一升折今为80g),清泻肝热,平冲下气,《外台》治奔豚气十三方,有八方用此药,如无此药,可用川楝子、栀子、川牛膝、酒军、桑根白皮代之。助以黄芩苦寒清热,则降逆下气之力更强,肝喜疏泄条达,今肝郁而木气不达,必赖土气以达之,故以生姜、半夏、葛根扶土气以达木气,和胃气以降逆,其中葛根振胃阳而遏冲,顺脾阴而不助热。不用柴胡者,气上冲胸,肠胃无结也。肝苦急,故急食甘草之甘以缓之,有见肝实脾之意;"正气存内,邪不可干",气郁则血郁,故用当归、川芎、芍药养血调肝以解郁,意在补肝之体以制肝用,冲为血海,养血方可平冲。诸药苦、辛、甘、寒合用,使肝脾和调,奔豚气不致复发。本方为《金匮》专病专方。可以注意到奔豚汤中并没有用桂枝、茯苓,这是因为病不以肾为主,且无寒水之气,又因肝热忌桂之由。

【拓展】

1. 奔豚汤的临床应用　奔豚汤为肝血虚,火气上逆侵犯胆经形成奔豚气的治法,为柴胡桂枝汤合四物汤去柴桂加减而成,实为太阳少阳合病治法,因虚热上逆故去柴、桂。①一般宜加丹参、枣仁、珍珠母养心平肝。②如病久不愈,肝肾阴虚较重,无往来寒热,但舌红无苔少津者,当去辛燥的芎、姜,可加百合、知母。③肝郁化火夹胃气上冲,精神稍有刺激,即觉气向上顶,呕吐、嗳气或伴腹疼肠鸣,烦躁,口干、口苦,发作时不能进食,舌红而脉弦数者,奔豚汤加竹茹、枣仁、珍珠母。胃热盛者少加大黄。④本汤可借治冠心病心绞痛或冠心病合并心血管神经症,因葛根、川芎有扩张冠状动脉,增加心肌血流量,对急性心肌缺血有保护作用。

2. 与肝有关的奔豚气病临床常见类型　①肝经血热上冲:无往来寒热,但见"气上冲胸,腹痛,口苦而渴,头灼热痛"者,当苦寒清肝,凉血降逆,白头翁汤加李根白皮。②上热下寒型:见"气上冲胸,腹痛,口渴,四肢不温或逆冷",当清上温下,用乌梅丸。③肝寒上冲:气上冲胸,腹痛,巅顶痛,吴茱萸汤。

(二)肾气奔豚

【原文】　发汗后,烧针令其汗,针处被寒,核起而赤者,必发奔豚,气从小腹上至心,灸其核上各一壮,与桂枝加桂汤主之。(3)

桂枝加桂汤方:

桂枝五两　芍药三两　甘草二两(炙)　生姜三两　大枣十二枚

上五味,以水七升,微火煮取三升,去滓,温服一升。

【解析】 本条论述外寒内入,心阳虚所致肾气凌心的奔豚气证治。其中"针处被寒","气从小腹上至心"为本条的重点。

某病发汗后,复用烧针令其汗,由心阴受伤导致心阳受损害,外寒乘虚从针孔而入,不仅针孔处核起而赤,而且由于心火不能下济肾水,导致肾的寒水之气内盛,引动冲气上逆至心。治疗应内外兼施,灸药结合,即灸其核上各一壮,以温经散寒,又内服桂枝加桂汤以调和阴阳,平冲降逆。

此证属于阳微寒盛。初起脉浮缓,久不愈则脉多沉迟,表里皆无热象,可见嗳气、呕吐食物或清涎、肠鸣腹疼或肢体冷、便溏、舌淡、脉弦紧或弦迟,若出现这些症状一般宜加半夏、吴茱萸、枣仁。

【拓展】

1. 复方中某一味药物重量的变化决定该方质的变化 这是中医方剂学中药物配伍的质量转化规律之一。桂枝加桂汤,即桂枝汤原方更加桂枝二两,如以寻常眼光看,还是治伤寒中风有汗之桂枝汤,其实不然,它因桂枝分量二两之加,则变为治奔豚气病气从小腹上冲心者。在此,即将桂枝汤解肌调和营卫之功变为温通心阳,平冲降逆之效。这就如马克思所说的"单纯的量的变化到一定点时就转化为质的区别"。这一哲学观点对临床审证用药量的轻重有重要指导价值。

2. "加桂"是桂枝或肉桂?《伤寒论》第117条在此方后本云:"桂枝汤今加桂满五两。所以加桂者,以泄奔豚气也"。说明仲景加桂是加桂枝。

后世根据《外台》治奔豚方多用桂心(肉桂去皮),以方有执、徐灵胎为代表多用肉桂化气行水通心阳,平肾邪之冲逆,取其味重下达,不仅御寒以制水,且能复肾中元阳。据余无言《金匮要略新义》桂枝加桂(用肉桂五分)治愈2例奔豚证(先加桂枝无效)。此说可供大家参考。

3. 本方临床应用可在方中佐以制大黄少许(6g)通降逆气,因势利导,效亦佳。凡生平有时头痛1~5日,阴雨天为甚,呕逆不欲食者,桂枝加桂汤亦有效,或合苓桂术甘汤加半夏、枣仁、肉桂,温通阳气,降冲利水。若因房室过度致"气上冲咽,腰腹痛,或少腹拘急",乃肾气不固,虚气上冲者,用肾气丸补肾固冲有效。

第十章
胸痹心痛短气病脉证治第九

【概念】 这一篇仲景论述了三个病证，一个是胸痹，一个是心痛，一个是短气，那么什么是胸痹，什么是心痛，什么又是短气呢？三者之间有什么样的联系和区别，仲景为何要将这三种病放在同一篇来论述？我们先来解决概念上的问题。

胸痹一名，来源于《灵枢·本脏》："肺大则多饮，善病胸痹"。大家在学习《中医内科》时已经学习过这个病。仲景认为本病的病因病机是由于胸阳不振，阴寒邪气，上干阳位，痹阻清阳，胸中阳气"痞塞不通，不通则痛"，故见胸部痞闷（胀满）或胸膺部疼痛（或胸背部彻痛）为主症者，称为胸痹。因此胸痹既是一个病名，又是病位和病机的概括。

简单而言，胸痹既可表现出胸痛，也可表现出胸满，正如《医宗金鉴》所说："……胸痹之病轻者，即今之胸满，重者，即今之胸痛也"。但需注意，本书第16篇以"胸满"名篇，实即瘀血引起的胸满证，各有不同。此外，胸痹与痹证、血痹虽均有"痹"而不通的病机，但痹证是指寒湿痹阻皮肤、肌肉、关节，病偏气分，而《金匮》第六篇之血痹乃外风内入血脉，以局部肢体麻痹为主症，其病位、病症表现均与胸痹有很大差异，同学们学习时要注意区别。

胸痹包括西医学中冠心病、心绞痛、干性胸膜炎、肋间神经痛、肋软骨炎等疾病的部分症状。

再看心痛一名，《灵枢·五邪》："邪在心，则病心痛"，《灵枢·邪客》："诸邪之在于心者，皆在于心之包络"，包络代心受邪。郑艺文《金匮要略浅释》谓："心痛是指心胸部包括胃脘心区的疼痛"，《丹溪心法》则说"心痛，即胃脘痛"，主要指胃脘当心窝处疼痛，有时又称为"胃神经痛"；而《金匮要略浅述》则认为："心痛，是以心窝部疼痛为主症"。根据仲景在本篇的论述以及临床所见，心痛应该是指心前区和心窝部、胃脘部疼痛（常波及左侧背痛）的统称，与《灵枢·厥病》之真心痛是指心前区疼痛，包括急性心肌梗死伴休克，为心的本脏自病；同篇厥心痛是五脏气冲逆致痛有所联系。

临床中，"心绞痛部位有在心前区者，有在胸骨后者，亦有在上腹部者"。这些部位与足阳明胃经、胃之大络（《素问·平人气象论》："胃之大络，名曰虚里，贯膈络肺，出于左乳下，其动应衣，脉宗气也"，即"虚里"在心尖搏动处）、脾之大络（大包穴，在腋中线第6肋间隙，散布胸胁部）通过之处有关。

那么短气在《金匮》中其为何意呢？《素问·风论》"肺风之状……时咳，短气"，仲景认为短气是胸痹心痛中出现的呼吸急促症状，包括一切痰饮水气阻遏肺气引起的短气。故《伤寒明理论》云："短气者，呼吸虽数而不能相续，似喘不摇肩，似呻吟而无痛者是也"。

20 世纪 70 年代，中国中医研究院(西苑医院)冠心病研究组中医组组长、著名老中医赵锡武认为，《金匮》本篇是痰饮所致冠心病、心绞痛辨证论治的专篇，有重要临床指导价值。

【胸痹心痛的病因病机】　对于胸痹的病因病机，现在《中医内科学》强调"瘀血痹阻心脉"，但《金匮要略》对本病的认识与《中医内科学》不尽相同，要想明确胸痹心痛发病原因，先要了解胸与心、肺、脾胃在生理上的关系。

胸为阳气聚会之处，故有气海之称(膻中穴)，内包心肺，下连胃脘，为胃络上通于心(《灵枢·经别》："足阳明之正……属胃，散之脾，上通于心……")和脾气散精上归于肺的通道(《灵枢·经别》："足太阴之正……合于阳明……手太阴之正……入走肺……复合阳明")。心和胃的关系很密切。《素问·经脉别论》有"食气入胃，浊气归心"之说，若过食膏粱厚味，使脾胃受伤，则浊气阻于胃之大络，血流不行，虚里阻塞，使心失其营，可诱发胸痹心痛。

而仲景在《金匮要略》中强调，若胸中阳气不振或阳虚，导致阴寒邪气内盛或气滞水停，可成胸痹或短气；胸阳大虚，寒自内生或下焦阴寒之气夹中焦阴寒邪气攻心，则为真心痛；外寒由口鼻而入，外内之寒邪干及胃脘，则为心胃痛。所以胸阳不振，阴邪内盛为总的病因。其病机为：上焦阳气不足，中下二焦阴寒内盛，阴乘阳位(致气痹不通)，本虚标实。

【三病合篇意义】　既然这三者各有区别，那么为何出现在同一篇里呢？在刚刚开始上课，我们讲到"绪论"时就提到过，张仲景合篇是有根据的，比如病机相同的病证合为一篇，症状相近的病证合为一篇，在这里同样是根据这些理由来合篇，胸痹和心痛这两病，均有疼痛、短气症状，发病部位相邻近；病因病机亦有所相同，且可相互影响，可合并发生，故合为一篇讨论。

【本篇的学术价值】　这里我还要强调一下学习本篇的重要性。1972 年来华访问的美国心脏病学家怀特在一次座谈中承认中医有关急性心肌梗死记载较古罗马早约 100～200 年，相信中医在治疗本病方面积累蕴藏有好的经验，《灵枢·厥病》："真心痛，手足青至节，心痛甚，旦发夕死，夕发旦死"为急性心肌梗死并有休克的描述，1972 年春长沙西汉古墓女尸为世界医学史上第一例经病解证实系冠脉硬化所致心肌梗死病例，距今 2100 年。可见本篇的治疗法则、用方用于冠心病心肌梗死的治疗有重要地位，赵锡武认为"可将胸痹心痛看做是中医学对冠心病的一个概括性的描述"，可以说是对本篇的一个中肯评价。

165

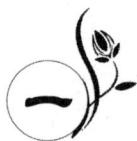

胸痹、心痛病机

【原文】 师曰:夫脉当取太过不及,阳微阴弦,即胸痹而痛,所以然者,责其极虚也。今阳虚知在上焦,所以胸痹、心痛者,以其阴弦故也。(1)

【解析】 本条是从脉象论述胸痹心痛的病机,主要包括以下三点主要内容:首先明确指出了胸痹心痛的脉象是"阳微阴弦",然后进一步通过脉象揭示胸痹心痛的病因为:上焦阳气不足,中、下焦阴邪内盛;病机是本虚标实,阴乘阳位,本虚责之上焦阳虚,标实责之于气滞水停,寒饮上逆。正如条文所说"阳虚知在上焦","阴弦故也"。

条文一开始即云:"夫脉当取太过不及",正如黄元御在《金匮悬解》中所阐释:"寸大而尺小者,气之常也",其气应有胃神根,若脉象"盛过于正常为太过",乃邪气盛;其脉"不足于正常为不及",乃正气虚。这句话在提示后学者,凡是诊脉首先要了解是"太过"还是"不及",以明确疾病病性的虚实,这是任何疾病辨证都该遵循的原则、规律。紧接着仲景就提出"阳微阴弦"四个字,所以很显然这四个字是先承上以揭示胸痹心痛的脉象。那么"阳微阴弦"到底是什么脉呢?现在对于"阳微阴弦"脉象有两种解释,一者认为是以浮沉分阴阳,如魏念庭和2版《金匮要略》以浮取为阳,沉取为阴,"阳微阴弦"即是脉象浮取微弱不足,沉取弦。此说虽可分阴阳,但难以确定脏腑。因此现在常运用以寸关尺分阴阳的说法,正如《脉经·卷四·辨三部九候脉证第一》所说:"三部者寸关尺也,尺脉为阴,阴脉常沉而迟,寸关为阳,阳脉俱浮而速……此其常也。"而且以寸尺分阴阳是仲景脉学的一个规律,如《伤寒论·辨脉法第一》:"……何谓阳不足,答曰:假令寸口脉微,名曰阳不足……何谓阴不足? 答曰:假令尺脉弱,名曰阴不足……",即是以寸脉为阳,尺脉为阴。因此徐忠可、《医宗金鉴》等均以寸脉为阳、尺脉为阴,阳微阴弦即指寸脉微不足、尺脉弦(或指关脉弦,与寸脉相对而言,为阴部之脉),既提示了脉位,又可以通过脉位确定脏腑。

为何"阳微阴弦,即胸痹而痛"呢? 正如刚刚谈到的,阳微与阴弦均为不及与太过的反常脉象。因为两寸主上焦之病,"诸阳受气于胸中",主宣达阳气,今见寸脉微,乃阳位得阴脉,不及之象,说明上焦阳虚(结合临床,胸痹患者,寸脉多潜伏不显);两尺主下焦,尺弦是阴位得阴脉,太过脉象,说明下焦阴盛,但亦可包括中焦阴寒水饮(大家结合本篇第3条"关上小紧数"可知)。首两句即阐述了胸痹心痛的病因病机。因为阳主开,阴主闭,今见阳虚阴盛,中下焦阴邪(包括寒饮、痰涎)上乘阳位,闭塞阳气升降出入的道路,则阳气不宣通,形成胸中闭塞而痛的症状。

但仅有阴邪内盛,若胸阳不虚,也不能形成胸痹心痛。故下文再强调"所以然者,责其极虚也"。尤在泾谓"为虚之甚",并非虚到极点,乃说明胸阳不足(虚)为病之本。然而,仅有胸阳不足,若无阴邪内盛,也不能形成胸痹心痛,故最后三句再重申其病机为"今阳虚知在上焦,所以胸痹心痛者,以其阴弦故也",说明阴寒上乘乃病之标实。总之,原文反复强调,目的就是为了说明阳微阴弦是互为因果的。

由于《金匮》是通过脉象说明病理,所以在临床上不一定都见到阳微阴弦这样典型的脉象。可以单见微脉,也可以单见弦脉,甚至也可以微脉和弦脉都不出现,大家学习《金匮》要活学,而不要死搬硬套。

【拓展】 此条是胸痹心痛的总纲,仲景用"阳微阴弦"四字,概括全篇理论,说明了阳微阴弦之间的辩证关系,即上焦阳微之虚,能造成脉络阴弦之实,而阴弦之实又影响阳微之虚,两者相互联系,又互相影响,而病的本质还在于极虚,在于阳气不足。

综观目前国内对胸痹病因病机的认识,皆是本条精神的发展、延伸,如有人认为本病心肾亏损是病之本,痰浊瘀血,肝郁气滞是病之标,标实痹阻而发病,涉及肝、肾、脾、肺多脏及气郁血瘀多因,施今墨也认为"心脏疾患,在中医诊治,并非单从心脏本身着眼,其与脾、肾、肝、肺诸脏关系至切;健脾、补肾、和肝、理肺均可达到治疗心脏病之目的,实为中医学整体观念之特点"。根据 1975 年全军心血管防治经验交流会资料,西医所谓冠心病、心绞痛的中医药诊断标准如下:

(一) 主要条件

1. 40 岁以上骤发性胸闷心痛。

2. 舌质红赤、紫黯、淡紫,或兼舌边尖瘀点、瘀斑。

3. 脉沉涩或弦细,以左手明显。

(二) 次要条件

1. 40 岁以上常有心悸、汗出、脉结代。

2. 面色不华,胸闷体胖,少寝多汗。

凡具备两项或一项主要条件,二项次要条件,即可诊断,准确率达 90%。也体现了本条的精神。

【原文】 平人无寒热,短气不足以息者,实也。(2)

【解析】 本条提示短气也有属实证者,与上条胸痹心痛的短气属虚中夹实者不同,进一步阐明胸痹心痛的病机,但侧重在标实。

对于"平人无寒热"中的"平人",有两种说法,一者如金寿山等认为"不是指无病之人,是指病人平时并不卧病在床,饮食起居同正常人一样",二者认为"其人平素无其他疾病",也没有寒热新感外邪,因为若有寒热而出现短气不足以息,任何医生都会首先考虑实证。

"短气不足以息者,实也",指突然出现胸膈痞塞,气息短促,甚至呼吸困难,既无恶寒发热之表证,又无上条阳微阴弦之脉象,可能为痰饮宿食停滞膈间胃脘,阻碍气机升降之道路,所谓"邪气盛则实"也。

【拓展】 既然本条认为实邪可以导致短气,那么究竟何种实邪容易导致短气?一般而言,以下三种情况多见,或因胸阳素虚,痰气停积;或由外邪阻滞呼吸出入升降之气道;再或因为食停气滞。而从本条"平人无寒热",应该以食停气滞为当。

我们学习理论的目的是为了指导临床,虽然条文中仲景未明确实邪导致的短气如何治疗,但结合临床所见,若属气滞痰凝,症见短气,咽中如有炙脔,咳唾痰浊,脉弦滑,苔白滑,半夏厚朴汤主治;属食停胃脘(中脘),症见胸腹满胀,嗳腐吞酸,恶食,苔浮白,脉洪有力,当用消食导滞的保和丸合平胃散;属食停上脘,温温欲吐者,则当用瓜蒂散涌吐为宜;食积下脘,腹胀便秘之证,自然该用攻下之枳实导滞丸、承气汤类方等治疗。总之,结合病机,随证治之。

本条与第 1 条,一虚一实,遥相对应。第 1 条虚中夹实,其因是虚,其果是实;本条则纯实无虚。故张石顽认为第 1 条强调"不及",责其上焦阳气极虚,此条重心在"太过",责在中焦气塞,症状虽有类似胸痹,病因不同,当注意区别。

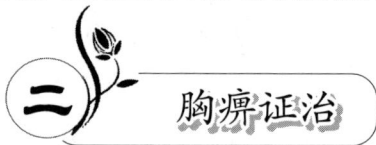

二 胸痹证治

(一)主症主方(典型证)

【原文】 胸痹之病,喘息咳唾,胸背痛,短气,寸口脉沉而迟,关上小紧数。栝楼薤白白酒汤主之。(3)

栝蒌薤白白酒汤方:

栝蒌实一枚(捣) 薤白半升 白酒七升

上三味,同煮,取二升,分温再服。

【解析】 本条论述胸痹的主症、主脉、主方。

我们先来看胸痹为何以"胸痹之病,喘息咳唾,胸背痛,短气"为主症:因为胸为阳位,胸痹,则胸阳闭塞不通,乃因中下焦阴气上逆,肺脾气机不能上下升降往还(脾主升,肺主降),导致阴寒痰浊僭踞阳位,饮留痰逆,肺失肃降,故见"喘息咳唾";阴气滞塞于胸,胸背前后气血不得交相贯通,故"胸背痛"。上下往来气机闭阻、呼吸不利而"短气"。

前面第 1 条才强调胸痹的脉象是"阳微阴弦",这里又说"寸口脉沉而迟,关上小紧数",二者是矛盾还是一脉相承的呢?首先要知道这两句中的"迟"、"数"二字不能作脉率的快或慢理解,因为一条脉中迟、数不可能同见,迟则皆迟,数则皆数。因此这里的"迟"是指迟滞不前之象;"数"是躁动不宁之象,即短促的形容词,正如《脉经》所云:"数脉去来促急"。临床所见胸痹的脉象,或慢或快,或弦或紧,但指下多数有短促感觉,"这是胸痹脉象的特点"。

而"寸口脉沉而迟"者,其实是首条"阳微"的具体化。因两寸主上焦病,今上焦阳虚,故寸脉沉微而迟滞不前,说明有水饮或痰涎停留胸中。"关上小紧数"者,也为第 1 条"阴弦"的具体化,两关候中焦病,今阴寒水气循中焦上乘阳位,故关上之脉稍紧而躁动不宁,是胃脘有痰浊,水饮积聚之征,实质上本句指的就是弦脉,或"稍弦"之意,故李时珍谓"紧言其力,弦言其象"。

从《金匮》其他篇章也有一些佐证,可以说明此句的"小紧数"与"弦"是同出一源,如《腹满病》篇第 20 条云:"其脉数而紧乃弦,状如弓弦,按之不移","脉数弦者,当下其寒",说明"紧数相合,则为弦脉",乃紧急躁动之象。再者《呕吐哕病》第 3 条第 1 段也说:"阳微,膈气虚,脉乃数,数为客热,不能消谷,胃中虚冷故也",说明胃反病因胃中虚冷、阳微气虚,亦可见数脉。而此处"关上小紧数"的"数",当为痰饮所致,其精神是一致的。

总之,以上两句与"阳微阴弦"的脉象并不矛盾,而且说明胸痹的成因与中焦阴邪上干阳位亦有关系,胸胃相连故也。

169

后世《备急千金要方·卷十三·心脏·胸痹第七候》补充了胸痹证候:"论曰:胸痹之病,令人心中坚满痞急痛,肌中苦痹,绞急如刺,不得俯仰,其胸前皮皆痛,手不得犯,胸中愊愊而满,短气咳唾引痛,咽塞不利,习习如痒,喉中干燥,时欲呕吐烦闷,白汗出或彻引背痛,不治之,数日杀人",可参。

既然明了了证候,如何落实治疗呢?首先根据证候我们可以推断出本条所论胸痹病机为胸阳痹阻,痰留气(饮)逆(或谓胸阳不振,寒痰闭阻;阳微阴弦,阳虚邪闭)。病机归纳出来了,治法自然随证而立,当以通阳散结,豁痰下气(或宣痹通阳,豁痰利气),并依法予以瓜蒌薤白白酒汤。

本方是为胸痹的轻证而设。方中用瓜蒌(中大一枚约为 50g)苦寒滑润,能"开胸中痰结",清·王朴庄认为瓜蒌能使人心气内洞(即洞心:指心中感觉空洞无物),即指心头无压闷感。现代研究,该药可改善冠脉循环,增强心肌收缩。湖北医学院凌宏教授也通过研究证实了瓜蒌对冠心病的良好疗效,主要表现在以下六方面:①瓜蒌有明显缩小心肌梗死面积的作用;②瓜蒌能改善心肌梗死后心脏舒缩功能;③瓜蒌在人体内外均能明显地抑制血小板聚集及血栓素的释放;④瓜蒌能减轻梗死再灌后的出血;⑤瓜蒌能降低缺血区心肌脂质过氧化物的含量,增强其超氧化物歧化酶及谷胱甘肽过氧化物酶活性;⑥瓜蒌配伍丹参有一定协同作用。

虽然有人认为"瓜蒌对燥热性痰结有效,寒痰一类疾病宜慎用",这是针对单用而言,此处用瓜蒌与薤白、白酒配合,则有去性取用之效。此外,瓜蒌实即全瓜蒌,当需要宽胸利膈而腑气不实的,用瓜蒌壳为宜;化痰润肠,则以瓜蒌仁为宜,可以用到30g,并捣碎用才能发挥润肠功能,否则效不佳。

方中薤白半升应为30g以上,可"辛温通阳豁痰下气",《灵枢·五味》也曾提到:"心病者,宜食麦、羊肉、杏薤"。叶天士治胃病也常用薤白,赞其宣阳疏滞,不伤胃气,亦为治胸痹的主药。

白酒为辛温偏热之品,辛以开痹,温以行阳,轻浮而散,善于上行,有和血行气之功,故李时珍谓:"少饮和血行气"。但当时汉代的白酒与我们现在的白酒是否为同一物呢?历代医家对此争论不一,如《经方实验录》的作者曹颖甫认为应该用高粱酒,即烧酒,但考烧酒乃元代发明,有800年历史,且浓度57°,以白酒七升≈1400ml,可知用量太大,非仲景用白酒本意。也有人认为指的是绍兴黄酒,但其色不白,也应非仲景用法。因此有人又提出是指"苦酒",即米醋者。据《备急千金要方》称"白截(音 zǎi,再)浆",截,有人认为系酢浆,以酢乃醋(一种读音为 cù,义同"醋";一种读音为 zuò,"坐",指客人用酒回敬主人)之本字。故赵锡武从《金匮要略辑义》之说,认为是第一道醋,色白而甜且未酸者,又名白酱油,效佳。有人认为米醋酸敛温行,可敛其下焦之阴而温其上焦之阳。但考证,酢浆还应包括酒浆在内,非独指米醋,且后面黄疸病篇中仲景用苦酒治黄汗,而这里白酒治胸痹,故二者并非一物,医圣张仲景不致混用药名。最后一种看法,如《金匮要略语译》认为是指初熟的米酒,即醪糟为白酒、甜白酒,上海称"老白酒",是一种低度酒,最合仲景原意。根据考证,我国是世界上最早产酒的国家之一。据考古工作者对龙山文化遗存物的发掘,同时还发现有许多饮酒和酿酒的陶器。可见在龙山文化早期或更早的时期,人们用谷物酿酒已经有了发展。特别是商代发明了酿酒的"蘖"和"曲"后,更是对酿酒科学的一大贡献,《尚书·说命》中说:"若作酒醴,尔维曲蘖"。"曲"是用谷物豆类做成,"蘖"是麦芽或谷芽。《天工开物》一书中说:"曲造酒,蘖造醴"。"曲"的发明和利用,不仅是世界酿酒史上的重大成就,而且是最早掌握微生物——细菌的生长规律并有效地应用于人类的生产和生活。

秦汉以后,酒曲的品种又大大增多。在汉、唐以后,各种香花酒、果酒、葡萄酒也有很大发展,宋代以后,发展到了"固态发酵"、"固态蒸馏"的独特工艺,从而才有高度白酒问世。

因此从我国酒类的发展史来看,宋代以前生产的酒,是黄酒和果类酒等低度酒,宋代以后才有蒸馏的高度白酒,这就不难理解,李白当年喝的是低浓度的酒,说他能饮"斗"酒,并非随意的夸张。

由此可见,当时仲景所用"白酒"是指低度酒,与我们现在所说"白酒"为高度酒有区别,不管是低度酒、高度酒,还是其他用法,皆以起到"通阳止痛之功"为使用目的,故临床上可结合患者对酒的耐受程度以及阳虚阴盛的程度轻重来选择酒的具体品种,但一定不能缺少酒,因为酒有很好的通阳之功,可温通心脉,而现代药理研究也证实了喝少量的酒能促使人体大量制造溶解血栓的物质,有助于预防心肌梗死和脑血栓。

全方三药合用,能畅通胸中阳气,消散阴气,使胸痹自愈。

【拓展】 至于临床如何运用本方,现代常将西医之冠心病、心绞痛归属于本条所论"胸痹"范畴,而因本方为辛温通阳的代表方,故凡冠心病心绞痛属痰气阻塞,胸阳不宣者,多以此为基础加减治疗。如以宣痹通阳之瓜蒌、薤白配合活血化瘀的冠心Ⅱ号(丹参、赤芍、川芎、红花、降香)以及芳香温通药(以苏合香丸为代表),治疗冠心病心绞痛,疗效稳定持久,且副作用少。亦有单用开胸涤痰之瓜蒌制剂运用的,如上海第二医学院附属第三人民医院用瓜蒌制成片剂,每日3次,每次4片,每日用量生药31.2g,观察2周至14个月,计百例,总有效率76%,心电图好转率52.9%。亦有用瓜蒌注射液(每支2ml,含生药10g)肌注者,改善气滞血瘀型心绞痛胸闷症状效良;或将瓜蒌薤白制成片剂,治疗25例,总有效率88%,心电图好转率87.5%。日本医家有报道单用薤白,每天10g,煎服,对冠心病见脉迟,胸骨部疼痛者,效佳。总之,本方单用以治冠心病心绞痛,随证加减,均能取得较好疗效,但复方比单方的效果好。常根据病情在《金匮》原方的基础上进行加减,如外感寒湿痹结胸骨,可选加川芎、秦艽、威灵仙、丝瓜络宣痹通络;属内伤气滞,选加香附、枳壳、郁金、川楝子疏肝解郁,行气止痛;有瘀血,则应选加丹参、红花、葛根、郁金、当归、乳香、延胡索活血化瘀;内有停痰留饮,当酌加苏子、白芥子、半夏、杏仁、川贝涤痰逐饮。

本方除用治胸痹外,第4版《金匮要略》教材认为,凡因"肝气郁结或因外伤瘀血停着所致的肋间神经痛,用本方合四逆散加味",以辛温通阳,滑利痰气,疏肝理气,亦有较好效果。此外,用治痰气阻塞,胸阳不宣的非化脓性肋软骨炎、胸部软组织损伤、渗出性胸膜炎等皆有良效。

(二)痰饮壅盛

【原文】 胸痹不得卧,心痛彻背者,栝蒌薤白半夏汤主之。(4)
栝蒌薤白半夏汤方:
栝蒌实一枚(捣)　薤白三两　半夏半升　白酒一斗
上四味,同煮,取四升,温服一升,日三服。

【解析】 本条论述阴寒水气与痰饮上逆更甚的胸痹证治。
首提"胸痹"二字,则上条胸痹的主症、主脉俱见。此条多"不得卧"一症,是不能平卧,因胸中痰饮停滞,阻碍呼吸道路,肺气上逆不下,坐立时,肺气尚能肃降故稍宽舒,卧则痰气上逆更甚,故喘息咳唾"不得卧";多"心痛彻背"一症,提示较上条胸背痛更甚(后面第9条乌头赤脂丸亦有"心痛彻背"),因背为胸府,心俞在背,今水气、痰涎壅塞胸中,心阳闭塞,不能布达于背之阳位,痰饮与阴气循胸浸溢于背,故"心痛彻背"(心痛牵掣到背,彻,透彻也)。因而证情较重(胸痹与心痛并见),故加辛温降逆,开结祛痰的半夏(半夏有镇静安神作用,有如《内经》半夏秫米汤治不得卧之意,我省著名老中医李孔定常以半夏30g,用苡仁50g代替秫米治疗失眠,此处可知仲景"勤求古训,博采众方"言之有据也)。若阳气为阴邪所遏,病势严重而疼痛剧烈者,可与苓桂术甘汤合用,则温阳降逆之功更强;或于前方再加干姜、白蔻、陈皮等行阳涤痰,温中理气,则取效更速。

至于方中各药用量:赵本半夏半升为60g(一升为120g);白酒辛热走窜通痹,故加为一斗(即10升,一升为200ml,一斗就是2000ml);全瓜蒌一枚约50g;薤白通胸中气滞,故加量为三两(若以一两折今之15.625g计算,则为46.9g。上方为30g)。

【拓展】

1.瓜蒌薤白半夏汤要注意与葶苈大枣泻肺汤的比较,表10-1可以比较清晰的展示二者的异同

表10-1　瓜蒌薤白半夏汤与葶苈大枣肺汤的比较

比较　　方名	瓜蒌薤白半夏汤	葶苈大枣泻肺汤
相同点	症状上均有喘不得卧;病机皆属邪实气闭证	
病名(机)	胸痹,胸阳不振,痰饮上逆	肺痈初起,痰热壅肺
证候	胸背痛,心痛彻背	胸满而胀,浊唾涎沫
治法	豁痰宣痹,通阳散结	开泄肺气,泻水逐痰

2.本方在冠心病心绞痛与心肌梗死治疗中的运用　近年来国内对冠心病心绞痛的治疗,凡属痰浊郁滞而见胸痛或(心)胸痛彻背,胸部痞闷,且喜叹息,气短喘促,咳吐痰沫多,舌苔滑腻等临床表现者,多以通阳泄浊的代表方即瓜蒌薤白半夏汤与活血化瘀方剂(如冠心Ⅱ号方、失笑散、桃红四物汤、血府逐瘀汤)配伍,宣痹通络,祛浊化瘀,有较好效果。北京西苑医院以此汤为主方治疗31例冠心病心绞痛,总有效率为83.8%,心电图好转率52.1%。因为冠心病脂类代谢异常,血脂(胆固醇、甘油三酯)升高,可能和痰湿阻滞血脉有关。

在急性心肌梗死初期有邪实表现,中医辨证属寒痰瘀血型者,用瓜蒌薤白半夏汤通阳豁痰,伍以活血散结药,可使心绞痛、压榨感、胸满痰多等心肌梗死急性

172

期症状明显好转。

据动物实验证明,化痰活血药有止痛、镇吐、强心利尿作用,可使冠脉血流量(和肠道血流量)增加,可能有预防和减少梗死发生及消除血栓的作用。

著名老中医赵锡武也认为瓜蒌薤白半夏汤是治疗冠心病的主方,并根据《内经》、《金匮》及喻嘉言、王朴庄、吴仪洛等的见解,在此汤基础上(以瓜蒌开胸、半夏和胃降逆、薤白通阳)见到不同的证候,加用不同的方药:①胃气胀满,噫气或干呕者加橘皮、枳实、生姜;②动则气短、心悸、胸闷、气塞者加茯苓杏仁甘草汤;③心悸脉数者,加生脉散、炒枣仁、生龙骨、牡蛎、当归等;④胸胀、胁下逆满,肢凉者加枳实薤白桂枝汤;⑤体弱、便溏、心下痞满者,加人参汤;⑥阳虚痛甚者,加乌头赤石脂丸(蜀椒、乌头、附子、干姜、赤石脂);⑦脉结代、心动悸者加炙甘草汤;⑧头昏脉弦,阴虚阳浮者加天麻钩藤饮、杞菊地黄丸;⑨兼有脏躁及阴虚里热者,加百合地黄汤及半夏厚朴汤、甘麦大枣汤、酸枣仁汤等;⑩虚象明显者,加黄芪、当归、党参等;⑪腹胀满,肠有积气者,加厚朴生姜半夏甘草人参汤;⑫容易感冒,体疲痛者加新加汤(桂枝、芍药、甘草、人参、大枣、生姜);⑬血瘀浮肿者,加当归芍药散;⑭肺部瘀血或肝大充血者,加参苏饮(人参、苏木);⑮脉结代、心动悸、阳虚浮肿者,加真武汤及活血剂,如参苏饮和当归、红花、桃仁、藕节等。

3. 本方的其他临床应用　①心包炎见胸闷,痛引肩背,胃脘胀,恶心吐痰,苔白腻;胸膜炎见胸痛气急。②噎膈病,见胸膈痞满,脘部疼痛,吞咽梗阻,大便艰涩等属痰气交阻者;消化系统疾患如食管癌、胃癌、十二指肠憩室、胃神经官能症。乳腺增生凡合于本方病机者,以本方加味,通阳散寒,理气止痛,亦有一定疗效。

4. 本方提示了冠心病从痰论治的新思路　凡摄取过度的动物高脂肪类食品则痰浊证增生,中国中医研究院对 1260 例冠心病患者进行中医证候分类的调研,瘀血证类只占 17%,痰浊证类高达 63%,因此考虑对冠心病的治法应由"活血化瘀"、"补气活血"转变到"补气祛痰"、"痰瘀同治"上来,实与本条治疗精神暗合。

(三)气机郁滞(胸痹虚实异治)

【原文】　胸痹心中痞,留气结在胸,胸满,胁下逆抢心,枳实薤白桂枝汤主之;人参汤亦主之。(5)

枳实薤白桂枝汤方:

枳实四枚　厚朴四两　薤白半斤　桂枝一两　栝蒌一枚(捣)

上五味,以水五升,先煮枳实、厚朴,取二升,去滓,内诸药,煮数沸,分温三服。

人参汤方:

人参　甘草　干姜　白术各三两

上四味,以水八升,煮取三升,温服一升,日三服。

【解析】　本条提示同一胸痹,因其有偏实与偏虚的不同,故立通补两法。

理解本条要以理解"胸满、胁下逆抢心"为重点。"胸痹、心中痞",即具备第3条脉症,又有胃脘痞塞不通之感,且有"胸满",其病因为"留气结在胸",是由于胸中阳气痹塞,阴邪(痰浊水饮)由胸影响到心,心胸均为阴气阻塞,留结成痞。本条原文三个"胸"字,二个"心"字,说明病位以心胸为主。

何谓"胁下逆抢心"?《经籍籑诂》:"抢,突也,犹刺也",抢,引申为上冲,"抢心",犹"撞心"。胁下,概指胁腹、肝胆脾胃而言,说明阴气不但由心胸干及于胃,而且波及两胁少阳经脉,痰饮水气搏结胸胃,足少阳胆经之正气不得下行,失去了疏泄调达功能,故阴寒邪气乘势上逆抢心,说明胸胃阳气被迫,难于支持之机已露,与第1条"阳微阴弦"的病机也是一致的。

本条病机特点为气滞饮停,阴寒内结、上冲、横逆("气结在胸,胁下逆抢心"),乃阴寒邪气偏盛,停痰蓄饮为患。虽然主症相同,且均有气机郁滞,但仲景认为导致气滞内结既可因虚也可因实,故治疗当根据虚实论治,若属实者(寒湿痰饮之实证或兼外感风寒),除了原文所述主症之外,尚有腹胀,大便不畅,咳嗽喘急,胸膺窒闷,不能平卧,面色晦黯,肢冷汗出,下肢浮肿,舌苔厚腻,脉象弦紧有力或沉涩无脉(因寒凝血瘀,脉道不通所致)的见症。因此治疗当宣痹通阳(开结),泄满降逆为要,如尤在泾所说"去邪之实,即以安正",故处以枳实薤白桂枝汤,即瓜蒌薤白白酒汤去白酒加味,组成就是汤名加瓜蒌、厚朴,这样记忆有利于大家掌握这个方的药物组成。全方药虽不多,但整个配伍是以瓜蒌、薤白、桂枝组合成"宣痹通阳开结"的药组和以枳实、厚朴组成的"泄满降逆"药对为核心。宣痹通阳之中以桂枝为要,上以宣通心胸之阳,下以温化(中)下焦之阴气,既通阳又降逆,使阴寒邪气不致上逆,阳通而阴寒不得内结;泄满降逆之中以枳实配厚朴,这是仲景常用泄满的配伍结构,枳实泄胸中之气滞,仲景方中凡气实胸满者均加枳实(如橘枳姜汤、桂枝生姜枳实汤、枳术汤、枳实芍药散);厚朴泄胁下之气滞(胁下,包括胁腹部而言,如第十篇第15条治"胁下偏痛"的大黄附子汤),故凡胁满(及腹满)俱加厚朴(如厚朴七物汤、厚朴三物汤、厚朴大黄汤)。本条胸满、胁下逆抢心属实者,故加枳实、厚朴也。以上五味合用,既能宣上焦之阳,又能导中焦之滞,且能化下焦之阴,三焦气机通畅,上升下降,气行、结散、阳通,胸痹诸证自愈。

刚刚提到,这个方子是瓜蒌薤白白酒汤去白酒加味而成,为何此处要去掉行气通阳的白酒呢?因为酒性升散,不利于气机的上逆。

在临床运用这个方子时,若左胸刺痛明显,舌质晦黯有瘀点,脉细涩而结,属心脉瘀阻者,可合失笑散加丹参、桃仁、红花;或属寒痛者,加良姜、荜拨;痰浊化热,则加竹茹、胆南星;西医诊断为渗出性胸膜炎,符合本方病机者,加葶苈子、茯苓、半夏、椒目,有助于提高疗效。

20世纪70年代,我校内科冉品珍老师用枳实薤白桂枝汤治疗气机郁滞的胆道蛔虫症也取得很好效果,举这个例子可为大家提供辨治胆道蛔虫的另一思路,并非所有胆道蛔虫症(或称为"蛔厥")都只知道用乌梅丸治疗。

以上内容均是针对气郁实证而言,那么属虚的又如何辨治呢?这类患者多属素体气虚,胸中清阳不足,老年人阳气已衰,青年人静坐少动,常兼有四肢不温、倦怠少气、语声低微、大便溏、舌质淡、脉弱而迟等症,虽同系胸痹而有"心中痞,留气结在胸,胸满,胁下逆抢心",但程度并不剧烈,而且时作时止,更见有面色苍白,口唇发绀,血压降低,出冷汗,四肢厥冷等证。病机以阳虚(中阳虚)寒滞为要,其气机郁滞乃因阳虚寒凝,推动温煦无力所致,因此当以补中助阳为治,如尤在泾所说:"养阳之虚,即以逐阴",体现了《内经》"塞因塞用"的原则。

因为中焦阳虚,所以不得用枳实薤白桂枝汤主治,若以之消(结)泻(实),通(阳)散(滞),乃违"虚虚"之戒;要复其虚损,则非温理中阳的人参汤不可。吴鞠通在《温病条辨》中提到:"盖胸痹因寒湿痰饮之实证,则宜通阳,补之不惟不愈,人参增气且致喘满;若无风寒痰饮之外因不内外因,但系胸中清阳之气不足而痹痛者,如苦读书而妄想,好歌曲而无度,重伤胸中阳气者,老人清阳日薄者,若再以薤白、栝蒌、枳实,滑之、泻之、通之,是速之成劳也,断非人参汤不可",将治胸痹用通补法的病机作了深入阐述。

全方药仅四味,以白术、干姜温理中阳以散寒化阴;人参、甘草守补中阳,益气补虚,使中阳复位,脾胃气足,升降自如,痞满自消,阴霾自散,离照当空,阴寒退避,即是此意。临床有单用干姜10g,振奋中阳,使胸阳通畅,胸痛立止者,说明干姜温理中阳疗效确切。

又《吴医汇讲》云:"白术、人参,人皆以为气剂,而本草言(《别录》)白术能'利腰脐间血'人参'通血脉',可知亦为血药也。大抵用之在阳,便为气药,用之在阴,便为血药"。认为人参汤既入气分,亦入血分,亦有新意,供大家参考。

【拓展】

1. 枳实薤白桂枝汤与人参汤之比较(表10-2)

表10-2　枳实薤白桂枝汤与人参汤比较

方名 比较	枳实薤白桂枝汤	人参汤
相同点	病机皆为胸痹属寒,心中痞气,气结在胸。主症皆有喘息咳唾、胸背痛、短气、胸满、胁下逆抢心,脉阳微阴弦	

续表

方名\比较	枳实薤白桂枝汤	人参汤
病因病机	痰饮兼外感风寒,阴寒内结,上冲横逆,属实证、急证	素体阳虚、中阳虚寒,属虚证而势缓
脉象	偏弦紧有力	偏沉弱(微),无力而迟
治则	以通为主,通阳开结,泄满降逆	以补为主,温理中阳
症状	新病体壮	兼见四肢不温,倦怠少气,年老痼疾
药物	枳实四枚、薤白半升、桂枝一两、厚朴四两、瓜蒌实一枚	人参、甘草、干姜、白术各三两

2. 二方的现代临床应用

(1)枳实薤白桂枝汤:冠心病心绞痛;心源性哮喘、心功能代偿不全,因痰饮凝聚,胸阳痹阻者;慢性胃炎、胃神经官能症、胆道蛔虫症,属痰饮水气互结胸胁胆胃实证者;渗出性胸膜炎。

我的学生郭来曾在我校附属医院观察 30 例冠心病心绞痛患者,服用枳实薤白桂枝汤后,其改善冠心病心绞痛症状的作用绝不亚于地奥心血康,提示该方有重要的临床运用价值。

(2)人参汤:①治肺心病:肺脾阳气大衰,兼有痰湿。慢性支气管炎,长期咳喘,甚则不能平卧,脘腹痞胀,便溏不爽,周身浮肿,声低息微,苔薄滑带腻,脉沉细数似促。②急慢性结肠炎(虚寒吐利)、慢性痢疾、慢性胃炎、溃疡病、妊娠呕吐、脾虚唾涎、虚寒血证(吐衄血、妇女月经过多、崩漏)。③冠心病心绞痛、急性心肌梗死有休克或休克趋势;虚寒性胸痛、肋间神经痛、胸膜炎一侧胸痛。凡属阳气虚弱者,可用人参汤补气助阳(或桂附理中汤)。此方实为现代冠心病中医治疗中的扶正固本法开其先河(临床中有的心痛患者,多出现阴阳气血亏虚症状,应当以扶正为主,辅以祛邪)。④有气虚甚者,人参改用人参粉冲服,重用黄芪;胸痛甚者,加肉桂、丹参、三七粉、延胡索;兼有阴虚之象者,酌加玉竹、麦冬;夹痰浊盛者,加瓜蒌、薤白、半夏、菖蒲;若脘腹痞胀,气结难消,可加砂仁、煨木香、制香附;如胸脘气滞,痞硬阻结,可加枳实;如胸胁胀甚,可加青皮、橘皮。

(四)胸痹轻证

【原文】 胸痹,胸中气塞、短气,茯苓杏仁甘草汤主之;橘枳姜汤亦主之。(6)

茯苓杏仁甘草汤方：

茯苓三两　杏仁五十个　甘草一两

上三味,以水一斗,煮取五升,温服一升,日三服。不差,更服。

橘枳姜汤方：

橘皮一斤　枳实三两　生姜半斤

上三味,以水五升,煮取二升,分温再服。《肘后》、《千金》云："治胸痹,胸中幅幅如满,噎塞习习如痒,喉中涩燥唾沫。"

【解析】　此条论胸痹之轻证,但有胸中气塞或短气孰主孰次之分,故仍立两种不同治法,一者利气,一者行水为主。

本条既云"胸痹",故仍应有第 3 条胸痹之脉证,只不过以胸中气塞或短气为主症,5 版《金匮》教材橘枳姜汤医案仍有喘息、胸背痛的病史可为佐证。

"胸中气塞,短气"者,是因胸为气海,内藏心肺,肺为清虚之脏,乃呼吸出入之道路,若阳气宣发,则不痛痹;胸阳一虚,阴邪上干,化为水饮,饮停而气机不利,"饮阻气滞",故胸中气塞、短气。

如以"胸中气塞"为主,兼有短气,说明胸胃先有积气,水津不得下行,为气甚于饮,治当利气行气为主,气行则水行,气塞自消,故用利气散饮的橘枳姜汤,疏利肺胃之气为主。方用橘皮、枳实宣通气机,行气散饮;用辛温之生姜,宣通胸胃阳气,二药配伍,使中上二焦气机得行则痹通塞解,此方属心胃同治,辛温苦泄法。

如以"短气"为主,兼有气塞,提示胸中先有积水,"饮邪偏盛",水甚于气,致肺气不行而短气者(肺主通调水道而司呼吸之出入,水道不通,阻碍呼吸道路而短气),当以利水为主,水行则气通,故仲景立利水宣肺的茯苓杏仁甘草汤治之,方以茯苓、杏仁利水宣肺,这里的杏仁用的度量衡单位是"个",按照杏仁 10 个约为 4g,此方用 50 个,则折合约 20g;再用甘草调中,如此配伍,水去则胸阳宣通,短气亦愈。此方体现利水淡渗法。

【拓展】

1. 茯苓杏仁甘草汤的临床应用　运用本方的主症为:短气,胸中痹而不胀,咳唾涎沫量多,痰液稀薄,胸闷水肿,心悸、小便不利,舌淡苔滑,脉缓滑。赵锡武用此汤利水、开肺气,效良。汗多,用炒杏仁,发汗用生杏仁;水饮重者,合用葶苈大枣泻肺汤;江苏奚凤霖用此方,认为必重投茯苓 30～60g,既可健脾利水,又能宁心止悸(原方茯苓三两,折今约 49g)。

又,《备急千金要方·卷二十五·被打第三》用本方治"有瘀血,其人喜忘,不欲闻人声,胸中气塞短气方",值得推敲,我认为《千金》所言瘀血,当为因水停气滞导致的瘀血,故治以利水为主,但若在此方基础上加活血化瘀之品,应该更加相得益彰。

177

2. 橘枳姜汤的临床应用　临床见"气塞",胸膈痞塞胀满而短气,久嗽,或西医所谓支气管炎,自觉"胸中有气上冲咽喉,呼呼作响","胃脘胸胁及背部隐隐作痛"或呕吐气逆、脉弦(加半夏、旋覆花);特别是胃部痞满气滞者,简便有效。彭履祥治慢性咽喉炎,气滞有饮者用此汤,效良。我的经验,若痰凝气滞者,当用半夏厚朴汤;若阳虚寒痹者,则用麻黄附子细辛汤,不可一见"炎"症就用清热药。

此外,在运用时需注意,此二方治疗胸痹轻证,均可与瓜蒌、薤白合用。

(五)胸痹急证(寒湿重证)

【原文】　胸痹缓急者,薏苡附子散主之。(7)

薏苡附子散方:

薏苡仁十五两　大附子十枚(炮)

上二味,杵为散,服方寸匕,日三服。

【解析】　本条是论述胸痹急证的方证。条文中"胸痹"二字提示本条主症仍包括第3条所有症脉,关于"缓急"二字,历代医家有四种看法:

第一种主张其胸痹疼痛的特点是时缓时急、时发时止,如程云来《直解》、吴谦《金鉴》、黄坤载《悬解》等均认为,"缓急"者,或缓而痛暂止,或急而痛复作。心肾阳虚,寒湿客于上焦则胸痛急剧,痛急则正气聚,阳气复振而寒湿散,阴寒散则痛缓,故见胸痹时缓时急,亦心痛之时来时去,表示疼痛是发作性。当然,其他胸痹方证虽亦有此特征,但不及本条明显(在疼痛势缓时,同样可应用薏苡附子散),此说可供参考。

第二种认为是本病波及筋脉拘挛所致的或缓或急,如《心典》所说:"阳气者,精则养神,柔则养筋,阳痹不用,则筋失养而或缓或急",即上焦阳虚,下焦(肝肾)寒湿上干胸膈,外及四肢筋脉收引疼痛转筋,所见心痛彻背、背痛彻心、寒疝腹中痛及胁痛里急等证,均与筋脉有关。临床中,薏苡附子散可治寒湿转筋,故此说亦有参考价值。

第三种观点则认为是指口目有急处有缓处,即口眼引纵,如邹润安《本经疏证》据《内经》、《难经》理论,认为阴跷,阳跷之缓急系于目,阳明之缓急系于口,否认胸痹见到口眼筋脉拘急时,有疼痛症状,谓"寒冲于左、逼热于右,则左急而右缓;寒冲于右,逼热于左,则左缓而右急"等实为尤在泾见解的补充。出现包括口眼拘急症,在心肌梗死,脑缺氧而全身抽搐时可见。

第四种说法则认为胸痹缓急就是指的胸痹急证,持这种观点的医家如周扬俊、日本学者丹波元坚等,他们之所以认为是胸痹急证,病势急危,乃寒饮上聚心膈,阳气不达所致,故取薏苡仁逐水为君,附子辛热为佐,驱除寒湿,席卷而下,如丹波元坚《述义》所谓"奏功于燃眉之际"。这一说法与"缓急"在古汉语作偏义复词,偏在"急"的解释不谋而合,按《史记·游侠列传序》曰:"且缓急人之所时有也",说明"缓急"一词的古义是困危、情势急迫之意。

6版教材虽将"缓"作动词"缓解"讲,为治法而设;将"急"看作宾语,指病情急剧,但也体现了此处为"急证"之意。再观5版教材中这一条文后所举治肋间神经痛一案,该案曾用哌替啶乏效,转用薏苡附子散奏效,亦说明仲景此方乃急救方。因此,综合各位医家说法,虽然各有道理,我们认为将胸痹缓急解释为"胸痹急证"最合仲景原意及立方思路。

本条条文叙述简单,但既然明确为"胸痹"病,必然有"阳微阴弦"之机,又是急证,故我们可以推知本证还应有喘息咳唾,胸前疼痛,或心痛彻背等症,其胸痛剧烈,还伴有筋脉拘挛证候,其舌淡或淡胖,苔白腻,脉见沉弱或沉迟,因此病机当是心肾阳虚,寒湿痹阻,病情危急,治则宜速,以强心温肾,行阳宣痹除湿,祛寒止痛法,立薏苡附子散救急。方中重用炮附子十枚,据考证,附子大者一枚约20g,十枚则约200g,是仲景所用含附子方剂中用量最大的,以强心而温元阳,祛散寒湿浊阴,温经止痛,其痛自缓;配合十五两薏苡仁,约230g之多,渗湿宣痹而降浊,濡润筋脉而和胃气,且薏苡仁以甘淡而不伤脾胃,不燥津液为其特长。二药合用,能宣痹行阳,使寒湿下行,胸痹之痛痹自解。还需注意,之所以制备成散剂,也蕴涵了救急之意,让患者可以及时服用,以免延误病情,每次虽仅服方寸匕,大约1~3g,仍能发挥良好的缓解急痛功效。

个人体会,苏合香丸缓解胆绞痛(寒浊闭塞型),其作用胜过阿托品。

【拓展】

1. 胸痹应用附子的价值　仲景运用附子,有生用和炮用之别。凡亡阳急证,需回阳救逆的,多用生附子,如四逆汤、四逆加人参汤。凡因风寒湿痹着于肌表筋骨,需温经散寒,助阳止痛的,则用炮附子,如桂枝附子汤、甘草附子汤,证属沉寒痼冷的,则多用乌头,其止痛作用更强。此外,临床中用附子当注意剂量,用于引经药者,3~5g;温经止痛者,6~10g;回阳救逆者,10~15g,或据病情之轻重增减用量。

2. 薏苡附子散的配伍原则对目前冠心病治疗的启发　由于附子强心,苡仁缓解筋脉拘挛,排脓散结(如《千金》苇茎汤、薏苡附子败酱散),所以有的地区治疗冠心病从软坚散结和补肾强心扶正途径出发,用夏枯草、昆布、海藻、橘核、荔枝核、穿山甲以及桂附八味丸等有关药物治疗,设想可以软化血管,消除粥样斑块,调理脏腑虚损,经临床验证对改善症状有效,可能是受到《金匮》薏苡附子散的启发。

3. 薏苡附子散的临床应用　①陆渊雷用之治疗寒湿性、发作性的肋间神经痛。②彭履祥教授治寒湿性的胃神经官能症(薏苡、附子各15g,法夏9g)、用原方治疗高年涉水转筋者均获良效。③诸葛连祥用于胆石症,胆石较大,阵发疼痛剧烈,虚寒体质,服后绞痛缓解;寒湿痹证酌加祛风湿药,在痹证未发作期间,间隔二、三日服用,可预防复发。④江苏奚风霖以本方治阳虚阴凝的心动过缓、发作性胸痹心痛剧烈而反复不愈者,屡屡取效。⑤本条从临床角度证实仲景实为中医急救学的开创者,可作为急救方治疗心前区剧痛,骤发抽搐等。⑥有报道观察200例冠心病治疗组服用薏苡口服液(即本方组成),在改善心电图方面,优于对照组服用心得安患者。

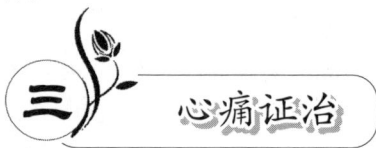

三　心痛证治

(一) 寒饮气逆

【原文】　心中痞,诸逆,心悬痛,桂枝生姜枳实汤主之。(8)
桂枝生姜枳实汤方:
桂枝　生姜各三两　枳实五枚
上三味,以水六升,煮取三升,分温三服。

【解析】　此条主要论述膈间水饮气逆的心痛证治。

2版《金匮》讲义认为"心中痞"应当作"心下痞",指胃中有痞闷感,那么,胃中阴气向上冲逆,为何不见呕吐,而有"心悬痛"?程云来《直解》:"心中痞,即胸痹也",即言痞结在心中,实与《伤寒论》诸泻心汤治"心下痞"(指脾与胃脘)之病位有高下不同,为水饮痰涎结于膈间,上逆心胸,故见"心中痞"。痞者,塞闷也;痹者,闭也,故痞轻而痹重。

"诸逆",指一切痰饮邪气向上冲逆,以药测证,应有胸满或呕吐症状,但程云来则认为"诸逆",指胁下逆抢心之类,可作参考。

"心悬痛"朱邦贤《金匮要略注评》谓"心中如有物淮系过其之窒痛感",即形容心窒痛,现代所谓"压榨感"、"窒息状"心痛的感觉。究其病机,与心胃阳气不振有关。胃阳不振,则饮停不化,阴寒水饮乘心阳不足,逆客心脉,经脉拘急,心阳不宣,则见心胸憋闷,甚则经脉凝闭,心系弦急而见窒痛欲死。结合临床观察,我个人认为此种说法较为恰当。

通过条文主症分析,可以归纳出此证的病机是阳气不宣,膈间水(痰)饮逆客心脉,随证当治以宣通心阳,和胃降逆(化饮),泄痞止痛之法,因病情偏轻,依法处以桂枝生姜枳实汤。方用桂枝辛温,宣通心阳而平饮逆,侧重于下逆气;以生姜温胃化饮,降逆通滞,侧重于散气;枳实苦泄,开降气结,以泄痞为主。三药配伍,可使痞结开,诸逆平,牵痛自止。

本方若用于寒饮气逆之心痛,我认为还可以适当增加桂枝的用量,因为结合

《伤寒论》以含桂枝的方剂平冲降逆而言,如桂枝加桂汤等,桂枝用量均宜大,下逆气效果更好。而后世更是在仲景原意的基础上,发挥良多。如《肘后方》治胃中虚寒较甚,心下牵急懊痛,用本方加白术(合枳实)补中(消痞),加胶饴甘温建中;《千金方》治心下痞,诸逆悬痛的桂三物汤,乃本方将桂枝易为桂心(即肉桂去皮),加强温化之力,再合生姜温中散饮,胶饴甘温补土,辛甘化阳,针对胃寒偏于虚者。而陆渊雷则认为本方是胃神经痛的主方。

现在临床用于水饮、寒邪所致胃部满闷或疼痛;冲气由胃脘向上冲逆胸部;水饮性眩晕加白术、茯苓,疗效皆佳。

【拓展】

1. 桂枝生姜枳实汤证与枳实薤白桂枝汤证的比较(表10-3)

表10-3　桂枝生姜枳实汤与枳实薤白桂枝汤的比较

比较 ＼ 方名	桂枝生姜枳实汤	枳实薤白桂枝汤
相同点	同有"心中痞"、"气逆"等症状,阴寒水气内结的病因,故均有通阳散结,消痞的桂枝与枳实	
症状	心悬痛为主;病在膈间(胃上脘)	胸痹(喘息咳唾,胸背痛),胁下逆抢心,胸满;病在胸胁,病情较重
病机	阳气不宣,膈(胃)间水饮气逆,邪滞心脉	痰饮阴寒内结、上冲、横逆胸胁
治则	宣通心阳,和胃降逆,泄痞止痛	通阳开结,泄满降逆
用药特点	因膈间水饮气逆,故用生姜温胃化饮,重用桂枝温复心阳以通血脉	有胸痹,故用瓜蒌、薤白,有胁下逆抢心,故用厚朴
药物	桂枝、生姜各三两,枳实五枚	枳实四枚、薤白半升、桂枝一两、瓜蒌实一枚、厚朴四两

还要提醒的是,本方与橘枳姜汤均治胸痹心痛轻证,但二者的区别并非在前者治心痛轻证,后者治胸痹轻证,而在理气与通阳之别,大家注意比较。

2. 胸痹心痛短气病篇三用枳实(枳实薤白桂枝汤、橘枳姜汤、桂枝生姜枳实汤)的重要意义　三用枳实方中,治心中痞、"逆抢心"、"心悬痛"、"胸中气塞"诸证,提示枳实对心血管系统有特殊的作用,现代药理研究认为,枳实对心源性休克的治疗是有利的,既有较强而持久的升压作用,无呼吸抑制现象;又可使心脏收缩加强,心输出量增加;还能增加脑、肾冠脉血流量,降低其阻力,与去甲肾上腺素比较,出现节律紊乱的机会较少。

181

（二）阴寒痼结

【原文】 心痛彻背,背痛彻心,乌头赤石脂丸主之。(9)

乌头赤石脂丸方:

蜀椒一两,一法二分 乌头一分(炮) 附子半两(炮),一法一分 干姜一两,一法一分 赤石脂一两,一法二分

上五味,末之,蜜丸如梧子大,先食服一丸,日三服。不知,稍加服。

【解析】 本条论述阳微阴盛(阴寒痼结)的心痛证治。可以这么说,四逆汤、参附汤、黑锡丹等属治真心痛的轻证,本方乃治真心痛的重证。

《素问·举痛论》:"帝曰:愿闻人之五脏卒痛,何气使然?……或心与背相引而痛者……凡此诸痛,各不同形,别之奈何,岐伯曰:……寒气客于背俞之脉,则血脉泣,脉泣则血虚,血虚则痛,其俞注於心,故相引而痛……",王冰注释:"背俞谓心俞……夫俞者皆内通于脏……"。

"心痛彻背,背痛彻心",是指疼痛从心牵引至背,再由背牵引及于心。为何产生如此严重的胸(心)背相互牵引疼痛? 一因邪恋心包,气应外俞也:因下焦阴寒邪气,厥逆上干,攻及胸背经脉,扰乱气血循行之常道,阴寒内干心包,寒气通于背之外俞(即心俞,经腧前连胸,后连背),故"心痛彻背"。二因寒袭背俞,气从内走也:阴寒袭入背俞(此处指心俞),寒气随经腧通于心,邪气内攻,则"背痛彻心",俞脏相通,内外邪气牵引,因此疼痛彻背彻心。上证说明乃真心痛,不急治,手足冷过肘膝关节而死。

因此本证病机为心阳虚极,阳微阴盛,寒气攻冲于心背(心俞)。由于阳光欲熄,阴寒极盛,故纯用气分药耗散正气,则痛必加剧,有阳气外脱之忧,故必用入营、血分之药。治当以温阳(主要是温心肾之阳)散寒,峻逐阴邪,以固护心阳为主。方用乌头、附子、川椒、干姜一派大辛大热之品,峻逐阴寒而定痛(川椒亦入血分,尚可加肉桂)。本方特点在于乌头、附子同用,乌头长于起沉寒痼冷,温经祛风,附子长于治在脏寒湿,使之温化;由于阴寒邪气侵袭心背内外脏腑经络,故同用以振奋阳气,驱散寒邪。然恐胸背既乱之气难于各行其道,辛散太过,故又于温热药中伍以赤石脂一味,实寓深义,可固涩以填塞胃肠,镇纳中气,"收敛阳气"。因阴寒之气攻冲经隧,可致胃气上逆而吐,伤及胃阳,此药可避免之。又能使药液留恋胃中,受纳大剂辛温之品,以急祛阴寒,胸中阳气自行于胸,背之阳气自行于背,气血行于常道,则前后牵引疼痛停止。所以何任认为"赤石脂填涩厥气横冲,使气血疆界之乱得正,并安和心气,温调收敛,使寒去而正不伤"。

全方以蜜为丸者,一则缓药力之峻猛,再者蜜可解川乌、附子之毒,三者也提前制备,以供心痛发作时及时取服之意。一日三服,不知稍加服者,意在药峻而缓攻之,与《肺痿肺痈咳嗽上气病》篇中皂荚丸用法义同,临床一次可服9g。

【拓展】

1. 仲景根据胸痹心痛痛势的不同程度采用不同方药　胸痹痛缓者,瓜蒌薤白白酒汤;疼痛急迫、拘挛者,用薏苡附子散;痛剧者,乌头赤石脂丸。前方仅用了白酒、薤白辛通止痛,连桂枝之属均未用,后两方均用了附子,乌头赤石脂丸更是乌头、附子同用,可见结合胸痹心痛发作病机不离"阳微阴弦"四字来看,其疼痛的轻重程度与阳虚寒凝的程度是相关联的。

2. 乌头赤石脂丸与瓜蒌薤白半夏汤的比较(表10-4)

表10-4　乌头赤石脂丸与瓜蒌薤白半夏汤的比较

比较 方名	乌头赤石脂丸	瓜蒌薤白半夏汤
相同点	均有心痛彻背的症状,阳微阴弦的病机;病位皆在心胸,属阴寒之邪,皆用温通药	
症状	更增背痛彻心,前后牵引痛无休止,兼四肢厥冷、恶寒、大汗淋漓、口淡、舌质淡、脉沉紧,病以心背经腧为主,属真心痛重证	胸痹不得卧、喘息咳唾、胸背痛、短气
病机	阳微(心、肾、胃)阴盛,攻冲心背,位偏下	胸阳不振,痰涎壅滞于胸膺,位偏上
治则	峻通阴邪,以救心(肾)阳为主	通阳散结,涤痰和胃
药物	乌头一分,附子半两,赤石脂一两,干姜一两,蜀椒一两	瓜蒌实一枚,薤白三两,半夏半升,白酒一斗

3. 乌头赤石脂丸的临床应用　现代治冠心病心绞痛属胸痹阳虚痛甚者,此丸与瓜蒌薤白半夏汤合用,以温阳散结,逐寒止痛,效果良好,且并未出现乌头与半夏相反的毒副作用。亦可用于胃肠阴寒极盛之腹痛或胃脘疼痛剧烈者:如胆道蛔虫、溃疡病出血等。本方治阴寒痼结的剧烈心痛甚则额汗肢冷,尤其用于剧烈心痛,夜间易发,有明显"日中慧,夜半甚,平旦安"规律的阳虚阴盛者,江苏奚凤霖用之,多获良效。亦有学者用本方治心肌梗死属阴寒痼结者取效,具体大家可参考七年制《金匮要略》教材乌头赤石脂丸方后的医案。戴云波老中医乌附同用治寒湿痹证效佳。我校王渭川教授以乌头赤石脂丸加虫类药物,治疗硬皮病、象皮腿等疾病,有显著疗效,详细内容大家可以参考王老的《金匮心释》一书。

此丸属芳香温通方剂,后世在此方体现治则的基础上,用苏合香丸和开窍药(冠状动脉管腔亦属于"窍"),止痛效果好,心痛可在数分钟内减轻,患者有开朗舒畅感,药愈芳香,效果愈好(杜甫曰:"衰年关膈冷,胃暖并无忧"),但多用可耗气伤阴,且易复发。

4.仲景制方(本条)是前人临床经验的总结　西汉马王堆墓葬者系心肌梗死病例,比仲景时代早三百多年,其随葬中药均属辛温祛寒剂,如辛夷、杜衡、茅香、高良姜、生姜、花椒、官桂、藁本。其主要作用有二:①扶阳胜湿,善止胸腹冷痛。②温通逐秽,可止虚寒呕吐。可见对仲景制方是有启发的。

5.陈逊斋对本方组成及主治的异议　郑艺文《金匮要略浅释》指出,《千金》方名乌头丸,但注云"范汪不用附子",唯陈逊斋《金匮要略改正并注》认为本节方证可疑:但云"心痛彻背,背痛彻心",则与上文瓜蒌薤白白酒汤之胸背痛,瓜蒌薤白半夏汤之心痛彻背,应无分别,何以主方判若天渊? 疑一。乌头、附子同用,仲景向无此例,疑二。赤石脂非止痛之药,疑三。抗日战争前,在首都治一于姓小孩,年九岁,患寄生虫病,中央医院迭进下剂,其虫愈下愈多,由十数条而数十条而数百条,家属惊惧,不肯再下,延著者往诊,则腹满剧痛,下利日数十行,哕呃不已,汗出如脂,势甚危殆,急用乌头赤石脂丸去乌头改乌梅治之,一剂各症减轻,二剂全止。但便溏,哕逆未全平,再进原方,加丁香、柿蒂,并大建中三剂,竟痊愈。原案曾刊登于《南京人报》。因知本方乃治虫之剂,当列于乌梅丸之后,吐多者乌梅丸主之,下利剧者,本方主之。此案发前人所未发,一味之更易,对肠胃虚寒下利之虫病,实丝丝入扣,同时足证原文错简。我认为,陈氏这一认识可作为临床使用乌头赤石脂丸加减的参考,乃提醒我们可根据阳气虚衰,寒湿凝滞程度的轻重来对是否乌附同用进行取舍。

184

第十一章
腹满寒疝宿食病脉证治第十

【概念】 这个篇章将讲述腹满寒疝宿食病脉证治,腹满、寒疝、宿食病在临床上都可表现出腹部胀满或疼痛,那么这三个疾病在病因病机上有什么联系?其治疗方面又有什么特色呢?我们首先共同了解这三个病的概念问题。

腹满是以腹部胀满为主,常伴有腹部疼痛的一种病证。一般而言腹部胀满是许多疾病过程中常见的一个症状,而不是一个病名,但此处则是以腹满作为病名。

寒疝的沿革及含义:"疝"出自《内经》,如《素问·骨空论》有"七疝"之说,《素问·大奇论》谓"肾脉大急沉,肝脉大急沉,皆为疝","三阴急(三阴指脾),为疝",《素问·长刺节》明确指出"病在少腹,腹痛,不得大小便,病名曰疝。得之寒,刺少腹两股间(冲门穴),刺腰髁骨间(肓门穴),刺而多之,尽炅病已"(炅,音迥,火光),高士宗认为"此刺寒疝之法也"。《说文解字》谓"'疝',腹痛也"。颜师古注《急救篇》"疝,腹中气疾上下引也"。说明《内经》虽无寒疝之名,但已有寒疝之实,明指"寒疝"病名者,始于仲景本篇。

腹满与寒疝的区别:腹满之痛,疼痛时减而腹中雷鸣或大便难,病在脾胃气分为主,故腹满与疼痛可同时发作。而寒疝之腹痛,痛时腹中拘急,上下疼痛牵引胸胁,病在肝肾经脉、血分,故疼痛必见,而腹胀满不显著。

宿食的含义:饮食积滞肠胃,停聚不化,隔宿不消,以病因作为病名,后世称"伤食"或"停食"。即《脏腑经络先后病》篇"檗饪之邪,从口入者。宿食也。"

宿食与腹满的区别:宿食与腹满属热者,均有因胃肠热邪积结而致大便不通等症。不同的是实热胀满,多系气滞积热,肠中不一定有饮食积滞;宿食之胀满,必系宿食积结肠中,不全是热邪结聚。

【腹满寒疝宿食的病因病机】 腹满的病因有寒热虚实的不同,但主因是内脏虚寒、阴邪淫溢。其理论依据如:《素问·异法方宜论》"脏寒生满病";《素问·太阴阳明论》"饮食不节,起居不时者,阴受之……阴受之则入五脏……入五脏则䐜满闭塞"(䐜,大也,邪气胀肉);《素问·阴阳应象大论》"浊气在上,则生䐜胀",《灵枢·经脉》"胃中寒,则胀满";《灵枢·师传》"胃中寒,则腹胀。"

《伤寒论》在《内经》基础上,将腹满归入太阴脾和阳明胃之内。

《金匮》分两大类:一者腹满实证、热证属阳明:有因外邪直入胃肠,阻滞气机不行,积结成为实热者;有因饮食积结胃肠者;有因情志抑郁气滞热结者,以上多系胃肠郁热积结,多责在腑气实。二者腹满虚证寒证属太阴:有内脏先虚,外寒乘虚而入,成为正虚邪实的腹满痛者;更有脾肾阳虚,寒自内生,不能运化阴寒之气,气机凝滞于腹,满痛不因外寒而致者。以上病位多在中下二焦,属虚寒腹满痛,多责在脏气虚。

上述腹满成因及分类多本于5版教材引用《素问·太阴阳明论》所谓"阳道实,阴道(即太阴脾)虚",即"实则阳明,虚则太阴"也。

本篇所论寒疝,是指以寒邪为主要致病原因引起的腹中疼痛为主症的一种疾病,其总的成因是阳虚阴盛,邪正相搏,正如陈修园说:"犯寒即发,谓之寒疝"。《巢源》云"此由阴气积于内,寒气搏结而不散,脏腑虚弱,故风邪冷气,与正气相击则腹痛里急,故云寒疝腹痛也"。寒疝,既非《金匮》第十九篇的"阴狐疝气"(肠腔内容物坠入阴囊),也非睾丸肿大坠痛的"疝气"病症,而是一种阴寒凝结少腹,犯寒且发的剧烈腹痛疾患。故《温病条辨》谓:"疝,气结如山也",比一般腹痛严重。本病虽皆属于寒,但又有内寒外寒与虚实之辨。

宿食由饮食过多,食物经宿不消,停积于胃肠,脾胃运化失常所致。

【腹满寒疝宿食的治疗原则】 腹满以行气为主。虚者温通以行气,实者攻消以行气。寒疝因其寒凝血滞于经脉,故以温经散寒、和血止痛或补虚和血为主。宿食因有形之物积结肠中,故重在消积导滞,而有温下、寒下、润下、外导诸法。

【三病合篇意义】

1. 病位相近 三病虽有脏腑寒热虚实之不同,腹痛、胀满上下之各异,但其病变部位均在腹部(胃肠)。

2. 脉症相似 都有腹部胀满疼痛症状:腹满以胀满为主,疼痛次之;寒疝以疼痛为主,胀满次之;宿食既有腹满,也有疼痛。三者多见弦紧脉:腹满以弦脉为主,寒疝多见弦或紧脉,宿食可见紧脉。

3. 部分方药可以通用(异病同治) 虚寒性腹满的某些方剂(如大建中汤)用于寒疝病属虚寒者;实证腹满的攻下方剂亦可用治疗宿食病(如大承气汤)。

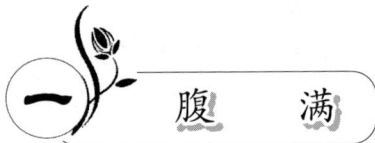

一 腹 满

(一)虚寒性腹满辨证与治则

1. 虚寒性腹满(典型证)

【原文】 趺阳脉微弦,法当腹满,不满者必便难,两胠疼痛,此虚寒从下上也,当以温药服之。(1)

【解析】 本条论述(脾胃及肝)虚寒性腹满的成因和证治。趺阳脉为足阳明胃脉,应当和缓有神。今见"趺阳脉微弦","微",说明脾胃阳虚,"弦"乃肝病主脉,"主寒主痛"。"法当腹满"者,今脾胃阳虚,厥阴肝木夹阴寒之气克伐脾土、土虚木乘,脾阳不能健运,阴浊之气凝滞于腹,所以应当见腹满,而非"必当"。"不满者必便难,两胠疼痛",假如不见腹满,则必然多见大便难和两胠疼痛的症状,说明脾胃虚寒,肝气上逆的病情更为严重。因脾胃虚寒,则运化传导失职,肝主疏泄,肝气上逆,则疏泄失职,导致阴窍不通,故见"大便难"。两胠为肝经所循行部位,阴寒之气结聚肝经,故见"两胠疼痛"比腹满更为厉害。此一脉多证(病)也。

"此虚寒从下上也",乃总结本条所述证候的成因,皆为中阳不足、阴寒之气随肝经(或肾)上逆所致,此同因异证(病)也。

"当以温药服之"是总结本条治法,病性既属"虚寒",则当温阳补虚以散寒,或使阴寒之气从阴窍而出。

对于本条注家有两种不同见解。一种认为是单论虚寒性腹满的成因和证治;一种认为是总论腹满与寒疝的病机。前者认为腹满、便难、两胠疼痛三症均为虚寒性腹满的见症;后者认为"法当腹满"为腹满痛,而"便难、两胠疼痛"为寒疝病。就临床实际看,此三症既可见于腹满,亦可见于寒疝。病因寒气起于下焦,下焦寒气上逆,既可导致腹满,亦可发生寒疝。前者是以腹满为主症,后者是以腹痛为主症,只是其表现有主次之分。所以对于以上两种看法,可以互参会通。但必须注意的是,所谓"当以温药服之",是就一般情况而言,属于虚寒证固当温中,而寒实证又宜温下,故必须结合具体证候进一步加以区别运用。"当以温药服之"不仅是虚寒腹痛的治疗总纲,也是阳虚"便难"和虚寒性胁痛的治疗原则。"当与",有肯定和酌情之义,应据具体病情决定治疗措施,温补中阳如理中汤、大建中汤;温养脾肾如附子理中汤;温调肝肾如暖肝煎,桂附地黄丸;温阳散寒如附子粳米汤;温下寒实如大黄附子汤等治法。

关于便难:临床常见三种类型,应加以鉴别。一者阳虚便难:舌质淡,苔细白,脉多沉迟或沉涩。二者阴虚便难:舌苔光剥少津,脉象细数。三者实热便难:舌质红,苔黄燥,脉象洪数有力。同时前两种因属虚故少见腹痛,第三种多有腹痛、腹胀的兼证。

【原文】 腹满时减,复如故,此为寒,当与温药。(3)

【解析】 本条论述腹满属虚寒证的辨证和治法。基本与第1条同,重在寒性腹满。"腹满时减"者,中焦阳虚,阴寒邪气虽浸凝腹中而为腹满,但下焦元阳尚未大虚,有时还可以上温脾胃,冲散腹中阴寒而胀满暂时消减,"复如故"者,阴寒邪气因阳虚而重新聚积腹中,则腹满如故。尤氏谓"腹中寒气得阳而暂开,得阴而复合也"。

形成"腹满时减,复如故"的病因是阳虚而寒气时聚时散,故原文曰"此为寒",而与"暴腹胀大,皆属于热"迥然有别。治法是"当与温药"温中散寒,因温药可温养阳气,促使阳气健运,则阴寒自散而腹满不再如故,离照当空,阴霾尽消。

关于本条方药,有两种理解:①《医宗金鉴》认为在"当与温药"之下,当有"宜厚朴生姜半夏甘草人参汤主之"十四字,必是脱简,阅《伤寒论·太阴篇》自知。因《金鉴》认为与厚朴生姜半夏甘草人参汤,能"消满散寒,缓中降逆补虚,乃治虚满之法也"。②中阳不足生内寒者,"理中汤",兼元阳不足且阴寒较盛者,如四肢冷,大便溏,可酌用"附子理中汤"。

2. 表里皆寒腹痛

【原文】 寸口脉弦者,即胁下拘急而痛,其人啬啬恶寒也。(5)

【解析】 本条论述表里皆寒的腹痛(或寒疝)脉证。"恶寒"一证,历来专家的看法颇不一致,主要有内寒与外寒之别。从本条内容体会,应以内外皆寒为主。仲景用"恶寒"以表示表证怕冷,每每以"啬啬"二字来形容,如《伤寒论·太阳篇》桂枝汤证"啬啬恶寒"即是。如结合下面第17条大乌头煎条文恶寒一证来理解,其意愈明显。"寸口",此处指两手寸关尺三部。

弦为肝脉,主寒主痛,"寸口脉弦",病人三部脉见弦,乃阴寒邪气凝滞于肝经,肝气郁滞而不条达,则其疼痛势必发生于足厥阴经脉所过之处(肝脉布胁肋)故"胁下拘急而痛"也。

"其人啬啬恶寒"者,寒气滞于肝,多因肝阳不足,阳虚易招致外寒,形成内外皆寒,而寒邪又主收引,卫阳不能卫外,故于无风之时觉啬啬恶寒也(唐容川认为,肺主皮毛而卫外,病发于肝经,肝木侮肺,皮毛不及卫阳温煦亦恶寒)。

总之,本条为外寒乘肝气之虚,客于肝经的腹痛脉证。

本条的临床用药:①5版教材用柴胡桂枝汤去黄芩增芍药之量,或再加延胡索。②有人认为是寒疝表里皆寒的脉证,可用本篇第19条的乌头桂枝汤,本条虽无"寒疝"二字,但因有腹痛主症,故断为寒疝。如徐忠可《金匮要略论注》云"若寒疝则邪之所起不止于脾胃,故脉专责之寸口"是也。③亦有用大柴胡汤者。因为肝胆湿热瘀结,亦可见外症恶寒。但结合本篇第12条"按之心下满痛者,此为实也,当下之,宜大柴胡汤",可证非本条原文精神。

3. 同因异证辨

【原文】 夫中寒家,喜欠。其人清涕出,发热色和者,善嚏。(6)

【解析】 本条重点论述脾肾阳虚之里寒与感受外寒的区别在于"喜欠"和"善嚏"(即从欠与嚏可以测知阳气的盛衰)。由于原文句读及"中"字的声调之异,故造成释义上的差别。若据湖北中医学院主编的《金匮要略释义》以"中,读平声。"(即 zhōng"宗"),且"喜欠"之后为句号,则前两句"夫中寒家,喜欠。"专指"中气虚寒的人,由于阳气不振,故常呵欠。"《灵枢·口问》对呵欠的生理机制是这样阐述的:"黄帝曰:人之欠者,何气使然?岐伯答曰:卫气昼日行于阳,夜半则行于阴。阴者主夜,夜者(主)卧。阳者主上,阴者主下。故阴气积于下,阳气未尽,阳引而上,阴引而下,阴阳相引,故数欠。"这段经文是在论述正常人欲卧未卧时,常致呵欠的机制。而中气虚寒的人,由于阴寒内积,阳气尚未至大虚,此时阳气欲引伸向上,阴气反引降向下,故亦可出现"阴阳相引",导致呵欠。结合临床,正常人如出现突然呵欠连声不止,说明阴阳失去平衡,为发病先兆。久病而突然呵欠连声不止,病情有恶化趋势(也有认为好转之兆者),均属阴盛阳衰的病理反应。

对于"清涕出"的理解,《金鉴》认为,"年老之人清涕出者,是阳虚也;遇寒之人清涕出者,是寒盛也。今中寒而清涕出者,是阳气虚寒也。"《悬解》析曰:"中气虚寒,枢轴不运,肺无下降之路,因而逆行上窍……是以清水常流。"中寒家,即脾肾阳虚之人,脾虚不统液,肾虚不主水,肺虚不布津,势必浊阴上犯,逆行鼻窍而清涕长流;风寒外束皮毛,内而肺卫不宣,肺津势必逆行肺窍而为清涕也。故脾肾阳虚,清涕不止,呵欠频作;不虚者,寒束而涕,寒去而止。《金鉴》又云:"虽有清涕出,亦因善嚏而出也。"说明清涕出既主中寒,又主外寒。可知原文"清涕出",有承上启下之义。承上者,假如里(中焦)阳虚,肺气虚冷,脾肾阳气不能制约津液,即或不因外寒,亦可使人清涕自出,或涕泪交流,老年人常见此证,治当温补阳气,如保元汤(黄芪、人参、肉桂、生姜、炙甘草)之类;寒甚者,真武理中之类;承下者,假如中阳不虚,但因外寒伤及皮毛肌肤,郁遏人体卫外阳气,影响肺气通调,则清涕亦能从肺窍而出,并同时出现"发热色和者,善嚏"的症状。《灵枢·口问》"黄帝曰:人之嚏者,何气使然?岐伯曰:阳气和利,满于心,出于鼻,故为嚏"。患者发热而面色红润,说明阳气与外邪相争,肺气有抗邪外出的能力,阳气排击外寒,鼻窍畅通而嚏,但外寒未得尽散,鼻窍被外寒壅闭,而阳气又不断冲击外寒,故"善嚏"。

此条"其人清涕出,发热色和者,善嚏"三句若与第7条"以里虚也,欲嚏不能"对参,说明中寒家,阳气衰微,无力驱邪外出,不会出现发热色和善嚏之症,即可反证本条后三句为里不虚,是正气强旺的表现。由于本条"喜欠"为中气虚弱又多兼外寒,可参合补中益气汤益气解表法治之;若有《素问·宣明五气》"肾为欠为嚏"(《直解》"病气在肾,则为欠为嚏,欠者阴阳相引,嚏者阴出于阳也")的临床表现,偏于肾虚里寒又兼外感的,亦可用麻黄附子细辛汤温经发表;单纯"善嚏"多属外邪者,可用辛温解肌或辛凉解表法治之。对本条持上述见解的注家以《医宗金鉴》("喷嚏者……其人内阳外阴,阳气奋发而为嚏也")、陈修园、唐容川为代表,而唐氏阐述尤为精当明确。谓"此以中寒家立论,以明中寒证,而并及外寒之轻证也……中寒家,内阴外阳、阴引阳入则喜欠,观于欠则人寐可

189

知其阳入阴也。若其人清涕出发热色和者,此为外寒束闭非中寒也。外寒束闭,外阴内阳,阴阖阳开,则阳气外发而善嚏,观于嚏则人醒可知其阳出阴也。一欠一嚏,阴阳各别,(欠主虚,嚏主实,欠主里,嚏偏表,但嚏又为肾病)。仲景交互辨论至为精细,观其下节,外寒清嚏出,便知中寒者清涕不出,观其下发热色和,便知中寒者不发热,色必清白而不和矣。读仲景书者,总宜知其文法,乃能识其言外之意也。"宜细玩。

若以 5 版教材"中"读去声(zhòng,"重"),则"中寒家"作"常易感受寒邪"的人理解,而"里阳不虚","仍有伸展之机,故常呵欠"。且"喜欠"之后作逗号,那么本条即说明"一经感受外邪,表虚者,邪常着于表"了,正好与第 7 条属"里虚者,邪常着于里"对举,成为"同因异证的感寒证。"宗此说者则以沈明宗《金匮要略编注》为代表,亦有一定道理。但"夫中寒家"而谓"里阳不虚",终觉欠妥,故以前说为妙。

【拓展】 中寒家可否出现"发热色和者善嚏"? 我们的答案是否定的。因为据《伤寒论·太阳病篇》第 7 条:"病有发热恶寒者,发于阳也;无热恶寒者,发于阴也"来说,中寒家,病发于阴,必然无热恶寒(当然,气虚发热,如补中益气汤证除外);从面色而言,脾肾阳虚之人,不论是否外感,面色当黯黄,首篇第 3 条"鼻头色微黑者,有水气;色黄者,胸上有寒"。因此中寒家无面色如常人之理。

【原文】 中寒,其人下利,以里虚也,欲嚏不能,此人肚中寒。—云痛。(7)

【解析】 本条前"中"字读去声("重"),后"中"字读平声("宗")。本条论述脾肾阳虚更盛之人,感寒较第 6 条之证为重(里虚下利)。"中寒其人下利,以里虚也",中焦阳虚不固,肾阳微弱之人,易招致外寒直中太阴或少阴之里,或外邪内陷于里,形成阳虚寒盛之下利。("中",陈修园、唐容川读平声"宗",即中气虚寒之意,但与后句"以里虚也"义有重复)。"欲嚏不能"者,因里虚太盛,中阳无力外伸,元阳亦不能冲散腹中内积阴寒之邪,阳气不足以满心达肺出鼻,肺气不能和利宣发于外,故欲嚏而不可能,这是抗病能力不足的表现。

"此人肚中寒"者,此时腹中阴寒弥漫,脾肾阳气大虚,说明本病主因是中下焦虚寒,外寒仅为诱因。

以上两条说明同因异证的感寒证。本条治则:因是寒邪内陷而为下利,乃表里俱病的重证,治宜温中升阳,宣肺散寒,表里双解。如理中汤加葱白、苏叶、防风,既止下利又散表寒;脾肾虚寒者,用桂附理中汤;肾虚里寒而见下利,亦可用真武汤温补肾阳。

【拓展】 以上三条,是举内在因素兼外来因素而致病的例子,第 5 条论虚寒之体,受外寒后有表证复兼里证;6、7 两条是论虚寒之体,感受外寒以后,里阳虚者,邪得直侵中脏,表气虚者,邪常着于肌表,可见病因相同,而病受则有异,临床所见,每多如此,故均与体质因素有关。

《金匮要略述义》:中字,《金鉴》为平声读。其他诸注,皆为去声读。盖此中寒家,言素禀阴脏,动易感寒者。然则二说并存为佳。

4.里虚寒滞误下后的变证

【原文】 夫瘦人绕脐痛,必有风冷,谷气不行,而反下之,其气必冲,不冲者,心下则痞。(8)

【解析】 本条论述里虚寒滞误下后的变证。

"夫瘦人绕脐痛,必有风冷,谷气不行",此三句说明"瘦人绕脐痛"的病因病机是里虚寒滞。患者平素胃肠阳气不足,所食之物不能完全消化以生化气血,不能营养肌肤,故身体消瘦,因并非瘦人阴虚多火之征,故"必有风冷"为其病因,风冷邪气乘虚内入胃肠,影响其传导功能,水谷积滞不得下行,由于"谷气不行",故见"绕脐痛",说明此系里虚寒滞,风冷积结的阴寒证。治宜温通,切忌苦寒攻下。

"而反下之,其气必冲,不冲者,心下则痞。"此条言医者仅凭绕脐疼痛、大便不通,而误用苦寒攻下积结之法后变证当分两种情况:

其一:"其气必冲":正气未至大虚之人,虽经误下,脾胃之气尚未大伤,正气尚可与风冷邪气相抗拒,正邪纷争,正能御邪,则风冷之气必然上冲,此与《伤寒论》第15条"太阳病,下之后,其气上冲者,可与桂枝汤"之意相同。徐忠可认为本证是误下损伤下焦之阳,引动肾气所致,可参。

其二,"不冲者,心下则痞":中阳大虚之人,若误用苦寒攻下之药,再伤中阳,风冷之邪,乘虚内陷,由于正气无力抵抗风冷邪气,故无上冲现象,反致风冷结于心下(脾之部位),成为"心下痞",此与《伤寒论》163条"太阳病,外证未除而数下之;遂协热而利,利下不止,心下痞硬,表里不解者,桂枝人参汤主之"之意相同,为太阳病误下成太阴虚寒兼表的证治,故用温中解表的治法:理中汤合桂枝汤。但本条原为里寒,又更伤中阳,治当温补中气以消痞,无需解表。

【拓展】 "绕脐痛"亦有虚寒实热之分,必须细辨。其一:热结实证的绕脐痛,《伤寒论·阳明篇》239条"病人不大便五六日,绕脐痛,烦躁,发作有时者,此有燥屎,故使不大便也",为阳明燥屎内结证,绕脐痛必拒按,腹满胀,潮热自汗,能食,舌红苔黄燥,脉沉实有力,可用苦寒攻下法。其二:里虚阴寒结滞之绕脐痛:即本条。绕脐绞痛,时作时止,或绵绵不绝而痛,喜按喜热熨,四肢不温,不思食,舌质淡,苔细白津润,脉沉迟或沉弦,即或数日不大便,亦无胀满热结之象。治宜温阳通便,散寒导滞,切忌苦寒攻下。选方如:《本事方》温脾汤(厚朴、干姜、桂心、附子、甘草各二两、大黄四钱);千金温脾汤(人参、干姜、附子、甘草);《伤寒论》桂枝人参汤。脉沉弱者以后两方为宜。若已误下而见心下痞者,可予半夏泻心汤(半夏、干姜、人参、大枣、甘草、黄芩、黄连)或生姜泻心汤(前方多生姜一味)辛开苦降以散痞。

5.寒饮逆满

【原文】 腹中寒气,雷鸣切痛,胸胁逆满,呕吐,附子粳米汤主之。(10)

附子粳米汤方：

附子一枚(炮)　半夏半升　甘草一两　大枣十枚　粳米半升

上五味,以水八升,煮米熟,汤成,去滓,温服一升,日三服。

【解析】 本条论述阳虚寒饮逆于胃肠之腹满痛证治。"腹中寒气"一句言其病因,说明脾胃阳虚(元阳不足),阴寒内盛。"雷鸣切痛"言其主症,中焦阳虚不能温散"腹中寒气",阴寒水湿之气妄动,迫于肠间则雷鸣切(剧)痛,横行放肆上逆胸胃(阳位),则见"胸胁逆满,呕吐"。治则是散寒(化饮)降逆,温里(壮元阳)止痛。方用附子粳米汤。

尤在泾对本条病因、病机、方义有精辟分析："下焦浊阴之气不特肆于阴部,而且逆于阳位,中土虚而堤防撤矣,故以附子辅阳驱阴,半夏降逆止呕,而尤赖粳米甘枣培令土厚而使敛阴气也。"

阴寒腹痛,非附子之辛热,不足以温阳驱阴,温中散寒以止痛;雷鸣切痛,非甘草、大枣、粳米之甘不足以缓之,即"扶益脾胃以缓急迫";胸胁逆满呕吐,非半夏之辛,不足以开之降之,即"化湿蠲饮降逆以止呕",(据程云来之意)。由于附子性悍,独任为难,必须大甘之品方足以为用(据景岳),附子得草枣粳米之甘,既能温阳化阴,又能筑堤坊,控制寒气放肆妄动,使阳复寒化而诸证自平,6版教材云"如脾胃寒甚者,可加蜀椒、干姜逐寒降逆止痛"。临床可用生附子10~12g,亦可用生半夏。煎煮1~2小时即可,未发现中毒反应。

大家在学习这个方时,一定会产生一个疑问,《医学衷中参西录》、《简明中医辞典》、《中医方药学》及现在《中药学》教材皆谓"附子反半夏",但为什么仲景在本方是附子、半夏同用? 事实上,附子反半夏之说,源自梁代陶弘景《本草经集注》首载"半夏反乌头"后,因半夏、乌头同一科属,故诸家本草皆沿袭此说。但本草书中尚未见有附子反半夏之论,且《千金要方》治脚气入腹冲胸的半夏汤;宋《圣济总录》治脾脏中风的独活汤;元·张元素《医学启源》中的加减白通汤;明·《证治准绳》治体虚身重之半夏汤,均有附子与半夏配伍。可见,前人并没有因乌头和附子同生一物,就视附子与半夏为配伍禁忌。叶橘泉谓附子粳米汤之妙,即在"附子、半夏相伍",多年经验证明"二者缺一,效即不佳",特别对虚寒性胃脘痛,面色㿠白,泛吐清水,喜温喜按,甚则呕恶者,用附子和半夏配伍治疗,见效更好。

临床使用附子粳米汤,需抓住其适应证及辨证要点。本方可治急慢性胃肠病之虚寒证;也治脾肾阳虚,滑脱失禁之久痢,有温脾肾、益中州之功,加赤石脂收涩固下更佳。除原条所列腹痛喜按喜热熨,呕吐物多痰涎清水,或带有食物,必不酸臭之外,还可见四肢厥冷,舌质淡白胖嫩,舌苔细白滑润,脉象沉弦(紧)

或沉迟无力。

辨证时要抓住四要点:①剧烈腹痛(切痛),时愈时发,愈时无特殊体征(程度)。②疼痛部位以上、中脘为主,一般不延及脐周脐下,但多波及两侧胸胁(部位)。③疼痛时脘腹部有明显水波冲击声"雷鸣"(声音)。④呕吐清涎,甚者顷刻间地下成滩溢流(呕吐物)。其中尤以腹痛、雷鸣、吐清涎为应用本方的辨证要点。

《实用中医药杂志》1995年第2期彭科成报道了一定时腹痛用附子粳米汤治疗取效的案例,这里介绍给大家,以便同学们更好的理解本方的运用价值。四川蓬溪县有位彭姓8岁女孩,每天下午5~7点腹痛已8日。患儿8日前随父上山玩耍,汗出感寒,傍晚腹痛难忍,急送当地卫生院诊治,拟诊为"肠痉挛",肌注阿托品后疼痛缓解。翌日疼痛又作,再经补液、抗生素、解痉止痛及中药理中汤、乌梅丸等治疗,疼痛依然。从此每日下午5点疼痛始发,痛在脐腹,触之痛甚,剧时呕吐清水,7点疼痛自止。其余时间一如常人。伴见纳差,身体日瘦,神疲乏力,四肢不温,小便清长。舌质淡,苔薄白,脉沉弦。此乃汗出肌腠,寒邪直中少阴。治宜温阳散寒止痛,方拟《金匮要略》附子粳米汤。处方:生附子(先煎)15g,半夏10g,生姜3片,大枣12g,木香6g,粳米20g,甘草3g。进服1剂后腹痛若失,饮食增进,精神转佳。再予六君子汤1剂,康复如初。

【拓展】 附子粳米汤与理中汤的比较(表11-1)

表11-1 附子粳米汤与理中汤的比较

比较 方名	附子粳米汤	理中汤
相同点	腹痛呕吐不渴等中焦虚寒证,均有温中散寒降逆止痛之效,故均用甘草补脾	
主治	胸胁逆满呕吐、雷鸣切痛	自利呕吐、腹痛不渴、舌淡苔白、脉沉细
病机	阳虚而寒逆胃肠(寒甚于虚)	脾阳虚寒(虚甚于寒)
治则	散寒降逆(止呕为主)温里止痛	温中健脾(止利为主)
药物	附子一枚,半夏、粳米各半升、大枣十枚、甘草一两	人参、干姜、白术、炙甘草各三两

6. 脾胃虚寒

【原文】 心胸中大寒痛,呕不能饮食,腹中寒,上冲皮起,出见有头足,上下痛而不可触近,大建中汤主之。(14)

大建中汤方:

蜀椒二合(去汗) 干姜四两 人参二两

上三味,以水四升,煮取二升,去滓,内胶饴一升,微火煎取一升半,分温再服;如一炊顷,可饮粥二升,后更服,当一日食糜,温覆之。

【解析】 本条论述脾胃阳虚,肝经阴寒之气横逆的腹满痛证治。"心胸中大寒痛,呕不能饮食"二句是中阳大虚、阴寒上逆之象。正虚而中阳不运,则阴寒上干心胸疼痛,"大寒"言其病因、症状之严重,必兼厥逆脉伏等寒甚之象,"大寒痛"者,《金鉴》认为是腹中上连心胸大痛。由于阴寒上逆,格拒中焦,胃气当降不降,应纳而不能纳谷,故干呕而不能进食,比上条仅"腹中寒气"者严重。

历代注家对大建中汤证有四种见解:

(1)寒实证:沈明宗《沈注金匮要略》称"邪气充斥上焦而为寒实"。"心胃受寒,引动下焦阴气上逆而为痛也"。魏念庭《金匮要略方论本义》"此所谓寒实之证。"

(2)未明言虚实,但强调了邪气盛。《金鉴》称"呕逆不能饮食者,是寒甚格拒于中也;上冲皮起,出见有头足者,是寒甚聚坚于外也;上下痛而不可触近,是内而脏腑,外而经络,痛之甚,亦由寒之甚也。"这一"阴寒太盛"的观点,黄坤载、徐忠可亦然。徐氏"今有大寒与正气相阻则痛"。

(3)虚中夹实证,一方面认为有正气虚,同时强调了邪气盛。《心典》"心腹寒痛,呕不能食者,阴寒气盛而中土无权也……腹中虫物乘之而动也,是宜大建中脏之阳以胜上逆之阴。"《金匮浅注》"此虚而有实象"。

此说确有独到见解,因脏寒往往会引起蛔虫不安而妄动,阴凝之气与虫相搏击,往来鼓动,故出现腹皮冲起,上下痛而不可触近,此处上下运走痛而无定处,乃为虚痛的特点,不属寒实。临床所见,如蛔虫过多,正气大虚,治疗不当,有发展为肠梗阻、肠穿孔的危险。

(4)虚寒证:《金匮要略二注》称"上中二焦所以受寒邪者,皆由于中气素虚也"。

教材则强调大建中汤证"其实是严重的虚寒证","真虚假实证",此说可从。

治则是温中散寒,大建中气,方用大建中汤。人参、胶饴建中益气,干姜、蜀椒温中散寒,降逆下虫。中阳健运,阴寒自散,四味共奏甘温建中,甘缓止痛之功。如因寒盛虫动,本方驱虫之力虽微,因能使中阳健旺,寒散则虫安,再随证施治。

适应证:虚寒性的腹痛或呕吐、疝瘕、胃痛(胃溃疡)、蛔厥(胆道蛔虫症);寒盛虫动引起的腹痛,寒结性的大便不通;形体消瘦、正气不足,兼有手足逆冷,舌质淡,苔少津润(或白腻),脉象沉伏或缓弱等。

【拓展】

(1)关于腹痛属虚属实的鉴别:"可按者为虚,拒按者为实"辨。《景岳全书·卷二十五》提出"可按者为虚,拒按者为实"。然临床实践中:肝癌、胆道蛔虫症等病患者,腹痛剧烈,大多自按以图缓解,此二病为气滞血瘀,虫积所致的实证,然可按。一些慢性胃炎、急性消化性溃疡等病患者,常年脾运不足,时而失血,见一派气血两虚征象,而其中不乏疼痛拒按者。《医津一筏》作者江之兰说得有理:"夫按则气散,即实亦有因之而痛减者;虚则气壅而为痛,复按之,气愈壅,即虚亦有因之而益痛者。正未可执此而定其虚实也。"慢性胃炎、慢性消化性溃疡病正是这种"虚则气壅而为痛"的例子。《素问·举痛论》有"寒气客于肠胃之间……按之则血气散,故按之痛止。"外邪客于肠胃而气滞血瘀,显然是实证,但"按之痛止",又有"寒气客于背俞之脉……相引而痛,按之则热气至,热气至则痛止矣。"可见《举痛论》也并未将拒按与实证,可按与虚证简单画等号,而是据邪气性质,发病部位,机体对疼痛的耐受性,反应性等方面,综合判断疼痛的虚实。故"可按者为虚,拒按者为实。"只是反映了通常的辨证情况,仍须四诊合参以决定虚实辨证。

总之,鉴别腹痛属虚属实的又一方法是:虚证(阳虚或血虚)腹痛:痛有休止(或绵绵不绝隐痛)、游走,本条"上下痛而不可触近"者是。实(实寒或实热)证腹痛:痛无休止较剧,固定不移。

(2)后世医家对大建中汤证的补充:《千金方》云大建中汤证为"心胁中大寒大痛,呕不能饮食,饮食下咽,自知偏从一面下流,有声决决然,若腹中寒气上冲,皮起出见,有头足上下而痛,其痛不可触近。"《类聚方广义》"治寒饮升降,心腹剧痛而呕,故治疝瘕腹中痛者,又治夹蛔虫者。"《方函口诀》"盖以大腹痛上连胸而呕,或腹中痛凝结如块为目的。故诸积痛甚,蠕蠕然如自下向上者,用之有妙效。"

前述"寒饮"、"蛔虫"、"腹中痛凝结如块"、"诸积痛甚"皆为实邪。

(3)大建中汤与附子粳米汤的比较(表11-2)

表11-2　大建中汤与附子粳米汤的比较

比较\方名		大建中汤	附子粳米汤
相同点		①脾胃虚寒、满痛呕吐的症状 ②温阳散寒、降逆缓痛的功效	
腹痛	部位	上至心胸、下抵少腹	腹部
	程度	"痛而不可触近"	切痛
	特点	上下痛,"上冲皮起,出见有头足"	雷鸣切痛、胸胁逆满
病机特点		中焦寒甚(虚亦甚)、攻冲之势较甚	元阳不足,阴寒水湿横逆

续表

方名 比较	大建中汤	附子粳米汤
用药特点	重用干姜(四两)温中散寒;人参(二两)、胶饴(一升)补虚、温养脾胃;蜀椒(二合)止虚寒性呕吐胜过半下,兼杀虫安蛔	重用半夏(半升)降逆止呕而化水湿;附子(一枚)壮元阳;甘草(一两)粳米(半升)、大枣(十枚)养胃气,力稍弱
治则	甘温建中,温脏却寒以安蛔	温肾阳、补胃气、化湿降逆止呕

临床常二方合用,《外台》引《小品》解急蜀椒汤,即附子粳米汤加蜀椒、干姜,治心腹痛急,寒疝心痛等症。

(4)大建中汤与小建中汤的比较(表11-3)

表11-3 大建中汤与小建中汤的比较

方名 比较	大建中汤	小建中汤
相同点	均有腹痛里急的症状,中焦虚寒的病机,温中散寒的功效,均有胶饴一升,甘缓止(急)痛,故均有建中之名	
症状	心胸中大寒痛,呕不能食,腹中寒,上冲皮起,出现有头足,上下痛而不可触近	虚劳里急,悸,衄,腹中痛,梦失精,四肢酸疼,手足烦热,咽干口燥
腹痛	范围广泛,有结块,拒按	上腹部痛,喜按喜温
病性	偏寒甚(脾胃、肝经)	阴阳两虚(脾胃)
用药	蜀椒、干姜温散寒邪,定痛为主	白芍益阴平肝,调和肝脾为主
组成	蜀椒(二合)、干姜四两、人参二两、胶饴(一升)	桂枝(三两)、炙甘草(三两)、芍药(六两)、生姜(二两)、大枣(十二枚)、胶饴(一升)
命名根据	①胶饴在其总量中比例较大 ②纯用甘辛(为阳),力厚气专 ③症状较严重	①比例较小 ②辛甘兼酸苦(为阴),力薄气散 ③症状比大建中轻

(5)大小建中汤为何均从中焦治:因为二证的根本原因,在于脾胃功能衰弱,故均可用建立中气、温养脾胃为主。脾为四运之轴,执中运可以达四旁,脾气充实,则上下内外之寒气得以消除,而偏寒偏热之象,亦可平复。

7.(脾肾阳虚)寒饮厥逆腹痛

【原文】 寒气厥逆,赤丸主之。(16)

赤丸方：

茯苓四两　半夏四两（洗）—方用桂　乌头二两（炮）　细辛一两，《千金》作人参

上四味，末之，内真朱为色，炼蜜丸如麻子大，先食酒饮下三丸，日再夜一服；不知，稍增之，以知为度。

【解析】　本条论述寒饮厥逆兼脾肾阳虚的腹满痛证治。

本条脉证不全，当以药测证。"寒气"指病因，"厥逆"，教材言"既指病机，又言症状。"《伤寒论》第337条"凡厥者，阴阳气不相顺接，便为厥。厥者，手足逆冷者是也。"是对所有厥证的概括。脾肾阳虚，不能化气行水，阴寒内盛，寒饮侮土，脾阳被困，致阳气不相顺接，不能温达四末，故见手足"厥"冷和腹痛。

本方的适应证为四肢厥逆，剧烈腹中寒痛，辘辘有声，甚则呕吐涎沫不止，心下痞闷而悸，或腹满，胸痞，头眩头痛（与风痰有关），舌质淡，苔细白而滑，或舌质淡红，苔薄津润，脉见沉滑弦紧。

病因病机特点是顽痰伏饮（水气）内结心下，阻闭经隧（指经络通道，以行血气）。用一般温经散寒、化痰逐饮药效差，非用峻猛之剂治久病寒厥不可（新病寒厥，其脉沉细，用四逆汤回阳救逆固可，然久病用之"过而不留"，痼疾难疗）。治法是温阳逐寒，祛饮降逆。用赤丸治之，方中茯苓、半夏既能降逆开结，又能祛痰利饮；乌头、细辛既能散沉寒痼冷而止腹痛，又有通痹回阳，行水下痰之功（《别录》称乌头"消胸中痰冷"，细辛"破痰利水道，开胸中结滞"）。真朱（朱砂）为衣，在消痰开结之中，取宁心安神、重镇降逆之效，使水气不得上行，蜜丸以制乌头之毒；酒饮服者，以助药力运行之速（如乌头未炙，则慎用酒服）。炼蜜丸如麻子大，每服三丸，日再夜一服者，缓以留中，渐拔病根。共奏阳气复、阴寒散、寒饮去，厥回呕止之效，即或兼有寒疝腹痛，亦可随之而解。服本方后腹中多有温热感。

李克绍对于"寒气厥逆"与赤丸的分析以及与瓜蒂散的鉴别颇有启发：忆余36年前初临床时，曾遇一病人，男性，年四旬余，自述胸中及鸠尾部结寒满闷，坐立不安，两手冰冷，直至肘部，脉搏弦迟，搏指有力。自称是饮冷烧酒后得病。余当时经验缺乏，未与处方，经他医治亦无效，终于死去，后阅《金匮》至本条，恍悟上述患者，就是"寒气厥逆"赤丸应当有效。因为"寒气"指寒痰水饮二者纠结于胸中，也属寒饮之类。弦主饮，迟主寒，搏指有力，即为寒实结胸。胸阳被遏，所以肢冷。赤丸方中，茯苓半夏治心下结痛，膈中痰水；乌头味辛大热，《本经》称其"破积聚寒热"，《别录》称其"消胸中痰冷；细辛辛温散结，《别录》称其"破痰利水道，开胸中结滞。四味合用，消痰开结功更大，加真朱为丸，散结之中，寓有安神之意。用酒送服，是加强药物运化之力。所以应当是本症最理想的对症之方。可惜当时未予试用，致使此方至今缺乏实践证明。寒气厥逆，在《伤寒论·厥阴篇》中也有一条，其文是"病人手足厥冷，脉乍紧者，邪结在胸中，心下满而

197

烦,饥不能食者,病在胸中,须当吐之,宜瓜蒂散"和本条相比,病理症状极为相似,不过"脉乍紧者"必有时还能乍不紧,说明邪气结而未固,可用吐法一涌而愈,而本条则痼结已甚,非大辛大温之品,不能取斩关夺门之效罢了。

这里我选了《上海中医药杂志》1983 年第 11 期报道的一例用赤丸医案,跟大家共同学习。石某,男,4 岁。患结核性脑膜炎而入院治疗。余随石季竹老中医会诊,患儿昏迷不醒,痰声辘辘,双目斜视,四肢厥冷,时而抽搐。苔白微腻,指纹青黯。乃属痰浊蒙闭心包,肝风内动,宜《金匮》赤丸方损益:制川乌、法半夏、石菖蒲各 6g,云苓 9g,细辛 1g,远志 5g,生姜汁 5 滴,竹沥 10 滴,二贴后,吐出小半碗痰涎,神清厥回,肝风遂平。续经中西药治疗 3 个月而愈。

【拓展】

(1)半夏与川乌同用会相反吗?《雷公药性赋·十八反》"半蒌贝蔹芨攻乌",明确提示半夏与乌头相反,不能同时使用。但赤丸中正是用了这两味相反药物。我的老师彭履祥教授观察 20 余例用本方的患者,若辨证确切,未见中毒。但二味必须煮熟,否则必中毒。况历代医家们制定半夏川乌同用之复方,并非少见,如《太平惠民和剂局方》的青州白丸子;《圣济总录》的牛黄丸方;金·刘完素《素问病机气宜保命集》中的玉粉丸;《证治准绳》的"蠲风饮子";《张氏医通》的冷哮丸皆属此例。《名老中医之路·一辑》载曾用半夏与乌头共服,并无不良反应,《天津医药杂志》1960 年第 9 期也报道通过现代动物毒性实验研究证明,乌头与半夏相伍,确无不良反应。

仲景用此二味同用,正是借其相反相激相荡之药力,尽逐其心下和经隧之寒饮,一扫尽除,不留后患,其通阳开痹、温阳祛寒之力更强。

(2)关于厥逆的辨证:①《伤寒论》第 355 条"病人手足厥冷,脉乍紧者,邪在胸中,心下满而烦,饥不能食者,病在胸中,当须吐之,宜瓜蒂散。"属痰饮食积,壅塞胸中而厥逆的证治,可用吐法一涌而愈,与本条不同。②四逆汤证,脉必微细,且不必有水气。而赤丸据《金匮发微》"即从水气得之",病因有异。

(二)实热性腹满辨证与治则

1. 实热性腹满(典型证)

【原文】 病者腹满,按之不痛为虚,痛者为实,可下之。舌黄末下者,下之黄自去。(2)

【解析】 本条从切(触腹)望(舌诊)诊辨别腹满之属虚属实和实热腹满的治法。以按之痛与不痛,作为辨别腹满的一般原则。

何以"病者腹满,按之不痛为虚"? 因为正气不足,脾虚气聚,虚气痞塞胀满,并非有形的实邪充斥,故虽见腹满而按之可助脾气运转,气机得通,通则不痛,即或疼痛,但按之痛减,且喜热熨,多属脾土虚寒、气滞不运。

腹满何以"痛者为实"？有形实邪（宿食、瘀血、水饮、痰热、虫积）或实热燥屎蕴结胃肠，不按固然要痛，按之腹痛更甚，且痛甚于满，胀满无减轻之时。不通则痛也。

实热蕴结肠胃的腹满，"可下之"，乃斟酌语气，以导泄实热下行。但用苦寒攻下法治实热腹满，必从舌苔的变化作为鉴别有效与否的关键。赵以德云"胃实必热，热蒸必舌黄"，舌苔黄厚而燥是实热积滞的征象，是用寒下法的一个依据；未经攻下是运用下法的一个条件；按之腹痛，是运用下法的一个症状。"下之"，则实热从浊道而出，腑气通畅，腹满疼痛消失，黄苔自去，故曰："舌黄未下者，下之黄自去。"意味着应该攻下，而未用攻下者，方可攻下。若已用过攻下，则含有不可再下之义。说明仲景用下法的严谨性，这是辨证论治的关键。

关于下法的运用，应从广义方面理解。若系虫积、瘀血等有形之物积结腹中，舌苔虽不黄，未用过下法，则祛除虫积、活血化瘀法亦可归属下法之中，如大黄䗪虫丸、桃仁承气汤、下瘀血汤、抵当汤、大陷胸汤，妊娠病篇用"当下其癥"的桂枝茯苓丸。

反之，下之黄不去的原因有：①病重药轻或攻下不当。顽固积结，有形之物未能尽除，仍可再下其有形的热积而存其津液，舌黄自去。②病轻药重。若肠胃津液不足，下后仍见腹满舌黄津伤者，见无可下之实证，则当养胃生津，增水行舟，护阳和阴润肠等法治疗，不得再误。③湿温病尚未化燥成实。

本条指出在虚实不同的情况下，治法有当补当下的差异，对腹满的辨证论治，提出了重要的原则。

又，本条有《医古文讲义》"修辞"中"举隅"内容，属"举此见彼"者。既然按之痛者为实，可下之，那么"按之不痛为虚"，自然不可下之。举此"可下之"之文，而见彼"不可下之"之义。

若属虚寒腹满，苔必不黄，其治法如《伤寒论·太阳病》133条"脏结无阳证，不往来寒热，其人反静，舌上苔滑者，不可攻也"，当温脏散寒，不可攻下。

属实热腹满，苔必黄燥，舌质多红，兼便秘脉实有力等腑实证，方可寒下。阳明热结津枯，燥屎不行，当增水行舟，邪正兼顾。

【拓展】

（1）下法的注意要点：①如苔黄而燥，腹满而按之疼痛，但大便不秘结，体虚脉弱者，当慎用下法；苔白黄而润，或黄腻，属湿热病者，更不可攻下。②大建中汤证虽按之痛而不可触近，不可认为实证而误下。③实证而舌苔不黄者有之；不能见苔黄而遽用下法。

（2）腹满一证，每有初为实证，经服下药后而转变为虚证；亦有本为虚寒，经服温药后而转变为实证。临证时当随机应变，把握病机，此正如曹颖甫云："然证情时有变迁，不当有先入之见。予曾与丁济华治肉铺范姓一证，始病喜按，既服四逆汤而愈矣,翌日剧痛,按之益甚,济华决为大承气证,书方授之。明日问其侄,愈矣。又与陈中权黄彝鼎诊叶姓女孩,始病腹满不食,渴饮不寐,既下而愈矣。翌日,病者热甚,予乘夜往诊,脉虚弦而面戴阳,乃用附子理中汤,一剂而瘥。可见腹满一证,因有始病虚寒,得温药而转实者。并有本为实证,下后阴寒乘虚上僭者。倘执而不化,正误人不浅。"实为经验之谈。

2. 里实兼太阳表证

【原文】 病腹满,发热十日,脉浮而数,饮食如故,厚朴七物汤主之。(9)

厚朴七物汤方:

厚朴半斤 甘草 大黄各三两 大枣十枚 枳实五枚 桂枝二两 生姜五两

上七味,以水一斗,煮取四升,温服八合,日三服。呕者加半夏五合,下利去大黄,寒多者加生姜至半斤。

【解析】 本条论述表寒未解,里有实热,表里均急(里证重于表证)的腹满证治。"病腹满,发热十日"不是说先病腹满,然后再发热,而是说腹满出现于发热之后,此是倒装文法,乃强调腹满一症。"腹满"而有"脉数",说明里有实邪,当有大便燥结,"发热脉浮"乃表寒未尽(桂枝汤证)。

关于"饮食如故",是因表里虽病而胃气尚强,"病变在肠"为主,所以"饮食如故"。可知本条病机为太阳表证未罢,阳明里实气滞的腹满证。治则是攻里解表(发热十日,表证必轻,里实必盛,趁其胃气尚强,而用此治法)。方用厚朴七物汤。厚朴七物汤即本篇第13条之厚朴三物汤(厚朴三物汤仅大黄多一两)合桂枝汤去芍药所组成,用厚朴三物汤攻里实而除满,荡涤在里之热邪,以枳实、厚朴专泄壅滞之气,大黄泻热通便,桂枝汤调和营卫,解肌透表,因腹满而不痛,故去芍药,达到里热解而表邪自透之目的。若腹满而痛者,亦可用白芍。

方后加减:"呕者加半夏"降逆止呕,"下利去大黄",因其里热下泄,腑气已通,故去之以防再伤胃气。"寒多者加生姜"以散寒(大黄宜去)。这里有两点宜注意:①方中大枣、甘草甘温壅中,是否与里热实证有矛盾?因厚朴七物汤尚有表证未解,故用大枣、甘草配生姜尚可调和营卫,顾护脾胃,原方用五两生姜散寒,说明表寒不轻,若纯系燥屎积结之腹满,则当去之(5版教材医案可证)。②关于本方组成,多数注家认为是小承气汤与桂枝汤去芍药组成的,此说实不可从。因小承气汤是大黄四两、厚朴二两、枳实大者三枚;厚朴三物汤是厚朴八两、大黄四两、枳实五枚;厚朴七物汤是厚朴半斤、甘草三两、大黄三两、大枣十枚、枳实五枚、桂枝二两、生姜五两;故云厚朴七物汤是厚朴三物汤合桂枝汤去芍药组成较妥。

【拓展】 凡属表里俱病,其一般原则是"实证者应先解表而后攻里,"以防表邪内陷;虚证者,应先固里而后解表,以防虚脱。

本病表里俱急,若先用辛温解表,助其化热,若先用攻里,恐表邪乘虚内陷,成为大结胸证(《伤寒论》134 条"病发于阳而反下之,热入因作结胸"),何况此病是太阳表证未解,邪入阳明,属《伤寒论》"太阳阳明"之类,且以在里之腹满为主,故以七分攻里,三分治表的表里双解法。此法突出了仲景对伤寒三阳证的治疗具有其原则性和灵活性。

3. 里实胀重于积

【原文】 痛而闭者,厚朴三物汤主之。(11)

厚朴三物汤方:

厚朴八两 大黄四两 枳实五枚

上三味,以水一斗二升,先煮二味,取五升,内大黄,煮取三升,温服一升,以利为度。

【解析】 本条论述气滞里实,"胀重于积"的腹满痛证治。腹痛之因,多见气滞、血瘀、阳虚寒凝、肠胃宿食、实热蕴结等因素,因"通则不痛,痛则不通也"。"痛而闭"者,是先因气滞而痛,气机郁滞化热,腑气不行而大便闭结不通。

本条病机是气滞热结、里实腹痛。治法为行气导滞,泻热荡实(通便)。用小承气汤变通其意,以厚朴为主,行气除满,更名为厚朴三物汤。

厚朴三物汤的适应证及应用范围:除了"痛而闭"(腹胀、腹痛、便闭)外,应有面色红赤、体壮、舌质红、苔黄燥、脉沉实有力。若形体稍虚,脉不实而有气滞热结者,王廷富老师喜用《景岳全书》百顺丸("治一切阳邪积滞……实热秘结等证",大黄一斤,牙皂一两六钱,蜜丸,每服五分)加沙参、当归固护气血,使攻泄实邪而不伤正。

国内以本方出入,用于腹膜炎、肠结证(急性肠梗阻)、肠充血、胆道蛔虫病、肠功能紊乱、食物酸酵性肠炎、下利后重腹胀等病证。凡体虚、孕妇或脾胃虚弱者,忌用或慎用。

4. 里实兼少阳证

【原文】 按之心下满痛者,此为实也,当下之,宜大柴胡汤。(12)

大柴胡汤方:

柴胡半斤 黄芩三两 芍药三两 半夏半升(洗) 枳实四枚(炙) 大黄二两 大枣十二枚 生姜五两

上八味,以水一斗二升,煮取六升,去滓再煎,温服一升,日三服。

【解析】 本条论述胆胃热结气滞满痛的证治。关于大柴胡汤证,《伤寒论》中有"呕不止,心下急,郁郁微烦者","伤寒十余日,热结在里,复往来寒热者"等记载。而本条则抓住主症"按之心下满痛",指出大柴胡汤证既满且痛,部位在上腹部,多连及两胁,按之痛甚或拒按,表明内有实邪停滞。实者当下,但病位较高,邪在阳明之里又连及于表,故治法不能单纯通腑攻下,而应和表攻里。本方

201

以柴胡、黄芩、芍药、半夏、生姜以解少阳之邪,大黄、枳实下阳明之热,两解少阳阳明之邪,大枣以安中。

胸胁苦满之证,大柴胡汤证较之小柴胡汤证尤甚。据《皇汉医学》日人汤本氏认为"常从肋骨弓下左右相合而连及心下,其余波左右分歧,沿直腹筋至下腹部,"这种实践经验,对于诊断大柴胡汤证"心下满痛"的腹诊,有一定的参考价值。

我也曾用本方治愈一例"水肿型胰腺炎"并兼腹膜炎患者,按压两胁及全腹部反跳痛明显,仲景所言"满痛"实点睛之笔也。

大柴胡的现代应用:用于急性胆囊炎、胆石症、长期高热、精神分裂症、胃溃疡、急性水肿型胰腺炎、膈下脓肿、毛细血管型肝炎、蛔厥证、外伤性截瘫合并泌尿系感染等诸科疾病。实验研究发现本方有诸多作用:①保肝作用;②利胆和降低括约肌张力;③显著的松弛平滑肌紧张的解痉作用;④抗炎作用,对免疫性炎症的作用较对非特异性炎症为强;⑤降低血脂,从而防止动脉硬化的发生。

5. 里实积胀俱重

【原文】 腹满不减,减不足言,当须下之,宜大承气汤。(13)

大承气汤方:见前痉病中

【解析】 本条论述积胀俱重的实热腹满证治。关于"减不足言",6版教材《金匮要略选读》释义云"是说腹满有时减轻的即非实证",有欠妥当。理由如下:

(1)证之临床,大承气汤证的腹满,偶有减轻者并不难见到:1972年9月,一少年因过食尚未完全成熟的柿子而致西医所谓"急性完全性肠梗阻"者,虽然其整个腹部硬满疼痛剧烈,但其腹满的确有偶减之时,病者因之而能静卧片刻。投大承气汤加鸡内金,一剂即通。

(2)本条是以"腹满不减"为大前提,"减不足言"是说腹满偶有减轻者也不足挂齿。大承气汤证的腹满一般都是持续不减的,但这毕竟只是相对虚寒之"腹满时减"而言,并非"没有减轻的时候"。

(3)本条正是为了与第3条"腹满时减,复如故,此为寒,当与温药"对举,并非是"不足言"与"不减"对举。

(4)多数注家对"减不足言"的解释类同,如徐忠可:"见稍减而实不减,是当从实治";喻氏《尚论》"减不足言四字,形容腹满如绘,见满至十分,即减去一二分,不足以杀其势也"。尤氏"减不足言谓虽减而不足云减,所以形其满之至也"。赵以德、陈修园、唐宗海、陆渊雷亦同。

所用大承气汤,方中大黄荡热斩关破实于肠胃,芒硝润结软坚化燥于肛门,厚朴下气节制硝黄之太寒,枳实泄满辅佐厚朴之下气,该方为苦寒峻泻剂。

本方为治疗急腹症之代表方,我曾治一位八旬老太婆之剧烈腹痛,省某门诊部疑为"肠梗阻",并谓"需剖腹探查",其女征询于我,查痞满燥实坚俱见,曰:"可先服中药观察之",乃放胆投大承气汤一剂,果便通而愈。

(三)寒实性腹满

1.寒实内结,里阳衰竭危候

【原文】 病者痿黄,躁而不渴,胸中寒实,而利不止者,死。(4)

【解析】 本条论述寒实内结,里阳衰竭的危候。痿黄为脾气衰败而其色外泛。口不渴者里无热,无热而烦躁,属阴躁,为阳微阴盛,胸中寒实内结所致。若再见下利不止,则属中阳败绝者无疑,邪盛正衰,正不敌邪,故属死证。

2.寒实内结

【原文】 胁下偏痛发热,其脉紧弦,此寒也,以温药下之,宜大黄附子汤。(15)

大黄附子汤方:

大黄三两 附子三枚(炮) 细辛二两

上三味,以水五升,煮取二升,分温三服;若强人,煮取二升半,分温三服。服后如人行四五里,进一服。

【解析】 本条论述寒实内结的腹满痛证治。"胁下偏痛",胁下为足厥阴肝经和足少阳胆经所过之处,因"少阳属肾",肾阳虚,阴寒邪气随其所虚之处而上逆客之,阻碍气血运行的道路,故寒凝气滞,水饮停积于所虚两胁下(左胁或右胁)或腹部而"偏痛"一侧,虽有正邪纷争的"发热",然而"其脉紧弦"(沉)属阴,主寒主痛,说明此处的"发热",既非邪在表(因脉不浮),又非里热外蒸的阳明腑实证(脉并不洪数)。故以药测证,实为阴寒"内结、阳气郁滞,影响营卫失调",郁而欲伸之热,不一定是全身性的"发热",乃少阴寒结气滞之象,"此寒也"。

病机是脾失温运,寒实内结,正虚邪实,腑气不通,营卫失调。治法为温经散寒,下结(寒气积结)止痛。因非温不能散其寒,非下不能去其结,故用温下法或温阳通便法治之。方用大黄附子汤,炮附子温肾阳而散寒,细辛温经以散寒,共奏定痛之功;大黄泻下通便,导阴寒下行以去结。且大黄走而不守,与大辛大热附子、细辛同伍,寒性散,走泄之性存,体现了寒热并用,苦辛相合,攻温兼施的配伍方法。令结散阳通,通则不痛,大便通畅,诸证自解。

【拓展】

(1)大黄附子汤的适应证及临床应用之发展:①寒实内结的肠梗阻、幽门梗阻等。②胆道蛔虫症因胃中积冷,蛔虫上扰而成蛔厥者。③寒实性痢疾:下利白冻不畅,里急后重,腹胀满拒按,苔白浊腻,脉弦紧。④寒包火的乳蛾咽喉肿痛,烂喉风之苔白舌质微红者(加元明粉)。⑤罗芷园《医话》载:"余已经过数十年之临床实践,附子大黄加入普通治疝气之方中,迅速时效,是余之经验最效之

203

方。"天津中医医院治疗小儿疝气用大黄附子二味煎汤,送服茴香橘核丸,对止痛有较好效果。或原方加吴萸、肉桂、小茴香、青皮、金铃子,增强温经理气止痛之力,再加山楂散结消胀,治睾丸肿痛属寒湿凝滞者,及治附睾炎。⑥天津中医医院用大黄、附子、生牡蛎水保留灌肠,治一例尿毒症,灌肠后排泄黑绿色黏液便,症状大减,又配合中西医结合抢救,氮质血症明显好转,NPN 由 89.1% 降至 26.7%,CO_2CP 由 36.1% 体积升至 43.9% 体积,说明大黄泄浊,配合附子温阳,使湿浊迅速从大小便排出,对缓解尿毒症是有一定作用的。⑦肾性高血压腹痛。⑧风、寒、热、虚之牙痛。⑨周来兴报道 104 例诊断为原发性坐骨神经痛,用大黄 6～10g、附子 10～20g(先煎)、细辛 6～12g、白芍 30～60g、甘草 6～10g 为基础方加减,痊愈 80 例。

此外,服温下剂后,若病情恶化,乃因沉寒痼冷未散,肾中元阳更衰,降浊传导之机将绝,可用《本事方》的温脾汤,以附子、干姜、甘草护元阳而温中阳,桂心通阳化气,厚朴行气导滞,大黄四钱,余量各二两共为粗末。每次煎服一两,而大黄每次量不到一钱,少量以为反佐而导其滞,可见温脾汤比大黄附子汤温通之力更强。上海中医学院以温脾汤加减(附子三钱,制大黄三钱,人参三钱,半夏三钱,生姜三钱,陈皮三钱,茯苓四钱,厚朴三钱,竹茹三钱)治慢性肾炎,属阴阳两虚,湿浊内盛者。北京工农兵医院外科治虚寒型肠梗阻用温脾汤加减(大黄、附子、细辛、干姜)有良效。天津中医医院曾用《千金方》温脾汤加减治疗十二指肠球部溃疡合并幽门梗阻患者,有满意疗效。又治一例严重肠粘连患者,因肠结核曾作 7 次手术,最后因严重肠粘连不能再行手术治疗,病情较重,食入即吐,骨瘦如柴,服药 1 个多月后,能进一般软食,3 个月后恢复工作。

若阴寒内积于肠,肾阳未至大虚,属阴结实证更甚者,亦可选用《肘后方》备急丸,亦即《金匮》杂疗方的三物备急丸(大黄、干姜、巴豆等分,末服半钱匕),效良。

(2)仲景关于细辛与附子、大黄、麻黄的配伍:仲景方中往往以细辛与附子同用,治疗寒邪伏于阴分之证。在此基础上,配大黄,则治寒实积聚于里,属温阳通便法,即大黄附子汤;配麻黄,则温散寒邪,使从表而解,属温经解表法,如麻黄附子细辛汤。两方仅一味药的出入,而主表主里就相去甚远,这也充分体现了仲景组方用药的灵动多变。

(3)胁腹疼痛,大便秘结,脉象紧弦,正是寒实内结之征。日人丹波元简认为篇首第 1 条"不满者必便难,两胁疼痛,此虚寒从下上也,当以温药服之!大黄附子汤盖其方也"。与此同一类型,可以结合研究。

3.寒实可下证

【原文】 其脉数而紧乃弦,状如弓弦,按之不移;脉数弦者,当下其寒;脉紧大而迟者,必心下坚;脉大而紧者,阳中有阴,可下之。(20)

【解析】 本条论述寒实可下证的脉象与治法。脉数而紧乃弦:数(非指至数,指脉的动势),急迫的意思。脉来绷急而紧束,是为弦脉,与紧脉不同。紧脉如转绳索,按下左右弹指。弦脉如张弓弦,端直以长,按之不移,二者相类似,均主寒、主痛,故临床上常相互并见。脉数弦者,当下其寒,数为邪盛当下,弦为阴寒当温。当下其寒,是指温下法。脉紧大而迟:紧迟为寒,属阴;大为邪盛,属阳,是阳中有阴的脉象,仍可参用大黄附子汤温下寒实。

【拓展】

(1)虚寒腹满与实热腹满比较(表11-4)

表11-4 虚寒腹满与实热腹满比较

证型	虚寒腹满	实热腹满
病机	脾胃(肝肾)虚寒,气滞不运	胃肠实热,燥屎积结
证候	腹满时轻时重,按之不痛(虚寒严重时,亦可拒按)痛处游移,舌淡苔白,脉象微弦	腹满持续不减(减不足言)按之痛甚,痛处固定,舌红苔黄,脉多沉实
治法	温补阳气	攻下实热
选方	附子粳米汤,大建中汤	厚朴七物汤,大柴胡汤,厚朴三物汤,大承气汤

(2)实证腹满的证治与比较(表11-5)

表11-5 实证腹满的证治比较

证型	实 热				寒 实
	厚朴七物汤证	大柴胡汤证	厚朴三物汤证	大承气汤证	大黄附子汤证
主症	病腹满偏于中腹,发热十日,脉浮而数,饮食如故,当有便秘	按之心下(及两胁)满痛,当有往来寒热,胸胁苦满,舌苔黄,脉弦	痛而闭,即腹痛,腹胀(偏于中脘)大便闭塞不通	腹满不减,减不足言,当有腹痛(多在绕脐部)拒按,舌苔黄	胁下偏痛,发热,其脉紧弦,当有便秘腹痛,或不发热,或肢冷
病机	太阳阳明病。表邪未解而里已化热成实,实热阻滞,腑气不通	少阳阳明病。少阳郁热未解,内入阳明化热成实,胆胃上逆,经腑郁塞	阳明气滞。实热内结,气滞重于积滞	阳明热结。气滞与燥屎内结,积胀俱重,腑气不通	脾失温运,寒实内结,正虚邪实,腑气不通,营卫失调
治法	解表攻里	和解攻里	行气荡实	泻热攻积	温下寒结

证型	实　　热				寒　实
	厚朴七物汤证	大柴胡汤证	厚朴三物汤证	大承气汤证	大黄附子汤证
方药	厚朴半斤,甘草、大黄各三两,大枣十枚,枳实五枚,桂枝二两,生姜五两	柴胡半斤,黄芩三两,芍药三两,半夏半斤,枳实四枚,大黄二两,大枣十二枚,生姜五两	厚朴八两,大黄四两,枳实五枚	大黄四两,厚朴半斤,枳实五枚,芒硝三合	大黄三两,附子三枚,细辛二两

以上治腹满者五方,皆用大黄,皆具有攻泄作用,而主治则有别。如腹胀满兼表证的用厚朴七物汤;胀满在心下两胁的用大柴胡汤;胀满偏重在胃,胀重积轻的用厚朴三物汤;胀满偏重在肠,胀和积俱重的用大承气汤。

又大黄虽为泻下药,如用小量,则起健胃作用,而不一定泻下,如与枳实、厚朴相伍,作用多在胃;如与芒硝相伍,作用多在肠。此又因配伍不同,而对方剂的治疗也随之而异。

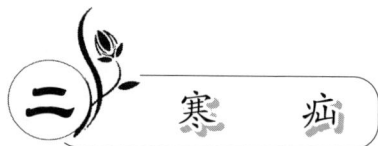

二　寒　疝

(一)证治

1.阳虚寒盛

【原文】 腹痛,脉弦而紧,弦则卫气不行,即恶寒。紧则不欲食,邪正相搏,即为寒疝。

寒疝绕脐痛,若发则白汗出,手足厥逆,其脉沉紧者,大乌头煎主之。(17)

乌头煎方:

乌头大者五枚(熬,去皮,不㕮咀)

上以水三升,煮取一升,去滓,内蜜二升,煎令水气尽,取二升,强人服七合,弱人服五合。不差明日更服,不可一日再服。

【解析】 本条论述寒疝的病机,主要证候和治法。为了便于理解,我们分为两段来讲解。

上段叙述寒疝的病机为寒凝、气滞、血结,总属邪正相搏。开首提出"腹痛",为寒疝的主要症状,"脉弦而紧",因"脉双弦者寒也"(痰饮病篇第12条),紧脉亦主诸痛,主寒,腹痛出现弦紧脉,弦紧属阴,乃阴寒内结于腹,阳气不得从里外达。正如徐忠可所说:"卫外之阳,胃中之阳,下焦之阳,皆为寒所痹"。"弦则卫气不行、即恶寒"者,因卫阳源于胃,胃阳虚则卫外阳气亦虚,卫阳不能卫外,故"弦则卫气不行,即恶寒"。"紧则不欲食"者,胃阳不振,阴寒凝结,寒不杀谷,则胃不空虚,故不欲食也。"邪正相搏,即为寒疝"者,元阳根于下焦,阴寒内盛,元阳(正气)尚未大衰,犹能与邪相争,邪正相搏,阳气不行,气血不得畅通,气滞血结即成寒疝病证。

下段论述寒疝绕脐痛的脉症和治法。"寒疝绕脐痛"之机制是由于寒疝既成,正邪搏结于脐腹,腹为五脏六腑之宫城(心肺除外),阴阳气血(后天)运行之发源,而脐居腹之中央,为三阴经脉所过之处,又为任脉上下循行的要道,且五脏六腑之气血,皆禀于任脉。今寒疝暴发,寒气结于三阴经脉,势必阻碍任脉气血的流通畅行,气滞血结形成腹痛,故以三阴经脉所过之脐部周围疼痛剧烈,形成"寒疝绕脐痛"。

"若发则白汗出",寒疝发作时,由于疼痛剧烈,卫气无力固密,阴寒极盛,迫使毛窍开张而冷汗自出,甚至逼迫阴精外亡,而见额上白汗(与白津,魄汗同义)如珠而不流。

"手足厥冷"者,阴寒太盛,阳气无力温达于四末也;阴寒内结至极,故脉象由弦紧转化为"其脉沉紧"。又《释义》云"本病发作时多见唇青面白,舌淡苔白等症状"。

本条病机是阴寒内结,有亡阳趋势的寒疝重证。治当温经祛寒,破结(积)定痛。取"胜寒毒于濒危,回阳气于将绝"之效。方用大乌头煎,独取生川乌,量达五枚,中大者35g,大辛大热大毒之品,具走而不守之性,力大而雄厚,单刀直入,峻散经脉之"沉寒痼冷",候阴寒散,阳气回,则腹痛、厥逆、精脱等症可望解除,沉紧之脉,转为和缓。佐白蜜者,以解乌头毒,缓其急烈之性,使乌头性味尽入蜜中,变辛为甘,变急为缓,增其缓攻寒结之力,且肠胃阴津不受伤损,专散经脉之寒毒以"延长药效"。因本方药性峻烈,故方后所注,告诫投药之量,宜分体质强弱以慎用。若危重的大寒证,药后疼痛不缓解者,是病重药轻,一日三服亦可。

现代研究发现大乌头煎治胃肠神经官能症。陆渊雷《金匮今释》载"京师界街贾人井筒屋播磨家仆,年七十余,自壮年患疝瘕,十日五日必一发,壬午秋,大发,腰脚挛急,阴卵偏大,欲入腹,绞痛不可忍,众医皆以为必死,先生诊之,作大乌头煎饮之(原注每贴重八钱)斯须,瞑眩气绝,又顷之,心腹鸣动,吐出水数升,即复故,尔后不复发"。七年制教材亦有魏龙骧用乌头4.5g加黑豆、甘草治愈胃肠神经官能症的医案,说明辨证使用此方,不仅无毒,还有良好的临床疗效,提示我们运用时不要见乌头等毒药即产生畏惧心理而影响了正确的使用。

本方止痛效果与哌替啶相似。取制川乌15g、蜂蜜30g,加水1000ml,文火煎煮60~80分钟,得煎液100ml,如法再煎,两次煎液合并,分上下午2次服用。以治晚期癌痛,本法与每次肌内注射哌替啶100mg对照,效果相似。尤其对消化道癌的止痛效果更好。

【拓展】 对"自汗",应如何理解?历代注家和学者众说纷纭,主要集中在以下几种:一为自汗说。如《巢源》、《二注》、《医门法律》、《金鉴》、《浅释》(郑艺文)均为"自汗"。二为冷汗说。以《直解》和2、4、5版教材为代表。三为白津说。多数注家如《金匮要略方论》的《古今医统正脉全书本》、《金匮要略论注》、《金匮要略方论本义》、《金匮心典》、《金匮五十家注》等均持此种看法。

我个人看法,本条原文"寒疝绕脐痛,若发则白汗出,手足厥冷",说明"白汗"是在寒疝发作时的症状,且多与"绕脐痛"同时出现,显然不是"自汗"(自汗必经常汗出不止);由于阳虚阴盛,甚至形成阳气将绝、元气欲脱、津随气泄的危候,近于"绝汗",或"脱汗",即白亮如珠,在额上不流走之冷汗。

2. 内外俱寒

【原文】 寒疝腹中痛,逆冷,手足不仁,若身疼痛,灸刺诸药不能治,抵当乌头桂枝汤主之。(19)

乌头桂枝汤方:

乌头

上一味,以蜜二斤,煎减半,去滓,以桂枝汤五合解之,令得一升后,初服二合,不知,即服三合;又不知,复加至五合。其知者如醉状,得吐者为中病。

桂枝汤方:

桂枝三两(去皮)　芍药三两　甘草二两(炙)　生姜三两　大枣十二枚

上五味,剉,以水七升,微火煮取三升,去滓。

【解析】 本条论述寒疝兼有表证的证治。"寒疝腹中痛"是因阳虚,阴寒邪气内结,气血不行所致。"逆冷,手足不仁",是阴寒盛于外,在外之阳气痹而不通,不能外达于四肢,气滞血结,形成四肢逆冷,手足麻木不仁。若兼"身疼痛",说明营卫不和,经腧不利,寒邪痹阻肌表。

总之,以上病证是寒邪伤及表里,形成里寒为主因,外寒为诱因,里阳与卫阳痹阻不通,全身血脉运行迟滞的复杂证候。

"灸刺诸药不能治"者,以灸刺治其外则不能祛里寒,用一般的温阳散寒"诸药"(姜附之属)治其里,则又不能达表以散外寒,因是寒邪痹塞表里的寒疝证,故"抵当"("抵"作"祇",祇宜,祇应,应当之意;抵当,《辞海》释为抵御,抵挡内外皆寒的病情。此两说似乎均可参考)用温里达表、两解表里寒邪的乌头桂枝汤主治。乌头(据《千金》为五枚除去角)散沉寒以温复里阳而止痛,桂枝汤调和营卫以固表阳,解表寒。而温里寒之大辛大热的乌头与桂枝汤同伍,则外而经络,内而脏腑,无处不达,确为表里俱寒、阳气痹塞之重证而设。

本方临床上可应用于类风湿关节炎、血栓闭塞性脉管炎,也可借用治痹证与无脉症、缩阴证、头痛证属内外俱寒病机者。

【拓展】 关于乌头剂量和煎服法:

(1)《金匮今释》:"此方即大乌头煎,桂枝汤合方,作五枚者是也",实据《千金》而来。

(2)乌头毒性很强,必须用白蜜另煎(或用水另煎两小时以上,在煎熬中不能加生水,否则煮不熟乌头),煎至不麻口为度,以解其毒性。或用生姜汁另煎2~4小时亦可。

(3)"以桂枝汤五合解之",即用桂枝汤溶化蜜煎的乌头制剂,再煎取汤服。

(4)服法:初次宜服小量,故方后服法云:"初服二合;不知,即服三合","即",非"立即"之意,应理解为"即可加至三合","又不知,复加至五合",说明古人用药时从小剂至大剂之谨慎;至于日服次数,应与大乌头煎同,"不可一日再服",或日服两次亦可。"其知者如醉状,得吐者为中病"乃乌头的"瞑眩"现象,只要煎法得当,用量适宜,亦可避免。有中毒现象者,可频服蜂蜜、绿豆汁、甘草、银花或中西医结合急救。

3.血虚寒滞

【原文】 寒疝腹中痛,及胁痛里急者,当归生姜羊肉汤主之。(18)

当归生姜羊肉汤方:

当归三两　生姜五两　羊肉一斤

上三味,以水八升,煮取三升,温服七合,日三服。若寒多者,加生姜成一斤;痛多而呕者,加橘皮二两、白术一两。加生姜者,亦加水五升,煮取三升二合,服之。

【解析】 本条论述寒疝属血虚寒滞的证治。此条寒疝属厥阴病变。"寒疝腹中痛"者,肝藏血,血虚则腹胁所受濡养温煦能力减弱,血不足则致气亦虚,气虚则寒自内生,"气不足便是寒",寒邪乘虚而结滞于肝经血分,故血寒不能温养肝脏,血虚而肝无所藏,经脉亦失养,导致"寒疝"腹中筋脉拘急疼痛,"腹中痛指绕脐痛"。"胁痛里急者",足厥阴肝经布胁肋,今寒凝肝经则血脉运行不畅,故腹痛牵引至胁痛里急。既因血虚寒滞,故其治法为温养血脉,散寒补虚。主治以当归生姜羊肉汤,方中当归温养血脉,温肝补血而行滞止痛,生姜温胃散寒而理血分之气滞,重用性温、气腥、味厚之羊肉补(肝之)虚,生血而散寒,以血肉有情之品而补血肉有形之体,此据《素问·阴阳应象大论》"形不足者,温之以气;精不足者,补之以味"的理论而制方,故药虽三味,然而温肝胃,补气血,形精兼顾之品具备,使血虚寒滞的寒疝证得温补而散,气血流通,腹痛胁痛里急自解。此为后世药膳之祖剂。

方后加减:"若寒多者加生姜成一斤",即指有大乌头煎条之"恶寒"者,乃胃阳与卫阳并虚,用生姜温胃以散寒。"痛而多呕者,加橘皮二两、白术一两"以调气止呕,健脾和胃。

此方还可用治疗阴冷证。有的不孕妇女,其月经初潮较晚,经期错后或不定期,经血量较少,血色晦黯,平日精神疲倦,畏寒肢冷,腰膝酸软,性欲低下,常有小腹冷痛,小便清长,舌质淡嫩,脉细。其中也有少数经妇科检查,发现子宫发育不良,宫体偏小。中医辨证为宫寒不孕,月经失调者就可用此方食疗。具体方法:当归30~50g,生姜15~30g,羊肉500~1000g。羊肉切块、洗净,放滚水内先滚一下,取出。当归、生姜洗净,切片,用布包好与羊肉一起入锅煨汤,熟后去药包,饮用3个月后即可经事调匀。

【拓展】

(1)当归生姜羊肉汤的适应证:因其血虚,故腹中疼痛(或刺痛)而势缓,比大乌头煎证的绕脐剧痛为轻,且兼胁下牵引痛。得揉按与温熨则痛减,饥则痛甚,或妇女产后腹中疼痛,男子虚劳不足。

本方用于胃脘痛、便秘、冻疮效良。总之,主因血虚,诱因寒凝。

(2)当归生姜羊肉汤、大乌头煎、乌头桂枝汤证治比较(表11-6)

表11-6 当归生姜羊肉汤、大乌头煎、乌头桂枝汤的证治比较

类别＼方名		当归生姜羊肉汤	大乌头煎	乌头桂枝汤
病　机		血虚寒滞	阳气虚衰,阴寒内结	内外皆寒,表里兼病
疼痛	部位	胁腹痛	绕脐腹痛	腹痛,肢体痛
	性质	缓和,绵绵作痛	剧烈,呈发作性	急剧,病势危重
	兼证	里急	白汗出,手足厥冷	四肢逆冷,手足不仁
脉　象		弦涩或微紧	沉紧	弦紧
治　法		温补气血	助阳破积,驱寒止痛	破积散寒,表里两解
药　物		当归三两,生姜五两,羊肉一斤	乌头(大者)五枚	乌头五枚,桂枝三两,芍药三两,甘草二两,生姜三两,大枣十二枚
方后注		寒多加生姜;痛多而呕加橘皮、白术	强人服七合,弱人服五合,不可一日再服	服量由小到大,以知为度

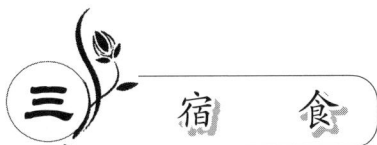

三　宿　食

（一）宿食脉象

【原文】　脉紧如转索无常者,有宿食也。(25)

【解析】　本条论述宿食的脉象。"脉紧如转索无常",是说紧脉在指下的感觉如按在转动的大绳子上一样,绷急弹指有力,或兼有滑象。此由宿食停滞不化,气机失调,邪正相搏所致,故曰"有宿食也"。

【原文】　脉紧,头痛风寒,腹中有宿食不化也。一云寸口脉紧。(26)

【解析】　本条从脉证上论述宿食与外感风寒证的鉴别。据《脉经》与《备急千金要方》,"腹"字上均有"或"字,即紧脉既可见于外感风寒,又可见于宿食不化,应注意鉴别。外感风寒的脉紧,是风寒袭表,寒性收引凝敛,脉道收缩拘急之故,紧象较多恒定,常与浮脉相兼,且伴发热、头痛、身痛、骨节疼痛等症状。宿食之紧脉,是食积气壅,紧束脉道所致,病初多兼滑象,稍久则多兼涩象,伴有嗳腐吞酸、脘痞、腹胀满痛、恶食等症。

【拓展】　本条脉证简略,又多疑似之处,因此出现几种不同看法。一种认为脉紧头痛风寒,为宿食不化所致,如《巢源·卒食病似伤寒候》谓:"此由脾胃有伏热,因食不消,所以发热,状似伤寒,但言身不疼为异也"。尤氏、黄氏均主此说。一种认为脉紧既可见之于外感风寒,也可见之于宿食不化,如《脉经》谓:"寸口脉紧,即头痛风寒,或腹中有宿食不化也。"《金鉴》,丹波氏则主此说。还有一种既伤于寒,又伤于食,所谓宿食感寒,曹颖甫先生曾亲验之。谭日强亦有此说。总之,这三种情况,在临床上都可出现,关键问题还在于结合兼证,方能无误。

（二）宿食在下的证治

【原文】　问曰:人病有宿食,何以别之? 师曰:寸口脉浮而大,按之反涩,尺中亦微而涩,故知有宿食,大承气汤主之。(21)

【解析】　本条从脉象论述宿食久停肠间的证治。由于饮食不节,食滞于胃肠,气机受阻,气壅于上,故"寸口脉浮而大";宿食积滞日久化热化燥,气滞则血行不畅,且宿食所停部位下移至肠,故在寸部脉浮大有力的同时,按其尺部脉呈微涩有力之象。此处之"微"可作程度副词理解,即"稍微"之意,说明脉虽见涩但不甚,而非主虚证之微脉。以方测证,当有腹满拒按、大便秘结、舌红苔黄燥等症。因此,不攻则宿食难除,故应趁其正气未虚时用大承气汤攻下,仲景明确指

211

出"大承气汤主之"。

尺中亦微而涩，这里的微脉，据日医丹波元坚之意，非微弱之谓，乃沉滞不起之微，其说极是。宿食病见到脉浮大有力，重按反涩，尺中重按亦沉滞而不流利，这是宿食的脉象。

【拓展】　古人涩脉不专主血分，徐彬注解拘于后世涩属血分之说，遂以为血先伤，是有背仲景脉法。涩者滞象，故主宿食。章氏谓"食滞肠胃下焦气不宣通，故脉按之反涩"等语，颇为恰当。诸家释"微"脉，亦不尽合理，然尺中现微，何能兼大。

【原文】　脉数而滑者，实也，此有宿食，下之愈，宜大承气汤。(22)

【解析】　本条紧承上条继论宿食新停于肠的脉象与治法。宿食新停，胃肠气机壅滞不甚，食气相搏，故脉来滑利。宿食郁而化热，则兼数脉。此为实证，故脉必数滑而有力。该证虽应攻下，但并非必须用大承气汤重剂峻下，故云"宜大承气汤"。

【拓展】　滑与涩相反，何以并见于一病之中，这是因为病有新旧不同，故脉有滑涩之异。病根较深，胃肠气滞不通，故脉涩；宿食初停，病情较浅，肠胃谷气盛，故脉滑。又第25条"脉紧如转索无常者，有宿食也"，紧脉，亦主宿食，可知一病可见数脉，而一脉又可主数病。故诊病不能单凭脉象，必须结合当前症状及病史等，才能无误。

【原文】　下利不欲食者，有宿食也，当下之，宜大承气汤。(23)

大承气汤方：见前痉病中

【解析】　本条论述宿食下利的证治。宿食停滞，伤及脾胃，壅遏太过则见下利而不欲饮食。此证表现为下利不爽，色黄秽臭，尚可兼见恶食、泛恶欲吐、腹胀满痛、肛门灼热等症。此下利因于宿食，宿食不去，下利终不能止，故宜用大承气汤因势利导下其宿食。有下利之症而用下法，为《素问·至真要大论》所谓"通因通用"治法的体现。

【拓展】　胸脘痞闷，腹痛拒按，频频嗳气，泛泛欲吐，或恶寒发热等，这些宿食所常见的症状，《金匮》皆略而不言，而在最难辨别和容易怀疑的地方，如第21条的"涩"脉，23条的"下利"，这些宿食的特殊情况，则提出讨论。可见《金匮》的体例是详于特殊，略于一般，于此又可得到证明。

(三)宿食在上的证治

【原文】　宿食在上脘，当吐之，宜瓜蒂散。(24)

瓜蒂散方：

瓜蒂一分(熬黄)　赤小豆一分(煮)

上二味，杵为散，以香豉七合，煮取汁和散一钱匕，温服之，不吐者少加之，以快吐为度而止。亡血及虚者,不可与之。

【解析】 本条论述宿食在上的证治。宿食新停,积滞在上,其症见胸膈满闷,且有泛泛欲吐之势,此正气欲抗邪外出之征。其治疗当因势利导,用涌吐之剂迅速排除积滞,所谓"其高者,因而越之"(《素问·阴阳应象大论》)。瓜蒂散由瓜蒂、赤小豆、香豉组成。方中瓜蒂气味苦寒,赤小豆味酸行水解毒,酸苦合用,成涌吐之剂,香豉开郁结,和胃气,载药上行。吐法之用,以"快吐为度",一般适宜于体证俱实者,对于年老体弱久病或孕妇等则应慎用或忌用。

【拓展】

1. 古人认为胃有三脘,其实古人所谓"胃",每多包括"肠"而言。按经穴位置上脘在脐上五寸,中脘在脐上四寸,下脘在脐上二寸。宿食在上脘,是指宿食停滞于胃上脘以上的消化道部分。当用吐法,宿食在下脘,当用下法,前三条证即是,至于宿食在中脘者,《金匮》虽未出证治,但根据"中满者泻之于内"的原则,则当采用消导法,如保和丸、枳实导滞丸之类。

2. 仲景之"胃家"是指胃之本体,包括小肠和大肠在内。仲景在宿食病中只言"上脘"未言中、下脘,但其意已明,即上脘为胃之本体,中脘为小肠,下脘为大肠。后世著名医家张志聪在注释"宿食病"病位时说:"胃为水谷之海,有上脘中脘下脘之分。上脘主纳,中脘主化"。其治法在上脘当吐之;在中脘轻者用消法,重者可攻下;在下脘当下之。

213

第十二章
五脏风寒积聚病脉证并治第十一

【概念】 我们先来看什么是五脏风寒？五脏风寒是指两种性质不同的病因干及内脏而产生的五脏证候。所谓五脏中风或中寒，是借用风寒二字来代表两种性质不同的病因(阳邪与阴邪)，非专指外感。而以内伤五脏为主，以便从外在的临床表现确定某种性质的疾病的病位在某脏，从而推测疾病的预后。它既是五脏证候的归类，也是《金匮》脏腑经络辨证和八纲辨证的具体运用。即各脏的中风病多属阳证实证的病变，各脏的中寒病多属阴证虚证的病变。

本篇所讲的五脏中风、中寒并非《伤寒论》中太阳病的中风和伤寒(病位在皮肤、肌腠、营卫，属外感病)；五脏中风也不是《金匮》中风历节病篇的"中风病"(因络脉空虚、贼邪不泄，病位在肝、肾、脑所致的半身不遂，其邪中的深浅决定于内虚、脉络血瘀、肝阳暴亢的轻重)；五脏中风与《素问·风论》中所载的"五脏风"(肺风、心风、肝风、脾风、肾风)虽均由外来风邪侵犯内脏所致，二者有一定联系，但《金匮》以内伤为主，《素问》以风邪为主，有广义与狭义之分。

积聚者，有积与聚的不同。凝滞积结于五脏而久不消散之癥瘕痞块谓之积；聚于六腑之气郁，时聚时散之气结，谓之聚。

【病因病机】 "五脏风寒"，既包括了五脏病变之寒性和热性，也包括了病性之属虚属实。其病因可由风邪或寒邪等外感六淫所致，更可从本脏阴虚或阳虚及内伤七情而成。总之，"五脏风寒"包括了八纲的病性与外感内伤的病因。

风与寒两种性质不同的病因直中于五脏中的某一脏，病因虽同，但由于各脏生理功能及经络循行部位的不同，故会出现各脏不同的特殊病变，它与"水气病篇"中的五脏水，"痰饮病篇"中的水在五脏一样，充分体现了脏腑经络辨证的精神。

本篇所论积聚与《难经·五十五难》之意相同：气之所积，痛有定处为积，属脏病，气之所聚，痛无定处曰聚，属腑病。积病多由气滞血瘀，痰气凝结而成；聚病多由情志抑郁，气聚而成。

【合篇意义】 本篇虽然是概论脏腑病变，而重点则在论述五脏中风、中寒的证候以及五脏气绝所出现的真脏脉(即五脏死脉)。附带叙述积聚在脏腑证候上的鉴别和上中下三焦及大小肠所发生的病变，因为均是五脏的病变，与脏腑经络密切相关，故合篇讨论以示区别，帮助诊断。

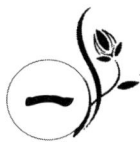

一 五脏病证

（一）肺病

1.肺中风

【原文】　肺中风者,口燥而喘,身运而重,冒而肿胀。(1)

【解析】　本条论述肺中风的特殊症状。

《金匮要略易解》认为,原文"中"字应读平声,因杂病以内因为主,与伤寒外邪中入的"中"字不同,此说仅供参考。

肺中风见"口燥而喘"者,因肺主一身之气,输布津液而主呼吸,风邪伤肺,则肺气不布,津液不能上达,故见口干燥;肺气壅而不降,清肃之令失职,故呼吸喘促。"身运而重,冒而肿胀"者,因肺主治节,肺中风则伤及宗气,气机壅塞,故"身运而重"(身体运转动摇则感觉笨重而不能自主),肺主通调水道,肺气不利则水道不调,清阳不升而浊阴不降,浊阴上逆,水湿浸渍于肤表,故身体肿胀而又昏冒。临证病例可与肺胀合参。

2.肺中寒

【原文】　肺中寒,吐浊涕。(2)

【解析】　本条叙述肺中寒的症状。

肺之液为涕,肺居上焦胸中,"肺中寒"则胸阳不布,津液凝聚不行而变生浊涕,肺开窍于鼻,肺气不宣则鼻窍不通,而出气难。故浊涕不从鼻出而从口出。临证病例可与肺痿合参。

3.肺死脏脉

【原文】　肺死脏、浮之虚,按之弱如葱叶,下无根者死。(3)

【解析】　本条叙述肺死脏脉象。

肺的平脉,如《素问·平人气象论》所云:"平肺脉来,厌厌聂聂(即安静轻小),如落榆荚(即轻薄不虚),曰肺平。"今肺脉见"浮之虚,按之弱如葱叶"者,是浮取无力无神,指下感觉虚微,中取则如葱叶中空外清,而且见"下无根者,死"。脉之无根有两说,一以尺部脉为根,人之有尺,犹树之有根。因内寓真阴真阳即先天之命根;一以沉候为根。诸死脏见浮脉而无根,是谓阴阳本自互根,今阴精既绝,孤阳岂能独生? 但无论是取两尺或沉取,均系候肾。本条之"下无根",可理解为沉取以候肾气,空无根底,因肺气根于肾,上浮之气将脱,元气之根亦绝,故曰死。如肺结核晚期临死之前,即可见本条肺的真脏脉。

215

（二）肝病

1. 肝中风

【原文】 肝中风者,头目眴,两胁痛,行常伛,令人嗜甘。(4)

【解析】 本条叙述肝中风的症状。

足厥阴肝经连目系上出额至巅顶,肝又主筋而开窍于目,为风木之脏,肝被风邪所中,则易从火化,火动风生,风胜则动,风火扰动于肝,则见"头目眴"动,此即"诸风掉眩,皆属于肝"之义,肝脉布于胁肋,今风气中于肝,则肝气郁结不舒,肝脉又下膈通脊,风火之邪消灼精血,脊背筋脉失其濡养而挛急不利,伸展运动不能自如,故见"两胁痛、行常伛"。《素问·脏气法时论》谓"肝苦急,急食甘以缓之"。甘以入脾,土气冲和,则肝气条达,故"令人嗜甘"也。进一步说明肝被风阳内扰的窘迫之象。

2. 肝中寒

【原文】 肝中寒者,两臂不举,舌本燥,喜太急,胸中痛,不得转侧,食则吐而汗出也。《脉经》、《千金》云:时盗汗咳,食已吐其汁。(5)

【解析】 本条叙述肝中寒的症状。

肝主筋而司运动,"肝中寒"者,寒邪留滞肝经,则失温煦的作用,导致手正内侧手厥阴心包筋脉拘挛收引。故两手臂不能自由上下伸展而见"两臂不举"。肝脉循喉咙之后,络于舌本,肝寒火弱,不能蒸血生津上润于舌,故见"舌本燥"。肝受寒则肝气郁结,失其条达疏泄之性,故"喜太息",以舒畅郁滞。肝脉夹胃而上贯胸膈,若肝气被寒邪所郁闭,胸阳不能展布,脉络凝塞,则见"胸中痛,不得转侧"。胃主纳谷,肝寒犯胃,则胃气不降而上逆,故胃不受食,"食则吐"也。而此时又见"汗出"者,因胃津被肝邪所逼,加之寒邪外袭、卫阳失固、故汗出也,如吴茱萸汤证。

3. 肝死脏脉

【原文】 肝死脏,浮之弱,按之如索不来,或曲如蛇行者死。(6)

【解析】 本条叙述肝死脏的脉象。

《素问·平人气象论》称"平肝脉来,软弱招招(迢迢)。如揭长竿末梢,曰肝平"。是有胃气之肝脉,今诊肝脉"浮之弱"者,说明浮取无力,轻按软弱而无神。若"按之如索不来"是指重按如绳索悬空,轻飘游移,应手即去不还,乃一种散乱而毫无端直以长的弦象,甚至如曹颖甫所云"急急然中止"如代脉之不来。或"曲如蛇行",是指脉形如蛇行之状,曲折逶迤不能畅达,欲作弦象而不能,毫无柔和之象,其脉劲急有力太甚。其产生机制是由于脉无胃气以养肝,肝血虚竭,生气已失,故见脉道挛急"曲如蛇行"。以上两种脉形皆属肝之真脏脉,实属无胃气的弦脉,故主死。此与《素问·平人气象论》之"死肝脉来,急益劲,如新张弓弦曰肝死"的精神是一致的,与十怪脉"偃刀"类似。

4.肝着证治

【原文】 肝着,其人常欲蹈其胸上,先未苦时,但欲饮热,旋覆花汤主之。臣亿等校本,旋覆花汤方皆同。（7）

旋覆花汤方:

旋覆花三两　葱十四茎　新绛少许

上三味,以水三升,煮取一升,顿服之。

【解析】 本条论述肝着病的证治。

肝着,是以病因、病位而命名的病名。所谓"着"者,乃中于物而不散,附于物而不去之意。由于肝气主条达疏泄的功能失职,故产生以风寒湿为主的邪气凝固其气血,形成肝经经脉气血郁滞,着而不行的病证,称为"肝着"。因此该病不名"胸着",亦非"胁痛"。

"肝着"主症,是"其人常欲蹈其胸上"。因肝主藏血,性喜条达疏泄,若肝气（或肝阳）有所不足,则风寒湿等邪气易痹阻于肝经,导致气郁血滞,而肝脉又布胁络胸,故进而影响胸中气机不利,经脉气血不得畅行,所以常见胸中痞塞满闷,甚至胀满刺痛,捶打或按揉,甚至用脚踏（王清任有用血府逐瘀汤治愈"胸任重物",陶葆荪有用通窍活血汤治愈足踏其胸的医案,可证"蹈胸"非虚言）,则可使胸胁气机舒展。气血暂得通行,动则生阳,肝气条达,留着之邪气得散。故产生"其人常欲蹈其胸上"的症状。

"先未苦时,但欲饮热"一症是说明在肝着病的初期,先病气分,仅有胸中痞结轻症,故欲饮热汤,使气机通利,胸阳暂得宣达,肝经脉络之寒凝气滞亦暂得宣散畅行,胸中痞结等证可稍缓减,但到肝着已成,肝经脉络血凝气滞,病已深入至血分,此时虽饮热汤,亦不能暂减其痞结,必然要"其人常欲蹈其胸上"了,临床常见脉弦或涩。

本病病机为气郁血滞,阳气痹结（体现了"气郁及血"的思想）。因此治疗上当宗"疏其血气,令其调达,而致和平"之旨,用"行气活血（络）,通阳散结（滞）"法治之。方用旋覆花汤。方中旋覆花微咸性温,能理气舒郁,宽胸开结,特别善通肝络而行气,助以葱茎之辛温,既能芳香宣浊以开痹,又能温通阳气而散结（叶氏谓葱管有通络之功）;新绛以"活血化瘀"见长,故为治肝经血滞之要药,三药共煮,"顿服之",使肝经之气行而血亦行,阳气通而瘀血化,则肝着可愈。

【拓展】

（1）本方的临床加减:①兼寒饮呕吐,可加吴茱萸、生姜汁、半夏、薤白,降逆化饮,散寒开结。②气郁化热,见舌赤,发热,胁痛者,可加丹参、丹皮、青皮、金铃子散,调气活血,泻热止痛。吐血者,加仙鹤草、阿胶、三七、白及。③胸痛甚者,再加瓜壳、鱼腥草开胸散结;少腹胀痛者,加台乌、橘络以行气止痛。④我校已故

217

彭履祥教授曾以本方治男子"乳癌"有效。

（2）历代医家对旋覆花功效的认识：旋覆花汤是治疗肝着病的主方，其中的旋覆花为方中主药是毫无疑义的，因为主药"是针对病因或主症而起主要治疗作用的药物"（《方剂学》）而肝着病的病因乃风寒湿邪痹阻于肝经（肝气亦不足），主症为"肝着，其人常欲蹈其胸上，先未苦时，但欲饮热，"故在旋覆花汤中所用旋覆花的分量最重（三两），若舍弃旋覆花而仅用葱茎或新绛，便不成其为旋覆花汤。正由于肝着是肝脏受邪而疏泄失职，其经脉气血郁滞，着而不行所致，后世《圣济总录》（公元1117年）明确指出"治风寒客于肝经，膈脘痞塞，胁下拘痛，常欲蹈其胸上，名肝着，蹈胸汤方。"即蹈胸汤证乃风寒客于肝经所致，说明肝着病并非肺脏受邪而寒气上逆而成，所以，旋覆花能针对肝经经脉气血郁滞的病机，"善通肝络而行气"，符合逻辑的推理。但更重要的是分析旋覆花的具体疗效，即旋覆花能否治疗肝着病，我们先从《神农本草经》发现："旋覆花，味咸温，主结气胁下满，惊悸，除水，去五脏间寒热，补中下气"，原文虽未明言旋覆花入肝经，但谓"去五脏间寒热"，已寓去肝脏寒热之意，"主结气胁下满，"亦寓入肝肺二经以利气除满之功，原文虽未云治胁痛，但结合临床实践，实亦治胁痛之药。肝着"其人常欲蹈其胸上"，即有胸（胁）痞闷不舒之主症，仲景选旋覆花主治之，药证相对，为治肝着的首选药物。

继《本经》之后，不少本草学专著更发展了旋覆花善通肝络的功效。如梁·陶弘景（公元452至536年）在《名医别录》中载旋覆花"味甘……消胸上痰结，唾如胶漆，心胁痰水，膀胱留饮，风气湿痹，皮间死肉，目中眵曚，利大肠、通血脉、益色泽"，从而进一步明确了旋覆花既入气分，又有"通血脉"的作用；李时珍的《本草纲目》（公元1590年）简要概括"旋覆所治诸病，其功只在行水、下气、通血脉尔"，即将旋覆入气分与入血分的功效相提并论；汪昂的《本草备要》（公元1694年）亦谓旋覆花"咸能软坚，苦辛能下气行水，温能通血脉"；吴仪洛的《本草从新》（1759年）同样载有旋覆花"能通血脉"的功效，因而我院编辑之《活血化瘀专辑》中收载了旋覆花这味药。有的医药著作特别重视旋覆花善通肝络的功效，如张山雷（1872—1934年）《本草正义》谓"旋覆花，其主治当以散风寒、疏通脉络为主……惟其轻灵之性，流动不滞，自能流通气化而宣窒塞，固非专以升散见长"。强调了旋覆花"疏通脉络为专主"的功效；吴鞠通《温病条辨·下焦篇四十一条》（1788年）"伏暑、湿温胁痛，或咳，或不咳，无寒，但潮热，或竟寒热如疟状，不可误认柴胡证，香附旋覆花汤主之；久不解者，间用控涎丹。"吴氏在解释香附旋覆花汤证的方义时称："按伏暑、湿温、积留支饮，悬于胁下，而成胁痛之证甚多，即《金匮》水在肝而用十枣之证。彼因里水久积，非峻攻不可；此因时令之邪，与里水新搏，其根不固，不必用十枣之太峻。只以香附、旋覆，善通肝络而逐胁下之饮，苏子、杏仁降肺气而化饮，所谓建金以平木，广皮、半夏消痰饮之

218

正,茯苓、薏仁,开太阳而合阳明,所谓治水者必实土,中流涨者开支河之法也。"从吴氏对香附旋覆花汤证的分析中可以看出,该汤证乃十枣汤证的轻证,病在肝肺为主,而旋覆花的作用重在"善通肝络而逐胁下之饮",并非取其温降肺气之功。由于肝着病与悬饮轻证(即香附旋覆花汤证)的病位均涉及肝经经脉与胸肺,病因均与寒饮有关,故在解释旋覆花汤的方义时,谓"方中主以旋覆花善通肝络而行气",显然并非悖逆经旨。

不少《金匮》注家和本草专著又将旋覆花归入肝经。《金匮悬解》称"旋覆行血脉之瘀";《高注金匮要略》认为旋覆花乃"肝经之气药……又为胸中之降药。"《金匮新义》云"旋覆功能通气散血,为柔肝之要剂";《雷公炮制药性解》、《本草新编》以及《中药大辞典》亦均将旋覆花归入肝经(以及肺胃、大小肠、膀胱经)。

由上述可知,6版教材《金匮要略选读》谓"旋覆花汤,行气活血,通阳散结。方中主以旋覆花善通肝络而行气"的说法是有理论与临床依据的。

鉴于有学者提出"方中主药旋覆花不入肝经,如何能通肝络?"的质疑,故简释如上。

我个人认为,对仲景方每味药主治分析,应以《本经》为基础,并允许仲景有创见,不能将"旋覆花代赭石汤"中旋覆花与旋覆花汤中的旋覆花之主治一概而论,查《神农本草经》谓旋覆花"主结气,胁下满……去五脏间寒热",《别录》又谓其"通血脉",故后世吴鞠通称旋覆花"善通肝络",其源均出自《本经》经文的精旨,《雷公炮制药性解》、《本草新编》以及《中药大辞典》亦均有将旋覆花归入肝经(及肺、胃……)的记载。肝着病位当在肝经经脉为主,若仅云肝着的"病位在胸部",那么,仲景为何不将肝着改为"胸着"呢? 可知,言治肝着主方旋覆花汤中的主药旋覆花只能"温降肺气",似欠客观。

由于肝着,是肝脏受邪而疏泄失职,其经脉气血郁滞,着而不行所致,故多系经络疾患,叶天士认为,胸胁痛"此非脏腑之病,乃由经脉继及络脉,大凡经主气、络主血,久病血瘀",而旋覆花具有辛温通络的作用,故为方中主药。此处不宜专用"降逆化痰"或"温降肺气"的功效来解释旋覆花汤中旋覆花的作用。

(3)关于新绛,历代医家有两种看法:①认为是绯帛。《说文解字》谓"绛,大赤也",段注云:"大赤者,今俗所谓大红也……大红如日出之色。"《神农本草经》未收载"新绛",至公元8世纪陈藏器《本草拾遗》方收录此药,认为是绯帛,将已染成大赤色丝织品的大红帽帏作新绛使用,唐容川直以茜草所染红缨帽上的"红缨"作新绛,据《辽宁中医杂志》1982年第1期报道,经考古专家对汉代丝织物的化学分析,其染料中有茜草素和靛蓝,"新绛"指茜草初染,尚未经洗涤使用之丝织物,用于煎剂,赖茜草汁及染色配料的作用。但邹澍《本经疏证》、黄树曾等认为系藏红花所染;秦伯未《谦斋医学讲稿》则认为"系用猩猩血染成的帽帏。"云南地区以缨哥花所染者为新绛。②认为是茜草。陈修园《金匮方歌括》

引"左都赋注:绛,草也,可以染色",陶宏景曰:"绛,茜草也。"新绛则为新刈之茜草。茜草苦寒,入肝经,行血祛瘀,茜草根古称"蒐茹",《内经》四乌鲗骨一蒐茹丸治血枯经闭。

我的看法是,茜草早载于《本经》,东晋·葛洪在《肘后方》之"治马坠及一切筋骨损方"中亦有"绯帛"(如手大、烧灰),故仲景未书"茜草"与"绯帛",而书"新绛"之义,当进一步论证。

因此在今天临床上古之"新绛",可以茜草、红花、苏木、郁金等代之。

(4)叶天士在本方用法基础上的发展:旋覆花汤目前广泛应用于瘀血性的胸胁痛,月经不调,痛经,教材云"叶天士《临证指南医案》治胁痛擅长用辛温通络,温柔通补,辛泄通瘀诸法取效",认为络病用药应以辛为主,以润为辅。"酸苦甘腻不能入络。"补应通补,攻应缓攻,总之不离流动活泼之品,其具体用药,分述于下:

辛温通络:用于"阴邪聚络"者,原方加归须、炮姜、肉桂、延胡、泽兰、郁金、蒲黄之类。

温柔(润)通补:用于络虚有寒者,原方加当归、小茴香、胡桃肉、鹿角霜、肉桂、苁蓉、枸杞、桃仁、红花之类。

辛泄通瘀:用于络瘀气滞者,原方加香附、小茴、归须、乳香、没药、半夏、金铃子散之类。

《金匮要略译释》说:"旋覆花汤在临床上却应用很广,如叶天士医案中凡遇营卫痹窒,络脉瘀阻之证,每以此方为主,随证加以归须,桃仁,泽兰,郁金之类,疗效很高,足以证明此方的价值,而且此方用于气血郁滞的肝着证,谅无不合。"

(5)本方与蹋胸汤的比较:《圣济总录》载"治风寒客于肝经,膈脘痞塞,胁下拘痛,常欲蹋其胸上,名肝着,蹋胸汤方",方用枳实、薤白、橘皮、生姜、桔梗、甘草组成。可知旋覆花汤与蹋胸汤虽同有通阳散结、行气开痹以治肝着之效,但蹋胸汤于肝着初起偏于气滞者宜之,重在宣通行气(乃橘枳姜汤加味而成),若肝着久病入络偏于血瘀者,仍以旋覆花汤为宜,重在通络化瘀。

(三)心病

1.心中风

【原文】 心中风者,翕翕发热,不能起,心中饥,食即呕吐。(8)

【解析】 本条叙述心中风的症状。

心属火,主血脉而为阳脏,而风又为阳邪,其性疏泄,阳邪干及心包,两阳相搏,故见一阵阵微微发热,因其毛窍乍开乍合,有如鸟合羽之状,所以言"心中风者,翕翕发热"。由于风热内盛,壮火食气,气液耗而精神疲,故曰"不能起","心中饥,食即呕吐"者,因胃之大络上通心包,风热内扰于心,则热由心包通过胃络干及胃府,导致风热扰胃,故热盛消谷而见"心中饥"(烦躁嘈杂,心里似觉饥饿)。不言胃中饥者,心胃相通,热由心包而干胃也。"食即呕吐"者,胃中风热盘踞则胃气不降,拒纳食物,食入则火势愈盛而上逆呕吐也。

2.心中寒

【原文】 心中寒者,其人苦病心如啖蒜状,剧者心痛彻背,背痛彻心,譬如蛊注。其脉浮者,自吐乃愈。(9)

【解析】 本条叙述心中寒的症状及预后。

为什么说"心中寒者,其人苦病心如啖蒜状"？因寒为阴凝之邪,郁遏心阳而致心阳不宣,郁热闭敛于中,似有热辣刺激似痛非痛的感觉,故曰"如啖蒜状"。"剧者心痛彻背,背痛彻心,譬如蛊注"者,说明阴寒上盛,心阳闭阻,胸背前后气机闭塞不通,故心痛彻背,背痛彻心犹如虫咬之状。"其脉浮者,自吐乃愈"乃病在上焦,邪入未深,说明是心阳渐复,阴寒有外出之机。若病者自己作吐,则阳气伸而邪从上越,故当愈。

3.心伤

【原文】 心伤者,其人劳倦,即头面赤而下重,心中痛而自烦发热,当脐跳,其脉弦,此为心脏伤所致也。(10)

【解析】 本条叙述心伤的脉症。

《脉经·卷六·心手少阴经病证第三》在"心伤者"之上有"愁忧思虑则伤心,心伤则苦惊,喜忘善怒"十六字,"心中痛"下,无"而"字,有"彻背"二字;"当脐跳"下,有"乎"字。

为何"心伤者,其人劳倦,即头面赤而下重"？因心主血,而血生于气。"心伤",心血虚而气无所附,导致气血两伤,故"其人劳倦"即疲乏;血虚则虚阳浮越于上,故见"头面赤",此《素问·生气通天论》所谓"阳气者,烦劳则张"是也;上盛则下虚,中气下陷则"下重"无力,腰及下肢沉重或脱肛。"心中痛而自烦,发热"者,因心虚失养、虚热不潜而扰动于中也。"当脐跳"者,一般注家认为是心虚于上,心肾不交而肾气动于下,但应动于脐下,故唐容川所释"脐者,小肠之蒂也,心与小肠相表里,心伤则小肠之气亦伤,故发动气而当脐跳"。可供参考。为什么说"其脉弦,此为心脏伤所致"呢？《素问·平人气象论》云:"夫平心脉来,累累如连珠,如循琅玕,曰心平",今反见弦脉,是变心脉圆润滑利之常而为长直劲急之形,说明心之气阴两伤,不能濡养经脉。

4.心死脏脉

【原文】 心死脏,浮之实如麻豆,按之益躁疾者死。(11)

【解析】 本条叙述心死脏的脉象。

《素问·平人气象论》云:"夏胃微钩,曰平",《难经·十五难》谓"夏脉钩者,心南方火也,万物之所茂,垂枝布叶,皆下曲如钩,故其脉之来,来疾去迟,故曰钩。"说明心脉应当圆润滑利,来时快,去时略慢。

心的真脏脉见"浮之实如麻豆",是指轻按坚实如弹丸、如麻豆之弹指毫无柔和之象。"按之益躁急者",是指重按(中取或沉候)不但未见柔润滑利,来去和缓有胃气之脉,且见躁疾不宁和数乱之象,说明心血枯竭,神气涣散。全失钩洪本象。

5.心虚邪哭癫狂证

【原文】 邪哭,使魂魄不安者,血气少也;血气少者属于心,心气虚者,其人则畏,合目欲眠,梦远行,而精神离散,魂魄妄行。阴气衰者为癫,阳气衰者为狂。(12)

【解析】 此条叙述心脏血气虚少发生精神错乱的病证。

"邪哭使魂魄不安者,血气少也",是说病人无故悲伤哭泣,好像鬼邪作祟而使魂魄不安的原因,并不是真的有鬼邪,实为"血气少"也。因为血虚则肝无所藏,不能随神往来而魂不安,气虚则肺不敛,不能并精而出入故魄不藏,所以会导致神气不宁的精神病变。"血气少者属于心"是言其邪哭的病位及病因,肝虽藏血,肺虽主气,而气血之化源主宰,皆归于心。《素问·经脉别论》云:"食气入胃,浊气归心,淫精于脉,脉气流经,经气归于肺","散精于肝"等即可说明,若心脏血气虚少,则肝肺失养,故致魂魄不安,言"心气虚者,其人则畏"是因为心主神明,心气既虚则心神失其主宰,胆气亦不足,故"其人则畏惧恐怖"。尤怡谓:"人寤则魂寓于目,寐则归于肝。"赵以德云:"目开则神存于中而应事",今心神虚弱不能统摄肝魂,肝魂失其主宰,则精气不能上注于目,故反见"合目欲眠"而不能熟睡,正如赵氏所云:"目合则神散于外而妄行",魂魄虽系肝肺所藏,而实为神所主,精所御,今心神不敛,精气涣散则魂魄失统,魂不入舍,魄不安宅,故神魂魄三者必然浮荡无依而出现"梦远行而精神离散,魂魄妄行"等一系列精神错乱症状。

上述症状的进一步发展则成为癫狂病。

【拓展】

(1)关于本证治疗:①曹颖甫曰:"此证正虚为重,外邪为轻,治此者,朱砂以镇之,枣仁以敛之,熟地、潞参、当归以补之,而又加远志以化痰,半夏以降逆,秫米以和胃,或者十活四五";秦伯未认为可借用酸枣仁汤。②王渭川认为可用蠲饮六神汤(《妇科撮要》方:半夏曲、橘红、茯神、胆南星、旋覆花、石菖蒲)加铁落、竹沥清邪化痰,蜈蚣、全蝎舒筋活络,小量龙胆草醒脑镇痉,有良效。

以临床实践而言,癫狂有阴阳之分。狂病并非纯属阳热实证,亦有阴寒凝结,水泛为痰,虚火上逆,"心无所依、神无所归"之阴狂证。那么阴狂与阳狂如何鉴别呢?基本相似者,如怒目斜视,昧不识人,高声叫骂,昼夜不眠,扬手掷足,甚则裸体打人。然舌脉证治大有不同:从脉象来看,阴狂证脉虽洪大,按之必空或细数;阳狂证则脉大滑实。就舌象而言,阴狂证舌多淡红胖嫩,滑润少苔,阳狂证则舌多红绛,苔黄厚燥腻。症状方面,阴狂证外貌似热而手足常冷,阳狂证面赤如醉而四肢温热。所体现的治法二者亦不同,阳狂证之治疗当以清心泻火、涤痰开窍,或滋阴安神、催吐通下为主,方如生铁落饮(《医学心悟》:天冬去心、麦冬去心、贝母各三钱、胆南星、橘红、远志肉、石菖蒲、连翘、茯苓、茯神各一钱,元参、钩藤、丹参各一钱五分、辰砂三分。用生铁落,煎熬三炷线香,取此水煎药,服后安神静睡,不可惊骇叫醒,犯之则病复作,难乎为力。凡狂证,服此药二十余剂而愈者多矣,若大便闭结,或先用滚痰丸下之。)二阴煎[《景岳全书》:生地黄二至三钱、麦冬二至三钱、酸枣仁二钱、甘草一钱、玄参一钱五分、黄连一至二钱、茯苓一钱五分、木通一钱五分、灯心草二十根(或竹叶)水煎服。治心经有热,惊狂烦热,失血等症]合定志丸(《千金要方》:菖蒲、远志各二两、茯苓、人参各三两,《医学入门》亦再加琥珀、郁金,蜜丸,梧桐子大,每服七丸。治心神不安,惊悸健忘,情志抑郁)。而阴狂证之治疗当以温阳化饮,交通心肾,潜镇摄纳,引火归元诸法为主,亦如桂枝加龙骨牡蛎汤,交泰丸,八味地黄汤等,龙牡连桂为治阴狂必用之品。

总之,癫狂与心脏之气血两虚有密切关系,《难经》所言癫狂属实,《金匮》所说癫狂属虚,故其所指有别;《伤寒论》115 条早有温通心阳、镇惊安神法治疗"亡阳,必惊狂"的桂枝去芍药加蜀漆牡蛎龙骨救逆汤。《伤寒论》第 110 条谓"本方(指柴胡加龙骨牡蛎汤)治疗阳虚饮结及肝胆失调所引起的惊悸及癫、狂、痛,确有一定效果"(内有人参、桂枝、生姜、半夏等温阳益气化痰药)。

(2)本条的主要精神有三方面:①邪哭的形成,主因心脏气血虚少,故魂魄无依而不安。②邪哭的特征:常无故哭泣,多畏惧,闭目欲眠而多梦。③邪哭可进一步发展成癫狂,其病因主要是:阴气衰者,邪入于内之阴位则癫,阳气衰者,邪入于外之阳位则狂。

(四)脾病

1.脾中风

【原文】 脾中风者,翕翕发热,形如醉人,腹中烦重,皮目𥆧𥆧而短气。(13)

【解析】 本条叙述脾中风的症状。

为何"脾中风者,翕翕发热"? 因风为阳邪,脾主四肢肌肉而与胃合,营卫又源于脾胃,水谷中悍热之卫气与风邪相搏,则随肺气之呼吸,毛窍之开合而见"翕翕发热"之状,"形如醉人,腹中烦重"者,脾为湿土,为阴中之至阴,所居在腹,今风邪干及内脏,郁遏脾气而见脾湿不化,阳气不能宣达于四肢,故曰"形如醉人",身体怠惰无力,四肢不能自收持,病人形状与醉酒之人无异;腹中阳气不得外达,湿邪停滞于里,故见"腹中烦重"即烦满重坠而胀。"皮目睄睄而短气"者,因眼胞属脾,脾中风,风淫于外而气阻于内,则见眼胞皮肤睄睄跳动(俗称眼皮跳),脾不运湿,气机阻滞,故呼吸不利"而短气"。

2. 脾死脏脉

【原文】 脾死脏,浮之大坚,按之如覆杯洁洁,状如摇者,死。(14)

【解析】 本条叙述脾死脏的脉象。

《素问·平人气象论》曰:"平脾脉来,和柔相离,如鸡践地,曰脾平。"意指脾脉应当从容和缓而有神,今见"浮之大坚"即轻取脉气已不柔和,有阔大坚实之感。"按之如覆杯洁洁。"重按有如将杯子翻转放置,外表坚硬而中空无物,"状如摇者",指脉来摇荡不定,乍疏乍数,或忽然上出鱼际,忽然下入尺部,或突然中断搏动,不成至数,躁急无根,或两动一止,或三四动一止,此皆为中气已绝,脾气败散,外强中干,脏腑经络无所禀受的真脏脉象。

3. 脾约证治

【原文】 趺阳脉浮而涩,浮则胃气强,涩则小便数,浮涩相搏,大便则坚,其脾为约,麻子仁丸主之。(15)

麻子仁丸方:

麻子仁二升　芍药半斤　枳实一斤　大黄一斤(去皮)　厚朴一尺　杏仁一升

上六味,末之,炼蜜和丸梧子大,饮服十丸,日三服,渐加,以知为度。

【解析】 本条论述脾约的症状、病机和治法。亦见于《伤寒论》247条。

临床以肠燥便秘为用方辨证要点,常改丸为汤,其效更捷,煎服法是麻仁、杏仁质润多脂不宜久煎,大黄以后下为宜,蜂蜜煎好后兑于药内混匀频服,才能收到预期效果。此外,本方还可"上病下治"用于咳喘(如肺源性心脏病、高血压性心脏病之咳喘及老年支气管哮喘),症见咳嗽痰少,咽干口燥,胸胁痞闷,食欲不振,大便不通,舌质红少津,苔黄或腻,脉细数等症。杏仁用量以 10~15g 之间,蜂蜜以 30~60g 为宜,酌加麦冬、沙参、桔梗以养阴清热,效更佳。而谭日强以本方加瓜蒌、薤白、花粉、石斛治疗消渴病,症见逐渐消瘦、口渴、脘腹胀痛、大便秘结,舌质红,苔薄黄,脉弦而数取效,说明脾约可出现在消渴病的病程中,可用麻子仁丸,亦异病同治之理。

(五)肾病

1. 肾死脏脉

【原文】 肾死脏,浮之坚,按之乱如转丸,益下入尺中者,死。(17)

【解析】 本条叙述肾死脏的脉象。

《素问·平人气象论》云:"平肾脉来,喘喘累累如钩,按之而坚曰肾平"(张志聪释曰："喘喘累累,沉石生动之象;如钩者,浮而中空,水之体也,按之坚者,石之象也")。即肾脉本当沉实有力,今反见"浮之坚",脉不沉而外鼓,说明肾失胃气之资助,故脉不柔和。"按之乱如转丸"。是变沉实之脉为躁动不静之象,"益下入尺中者",指上述脉形直达尺部更加明显,乃真气不固而外越,元阴元阳将脱,反其冬石封蛰之常,故主死。

2. 肾着证治

【原文】 肾着之病,其人身体重,腰中冷,如坐水中,形如水状,反不渴,小便自利,饮食如故,病属下焦,身劳汗出,衣里冷湿,久久得之,腰以下冷痛,腹重如带五千钱,甘姜苓术汤主之。(16)

甘草干姜茯苓白术汤方:

甘草　白术各二两　干姜　茯苓各四两

上四味,以水五升,煮取三升,分温三服,腰中即温。

【解析】 《三因方·伤湿证治》认为本条"腹重如带五千钱"应当为"腰重如带五贯钱",而甘草需炙,干姜当炮。

本条论述肾着病的成因和证治。以"身体重,腰以下冷痛,腹重如带五千钱"为重点,分两段讨论:

第一段叙述肾着病的全身症状及其病位。《脏腑经络先后病》篇云:"浊邪居下"、"湿伤于下"、"湿流关节"、"极寒伤经",肾主水,若患者脾肾之阳不足,则寒湿之邪易随足三阴经脉及冲任督带奇经下注,必然留着于肾之外府的腰部而为"肾着之病","其人身体重,腰中冷,如坐水中","形如水状"(外形如水气病之浮肿,临床亦可见足跗浮肿)等。主要是寒湿留着于肾经和腰部,阳气痹着不行,影响带脉功能(《脉经·卷二》"带之为病,苦腹满,腰溶溶若坐水中状")所致。当然,与脾阳虚不能运化水湿也有一定关系,(如《痰饮咳嗽病》篇第5条"水在脾,少气身重")。"反不渴,小便自利,饮食如故,病属下焦"者,因为如肾之本脏自虚,则不能化气行水,津液不能上潮于口,必有口渴和小便不利;今见上焦无热,中焦胃气尚和,亦无停水,并非病在肾之本脏,不属水气病,而属下焦肾之外府有寒湿,故曰"反"不渴,小便自利,饮食正常。

第二段论述肾着病的成因、特征及治法。以上肾着诸症形成的原因是"身劳汗出,衣里冷湿,久久得之","身劳汗出"则阳气易虚,"肾经虚则受风冷"(巢氏语),"衣里冷湿"则寒湿易留着于腰(因"湿伤于下")。"久久得之"说明病程较长,多系慢性病。接着强调"腰以下冷痛,腹重如带五千钱"为肾着病的特征,叶天士在《临证指南医案·卷五》中云"腰者肾之府,又为冲任督带之要会";《奇经八脉考》也说"带脉总束诸脉,使不妄行",说明带脉有调控上下虚实的平衡作用,今寒湿注于腰之肌腠,影响督脉通达阳气,带脉约束诸脉的功能减弱,则湿浊更易下注,故见腰以下冷痛,腰腹一周有如带五千串铜钱那样重滞的感觉,这

225

种写作手法称为"喻笔",比喻腰腹重的程度。

言"腹重如带五千钱"者,因前已言及"身体重",故未再言腰重。汉代五铢钱每枚重约3.6g,五千钱约重十八公斤(黄树曾云"五铢钱每枚二钱六分",则五千钱合八十一斤强了),若腹带十八公斤重物,虽身强体壮,腰亦难伸。临床常见寒湿腰痛患者,于久坐起行时,纵然双手撑膝逐渐起动,仍腰痛难伸,其曲背佝腰,转动不灵之状与腹带重物极为相似。可见,"腹重如带五千钱",则为腰部痛不能伸的最形象描述,如不联系临床实际详加斟酌,改"腹重"为"腰重",欠当。临床曾听一位老太太诉及淋雨半月后"腰杆上像捆上三块砖头一样沉重难以忍受",乃投肾着汤2剂即愈。

本病病机为阳气不行(包括中焦脾、下焦肾经、冲任督带),寒湿留着于腰。所以治疗上应并温行阳气,散寒除湿,培土制水。不需温肾利水,只需祛除经络寒湿,体现辛甘化阳,甘淡渗水之法。方中干姜辛温散寒而通利关节,《珍珠囊》谓干姜"去脏腑沉寒痼冷、发诸经之寒气",若用炮姜,则更擅温经;茯苓甘淡渗湿,并导水湿下走,二味重用,有温通阳气,散寒除湿之功;助以白术(或苍术)之苦温,健脾燥湿(治水湿性腰痛效良),以炙甘草益其脾气,脾气健运则湿邪易除而身不重。诸药能使脾肾阳气充足而寒湿得去,"除痹便是除着",则肾着可愈。方后云"分温三服,腰中即温",说明腰冷为肾着主症,甘姜苓术汤亦非单理中焦,并顾及下焦(肾之外府),为审因论治之方。王廷富老师经验认为若再加一味独活以温通督脉之阳气,效更佳。

【拓展】

(1)肾着汤的临床应用及其加减:①脾肾阳虚的寒湿腰痛,症见腰痛沉重,下肢微浮肿,劳则汗出,脉沉缓而苔白腻者,如偏肾阳虚则加桂附,脾阳不足加砂仁、白蔻。②脾肾阳虚兼外感风湿者,见剧烈腰痛,全身肌肉酸痛、头痛,行走困难者,当合九味羌活汤加减治之。③若见上肢痹痛或不举,手腕部浮肿,脉浮缓,苔白腻者,当加桑枝、桂枝、灵仙之品。④寒湿流注痹阻下肢经络,见腰以下掣痛至下肢不能转侧,脉沉紧,苔白腻者,原方加牛膝、续断、木瓜、地龙、丝瓜络。⑤湿郁经络的衄吐血证。《三因方·卷九·外因衄血证治》之"除湿汤"(茯苓、干姜各四钱,甘草炙、白术各二钱,上锉,每服四钱,水一大盏,煎八分,去滓服,头疼,加川芎二钱),最止浴室中发衄。"治冒雨着湿,郁于经络,血溢作衄,或脾不和,湿着经络,血流入胃,胃满吐血"。⑥其他:如鹤膝风、流涎、痰饮、头晕等均可以本方出入。本人曾治一例服用杞菊地黄丸20瓶,出现苔黑腰酸,乃投肾着汤加味2剂即愈。

(2)肾着汤与真武汤的比较(表12-1)

表12-1　肾着汤与真武汤的比较

比较 ＼ 方名	肾着汤	真武汤
相同	①均有肢体沉重的症状；②皆为阳虚而水寒停滞的病机；③都采用了温阳散寒除水的治法；④均用白术、茯苓与姜(生姜或干姜)温阳健脾，散寒除水	
主症	腰以下冷痛，腹重如带五千钱，身体重，不渴、饮食如故，小便自利	发热，心下悸，头眩，身瞤动，振振欲擗地；少阴病，二三日不已，至四五日，腹痛、小便不利、四肢沉重疼痛，自下利或咳、呕
病因病机	阳气不行，寒湿留着于腰	肾阳虚衰，水气不化
治法	温行阳气，散寒除湿(经络间)培土制水	温肾阳以散寒，健脾气以散水
用药特点	有炙甘草培土，干姜发诸经寒气而通利关节	附子壮肾阳，生姜散水气，芍药敛阴和营制附子之刚燥

（3）医案举例触景遗尿证：《山东中医学院学报》1980年第3期李晓辉报道治河北省故城县夏家乡农民谢某，女，30岁。每逢"水"字即遗尿，已两年余。谈论水，见到水，想到水，洗手洗脸，涉水过河，听到水流声，室外雨声，茶壶倒水，小儿撒尿，皆能引起遗尿。患者自述两年前生产第一胎时，胞衣滞留，历时3时许，强努而下，汗出湿被，当时屋内寒冷。自此感腰以下冷痛，如坐水中，少腹重坠，小便不禁，形体衰弱，面色无华，神疲畏寒，饮食如故，月经准时，大便正常，寸关两部脉弦，尺部沉虚，舌质淡红，舌苔薄白。多次检查泌尿系无器质性病变，久服调节神经类西药无效。昨日坐浴后症状加重，小便淋漓不断，彻夜不能离便盆。诊为"触景遗尿症"。病属下焦虚寒，肾阳虚惫，膀胱失约而致。治用肾着汤加味：茯苓、炙甘草、制附子各20g，白术60g，干姜15g，水煎服。患者自述服上方3剂后，腰以下冷痛除，小腹已无重坠感。虽闻水声、见水时微有尿意，但已能控制。原方加益智仁30g、乌药12g。带药3剂喜归。最近信访，痼疾悉除，未见复发。

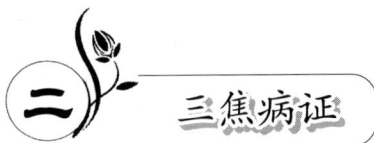

二　三焦病证

（一）三焦竭部

【原文】　问曰：三焦竭部，上焦竭善噫，何谓也？师曰：上焦受中焦气未和，

不能消谷,故能噫耳。下焦竭,即遗溺失便,其气不和,不能自禁制,不须治,久则愈。(18)

【解析】 本条叙述上中下三焦各部脏腑生理功能暂时衰退,互相影响或直接发生的病变。

"三焦竭部",是说三焦各部所属脏腑的生理功能一时性的虚乏,不能发挥应有功能。"上焦竭善噫,何谓也? 师曰:上焦受中焦气(中焦)未和,不能消谷,故能噫耳"。所谓"上焦受中焦气",是指心肺居上焦,心主血以行营气,肺主气以行卫气,而气血营卫又皆赖水谷之精气所养,所谓"食气入胃,浊气归心,淫精于脉。脉气流经,经气归于肺"是也。如果中焦脾胃功能衰退,不能消化水谷则无力散布精微之气以供奉上焦,那么上焦所受者皆是脾胃陈腐之气,食气上逆而肺气不降成为噫气。因噫气多系食气停滞中焦、胃气上逆所致。且亦有肺气不降造成的,故此处所说"上焦竭,善噫"产生的病因,既与上焦(肺)本身生理功能一时性不足有关,又与中焦虚竭,不能消谷有关。"下焦竭,即遗溺失便,其气不和,不能自禁制"者,因肝肾属下焦,肝司疏泄,肾司闭藏主二便,若下焦一时性的功能衰退,则肾气失于闭藏,摄纳无权,膀胱失约,而肝气疏泄又太过,故会导致二便失固,遗溺与大便不能控制而自下。当然,所谓"其气不和"亦可以理解为三焦之气不和,即上虚不能制下,脾气不摄,肾气不固。

个人认为,三焦虽分三部,各有所主,但它们的功能是相互为用,互相制约协调的,因此有以上各种不同的看法。假若三焦失调而形体未衰者,可以不需治疗。用药物治疗,反伤冲和的中气,待三焦气和,正气复而病自愈。与临床所见亦颇符合。若下元不甚虚者,补益脾肺,亦可向愈(如甘草干姜汤、补中益气汤之类);若形气已衰,又必须以温补脾肾为主,如理中汤加益智仁、桑螵蛸、故纸、巴戟、鹿角片等,或四逆汤之类。总之,不离辨证论治的原则。

(二)热在三焦及大小肠寒热病变

【原文】 师曰:热在上焦者,因咳为肺痿;热在中焦者,则为坚;热在下焦者,则尿血,亦令淋秘不通,大肠有寒者,多鹜溏;有热者,便肠垢。小肠有寒者,其人下重便血,有热者,必痔。(19)

【解析】 本条论述热在三焦的病证和大、小肠有寒、有热的病变。

肺居上焦,热在上焦者,肺失清肃则气逆而咳,咳久气津俱伤,肺叶萎弱,可形成肺痿。脾胃同居中焦,热在中焦者,消灼脾胃之阴津,肠道失润,大便燥结坚硬。肾与膀胱同居下焦,热在下焦者,灼伤肾与膀胱络脉则尿血,热结气分,气化不行,则小便淋涩,尿道刺痛或癃闭不通。大肠为传导之官,其病则为传导功能失常,但在辨证上有寒热之分,寒则水粪杂下而为鹜溏;热则粪便黏滞垢腻不爽。小肠为受盛之官,其病则为受盛化物功能失职,有寒则阳虚气陷而不能统摄阴血,故下重便血;有热则热移大肠,结于肛门,经脉郁滞,而生痔疮。

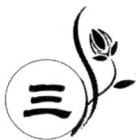

三 积聚谷气的鉴别和积病主脉

【原文】 问曰:病有积、有聚、有槃气,何谓也? 师曰:积者,脏病也,终不移;聚者,腑病也,发作有时,展转痛移,为可治;槃气者,胁下痛,按之则愈,复发为槃气。诸积大法,脉来细而附骨者,乃积也。寸口,积在胸中;微出寸口,积在喉中;关上,积在脐傍;上关上,积在心下;微下关,积在少腹;尺中,积在气冲。脉出左,积在左;脉出右,积在右;脉两出,积在中央,各以其部处之。(20)

【解析】 本条论述积、聚、槃气三者的区别和积病的主要脉象。

本条分为两部分,第一部分为开始到"复发为槃气。"论述积、聚、谷气三者的主症、预后和区别。积多在脏,痛有定处,推之不移,多病于血分,为阴凝所结,病位深,病情重,病程长,治疗难;聚病在腑,痛无定处,发作有时,推之能移,时聚时散,为气滞所聚,故病在气分,病位浅,病情轻,病程短,治疗易。"槃气"为谷气壅塞脾胃,升降受阻,肝失条达,气机郁结,故胁下痛,按摩疏利,气机暂得通畅,胁痛可暂得缓解,但并非真愈,不久气复结而痛再作,须消其谷气,病根得拔,痛方得除,病方真愈。

本条第二部分论积病的主脉及其在上中下左右各部的脉象。"诸积大法,脉来细而附骨者,乃积也",言积病主脉。诊断诸种积病的重要方法,多据"脉出之处以定积病的部位",因积病多由气血痰食阴寒凝结而成,根深蒂固,气血不易外达,脉多沉细不起,故曰"诸积大法,脉来细而附骨者,乃积也"。

"寸口,积在胸中;微出寸口,积在喉中;关上,积在脐傍;上关上,积在心下;微下关,积在少腹;尺中,积在气冲。"是讲通过候寸关尺的脉诊确定积病在上中下各部的病位。"寸口,积在胸中"者,因寸口主候胸中疾患,沉细之脉见于寸部,则积在胸中,如胸痹病见"阳微"之脉;而寸口以上(即鱼际)主候胸以上疾患,沉细之脉"微出寸口,积在喉中",如梅核气;"关上,积在脐旁"者,因关部主候脐以上疾患,沉细之脉见于关正中则积在脐旁,如疟母、肥气(如脾肿大、脾脓肿等,肥气由肝气郁滞,瘀血凝结所致,左胁下痞块状如覆杯)、息贲(指呼吸急促,气逆上奔,右胁下有块如覆杯状,久病可发肺痈,肝脓疡、膈下脓疡等疾患)之类;"上关上",指寸关交界处,主候心下疾患,沉细之脉见于关脉上部,则"积在心下",如伏梁(脘腹部痞满肿块、痈疡疾患)、痞气(胃脘部有肿块突起,状如覆盘)、胃脘疼痛等;"微下关",指关脉稍下部位,关尺交界处,主候少腹上部疾患,沉细之脉见于此处,则"积在少腹"上部,如寒疝之类;"尺中",主候少腹以下疾患,沉细之脉见于尺中,则"积在气冲"等部位,如:肠覃(类似卵巢囊肿)、石瘕(类似宫腔积血、子宫口粘连)、肾积奔豚之类。

"脉出左,积在左;脉出右,积在右;脉两出,积在中央。各以其部处之。"是讲积在左、中、右各部的脉象。所谓"脉出左、积在左",因左手脉主候左部疾患,故沉细之脉出于左者,脉气不能布达于左,则积在左。"脉在右,积在右"者,其理亦同。"脉两出,积在中央"者,谓沉细之脉左右同时出现者,说明脉气不能分布于左右,故积在中央,因脉出部位与积病的部位是相应的,故曰"各以其部处之"。关于此段脉法,可与《素问·脉要精微论》互参。

本条并未列出各病的治法,积聚可与鳖甲煎丸、大黄䗪虫丸等条文互参,这些方剂体现了行气、活血、化瘀、通络、祛痰、利水、攻补兼施等方法。关于谷气的治疗,后世常用越鞠丸、六郁汤,每有良效。

【拓展】 本条为《金匮要略》腹部诊断法初探。目前国内有学者认为:仲景是根据人体胸腹腔脏腑实居情况,借用《难经》脉诊寸口三部脏腑定位法诊断胸腹腔不同部位积病的各脏腑归属,实际上是表述了对整个腹部体表的划分区域及其各脏腑的归属,以便于腹部疾病的临床定位诊断。因为诸如"微出寸口"、"上关上"、"微下关"等诊脉部位之说,不但《内经》《难经》没有记载,而且王叔和《脉经》及其后世的脉学专著从无引用、发挥,甚至连《伤寒论》及《金匮》其他篇中亦无类似重现,在临床中以脉变化判定积病的部位,既不符合实际,又无指导医疗实践的价值。可见此非以脉论病,而是以所述的脉论部位作为腹部体表划分线,结合腹部体表的一些特征标志和穴位,对腹部体表进行较为切合实际的部位划分。

第十三章
痰饮咳嗽病脉证并治第十二

【概念】 本篇所论痰饮病有广、狭二义。就如教材所言,广义的痰饮代表病名,泛指水聚成饮,流行于体内某一局部而引起的疾病。它有有形与无形之分。教材所叙虽以有形的痰饮为主,但也包括"无形的痰饮"。这是指痰饮的某些常见症状,如头晕目眩,恶心呕吐,心悸短气或癫狂等等。因其看不到排出来实质性的痰或饮,但按痰饮病治疗,可收良效。本篇将痰饮病分为了四类,痰饮(狭义)、悬饮、溢饮、支饮。这里的"痰饮"代表某一类型,仅指水饮流行于肠胃的病变,所以属狭义痰饮。至于原文中有"留饮"、"伏饮"、"微饮"之说,不属于饮病的分类。

本篇篇名为痰饮咳嗽,看似为两个病种。但就其实质内容而言,重点在于痰饮。咳嗽只不过是痰饮病程中的一个症状,《金匮》第七篇已有对咳嗽上气病的阐述,那里是以肺脏本身病变引起喘咳症状为主,而这里则是因为痰饮为病。主要由于脾失健运,不能正常通调与敷布水津,故水津停留之处,则为痰为饮,痰饮上干于肺则发生咳嗽。可见,本篇咳嗽,既不属于外感,也不属于痰饮以外的病因所导致的咳嗽,所以本篇实以痰饮病为讨论重点。

本篇咳嗽症状,多见于悬饮与支饮。悬饮的咳嗽,是由痰饮间接影响所致,支饮的咳嗽,是由痰饮直接影响而成。至于溢饮和狭义的痰饮,同样可见咳嗽。

【沿革】 《内经》中没有"痰"字。教材第1、2条后按语云:"本篇所论痰饮,应是淡饮"。因汉晋唐时期对"痰"字的理解与后世不同。"痰"字俱作"淡"解,与"澹"相通,为水液动摇之貌。故《脉经》、《千金翼》俱作"淡饮"。由此可见公元前2世纪之前,医学上还没有认识到"痰"之疾病证候。

我们把视野放宽一些,再读读那时的所有文献,《周礼·天官·疾医》有"冬时有嗽上气逆"。《礼记·月令》有"则国多风咳",但两者都没有谈到与咳嗽同时出现的"痰"。《说文解字》的:"謦(qǐng,请),咳也",也是言咳而不及"痰"。情况与医学专书同样。

根据《文字集略》"淡,胸中液也"与《康熙字典》"淡,痰古字",可知没有"痰"病之前,连"痰"字也没有。但奇怪的是晋代早已有"痰"字,而王羲之(303～361年)在草书的《初月帖》中把"胸中痰闷"还是写成了"胸中淡闷"。

"痰"字,有人认为始见于《神农本草经》巴豆条之"留饮痰癖"。"饮"字,始见于《内经》。如《素问·脉要精微论》亦有"溢饮"之名;《素问·五常政大论》

有"水饮"之论;《素问·六元正纪大论》有"积饮"之称。

《金匮要略》首先提出了"痰饮"病名。但重在"饮"病,且偏于寒饮(有谓"痰饮,即水饮"者待商),详于论饮而略于论痰(亦有痰饮化热的证治)。后世则详于论痰而略于论饮。自隋·《诸病源候论》最早将痰与饮加以区别以后,直至宋·杨仁斋《直指方》才对痰和饮作了更明确的区分,以稠黏浓浊的水津为痰,而清稀的水津则为饮。柯韵伯言"阳盛阴虚则水液煎熬而成痰,阴盛阳虚则水津聚而为饮"。

【病因病机】 《中国医学大辞典》解释"痰"为"人体气血不顺,则脏腑津液酿为痰涎,从喉头气管内面之黏膜,分泌而出,梗于喉中,由口唾出",这样解释相当不全面。《杂病广要》解释为"今之痰者,古之云涕、云唾、云涎、云沫是也",也丢了病理性的"痰"。《简明中医辞典》的解释较为满意,谓:"某些疾病的病理产物或致病因素",但却又忘掉了生理性的"痰"。

所以要真正认识这个"痰",应有两个概念:其一,是正常的来之于肺、吐之于口的痰;其二,各种疾病的终产物,如鼻窦炎的黄涕、卡他性中耳炎的鼓室积液、脓性分泌物、白带等等,都属于"痰",总括一句话,是人身上不正常的体液都可称"痰"。为了两者不致混淆起见,前者可称为"痰",后者为"痰证"。

接下来我们结合以前学习过的中医知识,总结一下广义痰饮的病因病机,主要包括以下三方面:

一是与脾胃气虚关系密切。水谷饮食,必赖脾胃的腐熟、运化,然后将精微敷布全身。若脾胃气虚,运化迟滞,水谷精微既不能敷布于全身脏腑四肢百骸,上下内外,化生气血,又不能将痰液浊水排出皮毛而为汗,下输膀胱而为小便。故停积未化之水津在肠胃积聚而为饮,煎熬成痰,成为痰饮咳嗽病的主要根源。

二是与风暑寒热等六淫外邪侵入有关。风暑寒热等六淫之邪由皮毛而入,则营卫首当其冲。因脾为营之源,胃为卫之本,故直接影响脾胃化生营卫气血的功能。而且外邪由口鼻而入,鼻气通于肺,口气通于胃。则肺胃受邪,同样引起水液代谢发生障碍,亦可引起痰饮咳嗽。

三是饮食不节、情志不遂也影响肺胃、脾肾敷布水津的功能,变生痰饮病。

湿、痰、饮、水异名同源,皆与津液代谢失常有关。脾虚不能为胃行其津液,聚而成重浊之湿(《本经疏证》:"湿者弥漫雾露之气也");停而成胶稠之痰;留而为稀薄之饮("饮者贮于器中者也");甚则积而为浮动之水("水者洋溢四射者也")。所以篇名中之痰饮,是一种津液为病疾患的总称。

总之,肺、脾(胃)、肾气化不足于内(即脾失运化,胃失腐熟,肺失通调,肾失温煦),外感六淫,内伤七情,饮食失节等诸多原因均可导致水液代谢失常,其中尤以脾失健运为发生痰饮咳嗽病的主因。

中医有句话:"见痰不治痰",乍听起来,大似"骇人听闻",其实中医之所以是中医,就在这个诀窍上。因为痰是疾病的产物,你光去处理这个产物,而不消除其致痰之源,舍本求末,试问能处理得了吗? 中医是靠"辨证论治"的,所以这个"见痰不治痰"在这个问题上就是辨证论治的具体表现。

你看治寒痰的理中化痰丸仅有一味消痰药(半夏);健脾制痰的补中益气汤也仅一味(陈皮);治溢饮的小青龙汤也只一味(半夏);其他若治肾水泛滥为痰的肾气丸、治支饮的泽泻汤、治留饮的桂苓汤、治湿痰的五苓散等方,基本上都没有消痰药。

如果我们也是见病发药,不辨其证而"见痰治痰",大用消痰药,最后结果一如《医林绳墨·痰》所谓:"若攻之太重则胃气反虚而痰愈胜矣"。

【广义痰饮的治疗原则及其方剂】 《金匮要略》首先将痰与饮并列作为病名,本篇对痰饮病的辨证论治对后世有极大的指导意义和临床价值,为痰饮学说奠定了基础,故有深入学习的必要。本篇广义痰饮体现了五大治疗方法,包括附方,计21首,分别归类如后:

1.温阳化饮法 共计12首方剂。

脾胃阳虚,当分轻重:轻者以泽泻汤利饮补脾,治支饮轻证。重者用苓桂术甘汤温中降逆,治痰饮或支饮。脾阳虚而寒饮停聚,三焦膀胱气化不行者当用五苓散化气以行水。治痰饮:胃阳虚而水饮上逆,当区别饮邪停滞的新久而选方。新病而饮积胃脘者,当以小半夏汤温胃降逆,治支饮或痰饮。久病而饮邪较甚者,则用小半夏加茯苓汤导饮下行。因肾气虚不能化气行水,水气凌心而见心下悸,短气,小便失调者,予肾气丸温肾化气,导饮外出治支饮;"心胸中有停痰宿水,自吐出水后",痰饮虽去,而"心胸间虚,气满,不能食"者,则用《外台》茯苓饮补脾"消痰气"(除胀满),治痰饮或支饮。若阳虚而饮留不去,波及肺、脾、肾三脏病变,而以咳喘胸满为主症者,当区分不同兼证选用桂苓五味甘草汤、苓甘五味姜辛汤、苓甘五味姜辛半夏汤、苓甘五味姜辛半夏杏仁汤、苓甘五味姜辛半杏大黄汤等五方随证治之,治疗支饮变证,是辨证论治的举例示范,证易药变,灵活施治。

以上12首方剂,皆体现了"病痰饮者,当以温药和之"的治疗总纲。

2.表里两解法 共计2首方剂。

内饮而有外寒干肺者,当以小青龙汤化饮解表,治支饮或溢饮;若外感风寒而内有饮邪郁热者,则以大青龙汤发汗清热祛饮治溢饮。本法亦属"温药和之"之法。

3.疏导胃肠法 共计2首方剂。

痰饮积结胃肠,郁而化热,脾不输精见"腹满、口舌干燥",属狭义痰饮者,用己椒苈黄丸荡热涤饮、前后分消;若饮热交结于胸胃,见胸腹满胀,属支饮者,当用厚朴大黄汤逐饮荡热、行气开郁。此法为"温药和之"之变法。

233

4. 泻水逐饮法　计 3 首方剂。

如水饮射肺,喘不得卧,属支饮者,用葶苈大枣泻肺汤,泻肺以逐水;留饮欲去不去,属支饮、痰饮者,则以甘遂半夏汤攻逐利导,使水饮从二便而去;胸胁(腹)积水,属悬饮或支饮者,应以十枣汤攻下逐水,去饮止咳。

5. 扶正祛饮法　计 2 首方剂。

膈间支饮,正虚而饮热互结,用吐下法而饮不除者,则以木防己汤通阳利水,补虚清热;若见心下痞坚顽固难除者,当用木防己去石膏加茯苓芒硝汤通阳利水,软坚补虚。本法亦属"温药和之"的变法。

还需一提的是,篇中治四饮的方剂不是截然分开的,如治悬饮的十枣汤又可治支饮;治支饮的小青龙汤又可治溢饮,体现了异病同治原则。又如痰饮病的形成,主要责之脾胃阳微,而致水饮停留不化,所以治痰饮方中,每每兼顾脾胃,辅佐以甘草,大枣等品,扶益脾胃以治本。

以上对广义痰饮的辨证论治,特别是"温药和之"的总治则,以及痰饮病治本以脾肾为主,外饮治脾,苓桂术甘汤为主方,内饮治肾,肾气丸为主方。治标,有行消开导四法等,为后世奠定了痰饮学说的基础,其辨证论治的精神,实为《金匮要略》二十二篇之冠,后世医家对饮证的分类至今仍未超出《金匮》范围。

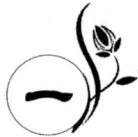

一　成因、脉证、分类与预后

(一)成因与脉证

【原文】　夫病人饮水多,必暴喘满。凡食少饮多,水停心下,甚者则悸,微者短气。

脉双弦者寒也,皆大下后善虚。脉偏弦者,饮也。(12)

【解析】　本条论述广义痰饮的病因、病机和证候(症状、脉象)。

第一段论痰饮病的病因、病机和症状。"夫病人饮水多,必暴喘满"是因病后津液过伤而思饮。如饮水过多,脾胃无力运化,则饮邪溢于膈而射于肺,故必见暴喘胸满。其义与《伤寒论》太阳病篇 75 条"发汗后,饮水多,必喘,以水灌之亦喘"之意相同,是一种暂时性的暴饮病变。如果原无饮病,水饮消则喘自平。后四句"凡食少饮多,水停心下,甚者则悸,微者短气"是叙述脾胃虚弱引起痰饮的病变。"食少"说明胃气弱而纳谷减少,影响脾气虚不能健运和转输津液,所以稍微多饮,则水谷精气不能游溢上输于脾,脾气不能散精,导致"水停心下"。饮邪重者,水气凌心而为"心下悸"。饮邪轻微者使气机不畅,妨碍呼吸而为"短气"。

第二段是通过弦脉来辨别（脾胃）虚寒病（双弦）与饮病（偏弦）。"脉双弦者寒也，皆大下后善虚"。下后里虚的转化，或寒或热，当随患者素体而定。如素体阴虚，下后更伤阴液，势必欲饮水以自救且多喜冷饮，即或多饮，也不致转化成虚寒（或寒饮）病。反之，若素体阳虚，大下后则中阳更伤，便会酿成虚寒性疾病。由于阳虚不能化津，津不上潮而欲多热饮，饮邪停留亦可转化为寒饮。因其大下后全身虚寒，则主寒主痛之弦脉两手皆见，但必弦缓无力。

然而，关于"双弦"还有一种解释，如徐忠可谓"又有一手两条脉亦曰双弦，此乃元气不壮之人，往往多见此脉"。因此国内有学者认为这种一手现两条弦脉（脉来如引二线）的"双弦"脉是指弦脉中的一种特殊脉象（而"偏弦"就是一手只现一条弦脉），临床中出现里虚寒证的机会较多，用温补中气（如服补中益气丸）之法有效，病愈后则出现一条弦脉，鉴于临床确有这种"双弦"脉，故可供研究参考。

"脉偏弦者，饮也"，若见单手脉弦有力，则是水饮偏积于一侧，正气未必亏虚。如胁下偏痛之悬饮一类，但饮病见"偏弦"之脉，属偶或见之。若结合第14条"支饮亦喘而不能卧，加短气，其脉平也"，以及13条"肺饮不弦"等条文，即可说明痰饮病之脉也有不弦者。本段亦说明，同一弦脉，有属虚寒和水饮的不同。

【拓展】

1. 本条与第11条"伏饮"比较及本条的治疗　第11条说明水饮伏于膈上，因感受外寒引起急性发作的症状；本条说明水饮停于心下，因饮水过多引起急性发作的脉证。本条由饮水过多，一手脉弦而见喘满短气的，可用苓桂术甘汤治疗；由于下后里虚，两手脉弦而见喘满心悸的，可用真武汤治疗。

2. 《金匮要略》中同一弦脉而见多病　同一弦脉，有主疟病、水饮、寒、胃反、下利、转筋、妊娠腹痛等不同病证的区别，反映了邪滞于肝，经脉劲急有力的共性。属弦脉的相兼脉不同，主病亦有别。如弦细芤迟主太阳中暍；弦数、弦迟或弦小紧均可见于疟病；弦紧主寒疝或正水；弦数又可见于寒饮。

此外，李时珍又认为，浮弦主支饮外溢，弦大主虚，弦细拘急，阳弦头痛，阴弦腹痛。

【原文】　脉浮而细滑，伤饮。（19）

【解析】　本条论述骤伤外饮的脉象。

本篇除此条而外，皆言有某饮（有悬饮、有溢饮、有支饮、有痰饮、有留饮、有伏饮……）。此处曰"伤饮"者，并非内有停积水饮，乃为外饮所骤伤，其病尚浅，由于水自外入，肺气尚能鼓邪达表，故"脉浮"而不见水饮留伏的沉弦脉。细脉不专属饮，而多属血虚，故重在与滑脉合论，可作"小滑"理解。因水饮初聚为痰则多见滑脉，细滑者，犹言饮邪之轻浅也，故曰："脉浮而细滑、伤饮"。

【拓展】　《金匮要略易解》认为本条乃为心肺气血被水饮所伤的脉象，浮为肺气虚弱,细为心血虚少,滑为有水饮且当兼见苦短气、满、喘、咳、唾等症状,亦可供参考。

(二)四饮的脉证

【原文】 问曰:夫饮有四,何谓也? 师曰,有痰饮,有悬饮,有溢饮,有支饮。(1)

【解析】 本条论述饮病的四种分类。这是根据水饮停留的部位和病理变化而命名的。

1. 痰饮(狭义) 水津与阴寒之邪相聚则为饮,与阳热之气相搏则为痰。此狭义的痰饮虽不排除水与热邪凝结于肠胃(如己椒苈黄丸证),但因属饮病范围,故病性仍以偏寒为主。如图 13-1 所示:

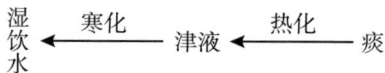

图 13-1 津液与痰饮转化示意图

2. 悬饮 水饮如水囊空悬,聚于胁下。

3. 溢饮 水饮满盈,浸渍肌肤,旁溢四肢。

4. 支饮 水饮支撑上发于胸膈心肺之间。"支"作动词,支撑胀满,或作支流,分支。因水有派,树有支也。

【原文】 问曰:四饮何以为异? 师曰:其人素盛今瘦,水走肠间,沥沥有声,谓之痰饮。饮后水流在胁下,咳唾引痛,谓之悬饮。饮水流行,归于四肢,当汗出而不汗出,身体疼重,谓之溢饮。咳逆倚息,短气不得卧,其形如肿,谓之支饮。(2)

【解析】 本条叙述了四饮的主要症状,以及四饮的部位和形成病理。问饮有四,不问水饮有四,说明此病并非以水为问题,四饮与水气有异同。

本条分为四饮作讨论,下面我们结合图 13-2 来一一讲述:

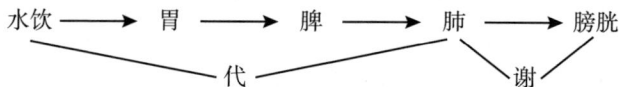

图 13-2 水饮输布示意图

1. 痰饮 若脾胃运化水谷精微的功能失常,或因肺气阻滞不通,则所入之饮食,大半凝聚为痰饮。"水走肠间"流注于肠胃,则"沥沥有声"。因脾主肌肉,肠胃又与肌肤相合,肌肤之肥盛必赖水谷之气的滋养,今饮食精微不得充养肌肤,故见"其人素盛今瘦"。此为狭义痰饮(亦即水在肠间摇动有声之"流饮",见选注《诸病源候论·流饮候》),主要是以病因命名的。

有人认为"素盛今瘦"为"素瘦今盛"之误。这种说法是错误的,如后文中第31条五苓散证中,仲景又明确提出"假令瘦人脐下有悸,吐涎沫而癫眩,此水也,五苓散主之",说明痰饮内聚,阻遏脾运,水谷精微不能转输布散充养肌肉,病人也会出现消瘦的情况,并非只有"肥人多痰"、"肥人多饮"。

2. 悬饮 水谷入胃,除了脾气失运,肺气不宣,不能通调水道而外,亦与三焦气机阻滞有关。《难经·三十一难》云:"三焦者,水谷之道路"。由于三焦水道失于通调,不能把水液全部下输膀胱而为尿,有少许水液流注于胁下。故曰:"饮后水流在胁下","咳唾引痛"者,因为肝的支脉,贯膈注肺,两胁为肝肺气机升降出入必经之道路。今水饮聚于胁,则肝肺气机升降不利,饮邪上逆射肺而为咳。咳唾时肝肺气机与停饮相互搏击则牵引胁下疼痛。此为有形水饮悬聚于胁下,故"谓之悬饮"。主要以病位病机命名。

3. 溢饮 四肢为诸阳之本,为脾所主,而肌表之皮毛玄府,又为肺所合。四肢肌肤必赖脾阳的运化,卫阳的温煦,方能排泄水饮外出。若肺气不宣,脾气不运,则饮入之水必不能下输膀胱,反而流行于四肢,渗溢于肤表。故曰"饮水流行,归于四肢"也。"当汗出而不汗出"者,若肺气宣通,卫阳畅旺,毛窍开张,水饮当能从汗而去。今四肢肌表水湿过盛,阻遏卫阳,玄府闭塞则水饮不能从汗而解。"饮水流行,归于四肢,当汗出而不汗出"这三句话言溢饮形成的病因病机。而其主症则为"身体疼重",是因卫外的阳气不能宣散水饮,导致肢体经络营卫运行不畅而身体疼痛,水饮停留肌肉而重滞。此因水饮泛滥于四肢肌表所造成,故"谓之溢饮"。主要以病机命名。

《痰饮症状分析》一书认为溢饮包括肾性水肿、营养不良性水肿。将溢饮与水气病相提并论,恐欠当。因溢饮在严重时方可见四肢微肿,且《金匮》溢饮属实证与虚肿有别。

4. 支饮 若水饮停聚于胸膈,影响肺气宣肃而心气不宁者,则必见"咳逆倚息,短气不得卧"。肺在变动为咳也,说明阴寒水饮上逆之势较重。"其形为肿"者,说明水湿浸淫躯壳内外,阳气不运,因肺合皮毛,饮邪犯肺而走皮肤,气逆水亦逆也。"如肿",外形好像浮肿,是饮邪犯肺,反复咳喘所致,与水气病之必肿有主次之别。"谓之支饮"者,唐容川曰"水饮上出,有似木枝上发也。"故主要以病机命名。其病理特征如魏念庭所说,水饮之邪"里不能运消,表不能宣散",如小青龙之类(但木防己汤、厚朴大黄汤证则除外),表里兼受其患,故为四饮中病情最重者。

应特别指出的是:支饮在整个病程中的不同阶段所表现的症状不同。支饮初起,饮邪上迫于肺,肺失清肃,则出现以邪实为主的症状,如咳嗽,气逆,恶寒,痰多白稠,苔白,脉弦等;支饮历年不愈,肺脾肾阳气俱虚,可见咳嗽喘逆,甚至不能平卧,腰背疼痛,久则面目或四肢浮肿,苔白,脉弦细等本虚标实的证候。支饮

237

的部分症状与第九篇胸痹主症相似,如短气,但二者区别在于有无胸背痛,临床辨病抓住这一要素,就不容易断病错误。支饮还应与咳嗽上气篇第4条"上气喘而躁者,属肺胀,欲作风水,发汗则愈"对比其异同。

支饮包括现代医学的心源性水肿、风心病、肺心病、高血压性心脏病、心包炎、心包积液的部分症状以及上述诸病的心衰症状。

【拓展】 四饮及广义痰饮形成的病机:①狭义痰饮乃脾虚不能为胃行其津液,水饮停留胃肠。其证较轻浅。②对于悬饮,《素问·灵兰秘典论》云:"三焦者,决渎之官,水道出焉"。故其病机为三焦决渎失常,饮停胁下。其病较深。③溢饮是肺气不宣,脾气不运,不能通调水道,水饮泛滥于四肢肌肤所致。其病较重。④支饮属胸阳不足,水饮停聚膈间,冲射于肺。其病最重。⑤广义痰饮当责之于肺脾肾三脏气化功能障碍和三焦水道失于通调,影响体内水津的运化、敷布和排泄,形成痰饮病。其中,尤以脾气虚不能为胃游溢精气,运化敷布和转输排泄水津的功能失职,为形成广义痰饮的主要病机。

【原文】 肺饮不弦,但苦喘短气。(13)

【解析】 本条论水饮犯肺的症状。

何谓"肺饮"?魏念庭曰:"肺饮即心肺间之支饮也"。水饮之脉当弦,为何"肺饮不弦"?归纳注家有两大看法:一从病之浅深轻重进行认识。陈修园曰:"大抵饮之未甚者"。赵以德云:"水积则弦,未积则不弦"。是说并非肺饮不见弦脉,只不过以脉如平常不弦为病轻罢了。魏念庭云:"弦脉为病尚浅。不弦则必见沉紧而为病至深"是以不弦为病重。二是强调病在肺及其症状。徐忠可曰:"乃肺之形病不妨脉,故不弦",即形病,脉不病之意。黄坤载曰:"肺病痰饮,金能胜木,故脉不弦",强调饮在肺(认为饮在肝当见弦脉)。黄树曾认为"肺主皮毛,肺病其脉当浮,故不弦",强调肺病主脉当浮。本人认为此种看法较为妥当。

肺主气而司呼吸,饮邪在肺,则肺气上逆而呼气短促,喘咳不能平卧,并不以脉象作为诊断肺饮的唯一依据,故曰:"但苦喘短气"也。

【拓展】 此条重在强调肺饮的临床症状,而不以切诊作为诊断饮病的唯一依据。与正文第14条"支饮亦喘而不能卧,加短气,其脉平也"对参自明。可知其本意在于告诫学者当不拘于"脉偏弦者饮也"(第12条)的定论,而要四诊合参,结合临床。就临床来看,痰饮在肺,虽多见右手脉弦,但有时也不一定见弦,而滑脉则多见。

【原文】 支饮亦喘而不能卧,加短气,其脉平也。(14)

【解析】 本条叙述支饮的轻证及其变脉。

本条当与第2条之"咳逆倚息,短气不得卧,其形如肿,谓之支饮"互参,其症状大同小异,相对而言,彼重而此轻。饮邪停聚胸膈,肺气宣降受阻,其气上逆,所以喘急而不能平卧,并见短气,此时可见脉平不弦。

【拓展】 所谓"其脉平"者,有两种看法:一者认为因其支饮仅在气道上浅层的支络中,故并非无病脉,乃与上条"脉偏弦者,饮也"相对而言,指其脉不弦,说明饮邪留伏未深,故不能以弦脉作为诊断饮病的唯一依据。另一认识则指脉平和如常,人虽病而脉不病。因原文并未明言"其脉不弦",而言"其脉平"。当与《妇人妊娠病》篇的第1条"妇人得平脉"所指平和无病之脉的含义一致。故个人认为,此种看法较妥当,但要注意的是不能因其脉如平人而误诊。

(三)留饮与伏饮

【原文】 夫心下有留饮,其人背寒冷如掌大。(8)

【解析】 本条论述水饮停留在心下的症状。

尤在泾曰"留饮,即痰饮(广义)之留而不去者也",认为留饮多属饮邪暂时停聚,并非四饮之外另有留饮。

为何有"其人背寒冷如掌大"的描述呢?而不提"腹部"寒冷呢?留饮在"心下"与"背寒冷"有何内在联系?这应以"心"与"背"的阴阳属性、生理联系、"心阳"与腧穴的作用入手进行研讨。

这里可以简单地用四句话来解释:"心之俞在背,心阳行于背,寒饮注其俞,阳气所不入"。具体而言如下:

1. 心之俞在背 腧穴,为人体脏腑经络气血输注出入的处所,心俞属足太阳膀胱经,当第5胸椎棘突下旁开1.5寸。主治心脏疾患,故《金匮心释》认为背寒冷乃"正当心俞"穴处寒冷而言。

2. 心阳行于背 背为胸之府,诸阳受气于胸中,而转行于背。

3. 寒饮注其俞 背虽为阳,然饮留近背,故寒饮灌注其俞(可理解为广义的背俞)阳气不能布达于背,亦妨碍督脉阳气之温煦功能(因督脉过背而总督诸阳)。

4. 阳气所不入 "夫心下有留饮",水饮停留在心下(指胸膈或胃),则饮邪留积之处,心肺阳气即被阻遏而不能展布,故"饮留之处,阳气所不入也"(尤在泾语),阳气既不能透达心俞,则见"其人背寒冷如掌大"。留饮寒盛,也可有腹部寒冷的表现。

四饮均可见"其人背寒冷如掌大"的症状。因为"手大"仍属背之局部,与太阳外寒之整个背部恶寒有所区别。故留饮的具体部位,要看临床表现而定,有人主张本条即苓桂术甘汤证(属狭义痰饮),或控涎丹证,可供参考。

【拓展】 关于"背恶寒"的分型论治:若肾阳旺盛,膀胱气化正常,阳气借太阳经脉转输于背,督脉涵养阳气布散,温煦腠理,则背无恶寒之感,所谓太阳为"诸阳之会",督脉为"阳脉之海"故也。一旦外寒束表,实邪内阻,太阳经脉不

239

利,阳气宣发受限,或肾阳受损,阳气不能充达,督脉、脊背失于温养,遂有背部畏寒怕冷的感觉。此为常见的病因,但切切不可拘泥。临证千变万化,一般而言,可分 10 型:

1. 太阳表寒证　选用葱豉汤、麻黄汤,脊背拘急较重,用葛根汤。

2. 阳明经证　如《伤寒论》第 169 条"伤寒无大热,口燥渴,心烦,背微恶寒",表证已不存在,或可用白虎汤辛寒直清里热或承气汤通里泻下。

3. 暑入阳明,阳不外达　仲景"太阳中热者,暍是也。汗出恶寒,身热而渴,白虎加人参汤主之。"以清热生津,东垣用清暑益气汤泻热涤暑。

4. 痰湿内郁　即《金匮》本条或用苓桂术甘汤或用小青龙汤。

5. 寒热中阻　用甘草泻心汤和胃补中,降逆消痞,胃和痞消而背寒自除,或《千金翼方·卷十九》用附子丸治"胸背中冷,两胁急痛,腹中有冷水",以益气补中,和胃降逆。

6. 瘀血阻滞　《医学大辞典》"背恶寒"条下有"瘀血内滞,头汗出,目黄,小便清利,大便溏黑,小腹偏左或左胁,中脘有疼处,脉关尺弦紧,桃核承气汤、抵当汤主之。"

7. 疮毒发背　热结背俞,经脉被阻,阳气不达。或用黄连解毒汤,或用普济消毒饮,或《金鉴》五味消毒饮,《妇人良方》仙方活命饮清热解毒,消肿止痛。

8. 阳虚阴盛　《丹溪治法心要》"背恶寒,脉浮大无力者,是阳虚。"《伤寒论》第 304 条:"少阴病,得之一二日,口中和,其背恶寒者",用附子汤温经散寒,去湿止痛。《丹溪治法心要》"恶寒,阳虚也,用人参,黄芪,甚者少加附子"亦有健脾益气,温阳散寒之效。

9. 奇经虚损　徐荣斋"腰酸背冷者,督脉之损也",以《医统》斑龙丸(熟地、菟丝子、补骨脂、柏子仁、茯神、鹿角胶)温督脉固肾精,治妇人腰酸背冷、带下、闭经。

10. 元阳不足　《医学大辞典》"素禀阳衰,背上常微畏寒,脉来微弱者,宜八味丸温补之","劳役过度而背恶寒,或作或止者,宜升阳散火汤"。

【原文】　留饮者,胁下痛引缺盆,咳嗽则辄已。一作转甚。(9)

【解析】　本条论述水饮停留在胁下的症状。

"缺盆"在颈下、两旁锁骨上缘的凹陷部位,是足少阳胆经从目外眦起分出下行所过之处,然后自缺盆沿胸侧过季胁部,而足厥阴肝经则起于足大趾上行属肝络胆,布胁肋而上贯膈。水饮停留胁下,不仅影响肝肺气机的升降,而且影响足厥阴、足少阳二经经脉气机不利,产生"胁下痛"。咳嗽时振动病所,疼痛增剧"转甚"(据《脉经》、《千金》),牵引缺盆亦痛,故曰"胁下痛引缺盆,咳嗽则转甚"。此条当与本篇第 2 条之"饮后水流在胁下,咳唾引痛,谓之悬饮"互参。

【原文】　胸中有留饮,其人短气而渴,四肢历节痛,脉沉者有留饮。(10)

【解析】　本条论述水饮停留在胸中和(或)四肢的病变及脉象。

胸中为肺之府,胸阳不振,则"胸中有留饮",致肺气不降,呼吸不利,故"其人短气"。"渴"者,赵以德曰:"气不布则津液不化而燥,是以渴也"。由于这种口渴,是"气不布津"所致,故必不多饮。《金鉴》认为"渴"字,当是"喘字",亦通。因为《医宗必读》云:"短气者,呼吸虽急而不能接续,似喘而无痰声,亦不抬肩,但肺壅而不下"。《说文解字》也谓喘者"疾息也",指呼吸快速,故可以"短气而喘"并见。

水津聚而为湿,留而为饮,水饮与湿邪病性相类。"湿留关节",肺主气而朝百脉,故饮邪亦可随肺气而流注于四肢。痹着于骨节之间,阳气不能畅达,影响筋骨关节营卫之运行,故亦可形成"四肢历节痛"。由于支饮近表,故在一定情况下,有可能转归为溢饮。"留饮",虽有部位的不同,但均有阳气闭郁在内的病机,与外邪关系不大,故"脉沉"而不浮,是里饮应有的脉象。这是诊断留饮的一个重要依据。以上留饮各证,皆可见到沉脉。

【拓展】

1. 本条与痹证、历节的区别　2版教材曾提出,本条"四肢历节痛",应与外感风寒湿的痹证相鉴别。痹证与气候变化有关,且外感风寒湿之脉当浮,而留饮之"四肢历节痛",痛点固定,与气候变化关系不大,脉多沉。

这里应当指出,此"四肢历节痛"既与"病历节,不可屈伸疼痛"者有别,又与风寒湿三气杂至合而为痹之肢体疼痛者亦异。一为"营气不通,卫不独行,营卫俱微,三焦无所御……"肝肾先虚,病在筋骨;一为风、寒、湿偏胜,各有不同见证,从脉而论,表现"浮、紧、濡、缓"。而本文四肢历节痛,是因饮留关节,应与第2条"身体疼重"之溢饮相互印证,文中着重提出"脉沉"二字,以资辨别。

此外,此条留饮之"四肢历节痛"与历节痛有所不同,以脉虽沉但不弱,更无黄汗、发热、足肿等症状。《金匮要略易解》认为"四肢历节痛,脉沉者,有留饮。"应另立一节,放在此篇是为了突出四肢亦有水饮留着症状,可参。

2. 留饮之"四肢历节痛"属"经络痰饮(是指痰饮随气行,循环经络,流滞躯体者)"的主症之一。痰随经络,流滞肢体,局部顽麻冷痛,或腰膝疼痛不可忍,或关节疼痛,手足重坠屡发不愈,可先用小续命汤(《千金方》:麻黄、防己、人参、黄芩、桂枝、甘草、芍药、川芎、杏仁、附子、防风、生姜)加苡仁、姜汁之类温通散寒、养血祛风、除湿豁痰。若冷痛仍不解者,再以玉真散(《外科全生集》:南星、防风、白芷、天麻、羌活、白附子为末),热酒调服。经络痰饮也可形成"痰核"、"肉瘤"(良性脂肪瘤)或"痛风石",多因脾虚不运,湿痰内生,气血郁滞而致,当随证施治。

3. 以上留饮三条,是随病位的不同而反映出特有的症状,且均属四饮的范

241

围。水饮停留心下,属狭义痰饮,在胁下属悬饮,在胸中属支饮,在四肢关节属广义痰饮或溢饮(黄元御、沈明宗的看法)。此外,应与《脏腑经络先后病》篇第3条"色鲜明者,有留饮"的望诊合参。

【原文】 膈上病痰,满喘咳吐,发则寒热,背痛腰疼,目泣自出,其人振振身瞤剧,必有伏饮。(11)

【解析】 本条是讲述水饮潜伏膈上及伏饮发作前后的症状。

前两句讲述痰饮伏于膈上的经常病变。膈上为心肺之所居,若上焦阳虚,水津不能敷布于全身内外,则停留而成痰成饮,潜伏膈上,故"膈上病痰"。有形的浊痰阻滞胸膈气机,肺胃之气不降,肝肾之气不升,升降之机紊乱,故出现胸膈满闷喘咳而唾痰涎等"满喘咳吐"的症状。此亦为水饮常见症,非伏饮所独有。

"发则寒热……必有伏饮"讲述气候转变或外邪引动伏饮的暂时病变。由于素有伏饮,风寒之邪伤及足太阳经脉,经腧不利,营卫被郁,故见"发则寒热",身热恶寒,"背痛腰疼"而周身不舒。"目泣自出"者,因寒束于表而皮毛闭塞,风寒之邪袭扰目内眦(足太阳经上至于此)。由于饮发于内,外寒与内饮相搏,逼迫肺气上逆而见喘咳。喘咳愈剧(见头倾胸屈),气逆窍开(指泪窍空疏),饮邪上迫液道(即泪窍、鼻泪管),则目泣(眼泪)不能控制自出,甚至涕泣相随。"其人振振身瞤剧"者,瞤,肉动也。因外寒触动伏饮,内饮伤及阳气而阳气不得宣通,与伏饮搏击肌肉,故全身肌肉震颤摇相当厉害,甚至不能自主,此"必有伏饮"。

(四)水在五脏症状

【原文】 水在心,心下坚筑,短气,恶水不欲饮。(3)

【解析】 本条论述水饮波及心脏的症状。

"水在心",为水饮波及心或胃。心胃之阳不足,则不能运化阴寒水饮,水来克火(脏),水气冲激,故见"心下坚筑",即心下痞坚而满闷不快,筑筑然而悸动有力,像捣东西的样子。"短气"者,因水饮阻遏心阳肺气,往来气机不利。唐容川曰:"水不下行,气不上出",则阻其呼吸而短气。"恶水不欲饮"者,心胃阳气被水饮所困也。本条可用苓桂术甘汤。

【原文】 水在肺,吐涎沫,欲饮水。(4)

【解析】 本条论述水饮波及于肺的症状。

肺主气而行营卫,通调水道而布达津液。今水饮射肺,则肺气不利,气凝液聚则变为涎沫。其绵绵不断者为涎,轻浮而白者为沫,皆系水饮所生。肺气与水饮相激,水随气泛,故曰:"水在肺,吐涎沫"。水独聚于肺,又加之吐涎沫,气不化津,肺失津液滋润,胃亦失溉,故"欲饮水"以自救,但必不多饮。

本条应与本篇有关支饮及第13条肺饮的症状互参。

【原文】 水在脾,少气身重。(5)

【解析】 本条论述水饮波及于脾的症状。

脾主肌肉而恶湿。水气其性濡滞,浸淫肌肉则"身重"。脾为水困则脾精不运,以致中气不足而倦怠"少气"。以上皆为水盛反侮脾土之象,故曰"水在脾,少气身重"。

【原文】 水在肝,胁下支满,嚏而痛。(6)

【解析】 本条论述水饮波及于肝的症状。

肝脉布胁肋,水客于肝,则肝气抑郁不舒,如树枝梗于胁肋间,故见胁下支撑胀满。水饮随肝脉又上注于肺,肺气不得宣布,故作嚏也。此处之嚏虽出于肺,然与外感无关,而嚏时水饮与肝络相激,则牵引胁下作痛,故曰:"水在肝,胁下支满,嚏而痛"也。有谓"嚏"字系咳字之误者,以与第2条悬饮"咳唾引痛"相合,亦是。

【原文】 水在肾,心下悸。(7)

【解析】 本条论述水饮波及于肾的症状。

水饮犯肾,命门火衰,肾气不能化气行水,则可见脐下蓄水冲逆悸动,故《金鉴》改为"脐下悸"。但心肾水火是互相交济为用的,水饮太盛,水气随经上凌于心,同样可以导致"心下悸"动。此条应与本篇17条"夫短气有微饮"用肾气丸互参。

【拓展】 以上五条,是论及五脏受水饮波及而产生直接或间接的病变,与四饮的关系也非常密切,如水在心、脾、肾之与痰饮;水在肝之与悬饮;水在心肺之与支饮;水在脾肺之与溢饮。其病因病理、症状、治疗,均有内在联系,不能机械划分,还可相互印证。此五条也说明了脏腑经络学说在辨证中的具体运用。

而所谓水在五脏,徐忠可云:"脏中非真能蓄有形之水,不过饮之气侵及而已,不可泥",即痰饮病中可以出现牵涉五脏的各种证候,并非指水就在该脏。

(五)饮病预后

【原文】 脉弦数,有寒饮,冬夏难治。(20)

【解析】 本条论述寒饮病脉证不符、时令不合者,预后不佳。

既云"有寒"则易伤阳气而脉见"弦",不应见"数",饮聚化热伤阴虽可见"数"脉,但寒饮而见"弦数"痰热之脉是属脉证不符。从治疗用药而论,用温药治饮,则不利于热,用寒药治热,则又不利于饮。从时令而言,寒冬季节有利于热,但不利于饮,欲用温化饮邪之药但易伤阴,助热化燥,脉数必甚;夏热季节有利于饮,但不利于热,欲用苦寒清热之药则易伤阳而寒饮愈甚,不利于弦脉,可见寒温用药两难,故曰:"冬夏难治",冬夏是寒热的代词,证候寒热则用药不能单纯偏寒或偏热,当寒热并用,在春秋可适其寒温而调治之。

243

【拓展】

1.寒饮夹热也并非绝对"难治",当"因病制宜"和"因时制宜",如用《千金》温胆汤(即黄连温胆汤)或小陷胸汤。视其寒热的多少,病位的高低,随证选用,如偏阴虚,可合麦门冬汤出入。又,《金鉴》认为弦数当为"弦迟",始与寒饮之理合,但脉证相应,则不难治了,故不可从。

2.本篇论饮病有多种脉象 ①脉偏弦:"脉偏弦者,饮也"(第12条);②脉沉:"脉沉者,有留饮"(第10条);③脉沉而弦:"脉沉而弦者,悬饮内痛"(第21条);④脉沉紧:"膈间支饮……其脉沉紧"(第24条);⑤寸脉沉,尺脉微:"青龙汤下已……寸脉沉,尺脉微"(第36条);⑥脉伏:"病者脉伏……此为留饮欲去故也"(第18条);⑦脉弦数:"脉弦数,有寒饮……"(第20条);⑧脉不弦:"肺饮不弦……"(第13条);⑨脉平:"支饮亦喘而不能卧,加短气,其脉平也。"(第14条);⑩脉虚弱:"久咳数岁,其脉弱者,可治……其脉虚者,必苦冒,其人本有支饮在胸中故也……"(第34条);⑪脉浮而细滑:"脉浮而细滑,伤饮"(第19条);⑫脉实大数:"久咳数岁……实大数者死……其人本有支饮在胸中故也……"(第34条)。

综合上述,见弦脉者有三条;属沉(或伏)脉者,有五条;平脉,一条;不弦及其他脉,共三条。

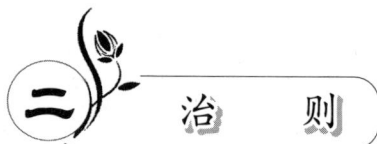

二 治　则

【原文】 病痰饮者,当以温药和之。(15)

【解析】 本条概论广义痰饮病总的治疗原则,即根据寒饮病的轻重、病位的高下,选用各种不同的温药。

所谓"病痰饮者",寓有前面所讲述的有关广义痰饮病的病因、病机及其证候。多系中阳先虚,津液(水饮)停聚为湿,湿凝成痰,积留为水饮。阴凝寒饮,易伤人阳气,水饮停蓄,可成留饮或伏饮,但均可概属于四饮的范围,归纳其证候为:饮在心下、脾胃及肠间者,可见背寒冷如掌大,甚则心悸,微者短气。其人素盛今瘦,水走肠间,沥沥有声,属狭义痰饮。饮留胁下,则胁下痛,咳唾痛引缺盆,咳嗽则转剧,属悬饮。饮留胸膈心肺,可见咳逆倚息,短气不得卧,其形如肿,或胸满喘促,咳嗽吐痰,发则寒热,背痛腰疼,目泣自出,其人振振身瞤剧等,属支饮(或兼外邪)。饮留四肢肌肤,不汗出,身体疼重,或四肢历节痛,则属溢饮。上述四饮,脉多沉弦。

大家要注意上面是《金匮》广义痰饮病的证候归纳,现代对痰饮的论述是详于痰而略于饮。根据彭履祥教授的看法,痰饮涉及范围虽广,不外经络与脏腑两大部位,他归纳的证候中不外以下四个方面:其一,就体征而言,见面色萎黄、目胞黯黑、浮肿(目下有如卧蚕)光亮,皮下成颗粒或绵软包块,脉滑或素体肥胖。其二,患者自觉症状,以头重痛时作时止、眩晕、呕恶、失眠、心悸,或局部冷痛麻木为主。其三,病程方面一般较长,他药不效或效差。其四,久病形体不致大衰,或素盛今瘦,或素瘦今肥,其形如肿。临床上若见到上述表现,不必完全具备时,都可考虑为痰饮病。

综上所述,痰饮病证有正虚与邪实两方面,如脾肾阳虚或肺气虚皆可成饮,而饮邪久不去又能伤正,停饮之处亦邪实之所,故本虚标实为痰饮之特点。治疗时,若单补虚则碍邪,徒攻邪又伤正,故宜分轻重缓急先后以处治。因饮证系积渐而成,夙根加新病,故常不能速愈。

所以痰饮病总的治疗原则是"当以温药和之",即药性偏"温",治法原则应"和"。分而言之,温药的作用有三方面,一为"振奋阳气",二为"开发腠理",三乃"通行水道"。其用意即使患者表里阳气温升宣通,则饮化为气,气化为液,方能使水谷精微营贯周身。旧饮易去而新饮不留。但临床尚见寒热错杂者,则宜温清并用治之。

本篇用治痰饮的温药为:桂枝、白术、附子、细辛、干姜、生姜、椒目、半夏等。"温药和之"的代表方,当首推苓桂术甘汤。它与肾气丸(桂附配阴药温运下焦阳气)、小青龙汤(姜、辛、夏配白芍、五味以制约之)、真武汤(具苓桂术甘汤与肾气丸合方之义)等均可视为温药和之的代表方,因其刚柔相济也。

【拓展】

1. 对"和之"的理解

(1)非本条独见:《伤寒论》第250条:"太阳病,若吐若下若发汗后,微烦,小便数,大便因鞕者,与小承气汤和之愈。"《伤寒论》第214条"阳明病……若不大便六七日,恐有燥屎,欲知之法,少与小承气汤。汤入腹中,转矢气者,此有燥屎也……其后发热者,必大便复硬而少也,以小承气汤和之……"。以上"和之"均作"调和"(胃气)理解。

(2)"和之"非燥之,补之也:温药和之,乃温和调理痰饮。若刚燥则伤正,温补又助饮,故用药当不刚不柔。据魏念庭解释,和之不是专于温补,而是在用温药之中,并有行(气)、消(痰)、开(阳)、导(二便)、清(郁热)的作用;张子和谓"饮当去水,温补反剧",旨意相同。其所体现的具体治法,主要有:①温中降逆;②行气利水;③消痰涤饮;④通导二便等。不仅仅指"温药不可太过"燥烈,"若痰饮既积,则当根据病情,先用攻下逐水等法施治",是为"和之"的应急变法。可知"病痰饮者,当以温药和之"实寓有对痰饮亦应"辨证论治"之精神。

2. 关于痰与饮之异 这里仅举尤怡《金匮翼》中的一段话来简单说明,其云:"痰之与饮,同类而异名者耳。痰者,食物所化,饮者,水饮所成,故痰质稠而

245

饮质稀也。痰多从火化,饮多以寒化,故痰宜清而饮宜温也。痰多胶固一处,饮多流溢上下,故痰可润而饮可燥也,是以控涎、十枣,为逐饮之真方,礞石滚痰,乃下痰之药。易而用之,罕有获效者,学者辨之"。而现代对于痰与饮差异的认识很多,大家可以下来参阅相关论著。

3.后世对痰饮病治疗原则的发展 彭履祥教授早在 1976 年全国中医研究班的讲座中就提出痰饮总的原则应以祛痰涤饮为主,使气机通利条达,水津得布,痰散饮消。由于痰饮病往往兼杂其他病因或疾病的影响,故常将祛痰涤饮法与其他治法同时并用。具体治法有:燥湿利痰;清热化痰;祛风化痰;开窍涤痰;理气泄痰;攻坚导痰;温阳利痰;泻下逐痰;豁痰蠲饮;健脾消痰。且提出:凡过于油腻、收涩、酸敛、凝滞之品,均当慎用。上述十大治法均可从痰饮病篇找出理论及用药依据。彭老在"痰饮学说及其临床应用"一文中,用方 47 首,有 25 首均出自仲景方。

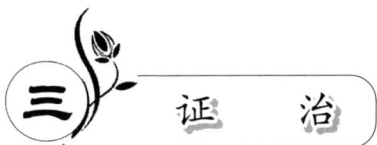

三 证 治

(一)痰饮

1.饮停心下

【原文】 心下有痰饮,胸胁支满目眩,苓桂术甘汤主之。(16)
苓桂术甘汤方:
茯苓四两 桂枝 白术各三两 甘草二两
上四味,以水六升,煮取三升,分温三服,小便则利。

【解析】 本条论述脾胃阳虚、饮停心下的狭义痰饮之证治。

教材认为"心下即胃之所在",而徐忠可云:"心下非即胃也,乃胃之上,心之下"。故唐容川曰:"心下者膈膜中也"。总之,"心下"是泛指脾胃、膈间而言。属于狭义痰饮的病位。膈膜、胃脘有停饮,则阻碍气机上下循行、阴阳升降之道路,甚至饮邪弥漫于胸则胸满,淫溢于胁则胁满。故见"胸胁支满",所谓"支"者,徐氏云:"撑定不去,如痞状也"。

治疗上张仲景用苓桂术甘汤温阳蠲饮,健脾利水。本方以茯苓为君药,其配伍特点是能温化三焦水饮。具体论述如下:上焦者,有茯苓利肺以通调水道,宁心而镇水气凌心之惊悸;桂枝辛温以通心胸阳气;炙甘草亦能振奋心中阳气。中焦者,有茯苓以健脾;白术运脾燥湿;炙甘草甘温补脾而护液,共制水邪之上泛。下焦者,亦有茯苓之甘淡以渗利水邪;桂枝化气行水,下气降冲;白术亦能利水。

后世称本方为苓桂剂之祖。刘渡舟教授云:"茯苓配伍桂枝,则能通阳泄阴,利气行水,上强心阳,下伐肾邪,故为治水主药。"

【拓展】

(1)关于满症用甘草的问题:元·王好古云:"中满勿食甘",指纯用甘味药而言。那么,苓桂术甘汤治"胸胁支满",用甘草是否适当呢? 盖辛甘发散为阳,桂枝之辛得甘则佐其发散,又能益土以制水。甘草有茯苓则不增"支满"而反能渗泄。且《本经》曰:"甘草能下气,除烦满"也,况且甘草在苓桂术甘汤全方中仅占1/6。当然此处用甘草,不宜量大。观《腹满寒疝宿食病》篇附子粳米汤治"胸胁逆满"亦用甘草,厚朴七物汤治"腹满"亦配有甘草。可知,满症用甘草,关键在全方配伍得当与否。

现举一蒲辅周老师运用苓桂术甘汤之甘草的医案:何绍奇在《读书析疑与临证得失》中回忆:一人久病痰饮、咳喘,痰稀、短气、背寒、纳少、小便不利。某医用苓桂术甘汤,病情减轻,唯小便不利如故。某医自忖:仲景云"病痰饮者当以温药和之","夫短气有微饮,当从小便去之,苓桂术甘汤主之",用药尚属对证,何以不效? 乃求教于蒲老。蒲老沉思片刻后问某医:"甘草用多少?"某医答:"二钱(6g)"。蒲老曰:"甘草过量之故也。"嘱减甘草量至五分(1.5g),药后小便即利。此事在吾乡传诵甚广,特记于文末,可见蒲老对药物的利弊所知之深。

(2)苓桂术甘汤的适应证及临床应用:本条脉证描述不完全,必须结合《伤寒论》67条,以及本篇第3条"水在心"证候及临床实践。尚可见有"心下逆满,气上冲胸,咽喉不利,起则头眩,身振振摇,小便不利,以及呕恶咳喘,咳而遗尿"(属"膀胱咳"者)。心悸静发而动止,面色黧黑有水斑,目下发青,舌质可见淡嫩或正常,舌苔薄而白润、甚至水滑苔,脉沉紧沉弦等。因皆为水饮上泛之象,刘渡舟概括为"水气上冲证"(因为有形之水为阴邪,其气为寒,故称为水气,但不是水肿的水气病)。所谓"上冲"是指:①从心下逆满(气逆不下,胃气不降,发为痞满),上至头目眩晕,反映出水气从下而上的病机;②往往出现咳嗽、打嗝(呃)、呕逆,或自觉有气从下往上冲的症状;③水气上冲的典型脉症:脉沉主里主寒,主水,弦脉主饮;水证故面黧黑(水之色为黑)舌质淡乃心脾阳虚,水滑苔乃水凝不化。上述诸证,均可用本方健脾燥湿、温中降逆,化气行水,平冲蠲饮。

本方临床上可用于慢性气管炎脾虚型轻证、心源性水肿、胸积水、内耳眩晕证、单纯性肥胖症、"干渴症"(属自主神经功能紊乱,内分泌失调,必渴喜热饮者)等。总之,凡脾胃阳虚,水饮内停之"痰饮眩僻"、"痰饮经闭"、"矢气正喧"、"瘰病",以及眼睑湿疹、水肿、视网膜水肿等眼病,均有效,所谓"竭其源而水自涸,捣其巢而匪自灭"之意也。

《慈禧脉案中经方之运用》亦载有施焕治皇太后水泄,胸旁两胁亦尚有水气作鸣,用苓桂术甘汤的医案,可见本汤确为"治饮之正方"。

总之，本方用于寒饮伤及脾胃之阳的许多病症，但热饮干及肺胃者，当忌用。

（3）关于苓桂术甘汤的加减用药及苓桂剂的作用：教材云："苓桂术甘汤……为治痰饮病的主方，亦是'温药和之'的具体运用"。凡脾胃阳虚，水饮停聚者，皆可用本方随证加减：①若头目眩晕甚的，加泽泻（即与泽泻汤合用）；咳嗽呕吐稀涎者，再加半夏、陈皮利气化痰，降逆止呕（即与二陈汤合用）。②若干呕、巅顶疼痛者，乃肝胃阴寒之气上逆，当加吴茱萸温中降逆。③据刘渡舟教授经验，因水气上冲而见血压高者，可加红花、茜草、牛膝；精神烦躁加龙骨、牡蛎；心悸脉结，加人参、五味。④若脾胃阳虚，累及肾阳不足，水气上泛而见头眩、心悸、身𥆧动者，可加附片；夜间发病，憋闷欲死的，原方去白术，加附子、人参。⑤苓姜术桂汤治心下逆满，腹亦满者，可用苍术换白术，以增强运脾之力，去甘草者，恐其满中、缓中，再加生姜和胃降逆。⑥苓桂杏甘汤：咳喘胸满，面身作肿，小便不利明显者，乃水气上冲迫肺证，故去白术之守，加杏仁利肺平喘，通调水道。共奏利肺降冲、通调水道之功。⑦苓桂姜甘汤，即《伤寒论》73条之"茯苓甘草汤"。治水搏胃气作悸证，症见头晕，心下悸，口不渴，如以手震颤、上腹部则如囊裹水，辘辘有声可闻（胃中有水）或兼见手足厥逆（饮阻胃阳）或见呕吐腹泻（胃中之水上逆或下注于肠），脉弦，水滑苔。治以健脾散水，去白术，重用生姜健胃散饮，苓桂通阳降冲行水。⑧苓桂味甘汤治水气上冲兼肾气不潜证，症见心悸特甚，头目眩冒，四肢发麻，自觉气从少腹上冲胸咽，其面翕热如醉状，脉沉微或结、舌淡。仍用苓桂通阳行水降冲，去术加五味之酸收，上能保心治心悸脉结，下敛肾气以治少腹气冲与面热，治以降冲敛气，复脉定悸。⑨五苓散治水逆癫眩证，即本方加泽泻、猪苓，去甘草。⑩小青龙汤治水饮射肺证。⑪真武汤证，即阳虚水泛证，见眩、悸，面色黧黑，脊背瘆冷，肉𥆧，腹痛而泄，小便不利，肿，舌淡，苔水滑，脉沉弦。以附子、生姜、白芍代桂枝、甘草，收温阳驱寒镇水之效。⑫苓桂甘枣汤（奔豚气证）：若因发汗伤及心阳和中阳，下焦阴寒水饮上逆，脐下悸，欲作奔豚者，当去白术，加大枣补土以制水。此本仲景"若脐下筑者，肾气动也，去术加桂"之法。⑬橘半桂苓枳姜汤：饮家阴吹，痰饮见胸满咳嗽气逆者。原方去术、草加橘皮、半夏、枳壳、生姜。

上述苓桂剂证，均有"水气上冲"的特点，本病同冠心病、风心病、肺心病、心肌炎等有联系，心脏病多有水气病的证候。刘渡舟认为："冠心病发生于血脉瘀滞者不过十之三四，而发于心阳不足而致水气上冲者，则达十之五、六。因此，苓桂剂类治疗各种心脏病非但另辟途径以新耳目，而且它还有补充活血化瘀治法之不逮。"

陈慎吾在治心病时，经常使用桂枝甘草汤、苓桂术甘汤、炙甘草汤、瓜蒌薤白汤。其临床症状常见心悸、脉结代，而方中皆有桂枝。因心主血脉，心病常表现在血脉方面的变化，脉结代又有心阳不足、心阳被郁与心阴不足、心阳不振之不同。桂枝辛甘,血得辛以通之,以复脉之结代。心得甘以缓之,心悸可平,此为心病用桂枝之要义。

(4)关于苓桂术甘、苓桂枣甘、苓桂姜甘(茯苓甘草汤)的区别:《名老中医之路·第三辑》中袁鹤俦提出,"三方所异者,只术、枣、姜三味,而所治迥别。盖白术苦温而燥,健脾而化饮。中州有停饮,以致土不制水,下焦寒水因而为病者,宜用之培其本,则土崇而水伏矣。大枣甘而多脂,有益脾之功,而燥湿化饮则非其所能,故土虚而水上冲者,为所当也。茯苓甘草汤与五苓散对举,曰:汗出而渴者,与五苓散;不渴者,与茯苓甘草汤。盖汗出而渴者,太阳之气不化也;汗出不渴者,太阳之阳气虚于表而中州留饮,胃阳不宣,故用生姜以宣胃阳,而不取术、枣补土之法也。"此说颇有代表性,大家可以参考。

2. 微饮短气

【原文】 夫短气有微饮,当从小便去之,苓桂术甘汤主之;方见上。肾气丸亦主之。方见脚气中。(17)

【解析】 本条论述微饮(或支饮)的证治。

原文仅提出"短气有微饮",却出了两种治法,两首方剂,这是为什么呢?因为广义痰饮亦有脾虚、肾虚之异,故治法有别。此处"短气"乃因轻微饮邪阻碍呼吸所致,与第12条"水停心下……微者短气"之意相同,或可理解为痰饮病在缓解期中,但没有根治,不应专治标而应以治本为主,宜属四饮中之"支饮"。

"当从小便去之"者,尤在泾注释云:"饮,水类也。治水必自小便去之"。因饮邪虽微,但乃水饮内阻,必然妨碍脾肾气机之升降。三焦水道不得畅通运行,多致小便不利或小便不正常,而小便正常正是肺脾肾气化功能恢复的指征,饮与水既同类,欲蠲其饮,宜利其水,故治此类微饮,当用化气行水法,使气化水行,饮有去路。可见"当从小便去之"有两层意思,一是饮病有小便不正常的症状者,只用利小便一法以去饮,即利尿亦为治饮病的一大法则,与第15条"病痰饮者,当以温药和之"的总治则中"通行水道"的作用是一致的;而且还有一个目的就是通过利水达到通阳之意,即使饮病没有出现"小便不利"症状,也可用利小便的药物,如茯苓之类,所谓"通阳不在温,而在利小便"也,是间接达到"振奋阳气"之目的。

我个人认为,教材所云"阳气不化,必见小便不利"的提法值得商榷。因阳气虚衰失去摄纳制约,亦可见小便反多,故改为"阳气不化,可见小便失调"较当。

"短气"之"气",生发于中焦(脾胃),根源于肾而储藏于肺。肺为气之本,肾为气之根。气机之出入,"呼出心与肺,吸入肾与肝,呼吸之间,脾也"(《难经·四难》)。其因不同,治法亦有别:

"苓桂术甘汤主之"者,若因脾阳不运,津液留而为饮,则"气"不能上升于心肺。症见呼出之气短为特征,以及第12条所述证候,当用此汤通阳化气利小便。药后使饮随小便而去,故方后注云"分温三服,小便则利"。

249

"肾气丸亦主之"者,若因下焦肾气虚,不能化气行水,津液聚而成饮,水无出路,饮泛心下肺失宣降者,症见呼出之气长而吸入之气短,动则更甚为特征,以及畏寒,手足逆冷,少腹拘急不仁(俗谓小便解不出,小肚子绷紧之意),小便不利或失调,舌质淡,苔细白,脉沉虚弦滑或沉细。当用此丸益阴温阳化气,使肾中阳气蒸腾,水化为气,饮随小便而去,则短气有微饮亦解。

可能有同学会问,肾气丸中之熟地、枣皮、山药等系阴柔之品,且补阴药是补阳药总量的12.5倍,恐有滋生水饮之虑?我们认为不会,因本条微饮的形成,是肾气衰微所致。而肾气依赖肾阴与肾阳两方面,阳又根于阴,若徒用辛温燥烈之药以壮阳化饮,则独阳不长,反而不能蒸腾化气,通阳蠲饮,故肾气丸中有滋阴以生阳的药物相伍,此"阴中求阳"也,再用桂附生少火而化气行水,此"少火生气"也,微饮去,短气止,这并不违背痰饮病的总治则。

本条一症二方,虽各有所主,但温阳化气,利尿去饮则是一致的。以上还说明,寒饮可以影响膀胱气化不行而有小便不利,但是水液代谢失常的程度并不如水气病那样严重,故一般不见浮肿。

【拓展】

(1)肾气丸亦可用于久病支饮患者:支饮病久,肾阳衰微,症见咳喘不能平卧,呼气易,吸气难,畏寒,面色黧黑,目泣自出,浮肿,小便不利,苔白,脉沉细弦等。可用温肾纳气,通阳化饮法,以肾气丸去丹皮,加巴戟、葫芦巴、苁蓉、代赭石、蛤蚧等(任应秋加五味子、白果、补骨脂)治慢性气管炎肾虚型亦以此丸化裁。个人临床体会,沉香纳气平喘较补骨脂强。

(2)肾气丸何以治"下虚上溢"之痰证:肾气丸有通气致津之效也。《证治准绳》根据痰证的不同情况,提出了澄、摄、复、坠四法。王肯堂说:"何谓澄?如白矾有却水之性,即能澄浊流,岂不足以澄痰乎?然不可多用;杏仁亦能澄清,水煮为膏,最能引痰下膈,此所谓澄之之法也。何谓摄?如大肠暴泻脱气,及小便频数者,益智仁有安三焦,调诸气,摄涎唾而固滑脱之妙,故医方每以治多唾者,取其辛而能摄,非但温胃寒而已,此所谓摄之之法也。何谓复?肾间真气不能上升,则水火不交。水火不交,则气不通而津液不注于肾,败浊而为痰,宜用八味丸,地黄、山药、山萸以补肾精,茯苓、泽泻以利水道,桂附以润肾燥。桂、附辛热,何以能润?曰:经不云乎,肾恶燥,急食辛以润之,开腠理,致津液,通气也,此所谓复之之法也。何谓坠?痰涎聚于咽膈之间,为嗽、为喘、为噎、为眩、为晕,宜用养正丹、灵砂丹重剂以引之,此所谓坠之之法也"。说明肾气丸为治痰四法中"复"法的代表方,宜深入研讨。

(3)金匮中的短气有虚实之别:①属实证之短气多见,计12处。指心胸中阻碍不适而呼吸不利。病因多为痰饮,湿阻,气滞所致,如:《中风历节病》篇第8条桂枝芍药知母汤的"头眩短气";第3条之"心气不足,邪气入中,则胸满而短气";《胸痹心痛短气病》篇第 2 条"平人无寒热,短气不足以息者,实也";第 3 条"胸痹之病,喘息咳唾,胸背痛,短气";第 6 条"胸痹、气塞、短气"。《痰饮咳嗽病》篇第 2 条"咳逆倚息,短气不得卧,其形如肿,谓之支饮";第 10 条"胸中有留饮,其人短气而渴";第 12 条"水停心下,甚者则悸,微者短气";第 14 条"支饮亦喘而不能卧,加短气,其脉平也";第 17 条"夫短气有微饮,当从小便去之";第 3 条"水在心,心下坚筑,短气"。第 13 条"肺饮不弦,但苦喘短气"。以上所言"短气",乃以邪气盛为主。②属虚证之短气,计 5 处。如:《脏腑经络先后病》篇第 5 条"息张口短气者,肺痿唾沫";第 9 条"浮者在后,其病在里。腰痛背强不能行,必短气而极也"。《痉湿暍病》篇第 24 条甘草附子汤之"汗出短气"。《中风历节病》篇第 7 条"盛人脉涩小,短气"。《血痹虚劳病》篇第 5 条"男子脉虚沉弦,无寒热,短气里急……此为劳使之然"。以上之"短气"为虚劳,气虚所致,实与中医内科学中所称"气短"是指心胸中空空然不舒,呼吸无力而气馁一致。《金匮》中有名"少气"者,如《水气病》篇第 13 条"心水者,其身重而少气"。第 16 条"脾水者……但苦少气"。则与"气短"相类。

当然,上述所说"短气"之分虚实以及"少气"属虚,并非绝对,亦有虚实夹杂者。

3. 下焦饮逆

【原文】 假令瘦人脐下有悸,吐涎沫而癫眩,此水也,五苓散主之。(31)
五苓散方:
泽泻一两一分　猪苓三分(去皮)　茯苓三分　白术三分　桂枝二分(去皮)
上五味,为末,白饮服方寸匕,日三服,多饮暖水,汗出愈。

【解析】 本条论述中下焦水饮上逆的证治。

一般而言,瘦人阳常有余,阴常不足,少有水饮内停。"假令"者,启示医者常中有变,即本有留饮或狭义痰饮的病人,肌肤不充,"其人素盛今瘦"。尤在泾云:"瘦人不应有水,而脐下悸,则水动于下矣,吐涎沫则水逆于中矣,甚而颠眩,则水且犯于上矣。"简明扼要地阐明了本条的主要病机:水饮积结于下焦和中焦,泛于上焦。由于膀胱气化不行,下窍不通而水无去路,胃中之水又不得脾气之转输,故水饮上下泛溢成为水逆眩晕证。所以治用五苓散化气行水治其本。

全方以猪苓、茯苓、泽泻利水,白术培土制水,桂枝温阳化气以行水,诸药配伍为阳虚、三焦气化不利而设的利水之专剂。使水饮下行随小便而去,则悸、吐、眩诸证自解。若有外感发热则用桂枝,若无表证,宜用肉桂,以加强化气行水之功。

方后注云"多饮暖水、汗出愈",一则补充水津,增益汗源;二则扶助胃阳,温行水气。说明本方又有发汗作用,使水从内外分消,防止水气泛溢肌肤而发展成水肿病。

【拓展】

(1)五苓散的应用范围:据国内报道,此方用于水湿蓄积小便不利的水肿、癃闭、鼓胀、黄疸;饮邪不化,水逆上冲的眩晕、昏厥、癫痫、脑积水、急性青光眼、过敏性鼻炎、耳聋失听、急性吐泻;水湿外淫,郁于肌肤的湿痹、湿疹、风疹、慢性荨麻疹;以及经闭、尿崩症、脂溢性皮炎(湿热型)、肥胖病、外伤性尿潴留。国外尚用于顽固头痛(肾炎性或高血压性)、习惯性或原因不明的头痛及偏头痛、顽固的三叉神经痛、头重、眼睑水肿、球结膜水肿以及视网膜水肿、关节痛、阴囊水肿、夜尿、尿频、泌尿系感染、梅尼埃病等。矢数道明认为本方具有调整头部内某一侧水肿和脑压作用,属水饮所致者,此方有效,若津血亏损者忌用。

我曾用五苓散加法夏、白芷、葶苈子、杏仁、石菖蒲治疗 4 岁脑积水患儿,服药 30 剂,效良,亦上病下取法之活用也。

(2)因五苓散可治水痫,故本条原文"癫"字亦可作"癫痫"理解。临床可见下焦水寒之气循督脉上冲,干于巅顶清阳(督脉上会于巅),突然发作头晕倒地,吐白沫。饮水多而小便不利或常有尿意,舌质淡胖,舌苔水滑,脉沉弦而滑(或见浮脉、浮缓、浮数)属癫痫小发作者,用本方有效。此外,"尿毒症"亦可出现本条症状。

(3)关于五苓散与苓桂甘枣汤的比较(表 13 - 1)

表 13 - 1　五苓散与苓桂甘枣汤的比较

方名\比较	五　苓　散	苓桂甘枣汤
相同点	下焦有水饮而见脐下悸,故均用苓桂通阳利水	
主　证	癫眩,吐涎沫,小便不利	欲作奔豚,有气从少腹上冲之势
病　因病　机	水饮积结下焦与中焦,上泛于上焦,脾失转输,三焦膀胱气化不利	发汗后心阳不足,水饮内动,冲气上逆
治　法	通利三焦,化气行水,利水之力强(兼以解表)	通阳利水,平冲降逆(补土制水力强)
药　物药　量剂　型	猪苓三分、泽泻一两一分、白术三分、桂枝二分、茯苓三分,服方寸匕,散剂,总量一两一钱二分(折宋晋四两)	茯苓半斤、桂枝四两、甘草二两、大枣十五枚,每次服一升,汤剂,总量一斤左右

说明:①关于五苓散总量的计算,若从宋制一两 = 10 钱,1 钱 = 10 分,总量为一两一钱二分,观防己黄芪汤中两钱分制均存,当是宋制,晋制无钱,汉制无分,若从晋制 1 两 = 4 分,则五苓散总量当为四两了,此说可从。又,关于"方寸匕",是依古尺正方一寸所制的量器,形状如刀匕。一方寸匕的容量,约等于现代的 2.7 ~ 5ml;其重量,金石药末约 2g,草木药末约为 1g(据《中药大辞典》),《方剂学》云"一方寸匕药散约合五分"(1.5g),日本汉医用五苓散一般每次 1 ~ 2g。故可从。国内用量较重,如岳美中用五苓散,每次服 4.5 ~ 9g。②《伤寒论》五苓散量与《金匮》有异:猪苓十八铢(去皮)、泽泻一两六铢,白术十八铢,茯苓十八铢,桂枝半两(去皮)。因汉时 24 铢为一两,故总量为四两,而晋时一两为 4 分,1 分为 6 铢,则一两亦为 24 铢,与汉所算量相同。因此五苓散总量汉晋制均是一致的,《伤寒》从汉制,《金匮》从晋制。

4.痰饮呕吐

【原文】 先渴后呕,为水停心下,此属饮家,小半夏茯苓汤主之。方见上。(41)

【解析】 本条论述饮家兼新饮致呕的证治。从本条病位及方剂看,仍属狭义痰饮。

"先渴后呕,为水停心下",此处"先渴",既不是因呕而渴(以前并无呕吐),又非胃热之渴饮,乃因素有水饮,脾不散精上归于肺而渴。由于饮水太多,水饮不消,故水停胃脘或膈间,可知"水停心下"为新饮,与30条"膈间有水"同义。由于胃气不降,水饮格拒上逆而"后呕"。"此属饮家",说明此病原有水饮停积之痼疾。故4版教材曰"此属新饮,但亦为饮家"。因其饮邪较甚,虽用小半夏汤仍不能尽散其水,加茯苓增强利水之功,使旧饮尽去,脾阳得运,而新饮不生。

【拓展】

(1)胃热与饮家口渴的鉴别:属胃热口渴者,因水液能为热所消,故多喜冷饮而少见呕吐;属饮家口渴者,因饮邪内阻,津液不布,故并不多饮,稍微多饮则常见呕吐,且喜热饮。

(2)本条与第28条病机的相同点及其对后世的影响:第28条"呕家本渴……今反不渴",本条"先渴后呕……此属饮家"。此两条呕与渴的先后虽有不同,但寒饮上逆的病机则一,故治疗亦大体相同。说明广义的痰饮,在以"温药和之"总治则中,祛痰散饮是非常重要的,故后世治痰饮,多用二陈汤加减,既治胃(呕吐为主),又治肺(咳嗽痰多为主),有消痰水、降肺胃的作用,实为小半夏加茯苓汤的发展。

(3)本条与第30条相比,兼证不尽相同:前者卒呕吐,心下痞,眩悸,因膈间有水;后者先渴后呕,为水停心下。从病位而论,二者似乎有别,殊不知膈间有水之眩悸是由于饮邪上犯,先渴后呕亦是由于饮邪上逆,尽管主症同,兼症异,但其病机相同,故均用小半夏加茯苓汤,体现了异病同治的原则。

5.留饮欲去

【原文】 病者脉伏,其人欲自利,利反快,虽利,心下续坚满,此为留饮欲去故也,甘遂半夏汤主之。(18)

甘遂半夏汤方:

甘遂大者三枚　半夏十二枚,以水一升,煮取半升,去滓　芍药五枚　甘草如指大一枚(炙)—本作无。

上四味,以水二升,煮取半升,去滓,以蜜半升,和药汁煎取八合,顿服之。

【解析】 本条论述留饮(在心下胃肠或膈间)欲去不去的证候,当用攻逐利导法治疗。下面我们就来讨论此条。

本条讲述了留饮证候的特点:"病者脉伏,其人欲自利,利反快","此为留饮",特点有二:一是重在"利反快"三字。留饮下利当与寒湿性下利区别,因为若系寒湿脉伏,欲自利(指不经攻下而泻),下利后必然精神困倦,气短而脉转虚弱。因其湿盛阳微,故所下之物,应为不消化的清稀完谷。然此条并非脾胃虚寒的下利,而是痰饮久留于心下肠胃或膈间等经隧隐蔽之处。因其水饮深结,闭郁血脉,故不见弦脉或沉脉,而见脉伏,可归属于狭义痰饮或支饮的范围。由于阳气被郁而气血失调,但正气未至大虚,仍有逐饮外出之力,故有"其人欲自利"的症状。何以知其自利属实而非属虚?"利反快"也。二是体现在下利物必多涎沫而未尽,且与宿食下利有别。若仅根据"利反快",仍不能说明是留饮去而阳气运行之征。因为若有宿食积结于肠,所下之物皆酸腐臭味,宿食得去,下利后仍反快爽;必见下利物多涎沫而未尽者,方为留饮下出,阳气得通之象。

本条还讲述了留饮欲去未去的症状、病机及治法、方义。

除前述症状、脉象而外,尚见"虽利,心下续坚满"。一个"续"字,可知在"其人欲自利"之前,早有"心下坚满"症状。即使在下利之后,"利反快",但快爽不久,心下继续见坚满,说明留饮牢结,未能去尽。"此为留饮欲去故也"这句话,《医宗金鉴》云"当在利反快之下"。故徐忠可曰:"虽坚满而去者自去,续者自续,其(留饮)势(正能抗邪之势)已动,故曰欲去",而新饮仍然日积。

故病机为留饮欲去未去而新饮日积。治疗若不施用攻下逐饮,因势利导之甘遂半夏汤,不但留饮不能尽去,正气亦日渐衰弱。此《内经》"留者行之,结者散之"之义也。因此魏念庭曰"盖阴寒之气立其基,水饮之邪成其穴,非开破导利之不可也"。

方中以主用攻逐膈膜心下留饮的苦甘寒的甘遂驱水,使留饮由胃肠随大便而去(甘遂治胸腹积液之力胜过大戟、芫花);佐以半夏散结除痰,降浊下行,补甘遂之不逮;再加芍药散结,和阴利水;甘草护液调中;蜂蜜缓中解毒,共奏开破利导而不伤正之功。至于《类聚方广义》强调用蜜,认为若不用蜜,则不特不效,且"瞑眩而生变"之说,不可尽信,请参考教材上的"医案举例"自然明了。

【拓展】

(1)关于本方煎煮法、用量及甘遂、甘草相反的问题,陆渊雷《金匮今释》云:"本方的煮药法,当从《千金》记载,即甘遂与半夏同煮,芍药与甘草同煮,最后将二汁加蜜合煮,顿饮,较为安全。"

关于本方甘遂用量,"大者三枚",每10枚大者重25g,3枚应为7.5g。若用散剂,可用1~3g,以醋制,面煨冲服,或胶囊装甘遂末服。若用煎剂,当少于6g,以其用量小,方可直攻水饮,不致毒人。

甘遂半夏汤为攻逐留饮之猛剂,正取甘遂、甘草二药相反,同用以激荡其久留深伏的饮邪,使之下降外出。仲景原方甘草用量小于甘遂。据实验研究,如甘草、甘遂两种药合用时,毒性的大小主要取决于甘草的用量比例,甘草的剂量若相等或大于甘遂,毒性较大,如呕吐等,但证之临床,观 4 版教材治顽固性痰饮咳喘医案,甘遂6g(面煨分三次冲服)、甘草9g,且未用蜜,仅用水煎,服后亦未见毒性反应者;5 版教材取甘遂、蜜各9g,亦未见毒性反应,可见实验研究与临床实践有一定差距。

人与动物有别,对动物实验结果既信,又不可尽信,试举二说以证之:①陆渊雷认为动物与人,生理病理殊异。《金匮》杂疗篇有"救溺死方:取灶中灰两石余,以埋人,从头至足,水出七孔,即活。"《金鉴》云:"尝试蝇子落水而死者,用灶灰埋之,自活"。渊雷按:此本李时珍之说,出《本草纲目》冬灰条。然试于蝇而验者,岂可遽信其施于人而亦验。西人恃动物试验以尝药,所试者皆是哺乳类动物,吾犹病其不可信,何则。动物与人,生理病理殊异处甚多。木鳖子人食之无害,犬食之辄死,麻拉利亚原虫入于人之血液循环,其人必病疟,以试验于动物,曾无丝毫影响,马牛羊染脾脱疽菌,鲜能逃死,人染之,但生脓疖而已。同是人矣,美洲热带盛行黄热病,染者辄死,而蒙古人种、黑色人种曾无感受性,由是推之,动物试验之结果,施于人体治疗,岂能悉合?况蝇之贱劣易活,其生活状态之远于人类,又非哺乳动物之比,安得以活蝇者即可以活人乎?②名老中医王文鼎讲过,人与老鼠服巴豆后,反应迥别;方药中举例,一贯煎治阴虚型肝炎,但在试管内并不抗肝炎病毒。据《成都中医学院学报》1981 第 1 期报道,将甘草与芫遂、戟同用计 55 例,未发现毒副作用,且有治愈结核性脓胸、渗出性胸膜炎者。芫花、甘遂本身有毒(有人曾尝试,无论各味单服,或各味加甘草服,都有恶心呕吐反应),但芫花醋炒,甘遂面裹煨,如法炮制后,单服或加甘草同服,均无上述反应。

(2)甘遂半夏汤的临床应用及服后反应:本方可用于心包积液、胸腔积液、痰饮咳喘等证见呼吸短促,呼气困难,胸部痞满者。《治验回忆录》用治"留饮胃痛",患者服后痛转剧,顷而下利数行,痛胀遂减,再剂而瘥。又治痰湿内停的腹壁脂肪增多症或治顽固难愈之久泻(以泻水液,脓痰便为特点)。

本方攻坚逐水之力较猛,服药后可见大便水泻,黏腻如鱼冻之物。自觉闻及胸腔有下行之水鸣音,不必惊异,此乃药中病所之象。若水饮停积,根深蒂固,须与补脾药及肾气丸交替服用,以免伤及正气。一女青年欲减肥,投本方(甘遂用6g)后,15 分钟即腹泻一次,足见此方攻泻力峻。

6.肠间饮热成实

【原文】 腹满,口舌干燥,此肠间有水气,己椒苈黄丸主之。(29)

己椒苈黄丸方:

防己　椒目　葶苈(熬)　大黄各一两

上四味,末之,蜜丸如梧子大,先食饮服一丸,日三服,稍增,口中有津液;渴者,加芒硝半两。

【解析】 本条论述狭义痰饮,水走肠间的证治,治疗用前后分消法。

本篇第 2 条"其人素盛今瘦,水走肠间,沥沥有声,谓之痰饮"。本条又有"腹满,口舌干燥"之症,其病因是先由肠胃之转输不利,不能把应当下行之水液全部下输于膀胱,致使水饮留滞肠间,并非水气泛溢全身肌肤,故曰"此肠间有水气"。临床可见腹内辘辘有声,对坐即能听到,而且"腹满"明显,正属四饮中之痰饮一类。同时亦说明痰饮病与水气病有一定联系。但"肠间有水气"的病机又是如何产生的呢?除了肠胃本身的功能有所不足外,以药测证并结合临床,肠中有水,但无泻利症状,反用大黄、芒硝攻下之药,所以又与肺气郁结,不能通调水道,下输膀胱,饮邪化热,痰热蕴结肠间,腑气壅塞不行有密切关系。而"口舌干燥"者,亦因肺气郁而不降,脾气不能散布水津上潮于口所致,故此处不能以"口舌干燥"误为单纯的热结,实与"肠间有水气"密切相关。

归纳本条病机为饮热交结于肠,气机不利之实证。治以己椒苈黄丸荡热涤饮,前后分消,或曰苦寒通降,利气泻水。方中防己"苦以泄之"善于渗透肠间膈膜孔窍,斡旋中焦水气,椒目"辛以散之",熏蒸水津上朝口舌,且除"心腹留饮"(《本经疏证》),故教材云:"防己、椒目辛宣苦泄,导肠间水气从小便而去,苦寒之葶苈破坚逐邪,通利水道",凡水气坚留一处有碍肺降者,宜之。又云"葶苈、大黄攻坚决壅,由上而下,直泻肺与大肠之痰热水气从二便而出"。用蜜为丸者,甘缓以缓药力之猛并能滋润脏腑。如此则前后分消,腹满自解,肺气得降,脾气得升。饮去而水津得以上潮于口,故方后曰:"口中有津液",口舌干燥即解。本方寓有《灵枢·终始》"病在下者,高取之"的治法。

又,方后云"渴者加芒硝半两",是说服此方而反渴者,为水饮久停,郁热内结之象,故于原方再"加芒硝以软坚破结",助大黄推荡之力,攻逐其顽固郁结的饮邪,使水去而脾气散津则口渴自解。此本《内经》"热淫于内,治以寒咸"之义。

【拓展】 己椒苈黄丸的适应证及其临床应用:此证因其肺气郁极,必有二便不利或小便短黄,或大便有时溏泄涎沫,或见浮肿,舌苔黄,脉沉实弦有力,体实气盛者。若仅有水停而无气郁,决不能用此苦寒峻剂以逐水。药后可泻痰利水,稍感饥饿乏力,但有舒适感。

临床应用除教材所说而外,对肝硬化腹水、急性肾衰竭 NPN 升高,属饮邪内聚,壅滞不通的实证,以及痰饮经闭,本方有一定疗效。脾虚饮停者忌用。

这里我还要提示大家的是,本方与甘遂半夏汤、厚朴大黄汤、十枣汤均属攻下逐水方,但比较而言,己椒苈黄丸其作用较为缓和。

(二) 悬饮

【原文】 脉沉而弦者,悬饮内痛。(21)

【解析】 本条论述悬饮的脉症。

"沉"脉主里,"弦"脉属阴而主饮主痛,为肝病主脉。"脉偏弦者饮也"(12条),故"脉沉而弦者",为水饮内结,悬积于胸胁之间。肝、肺、三焦气机阻滞,胸胁气滞不通,故曰"悬饮内痛"。"内痛"者,即胸胁牵引而痛。本条当与第2、6条合参。

【原文】 病悬饮者,十枣汤主之。(22)

十枣汤方:

芫花(熬) 甘遂 大戟各等分

上三味,捣筛,以水一升五合,先煮肥大枣十枚,取九合,去滓,内药末,强人服一钱匕,羸人服半钱,平旦温服之;不下者,明日更加半钱。得快下后,糜粥自养。

【解析】 本条论悬饮的治疗。学习本条当与《伤寒论》152条,本篇第16、17、21、33条互参。

湖北中医学院洪子云教授在临床中发现,病者主诉心下痞者甚多,而诉心下硬满者极少,但医者以手切按病人心下,可觉抵抗力较强,若有硬满之状。同时病者称心下痛者极少,而称牵连胸胁痛者多,若积饮较重者,或有窒息感,故知"硬满引胁下痛"是他觉证,建议应断句为"心下痞,硬满引胁下痛",既符合临床,且便于教学,可从。

但当注意两点,一是"表解里未和",为无发热恶寒的表证,而有痞满坚实之里证。二是凡悬饮久积,曾服它种祛痰涤饮药而病不解,且脾胃尚不大虚,能胜任峻猛药攻逐者,可用十枣汤,若服一次后效不显,需停几天再服。若病重而伴有虚象,则可用陈无择《三因方》的十枣丸,即芫花、甘遂、大戟三味等量为末,枣肉为丸,体弱者每次服3g,体强者4.5g,清晨空腹服,每日1次。

关于十枣用量,肖龙友认为,十枣大小很不相同,如山东乐陵枣小而甜,仲景乃河南人,河南大枣则大,10个约30～60g。经方一般用的大枣不过3枚,此方大枣分量较重,意在固脾,防逐水饮太过。如有胁痛,可加川芎、川楝之类。

1. 现在用法可根据临床需要进行选择

(1)2版教材云"以诸药为末,每服一钱至一钱五分,一日一次,清晨空腹枣汤调下,亦有从小量逐渐增加,或与调理药交替应用者",可见其服药量比原方所载大(一钱匕,《伤寒论》谓折合五分至六分;有谓以五铢钱抄药粉下落为一钱匕,约合二分左右者,即0.6g)。

(2)制成药末装胶囊,每日一次,每次服1.5g～3g,清晨空腹枣汤调下。

(3)有用十枣丸2.4g至3g即能达到泻下无度者,当服冷粥即止。

2. 服后反应

(1)服后约1～2小时即觉腹中鸣响,有轻痛,继则泻下稀水3～5次不等,

257

且喉部有热辣刺激感;有的同时出汗,上腹部有不适感,有泛恶;少数有呕吐,若不用枣汤送下,则呕吐更甚。泻后仅略觉疲软,但诸种征象可见松解。

(2)服后多有胸闷烦躁者,是药已中病的反应,不久即可消除,若无任何反应,效果多不理想。

【拓展】

1.关于悬饮轻重不同的证候及其治法

(1)悬饮轻证:临证中多发而常见,咳唾引胸胁痛,舌苔白,脉弦滑,可用二陈汤加青皮、白芥子、莱菔子、苡仁之类,去胸胁之饮。若上列症状再兼见寒热往来,舌苔白厚,脉沉弦者,则宜《温病条辨》下焦篇第 41 条之香附旋覆花汤(香附、旋覆花、苏子、广皮、半夏、茯苓、苡仁)调气开郁,降逆祛饮。

(2)悬饮重证:胸胁疼痛剧烈,咳唾涎沫,苔白滑,脉弦滑者,则宜控涎丹(甘遂、大戟、白芥子、神曲为丸)攻逐胁痰,其中白芥子专攻膈膜间之痰饮,又无固正之药,故攻逐水饮之力并不亚于十枣汤。所以 2 版教材云:"十枣汤功效,长于泻胸腹积水,若治悬饮,用控涎丹效果更好"。现代临床上,两方均用于渗出性胸膜炎、胸腔积液见咳喘胸痛或胁痛者。

需要说明的是:若用十枣汤煎剂(甘遂 5g,大戟 5g,芫花 2g,大枣 10 枚)因前两味药不溶于水,故水煎,并无泻下作用而有利尿作用,用治小儿尿频量少,能疏利三焦而愈。

2.十枣汤、控涎丹利尿消肿的经验 四川乐山名医江尔逊曾用十枣汤、控涎丹治疗顽固性全身严重水肿,大量腹水,小便极少,经多方医治无效者先健运脾气,待胃纳正常时,配合十枣汤或控涎丹以攻逐,服后并不呈现恶心呕吐及泻下利水作用,而是尿量骤增,水肿腹水迅速消退。其学生在临床中根据江老的经验,在西医的配合下,对表现为顽固性的严重水肿、大量腹水的慢性肾炎或肾病综合征患者,每能达到较好的利尿作用,肾功能亦随之改善。

(三)溢饮

【原文】 病溢饮者,当发其汗,大青龙汤主之;小青龙汤亦主之。(23)

大青龙汤方:

麻黄六两(去节) 桂枝二两(去皮) 甘草二两(炙) 杏仁四十个(去皮尖) 生姜三两(切) 大枣十二枚 石膏如鸡子大(碎)

上七味,以水九升,先煮麻黄,减二升,去上沫,内诸药,煮取三升,去滓,温服一升,取微似汗,汗多者温粉粉之。

小青龙汤方:

麻黄三两(去节) 芍药三两 五味子半升 干姜三两 甘草三两(炙) 细辛三两 桂枝三两(去皮) 半夏半升(洗)

上八味,以水一斗,先煮麻黄,减二升,去上沫,内诸药,煮取三升,去滓,温服一升。

【解析】 本条论述溢饮的治法。下面我们分三点来讨论:

1. 溢饮的病因病理 患者肺气闭郁,又感外邪,或口渴而暴饮过量,正如《素问·脉要精微论》所云:"溢饮者,渴暴多饮,而易('易'应为'溢')入肌皮肠胃之外也"。脾虽能为胃行其津液上归于肺,但因肺气闭郁,不能通调水道下输膀胱,以致肌表水湿或饮入之水泛滥于四肢,留滞于肌表,成为表实无汗之溢饮。

2. 溢饮主症 教材第2条仅言"不汗出,身体疼重"等症。但结合临床,溢饮患者也可有第12条"夫病人饮水多,必暴喘满。凡食少饮多,水停心下。甚者则悸,微者短气"的症状,甚则面目四肢全身浮肿和外感风邪表证。以水饮外溢,不得汗出故也。

《金鉴》曾云:"溢饮者……即今之风水,水肿病也。"此说虽太绝对,但说明饮病的某些征象和水气不能有明确细致的界限加以区分。溢饮是饮邪流于局部,归于四肢,可以发展为风水。风水是水液泛滥全身,包括头面、躯体、四肢等。溢饮与风水虽均有水饮浸于肌表腠理,但轻重程度有别。

3. 溢饮的治法 当发汗解表以因势利导,使外溢于四肢肌表的水饮,随汗外泄。因为同一溢饮,有外感风邪、内有郁热和外感风寒、内停寒饮之不同,故必须同病异治。

大青龙汤证:发热恶寒,身体疼重,不汗出而烦躁,脉浮紧。《伤寒论》载大青龙条文,十之八九为麻黄汤之脉证,但"不汗出而烦躁者"为辨证要点,属于外感风寒内有郁热,水湿阻滞肌表。风、水、热三者郁结肺气,卫气不能鼓荡外溢水邪所致。故治当从肺以"发汗散水,清热",着力在表中之表(皮毛),使风邪、水饮及郁热均随汗而解,而以表寒偏重者用之最当。严冬见"大叶性肺炎",外寒束缚不解,里热亦重,亦可用此汤化裁。

小青龙汤证:恶寒,背部明显怕冷,或有发热(一般不甚),身痛,喘咳稀痰量多,甚则咳逆倚息不能卧,胸满、心悸,干呕或呕吐清水,恶水不欲饮,小便不利,脉浮紧或弦滑,苔白滑。此为内停寒饮外感风寒,属外寒内饮而以里饮偏盛的实证。治当涤饮发汗、温肺(胃)行水,着力在表中之里。使用本方要注意的是:若脾阳不足,肾阳衰微的停饮咳喘则非所宜。张锡纯在用小青龙汤时,常加一味石膏,其经验可供参考。

(四)支饮

1. 膈间支饮

【原文】 膈间支饮,其人喘满,心下痞坚,面色黧黑,其脉沉紧,得之数十日。医吐下之不愈,木防己汤主之。虚者即愈,实者三日复发,复与不愈者,宜木

防己汤去石膏加茯苓芒硝汤主之。(24)

木防己汤方:

木防己三两　石膏十二枚鸡子大　桂枝二两　人参四两

上四味,以水六升,煮取二升,分温再服。

木防己去石膏加茯苓芒硝汤方:

木防己二两　桂枝二两　人参四两　芒硝三合　茯苓四两

上五味,以水六升,煮取二升,去滓,内芒硝,再微煎,分温再服,微利则愈。

【解析】　本条论述膈间支饮重证当分偏虚偏实不同的证治。

本条分为两部分来讲述,第一部分为正虚邪盛的证治。

因有"膈间支饮",肺气受阻,心阳不布,故"其人喘满"。此乃第 2 条支饮"咳逆倚息,短气不得卧"的互辞。水饮内结,脾不散津而为郁热,故见"心下痞坚"(心下,亦指膈膜或胃上脘)。日本医家谓此为瘀血性肝脏肿大及类似症状,心下部隆起如同吞下一个大盘子,有板硬感等(《汉方治疗白话摘编》)。

"面色黧黑"者,本意为黑而晦黄,唐·慧琳《一切经音义》:"黧,色黑而黄也"。《难经·二十四难》曰:"本少阴气绝则脉不通……血不流则色泽去,故面色黑如黧"。徐灵胎《难经经释》注曰:"黧,黑黄色也"。考"黧"字,《古汉语常用字字典》谓"黑中带黄的颜色",《韩非子·外储说左上》:"手足胼胝,面目黧黑,劳有功者也"(胼胝:手脚上长的老茧),黧,又写作"黎"。乃膈间阴凝水饮上浮,营卫运行不利,阴乘阳位,水之黑色出现于面部,日本医家谓"即面颊部瘀血和发绀的状态";王渭川经验,左眼上下灰黑(如煤烟),属寒饮。说明脾气失运,饮邪上泛与郁热上蒸所致。

"其脉沉紧"未言浮紧,非属外寒,因沉主水,紧为寒,说明水饮留伏,内结于里。上述见证"得之数十日",病程较长,正气易虚,由于饮在膈间,更非积食。病位不以肠胃为主,故不宜吐下法治之,若误用吐下则饮不得去,津气两伤,故曰"医吐下之不愈"。

以上说明患者素体阳虚,心肺气弱,膈间支饮郁久化热,故其总的病机是气虚、饮热互结的膈间支饮重证。治以补虚清热(因郁热较盛),通阳利水(使膈间支饮从小便而去),方用木防己汤。关于方义,我们放在后面与木防己去石膏加茯苓芒硝汤来对比讲述。

本条第二部分是讲邪实为主,正虚为次的治法。

"虚者即愈,实者三日复发"。此处虚者和实者主要是指"心下痞坚"这一症状变虚软或结实而言(亦有认为指正气虚或邪气实者,个人认为欠当)。因为"心下痞坚"而变虚软,《水气病》篇枳术汤证"心下坚,大如盘,边如旋盘,水饮所作,枳术汤主之。"后云"腹中软即当散也",当与此条"虚者即愈"互参,说明里无结聚,饮热互结渐散。"水去气行而愈"(尤氏语),实则取效于木防己汤。若"心下痞坚"不完全软化,结实仍在,说明饮邪凝结,里实有物,服木防己汤后,阳气虽暂行而饮邪复聚,故曰"实者三日复发"。若"复与"木防己汤而"不愈"者,说明经过"试探"观察,患者木防己汤证的病情发生了变化,故当随证加减。我在《金匮辩证法与临床》第六章《金匮》的治疗学中谈到"透过现象看本质的观点",涉及"试探法"的应用,即将本条作为巧用观察试探法之范例。

这一部分的病机为饮热交结之实证(比木防己汤为重)而兼气虚,治以通阳利水、软坚补虚。由于水饮太盛,但郁热已不重,加之有痞坚结实证,故将前方之木防己汤去其辛凉重坠、清解郁热但不长于散结的石膏(赵以德谓石膏有降逆气,定喘之功),而易以芒硝咸寒软坚破结,因燥屎积结,故选芒硝不专攻下,尚可软坚;加茯苓、防己益脾利水宁心;茯苓、桂枝通阳化气,增强导水下行之力;仍用人参益气补虚。此为攻补兼施之剂。名曰木防己汤者,因木防己能疏通全身体液的瘀滞和瘀血,善通全身十二经和膈膜间水饮(肺气喘咳、水肿等病证皆与十二经有关,肺朝百脉也),故为主药,以之名方。

临床兼证:除原文所述,尚有上气而渴,小便不利,其形如肿。

【拓展】

(1)关于本方石膏的用量:本方"石膏十二枚鸡子大",是大青龙汤用石膏的十二倍,欠当,故《外台》认为当是"鸡子大三枚",《三因方》石膏用六两、余药同木防己汤,作散剂,云"每服四大钱"名曰"防己桂枝汤",可供参考。临床常用 1~2 两。关于石膏鸡子大有多重,有谓石膏鸡子大约一两半重,即45g;而陈仁旭老师谓石膏鸡蛋大为100g。故郁热重者,可以重用十二枚鸡子大合540g,甚至1200g。考《吴鞠通医案》治四十六岁赵氏,中焦留饮上泛则喘,六脉洪大已极,石膏用至百斤,每剂有用生石膏一斤者。又,李中梓有用石膏三斤(即1500g)治伏热医案:鲁藩某患寒疾,时方盛暑,寝门重闭,床施毡帷,悬貂帐,身覆貂被三层,而犹呼冷,李中梓视之曰,此伏热也。古有冷水灌顶法,今姑通变用之。乃以石膏三斤,浓煎作三次服。一服去貂被,再服去帐,三服而尽去外围,体蒸蒸流汗,遂呼进粥,疾若失(参《中国医学大辞典》1270页)。观以上二案,则本方石膏用十二枚鸡子大者,并非完全不可能。

(2)木防己汤和木防己去石膏加茯苓芒硝汤治"肺心病"的适应证:王廷富老师曾治一咳喘,痰少而稠,胸膈痞闷不适,面色黧黄,心累气紧,烦热,鼻干,但不思饮,舌质红,苔薄少津,脉细数而滑之患者。西医诊为"肺心病",中医诊为"膈间支饮",乃投木防己汤原方四剂(因木防己太苦,不宜超过9g),诸症基本缓解。又曾治一咳喘,胸膈痞满,心累气紧,大便秘结,小便短少,舌质微红,苔薄津润之患者,诊断同前,乃用木防己去石膏加茯苓芒硝汤6剂,诸症基本消失(《金匮要略指难》)。

(3)木防己汤的临床运用范围:①矢数道明谓:"木防己汤证即是对急慢性

261

心脏功能不足的各重要症状所作的简明扼要的概括";汤本求真所著《皇汉医学要方解说》谓用于心脏瓣膜病及其所致的代偿功能障碍(宜加茯苓)、水肿性诸疾患、心脏性喘息及其类似症、脚气病、支气管喘息症(宜加桑白皮、苏子和生姜)。②张聪广认为,本条"其人喘满,心下痞坚,面色黧黑"是西医之心肺功能受损,肝脏充血性肿大、缺氧的表现,与肺心病右心衰的临床表现极为相符。被医家视作瘀血征的肝肿大及面唇发绀,在仲景则认为是饮邪为患,给予木防己汤治疗,方中无一味是活血化瘀药。而仲景未论及的另一个被认为是瘀血征的舌深红、红绛或紫黯,是饮邪郁而化热所致,并非瘀血。肺心病右心衰的支饮证较瘀血证更接近临床实际。木防己汤治右心衰的效果也较葶苈大枣泻肺汤合桂枝茯苓丸更为可靠(参《四川中医》2007年第3期)。③《成都中医学院学报》1979年第3期报道木防己汤是一张温凉补利兼施、开三焦水结的方剂,可用于年老体虚、病久失治,而以邪实为主,正虚为次的下列疾病:膈间支饮:包括气管炎、肺气肿;肺心病合并心衰,可与真武汤合用。眩晕:包括动脉硬化、高血压,可与二仙汤(仙茅、仙灵脾、当归、巴戟、黄柏、知母)合用,降压作用肯定。痹证:包括关节炎、风湿热、暑湿痹(吴鞠通加减木防己汤,即本方去人参,加杏仁、苡仁、滑石、通草)、痹证合并慢性肾炎者可与防己茯苓汤合用;鹤膝风,再加当归,牛膝养血壮筋骨,独活、秦艽祛风除痹。

2. 支饮冒眩

【原文】 心下有支饮,其人苦冒眩,泽泻汤主之。(25)

泽泻汤方:

泽泻五两　白术二两

上二味,以水二升,煮取一升,分温再服。

【解析】 本条论述支饮眩冒的证治。

所谓"冒眩",尤在泾曰"冒是昏冒而神不清,如有物冒蔽之也。眩者,目眩转而乍见玄黑也"。其产生的病理机制为:清阳出上窍,浊阴出下窍,今见"心下有支饮",则心阳被遏,阻碍脾胃阳气升降之职。清阳当升不能升,不能上走于头目,浊阴当降不能降,不能下行为小便,脾虚湿盛,肝风易动,因此阴浊水饮上干清阳之位(头为诸阳之首)则见"苦冒眩",简称为水饮眩晕证。当与38条"支饮者法当冒"互参。

本条乃支饮轻证,故原文未提出"咳逆倚息,短气不得卧"等影响心肺,导致咳喘的主症。"苦冒眩"者,发见头目眩晕不敢动,动则呕吐清水,目紧闭而不敢视物,视物则旋转昏昏。若浊阴上于清窍,尚可见头痛、头重、鼻塞。脾阳失运或湿浊困脾者,又可见大便稀溏和多寐症状。(以药测证,泽泻能利水泄热)或有尿黄不利,湿郁化热之轻证;其面色可见黧黑,青黯色或色黄而晦黯,脉沉或弦滑。其舌诊的特点为舌体胖大宽厚(心脾气虚,水饮上渍也),苔白腻或白滑。

归纳本条病机为脾虚饮泛,蒙蔽清阳,治法乃利饮补脾。此方重用泽泻(以一两折今15.625g,原方五两,约78g)利水祛饮以下走,白术健脾燥湿,筑堤以制其水邪上泛。一补一泻,使脾运恢复,阳气自达,则阴浊水饮下降,清阳上升而病解。此为上病下取、单刀直入之法也,药后阳气通畅,可絷絷汗出而解。

如见舌质淡,苔薄白而津润,脉沉缓或沉滑,属风痰上扰者,加半夏、天麻、菊花降逆祛痰,平肝息风,有的加牛膝以引邪下达。

【拓展】

(1)泽泻汤的临床应用:①本方广泛应用于梅尼埃病属水饮者,效佳。②治"中耳积液",用"加减泽泻汤"(泽泻15~30g、茯苓15~30g、石菖蒲10~15g),因《中国医学大辞典》载"泽泻使清气上升,除头目诸疾",配茯苓减轻中耳迷路水肿;石菖蒲通九窍,对耳部闷胀不适,耳鸣,听力下降者,效良。又治化脓性中耳炎。③彭履祥教授用本方治黎某咳嗽气喘、头重昏冒、小便少而身浮肿,四剂即愈,说明本方可治支饮;临床有用泽泻、白术各15g,两剂无效,改泽泻40g,一剂大效者。我也曾用此方治水饮咳喘而获效,反证本条属"支饮"是符合临床实际的。④本方还可治疗耳鸣耳聋,1985年我的侄儿患突发性耳聋,我用本方合小柴胡汤4剂取全效。1999年3月,我也曾用泽泻汤加味治70岁老人感冒及耳鸣耳聋,取得良好效果。

(2)泽泻汤证与苓桂术甘汤证的比较(表13-2)

表13-2 泽泻汤证与苓桂术甘汤证的比较

方名比较	泽泻汤	苓桂术甘汤
相同点	均有头昏目眩,脾虚水饮为患的症状,故用白术补脾以制水	
病名 病位	支饮,水饮滞于膈间与心下	痰饮,水饮停留心下脾胃为主
症状	"苦冒眩",不动亦眩晕,其证较重。可兼见咳逆,身浮肿,呕吐清水,或小便不利,水饮上逆部位较高	胸胁支满,起立则头眩心悸(水气凌心),气上冲胸(可兼小便不利)
病机	脾虚饮泛,蒙蔽清阳	脾胃阳虚,饮停心下
治法	利饮补脾	健脾燥湿,化气行水,平冲降逆,温阳蠲饮
药物	泽泻五两,白术二两,煮取一升,分温再服	茯苓四两,桂枝、白术各三两,甘草二两,煮取三升,分温三服

263

3. 支饮胸满

【原文】 支饮胸满者,厚朴大黄汤主之。(26)

厚朴大黄汤方:

厚朴一尺 大黄六两 枳实四枚

上三味,以水五升,煮取二升,分温再服。

【解析】 本条论述支饮胸满属实的证治。

支饮病位应在胸膈,今气滞水结,郁而化热,饮热交结上焦气分,故见"支饮胸满"。陈伯坛云:"觉支饮证具,胸满证亦具也。"与本篇苓甘五味姜辛汤治咳满,苓桂术甘汤治"胸胁支满"、木防己汤治"其人喘满"亦应有所区别。心肺与大小肠相表里,若上焦饮热过盛,则影响胃肠气机之畅通,必然多见地道不通。

综上所述,本证病机为饮热交结于胸的支饮实证,治当逐饮荡热,行气开郁,方用厚朴大黄汤,取厚朴专于逐饮消满,佐枳实导痰破滞,二药合用,上达于胸,行气开郁,通降痰饮;再以气厚力宏,上至咽喉,下达直肠之大黄推荡饮热下泄(不局限于"胃家实"),则饮热互结之支饮胸满证,可用上病下取法治愈。本方厚朴、大黄为主药,故以之名方。

其适应证以胸中胀满为特征,多兼腹满,大便秘结,咳逆倚息不得卧,其形如肿,舌红苔黄润,脉弦滑或沉实有力,形体壮实者为要。

本方用大黄比大承气多二两,枳实少一枚,且无芒硝,但其作用并不亚于大承气汤。

又,本方厚朴一尺,据陆渊雷考证,当重四、五两(即120g以上)。气药少于厚朴三物汤,故行气除满之力,厚朴大黄汤实不及厚朴三物汤。《方剂学》考证厚朴一尺约为今制6寸9分,《陕西日报》载汉一尺=23.1cm。而我们认为,厚朴一尺不应少于大黄六两。

天津、北京发现,外伤、失血、中毒所致的"急性呼吸窘迫综合征"(ARDS),极似阳明腑实喘满证,主要病理改变为肺内微循环障碍,根据"肺与大肠相表里","六腑以通为用"的理论,选用大承气汤泻下热结,荡涤积滞,通畅腑气,均收到较好疗效,为探索这类危急重症的治疗途径提供了新的启迪。

【拓展】

(1)原文是"胸满"或是"腹满"?"胸满",尤在泾及《金鉴》,均作"腹满"。但据《备急千金要方·卷十八痰饮第六》载"夫酒客咳者,必致吐血,此久饮过度所致也;其脉虚者必冒,其人本有支饮在胸中也,支饮胸满,厚朴大黄汤主之。"可见本条是酒客湿热素盛所致的支饮胸满,没有必要改为"腹满"。

(2)小承气汤证、厚朴三物汤证、厚朴大黄汤证的比较(表13-3)

264

表13-3 小承气汤证、厚朴三物汤证、厚朴大黄汤证的比较

比较 / 方名	小承气汤	厚朴三物汤	厚朴大黄汤
相同点	①方药组成(大黄、厚朴、枳实);②证候:大便秘结,腹胀痛,证实,脉实,体实;③病机:热结气滞;④治法:泻热行气		
主症	下利、谵语为主,有潮热,燥屎	痛而闭为主(腹满痛而大便闭)	支饮胸满证(胸腹满胀,心下时痛),病位最高
病机	实热滞于阳明,热结旁流	气滞热结在肠	饮热互结胸胃
治法	荡热导滞,通因通用	行气除满,泻热止痛	逐饮荡热,行气开郁
主药及药量	大黄为主,朴二枳三,四两黄	厚朴为主,朴八枳五,四两黄	厚朴、大黄为主,朴尺枳四,六两黄
煎法服药量作用	三味同煎,一次服六合	枳朴先煎,后纳大黄,取其气厚而行气导滞之力更强。一次服一升,以利为度	三味同煎,一次服二升,用大黄之意与大陷胸汤同,使饮热从浊道而出

（3）厚朴大黄汤证与大陷胸汤证的比较:①相同点:均有大便秘结,心下痛等实证,水饮与热邪互结的病机,逐饮荡热的功效,大黄六两泻热荡实。②不同点:除上述厚朴大黄汤证的特点而外,大陷胸汤证的特点是:主症乃从心下至少腹硬痛不可近,"心下痛,按之石硬"或项强如柔痉状,舌上燥而渴,日晡所小有潮热,脉沉紧等;病机:热陷胸腹与水饮互结。治法:泻热逐水破结。用药:因逐水破结之力比厚朴大黄汤峻猛,故投甘遂、芒硝(厚朴大黄汤行气开郁之力较强,故用厚朴、枳实)而用大黄泻热荡实。

4.支饮不得息

【原文】 支饮不得息,葶苈大枣泻肺汤主之。方见肺痈中。(27)

【解析】 本条论述支饮壅肺化热的急证实证及其治疗。

所谓"支饮",既是病名,又是病因,其主症是"不得息"。《医宗金鉴》曰:"喘咳不得卧,短气不得息,皆水在肺之急证也"。由于水饮停积胸膈,郁而化热,水热互结,上逆射肺,肺气不利,故肺气愈滞而水饮愈壅,水饮愈是积结而肺气愈是不利。饮壅与气滞互为因果,导致肺失肃降,则症见喘咳气逆,呼吸困难,吐稀涎、胸满,甚则张口抬肩呼吸,以及咽干不饮,脉滑数等。皆总称之为"不得息",此为水饮壅肺之实证,与肺痈初起、喘不得卧的痰热壅肺证相同。

治法:泻肺逐水,护脾和中,使饮热去而肺气利,咳喘平而呼吸自如,肺脾不伤,用葶苈大枣泻肺汤。方中葶苈泻肺开结平喘,佐大枣以扶脾,并缓和葶苈

峻烈之性,使邪去而正不伤,与十枣汤之用大枣,皂荚丸之用枣膏,其意一也。

"支饮"、"肺痈"均用葶苈大枣泻肺汤,二者病不相同,何以均用一方?殊不知肺痈初期,风热与痰涎结聚,壅滞于肺,气机被阻,"喘不得卧";支饮迁延日久,痰浊壅塞于胸中,肺气不利,"不得息"。由于病机相同,所以异病同治,本方仅用于"不得息"之支饮和脓未成之肺痈,凡肺中邪实,证见咳、喘、呼吸困难者,皆可用之。

【拓展】 后世医家见"支饮不得息",多用《千金》苇茎汤治疗(因虑其大枣甘缓壅滞,阻碍痰浊之下行);如见痰热甚者,可再加葶苈泻肺平喘。

5. 支饮呕吐

【原文】 呕家本渴,渴者为欲解,今反不渴,心下有支饮故也,小半夏汤主之。《千金》云小半夏加茯苓汤。(28)

小半夏汤方:

半夏一升　生姜半斤

上二味,以水七升,煮取一升半,分温再服。

【解析】 本条论述支饮兼呕的证治及其预后。

6版教材《金匮要略选读》云"痰饮作呕证治",实指广义痰饮,当然也包括狭义痰饮。2版教材认为,本条是从呕吐后渴与不渴,推测饮邪解与未解,从而决定心下支饮的治法。

沈明宗云:"此支饮上溢而呕之方也。凡外邪上逆作呕,必伤津液,应当作渴,故谓呕家本渴,渴则病从呕去(这里的病是指支饮呕吐患者之饮病,呕去水饮后,胃气复而思津液,当少少与饮之)谓之欲解"。若支饮呕吐患者有渴象,即为向愈之兆。

但若久呕而今反不渴者,则知水饮不仅停留于胃,又停滞于心下,膈间支饮并未消除(当与后条膈间有水互参)。因心窍为舌,舌本为支饮所浸淫,则舌不干燥,故不渴,"心下有支饮故也",心下肺位,既包括膈间,也包括胃上脘在内,"心下有支饮"一句是产生呕家不渴的病因病位,故个人看法,《选读》谓"本条论述痰饮呕吐的预后和治法"应据原文改称"支饮"较当。

因此本证的主要病机是支饮滞留心下(膈间及胃),采用蠲饮降逆、和胃止呕的治法,小半夏汤主之。方用半夏、生姜蠲饮散结而开痞,又能降逆以止呕,二药是以开宣上中二焦之阳气,祛寒痰宿饮为其所长,故支饮去而呕自止。

方后谓"以水七升,煮取一升半"乃久煎浓煎法,以减低毒性,因其半夏畏生姜。若因生半夏中毒引起腹中灼痛,口干舌燥等症状时,可急嚼鲜生姜少许,患者即感香润可口,腹痛立止。本方半夏一升折今120g,且生用,而姜春华经验,半夏生用入汤剂不但完全无毒,且疗效高于制半夏,可供参考。

这里举一例《中医杂志》1980年第7期记载的医案,来说明本方治呕的速效:王某,女,53 岁,退休工人,1963 年 5 月 10 日初诊,眩晕 3 天,呕吐频繁,呕吐物俱是清水涎沫,量多盈盆,合目卧稍转动便感天旋地转,自述每年要发数次,每次发作长达月余,痛苦不堪,西医诊断为"内耳眩晕症"。刻诊见形体肥胖,苔薄白而腻,脉沉软滑。此水饮停胃。浊邪僭上,清空不清。法当和胃化饮,饮化浊降则诸症自除。处方:制半夏 12g,生姜 10g,2 剂。5 月 13 日复诊:眩晕、呕吐均止,原方加茯苓 12g,续服二剂,并予丸方(二陈汤加白术、姜汁泛丸)常服以求巩固,追访 2 年未发作。

【拓展】

(1)小半夏汤适应证:以频吐清水涎沫而不渴为其特征(需注意此与吐酸苦为肝胆之火上冲者不同),且多兼头眩,眉棱骨疼痛,口淡,舌质淡,脉缓滑等。或治疗痰阻络脉证(颈项强直、头不能左右摆动、四肢麻木、一身沉重),有重用鲜半夏半斤,生姜 50g 而获效者(先煎半夏 2 小时,后入生姜煎半小时)。此外,亦可见支饮主症(咳逆倚息之类)。还需注意用半夏有三禁,即渴家、汗家、血家禁用。

(2)小半夏汤的临床加减:①寒盛加丁香、吴茱萸;热加黄连;便秘加大黄。②干呕噫气,哕而手足厥属气滞加橘皮;似呕不呕,似喘不喘,似哕不哕,心中愦愦然无奈者,为饮停胸胃,将生姜捣汁,冲入小半夏汤内。③如干呕,吐涎沫,此为寒甚,干姜易生姜以温胃散寒。④若因恶阻而呕吐不止,兼气虚者,再加人参益气补虚。⑤如呕吐涎沫而喘满者,此寒饮聚胃关肺,加茯苓导饮下行。⑥如兼彻夜难眠,去生姜,加秫米燥湿涤饮,或可用苡仁 30g 代秫米,即半夏秫米汤之意也。⑦如兼头痛、干呕吐涎沫,此胃阳虚、寒饮上冲巅脑,加党参、吴茱萸、大枣。⑧虚寒反胃、呕吐涎沫者,再加党参、蜂蜜,可去生姜,即成大半夏汤。⑨如见舌赤心烦、呕吐不止,痰湿化热,胃气上逆,则去生姜,再加竹茹、黄连、枳实。

【原文】 卒呕吐,心下痞,膈间有水,眩悸者,小半夏加茯苓汤主之。(30)

小半夏加茯苓汤方:

半夏一升 生姜半斤 茯苓三两—法四两

上三味,以水七升,煮取一升五合,分温再服。

【解析】 本条论述支饮上逆,呕吐、眩、悸的证治。

本条"膈间有水"为致病的主因,故有水性浮动诸证。"卒呕吐"者,乃因膈间水饮偶触寒气犯胃而诱发,水饮上逆而突然发作呕吐,故为兼证与卒证。而"心下痞"和"眩悸"则为主症,因膈间有宿饮,必然导致阳气不布,胃气失降,饮结气滞不散则见"心下痞"满,阴浊水饮上泛而致清阳不升则头目昏"眩";水饮凌心则心下"悸",由于膈间之水尚未影响肺气的肃降功能,故无咳逆倚息等支饮的主症出现。治以小半夏加茯苓汤和胃降逆以止呕,宣阳散寒以利水(引水下行)。该方于小半夏汤中加茯苓利水祛饮,宁心定悸。据临床报道,本方治水饮所致梦游症效亦佳。恶阻呕吐,用伏龙肝水煎服之良。本方加陈皮、炙甘草即二陈汤,可治因痰饮蓄于中焦,足阳明之脉入齿,痰阻经络,滞碍气机的咬牙症。

北京市中医医院经验:在急性肾炎、尿毒症患者,有酸中毒呕吐和不能进食时,常用小半夏加茯苓汤降逆止呕,半夏可用至30g;对糖尿病、电解质紊乱等代谢障碍,及神经性呕吐均有显效。

【拓展】 小半夏加茯苓汤与小半夏汤的比较(表13-4)

表13-4 小半夏加茯苓汤与小半夏汤的比较

方名 比较	小半夏汤	小半夏加茯苓汤
相同点	膈间(或心下)有支饮,呕吐清水或眩的症状。病机:水饮偏寒;治则:散寒化饮	
主症	呕而不渴	卒呕吐而心下痞,眩、悸
病机	先有寒饮而致久呕,寒多饮少	先有水饮,触寒而暴发呕吐,寒饮二者均多
治法	降逆蠲饮	降逆止呕,散寒祛饮,引水下行;因加茯苓淡渗利水,益脾宁心,故祛饮力更强

6. 支饮实证及预后

【原文】 咳家,其脉弦为有水,十枣汤主之。方见上。(32)

【解析】 本条论述咳家有水的证治。

本条和接下来要讲的第33条,着重论述因痰饮引起咳嗽的证治。咳嗽的原因甚多,其临床见证各异。本条所云"咳家"之"咳",既不同于外感风寒之咳,所谓形寒饮冷则伤肺者;又不是内伤虚损之咳,所谓阴虚内热,木火刑金者。因为外感风寒之咳,其脉必浮;内伤之咳,其脉多数。本条之脉,不浮不数,而呈弦象,为水饮内阻所致。病程迁延日久,谓之咳家。咳而脉弦,脉弦为水,知为水饮渍于肺也。故用十枣汤以峻下其水。

【原文】 夫有支饮家,咳烦胸中痛者,不卒死,至一百日或一岁,宜十枣汤。方见上。(33)

【解析】 本条论述支饮重证的治疗。

支饮之病,有轻重之分。"咳逆倚息,短气不得卧"等证,为支饮常见之证候。本条除上症具备外,症见心烦、胸中痛,为支饮之重证。从"有支饮家"一语而论,说明临床所见,有这类重症,由于水饮久积膈间,有化热之势,故心烦。饮邪阻碍气道,阳气不通,故胸中痛。本证如不发生剧变,虽病程日久,但只要正气尚未甚虚,并非很快死亡,故云"不卒死"。不可断为死证。仍可攻逐其水饮。从此可体现久病未必皆虚之例也。

所以支饮久咳的病机是胸膈支饮上冲于肺,久而不除,则咳嗽不已,治以祛饮止咳,佐以扶正,具体施治时当根据正虚饮积的轻重"随证治之":

(1)若正气不太虚者,可用十枣汤急去水饮以固正。

(2)若正虚,水饮不甚而渐成水病,见大小便秘涩,头面身体浮肿者,宜《外台秘要·卷九咳嗽门》许仁则之大干枣三味丸(大枣六十枚擘去核、葶苈子一升熬、杏仁一升去尖皮,诸药合捣如膏,蜜丸),桑白皮饮下之,初服七八丸(每次9g至12g),日服2次,以大便通为度,病重者时令鸭溏佳,至胸痛消失而咳止,取扶正而利气逐饮之意。或用《三因方》十枣丸(陈无择)缓逐其饮。

(3)体虚久咳,可用《医心方卷第九,治咳喉方第一》所载"张仲景方治三十年咳大枣丸方:大枣百枚去核、杏仁百枚熬、豉百三十枚,凡三物,豉、杏仁捣令相得,乃内枣捣令熟和,调丸如枣核,一丸含之,稍咽汁,日二,渐增之,常用良"。本方大枣补土生金,《日华子本草》谓"润心肺,止咳",现代认为有较强抗过敏作用,杏仁利气平喘,豆豉宣表透邪,体虚久咳者宜之。

咳家(第32条)、支饮家(第33条)、悬饮(第22条)等同用一方,因均具有十枣汤的适应证,故同用之以攻逐水饮。

【拓展】

(1)咳家(饮气嗽)的证候及特征:《外台秘要·卷九·许仁则疗咳嗽方一十二首》云:"饮气嗽者,由所饮之物,停澄在胸,水气上冲,冲入于肺,肺得此气,便成嗽,久而不除,渐成水气,若作此病。亦难疗之……其状亦不限四时,昼夜嗽不断,遇诸动嗽物,便致困剧,甚者乃至双眼突出,气即欲断,汗出,大小便不利,吐痰饮,涎漩沫,无复穷限,气上喘急,肩息。每旦眼肿不得平眠。"且独见有水饮的弦脉,与有外感的浮脉和肺痿的数脉应加鉴别。

(2)医案举例:余某,女,60岁。咳嗽十余年,白天不咳,每晚临睡前剧烈干咳,但只需饮冷水一杯,其咳渐止,一夜安然无恙。若不喝冷水,则大咳不止,以致一夜不能安卧,诸药罔效。诊其脉,左手弦细,右手弦滑大。因夜间油灯昏暗,故舌象未诊。处方:甘遂3g、大戟4.5g、芫花3g、大枣10只,水煎服2剂后,所苦若失。8个月后随访未复发。

【原文】 久咳数岁,其脉弱者,可治,实大数者,死。其脉虚者必苦冒,其人本有支饮在胸中故也,治属饮家。(34)

【解析】 本条从久咳患者的脉症判断支饮及其预后。

"久咳数岁",并非指虚劳病的咳嗽,乃因脾肺气虚,水谷入胃不能变化为精微,反而成为饮邪,留恋胸膈,变生支饮。咳唾痰涎不已,若遇外邪则咳嗽加剧。"其脉弱者,可治",因久咳正气已虚,脉象亦多虚弱,为脉证相符。正气虽虚,而饮邪亦微。治疗上则可于扶正之中寓逐水之法,可与肾气丸,《外台》茯苓饮之类可以徐徐收功治愈;若反见"实大数者,死",为脉症不符。正虚而邪盛,欲补

269

其正,有妨于邪;欲攻其邪,有伤于正,故难治。以上对预后的判断,与《内经》"久病脉弱者生,实大者死"的精神完全一致。

"其脉虚者必苦冒。其人本有支饮在胸中故也"进一步说明脾肺俱虚,胸阳不布,不能运化水湿,阴浊痰饮上逆,蒙蔽清阳,故见头部昏冒沉重,眼生黑花。"治属饮家"者,当考虑正虚及支饮两方面,治当温阳去饮,使脾肺转输有权,饮去而冒眩可愈,咳嗽自宁。

【拓展】 此条当与本篇第24、25、30等条文互参,因均属支饮在胸膈中所致。论其治法,若虚实夹杂,饮热互结者,可用24条之木防己汤;眩悸者,可用30条之小半夏加茯苓汤;脉虚而"其人苦冒眩者",可用25条之泽泻汤。又,对原文"实大数者死"应当灵活理解,若病久化热,痰热重者,当清热祛痰;热痰伤及气阴,又当益气养阴,清热化痰。总之,应四诊合参以判断其预后。

7. 支饮病案举例

【原文】 咳逆倚息不得卧,小青龙汤主之。方见上。(35)

【解析】 本条论述支饮兼外寒的证治,为外寒引动内饮的支饮立一解表涤饮法。

本条当与第11条"膈上病痰,满喘咳吐,发则寒热,背痛腰疼,目泣自出,其人振振身瞤剧,必有伏饮"互参。实为第2条支饮的主方,只较之少"短气,其形如肿"症状。

肺主声,在变动为咳。"咳逆倚息不得卧",咳逆气促,只能倚靠椅背喘息而不能平卧。以药测证,其主要病理为水饮滞于内,寒气闭于外,内饮与外寒互相搏击,壅遏肺气,故为内饮重于外寒的支饮咳喘证。治以小青龙汤温饮散寒。

【拓展】

(1)小青龙汤亦属异病同治之方:本篇26条之溢饮,本条之支饮,因均有外寒内饮的病机,故均可用小青龙汤解表发汗治溢饮,温肺化饮治支饮。临床上慢性气管炎急性发作期寒证可用小青龙汤加减,但要注意的是老人用麻黄须蜜炙,防峻发其汗。

(2)关于小青龙汤中五味子与细辛的运用:①徐小圃云"治咳嗽时用五味子,取其五味具备,非只酸收纳气而已。新咳暴咳喜用干姜散寒,不见咳止咳;久咳不止,则重用五味子,若咳不畅快者,乃邪恋肺经,五味子则在禁用之列。痰多加白芥子;顽痰喘咳,历久不化者加竹节、白附"。②陈慎吾认为,用细辛时要防止损伤心气,若左手寸脉弱者,必须慎用,以心气虚故也。小青龙汤中,用细辛6~9g,用量超过药典规定,皆能取效而未尝出事者,以细辛散宣,干姜温中,芍药苦降,五味酸收,相辅相成,专擅温散寒饮故不致出现耗散心气之弊;麻黄附子细辛汤中,细辛、附子同用,散中有补;当归四逆汤中,细辛与当归、大枣同用,皆为防止细辛耗散阳气而设。

270

（3）关于"不得卧"一证："不得卧"一证，《金匮》凡三见："肺痈，喘不得卧"，乃风热病毒，浊唾涎沫壅塞于肺所致，以"咳即胸中隐隐痛"为特点，故用葶苈大枣泻肺汤，泻肺逐邪；"胸痹不得卧"，乃阳虚阴盛所致，以"心痛彻背"为特征，故用瓜蒌薤白半夏汤通阳散结，逐饮降逆；支饮"咳逆倚息不得卧"，属外寒内饮，互相搏击所致，以恶寒、发热、咳喘为主症，故用小青龙汤解表涤饮。

以下从第 36 条至 40 条等五条，是"论述体虚的支饮咳喘服小青龙汤"后，因病情不断变化，医者当随机应变进行救治。也有人认为这是仲景临证医案的忠实记录，充分显示出仲景辨证论治的精神。

【原文】 青龙汤下已，多唾口燥，寸脉沉，尺脉微，手足厥逆，气从小腹上冲胸咽，手足痹，其面翕热如醉状，因复下流阴股，小便难，时复冒者，与茯苓桂枝五味甘草汤治其气冲。（36）

桂苓五味甘草汤方：

茯苓四两　桂枝四两（去皮）　甘草三两（炙）　五味子半升

上四味，以水八升，煮取三升，去滓，分温三服。

【解析】 本条论述下焦阳虚的支饮咳喘患者服小青龙汤后，导致冲气上逆的变证。当用敛气平冲、通阳化饮的桂苓五味甘草汤以缓其急。

小青龙汤是治疗支饮咳喘实证的主方，体现了外散风寒、内蠲水饮的治法。若见下焦阳虚或中下二焦阳气俱虚，纵有寒饮上泛的支饮咳喘，也非本方所宜。若不了解这一原则，一见第 35 条所云"咳逆倚息不得卧"的支饮证，"小青龙汤下已"（有的医家认为，"下"当是"汗"字），即服小青龙汤之后，出现"多唾"，口中涎沫多而喜唾。则正如沈明宗所言"表邪虽退，内饮未消"，是因小青龙汤发表伤阳，水饮未尽而饮气上溢，故见"多唾"。至于 5 版教材所言"痰唾多而口干燥，为寒饮将去之象"，是据 2 版教材和《金匮要略译释》而来，认为与寒饮口渴或"呕家本渴，渴者为欲解"同一病机。个人认为，小青龙汤证本有咳唾清稀涎沫，药后仍见"多唾"，并非向愈之征。而"寸脉沉"，也说明停饮在胸。上焦阳虚，"口燥"且"尺脉微"者，乃因脾肾阳虚，不能温少火以生脾土，则脾不散精（津）上潮于口，非内有实热也，不仅如此，脾肾阳虚，阳气不能外达于四末，则更见"手足厥逆"；中下二焦阳气既虚，失于温煦，血不濡养筋脉，手足之营卫运行迟滞，致"表气虚"（《金鉴》语），亦必见麻木不仁，故有"手足痹"的症状。而特别突出的是有"气从小腹上冲胸咽"的变证，因为冲脉是起于下焦而夹肾脉上行的，今肾阳虚与心阳不足有关，而阴寒水饮之气妄动，所以夹冲脉上冲胸咽，此亦与使用麻黄等温燥之品引动冲气有关，阴盛于下而真阳不潜，格阳于上，故见其人"面翕热如醉状"，即面色忽红忽退，今称"升火"，或可进一步发展为《伤寒论·少阴病》篇的阴盛戴阳证。"时复冒"者，为阴寒水饮上冲太甚，上干巅脑，故有时见头冒目眩。但冲气是时发时止的，冲气一逆，则周身之气皆逆。肾气无

271

权，则不能制敛冲气，当冲气下降时，则饮随气降，"因复下流阴股"（两腿内侧），然而冲气仍有上冲趋势。"小便难"者，说明冲气有时虽"能还于下焦"，毕竟肾阳已虚，不能化气行水而小便难。结合临床，本条尚有心慌心跳，脉结代，期前收缩等证候。

本条病机特点是：心肾阳气素虚。外寒不重，若用小青龙发散更伤心肾阳气，动摇根本，故肾气失制，引发冲气妄动，水饮随冲气而上下。既为支饮，故其病机当然与胸阳不足，饮凌心肺有关，此乃言其常，而非言其变也。

因此，治其气冲则成当务之急，且"必须兼顾下焦，始为虚实两全之策"。拟敛气平冲、通阳化饮、降逆缓急之法，此乃于小青龙之外另成章法之治。处以桂苓五味甘草汤，方用桂枝辛温通阳以化饮，炙甘草甘温以扶中缓冲，桂甘同伍，"辛甘化阳以平冲气"（加重桂枝至四两，江苏奚凤霖认为，对冲逆证必须重用桂枝 20～30g，以温通心阳而降冲逆）；茯苓健脾利饮，导水邪从小便而去（尤在泾云"桂枝得茯苓，则不发表而反行水"）；五味子酸温入肝，间接治冲任，收敛散漫浮逆之阳气，敛气归元而养肾补心，且与甘草同伍，又有酸甘化阴之功，"使虚阳不致上浮"。这样阳气温通，阴气和调，冲气得平。此方正如《金鉴》所说："虽阴阳表里俱虚，然属误汗寒热错杂之坏病。故与茯苓桂枝五味甘草汤，先通阳和阴，俟上冲气平，再议他法也。"

【拓展】

（1）小青龙汤变证不限于桂苓五味甘草汤证一种：证之临床，有"气阴两虚之人见小青龙证，投药后可见大汗出，胸闷咳喘加重，乃亡阳之兆，急投大剂真武汤温阳救逆"的病案如下：

陈源生回忆说：我有一婶娘孀居有年，素患饮疾，时感外邪，其证恶寒无汗，头身疼痛，胸闷咳喘，脉浮，既不缓亦不紧。再三思之，辨证为外感风寒，内停水饮，开了一张小青龙汤原方。哪知药未尽剂即大汗出，胸闷咳喘加重。叔祖父闻讯来诊，急投大剂真武汤救之。我当时还不明白错在什么地方。叔祖父说："误在诊断不详，虚实未分。汝婶素多带下，阴精暗耗，兼尺中脉微，证属气阴两虚"，凡见此证此脉断不可汗，仲景早有明示。小青龙汤虽有芍药、五味之缓，亦难任麻、桂、细辛之峻，加之药量过重，错上加错。程钟龄有云'当汗不可汗，而又不可以不汗，汗之不得其遂以误人者'，正此之谓也。汝虽读《医学心悟》，却未彻悟。初诊若能以扶正解表、理气豁痰之参苏饮治之倒颇为合拍。我回答说："婶娘是老辈，不便询其经带，尺中脉微，并未细切，既然初治药量已病过重，为何真武又须大剂？"叔祖正言斥之曰："胸中易了，指下难明，切脉不真倒未可厚非。但是'妇人尤必问经期，迟速闭崩难意断。'《十问歌》忘记了吗？老辈就该舍去问诊吗？治病岂能分亲疏？汝婶初治以重剂辛温解表，是犯虚虚之戒；药后大汗出，已有亡阳之兆，必得重剂真武救逆而冀安，所谓'无粮之师，贵在速战'，用药的轻重,当权衡病之浅深、虚实及传变而慎所从违之。"

(2)关于本条病机的不同看法:《高注金匮要略》云:"小青龙本为发汗之剂,汗乃心液,汗出而膈气上空,则在下之气上凑,而发为冲气"。故段光周认为本条误汗心阳受伤,心阳不足以镇压下焦水饮之邪,是形成水气循冲脉上凌于心胸阳位的主要关键,用桂苓五味甘草汤目的在上振心阳,下渗水饮,兼敛浮阳,此说可供参考。

(3)本方为何不用白术? 苓桂术甘汤之白术,有冲气从脐下上冲者忌用。因桂苓五味甘草汤纳气冲,方名不曰苓桂术甘加五味子汤,说明白术不可用,而五味之必用。本草载,白术有动气者忌服,动气即冲气也。少腹有形而动者谓之动气,无形而喘者谓之冲气,实一病也。仲景对痰饮之有冲气自少腹上逆者,去术加味,另成一方(程门雪《金匮篇解》)。

(4)本方的临床应用:据报道,本方证病机均有气机逆乱,发为冲气。故上行则出现冲气病、气厥、哮喘、慢性支气管炎、胃痛;下行则有足冷、腿疼、坐骨神经痛。故以平冲降逆之桂苓五味甘草汤治之,均收显效。

(5)"其面翕热如醉状"与"阴盛戴阳"的异同? 二者均系阴盛格阳,真寒假热证。但前者轻,后者重。叶天士谓:"戴阳之红,红白娇嫩带白,语言无力,纳少胸闷,渴欲饮水,或咽痛而索水,至前复不能饮;肌表虽火热而重按则不热,或反觉冷,或身热反欲得近衣,且两脚必冷,小便清白,下利清谷(亦有大便燥结者),脉沉细或浮数,按之欲散,是宜温热之剂,须凉服;以其类以求之也。"用方:少阴虚寒阴盛戴阳,白通汤(《伤寒论》第314条),下利不止,厥逆无脉,干呕烦者,白通加猪胆汁汤(葱白、干姜、附子、人尿、猪胆汁)回阳破寒,宣通上下,佐以咸寒苦降,引阳入阴;而"其面翕热如醉状"仅是心肾阳虚患者服用小青龙汤后的变证之一,故用敛气平冲法治疗。

(6)唐容川认为后世四磨汤取自桂苓五味甘草汤方意:"然冲为气街,气根于肾,血海即丹田,肾气之所藏也。若冲脉夹肾中虚阳,上逆喘急者,宜用四磨汤调纳逆气,是仲景桂苓甘草五味汤意。但仲景用桂枝化膀胱之寒水,谓气从少腹,上冲咽喉,面热如醉,或热流于两股,或小便难而昏冒,忽上忽下,如电光之闪灼无定,乃阴盛格阳而阳气飞越,故以辛温化之。今系失血,阴气既伤,再用桂枝,岂不犯阳盛则毙之戒,故用沉香代桂,以纳浮阳,而即用人参以滋阴,沉香直走下焦,乌药(及槟榔)治膀胱肾间之气。冲为血海,居膀胱肾间之地,治阳明者,治其末,治膀胱肾间者,是治其本也。若肾中阴气大虚,而冲阳不能安宅,则用四磨汤加熟地、枣皮、山药、五味、枸杞子滋阴配阳以安之。若其人素有水饮,格阳于上,因而动血者,仲景桂苓甘草五味汤又为对证。"(《金匮要略浅注补正》)

四磨汤主治七情所伤肝郁气逆,证见胸中烦闷,上气喘急为主(胃神经官能症、肠肌痉挛、哮喘),有下气降逆,行气宽胸的作用。唐氏所论,说明时方多源

273

于经方也。

【原文】 冲气即低，而反更咳胸满者，用桂苓五味甘草汤，去桂加干姜、细辛，以治其咳满。(37)

苓甘五味姜辛汤方：

茯苓四两　甘草　干姜　细辛各三两　五味子半升

上五味，以水八升，煮取三升，去滓，温服半升，日三服。

【解析】 本条论述冲气虽平而支饮复动变为咳嗽、胸满者，则采用温阳蠲饮的苓甘五味姜辛汤以止咳去满。

若服桂苓五味甘草汤后，"冲气即低"，平静而不上冲，"而反更咳，胸满者"，说明胸膈伏留寒饮未尽，胸阳未复，而支饮又发，寒饮随之上逆冲射于肺所致。故其治法为温阳蠲饮，散寒泄满，处苓甘五味姜辛汤方。

桂枝加桂汤、桂苓五味甘草汤均用桂枝平冲降逆。因冲气已平，故不再用桂枝温肾化气以降其冲气，而是在桂苓五味甘草汤的基础上，去掉桂枝。因主症在于咳、满，故取干姜之守而不走，既能温中阳，又能除肺寒以化痰，《本经》主治胸满；用细辛之辛温走而不守，既能散沉寒，又能祛伏匿之寒饮，《本经》主治咳逆。总之，加干姜、细辛的目的，在于温中上二焦之阳而散寒饮，是专门针对咳嗽胸满症而设。此即所谓"药随证转"也，且本方姜辛味同用，开阖相济以镇咳，正是仲景配伍之独到处，亦为后世治寒饮咳喘之所本。

本方特色正如教材所言，为化饮而无麻、桂之燥，祛邪而无伤正之弊，较小青龙汤缓和得宜，为与小青龙汤媲美的又一治饮名方，是治疗支饮体虚者的基础方。

【拓展】 关于干姜与五味子的配伍及临床运用：干姜、五味子，一散一收，温肺镇咳，对痰饮咳喘的治疗起很大作用。因饮为阴邪，易痹阻胸阳，犯肺作咳，故借用干姜辛热之性，宣其阴霾之气。复以五味子敛肺之逆气，固耗散之真气。五味子与干姜配伍，确有相得益彰之效。此即《内经》所谓"以辛散之，以甘缓之，以酸收之"之意。

临床运用：如肺寒停饮偏重，则干姜之量需倍于五味子；如久咳肺虚，则五味子之量需酌情加重，甚至倍于干姜。

【原文】 咳满即止，而更复渴，冲气复发者，以细辛、干姜为热药也。服之当遂渴，而渴反止者，为支饮也。支饮者法当冒，冒者必呕，呕者复内半夏，以去其水。(38)

桂苓五味甘草去桂加干姜细辛半夏汤方：

茯苓四两　甘草　细辛　干姜各二两　五味子　半夏各半升

上六味，以水八升，煮取三升，去滓，温服半升，日三服。

【解析】 本条论述下焦阳虚的冲气上冲与支饮饮气上逆的鉴别，以及服苓甘五味姜辛汤后复变呕、冒的证治。因其病本是阳虚寒饮,故再加半夏降逆涤饮,用苓甘五味姜辛半夏汤治疗。

本条分两部分讲述,第一部分是从渴与不渴辨别冲气与饮气。

"咳满即止",是服用苓甘五味姜辛汤后,寒饮得姜辛之温散,不再射肺,故咳满之症缓解。"而更复渴,冲气复发者",是因苓甘五味姜辛汤过于辛热,转从燥化,伤津口渴。特别是"以细辛干姜为热药也",加之用量过重而致。加上动其冲气,又可复发心肾阳虚的冲气上冲证,本宜用第 36 条的桂苓五味甘草汤敛其冲气。"服之当遂渴",继续服苓甘五味姜辛汤,则应当口渴不止,今再服热药,"而渴反止者",即稍见口渴而停止,应渴而不渴,故称之曰"反"。究其病因,"为支饮也"。此与本篇第 28 条"呕家本渴,渴者为欲解,今反不渴,心下有支饮故也,小半夏汤主之",其意相同。

本条第二部分言饮气上逆的特征及其治法。

"支饮者,法当冒,冒者必呕"是什么原因呢? 乃因心下支饮,浊阴上逆,胃膈气虚不能制约所致。故冒眩与呕为饮气上逆的特征(无伤寒表证,另有喘、悸、面目浮肿等症状)。

从眩冒一症怎样来辨别冲气与饮邪以及饮邪上逆呢? 支饮与冲气,均有眩冒之症,但有区别。支饮上逆者,必有眩冒之症,由支饮所致的眩冒,因饮邪犯胃,必有呕吐之症,故云"冒者必呕";冲气上逆者,亦有眩晕之症,但冲气上逆引起眩冒,无呕吐症。总之呕与不呕,是眩冒辨饮邪与冲气的关键。饮邪引起昏眩、呕吐者,用苓甘五味姜辛汤加半夏去胃中之饮,体现温阳散寒,降浊祛饮的治法。

苓甘五味姜辛半夏汤即苓甘五味姜辛汤加半夏一味,去水降逆止呕,扶助中阳使脾胃转输有力,升降有权,呕冒诸症自解。但苓甘五味姜辛汤中姜辛为三两,本方减为二两,能收化饮祛邪之效,而无躁动冲气之弊。仲景于药量的增损,与该病病机吻合,可谓丝丝入扣也。

我曾治一老人声哑咳喘 1 周,前医用麻杏石甘汤加味无效,实因寒饮阻滞肺胃,闭塞声带所致,投本方再加麻黄散寒宣肺,木蝴蝶开音止咳,2 剂而愈。

【拓展】 饮气上逆的气冲与下焦阳虚的冲气的比较(表 13 - 5)

表 13 - 5 饮气上逆的气冲与下焦阳虚的冲气的比较

病证比较	支饮饮气上逆的气冲	心肾阳虚的冲气
相同点	均有饮邪上冲引起昏冒、目眩症状,故同用茯苓、五味、炙甘草健脾化饮、敛气平冲	
病因 病机	支饮停于胸膈或胃脘,饮邪上逆	心肾阳虚,寒饮随冲脉妄动

续表

病证 比较	支饮饮气上逆的气冲	心肾阳虚的冲气
主症	法当冒、不渴而必呕、咳满	气从小腹上冲胸咽,渴而不呕,时复冒、小便难,冲气明显,无咳满或不明显
治法	温阳散寒,降浊祛饮	敛气平冲,通阳化饮,降逆缓急
处方	苓甘五味姜辛半夏汤	桂苓五味甘草汤

以上说明,桂枝是治疗心肾阳虚冲气的主药。

【原文】 水去呕止,其人形肿者,加杏仁主之。其证应内麻黄,以其人遂痹,故不内之。若逆而内之者,必厥,所以然者,以其人血虚,麻黄发其阳故也。(39)

苓甘五味加姜辛半夏杏仁汤方:

茯苓四两　甘草三两　五味子半升　干姜三两　细辛三两　半夏半升　杏仁半升(去皮尖)

上七味,以水一斗,煮取三升,去滓,温服半升,日三服。

【解析】 本条论述脾气虽复而肺卫气滞变肿的证治及其用药禁忌。宜再加杏仁以利肺气,用苓甘五味姜辛半夏杏仁汤治疗。

本条前三句论述肺卫气滞变肿的证治。服前方后,中焦脾胃之气渐复,故"水去呕止",然而又见"其人形肿者",是肺气虚滞,故徐忠可云"肺气已虚不能遍布,则滞而肿"。表气未宣而卫气不能外达皮毛,肺气不得宣降,失其清肃下降之能,不能通调水道下输膀胱,水气泛溢于皮肤,故见身肿(有轻度的肺水肿或肺气肿)。当然这与反复咳喘有密切关系。支饮"其形如肿"与本条"其人形肿"近似,但有所不同:前者"形如肿",论支饮之外候;本条"形肿",是因肺卫气滞不通,余邪未尽,饮迫于肺所致。

本条病机责之于肺气虚滞,表气失宣,宜前方"加杏仁主之",辛开苦泄,宣导肺气,外散水气。肺为水之上源,故肺气利,则使气降水行,寒饮得散而形肿自消,共达温阳散寒,利肺蠲饮之效,以苓甘五味加姜辛半夏杏仁汤治之。该方特点是温而不发散,利气而消肿,气行则水行。常用于老年慢性支气管炎,血虚形肿者,亦可用杏仁。

本条后半部分是阐述不应内麻黄的用药禁忌及其机制。

《水气病》篇第18条谓"腰以上肿,当发汗乃愈"。第23条治风水有越婢汤,第26条有"水,发其汗即已"之文。本篇第2条言溢饮有"身体疼重",溢饮之水在皮肤可以发汗,故第23条有大小青龙汤治之。而本条有"其人形肿",为表气未宣,水气泛溢,故曰"其证应内麻黄",以发汗消肿,使水随汗出而解。但

276

是为何又不加麻黄呢？仲景自释曰："以其人遂痹,故不内之",是因支饮虽饮留胸膈,有水气留滞分肉经络而见"其人形肿"。似乎可以发汗,但此条仍有第36条所具备的"寸脉沉,尺脉微,手足厥逆……手足痹"等气血虚痹之证,故不能加用麻黄,只宜原方中加一味杏仁利气消肿便可以了。"若逆而内之者,必厥,所以然者,以其人血虚,麻黄发其阳故也"是进一步阐述血虚患者误用麻黄后的副作用。因麻黄为发汗峻药,而汗乃心液,为血所化,血汗同源。所以,发汗既能发泄阳气(血中之阳的营气,卫外之阳的卫气)亦能伤耗津液阴血。由于气为血帅,血生于气,血虚而气亦无所附,则导致阴阳气血俱虚,必见四肢厥冷,肢体麻木,故血虚患者"其人形肿者",忌用麻黄发汗。

又,麻黄在小青龙汤中并不占绝对主导地位,干姜、细辛、五味、半夏才是该方的核心,故叶天士用小青龙汤往往去麻黄,其因实源于此。这里要注意的是,本方中的干姜、细辛又恢复到了三两,仍不忘温化寒饮。

【拓展】

(1)血虚忌汗法:《内经》云:"夺血者无汗",衄家、亡血家、尺中迟者,均不可发汗。血虚这类人慎用辛温发汗,违之则厥,而后世养血解表法则是其发展。

(2)五味子酸敛碍湿,影响水道通调,虽有姜、辛之开,但若见有水肿患者,仍不宜多用。

(3)治痰饮当佐以行气顺气药:仲景在痰饮方中加杏仁行气顺气,以及本篇第18条厚朴大黄汤之用厚朴、枳实治支饮等,所用气药均有相得益彰的效用。叶天士治痰饮也多加杏仁、陈皮、枳实等;支饮、悬饮加入杏仁、旋覆花、桔梗之类,使气行则饮动,更有助化饮。中国医学科学院陕西分院中医研究所所制"痰饮丸"(苍术、白术、干姜、附片、肉桂、炙甘草、白芥子、苏子、莱菔子)中的三子养亲汤顺气化痰的作用等,无不是受本条仲景用杏仁行气化痰之启示。

(4)个人临床体会:痰饮与水气病,在化饮利水的同时必用行气药。我曾治某男,39岁,肝硬化腹水,用方药中老师验方苍牛防己汤(苍白术各30g,川怀牛膝各30g,汉防己30g),扶脾疏肝,活血行水,再加香附、佛手片,药后自觉腹胀减轻,二诊时加用鳖甲软坚散结,但未用香附、佛手。三诊时患者说腹胀如故。盖此一加一减,既滋阴碍湿,徒利水活血而不行气,水气何以得去?遂将原方再加香附、槟榔、厚朴之行气消胀药,企望气行则水行。后四诊时果然腹胀顿减,腹水亦消退过半(《金匮辩证法与临床》)。

【原文】 若面热如醉,此为胃热上冲熏其面,加大黄以利之。(40)

苓甘五味加姜辛半杏大黄汤方:

茯苓四两　甘草三两　五味半升　干姜三两　细辛三两　半夏半升　杏仁半升　大黄三两

上八味,以水一斗,煮取三升,去滓,温服半升,日三服。

【解析】 本条为脾虚而支饮未尽,兼胃热上冲、水饮夹热证的治疗。

"若"字,是承上文而言,谓前证悉具,即咳嗽、胸满、昏冒、呕吐、形肿,又兼有"面热如醉",经常面色潮红,是因连服辛温之剂,饮邪又未尽,而酿生之胃热随阳明经气上熏其面,此与36条所言"其面翕热如醉状"属热势有休止者不同。彼有寸脉沉,尺脉微,手足厥逆,气从小腹上冲胸咽等近乎阴盛戴阳证,因属"浮阳冲气",故药用酸温,以敛气平冲;此条则"其人形肿","面热如醉",热势无休止,可能兼有腹满便秘,舌苔黄腻,脉沉弦或沉数等证候,故曰"此为胃热上冲熏其面",乃水饮夹阳热证。此与表证不解之"面色缘缘正赤者,阳气怫郁在表"有区别。故当温脾蠲饮,清泻胃热,在苓甘五味姜辛半夏杏仁汤化饮的基础上,又加苦寒之大黄以下泻胃热(若无大便秘结,可酌加石膏以清之)。方中虽有姜、辛、半夏之温热,但功在温脾阳而去水饮。此方虽为辛、苦、热、寒并用之剂,但并行不悖,正如徐忠可云:"各自为功,而无妨矣"。凡酒客痰饮体质壮实者,用本方疗效较佳。

【拓展】

(1)《伤寒论》第206条云:"阳明病,面合色赤(即满面通红),不可攻之,必发热。色黄者,小便不利也。"是因阳明病热郁于经,不能宣泄而熏蒸于上所致,经热虽盛,但腑气未实,必无腹满、潮热、便秘等症,故不可攻下;本条面热如醉,是因胃热上冲,而非表邪怫郁,故加大黄以利之,二者应予区别。

(2)虚阳外浮与胃热上熏的鉴别(表13-6)

表13-6 虚阳外浮与胃热上熏的比较

类别 \ 证型	虚 阳 外 浮	胃 热 上 熏
病机	素体阳虚,误服辛散药,导致寒饮并冲气上逆,虚阳外浮	素体阳旺,或过服辛热,饮邪未尽,水饮夹胃热循经上熏于面
证候特点	其面翕热如醉状,热势不甚,发作有休止。伴见气从小腹上冲胸咽,手足厥逆而痹,小便难,时复冒,寸脉沉,尺脉微(36条)	面热如醉,热势较甚,且无休止,伴见形肿、腹满、便秘,舌苔黄腻,脉象沉弦等(40条)
治疗	温阳化饮,敛气平冲,桂苓五味甘草汤为主方	温化饮邪,苦寒泻热,苓甘五味姜辛半杏大黄汤为主方

(3)对第35条至第40条的归纳:①以上六条反映了仲景运用辨证论治的原则性与灵活性,既要治病求本(阳虚寒饮),又要照顾其标,证变法变,药随证转,随机应变。此与《绪言》所引唐容川谓仲景用药之法"全凭乎证,添一证则添一药,易一证亦易一药"是一致的。以上六条具体用药规律是:五味子、细辛、干

姜是治阳虚寒饮之要药,也是组成小青龙汤的核心;血虚病人,麻黄当慎用;肾虚气冲时,桂枝(今用肉桂)必用;水饮呕吐,必用半夏;血虚见形肿,预防麻黄发生副作用时,可代之以杏仁;胃热上冲可加大黄(当参考其他脉证)。临床治支饮,无论在哪一阶段,除姜辛味而外,桂枝、茯苓、半夏均多常用。②小青龙汤中姜、辛、味的疗效分析:以上六个处方,除36条的桂苓五味甘草汤而外,均有姜、辛、味同伍。

干姜辛温,温而不散,守而不走,有温脾肺、止咳满之效。凡中焦阳虚,肺气虚冷,咳唾痰沫清稀者宜之。

细辛,辛温而散,走而不守,有祛痰止咳定痛之功,凡沉寒痼冷以及伏匿寒饮,咳吐涎沫稀薄而唾出不利者宜之。

五味子酸温,有补肾敛肺止汗之效。凡痰少或干咳、喘咳甚者宜之。因有酸涩敛痰之弊,见咳痰不爽者,当减量,不能超过温肺化饮的干姜,否则无效。五味子与姜辛同伍,尤能制约姜辛之辛温而不耗伤精气,使寒饮去且固护元阴元阳,其相互制约,用于广义痰饮、阳虚寒饮,其效尤捷。

姜味同伍的理论依据:《本经疏证》曰:"《伤寒论》中,凡遇咳,总加五味子、干姜,岂不嫌其表里无别耶?曰:经云,脾气散精,上归于肺,是故咳虽肺病,其源实主于脾,惟脾家所散上归之精不清。则肺家通调水道之令不肃,后人治咳,但知润肺消痰,殊不知润肺则肺愈不清,清痰则仅能治脾,于留肺者,究无益也。干姜温脾肺,是治咳之来路,来路清,则咳之源绝矣。五味使肺气下归于肾,是开咳之去路,去路清则气肃降矣。合两物而言,则为一开一阖,当开而阖,是为关门逐贼,当阖而开,则恐津液消亡。故小青龙汤、小柴胡汤、真武汤、四逆散之兼咳者,皆用之,不嫌其表里无别也"。邹氏此言,宜反复玩味。

(4)小青龙汤等六首方剂的比较(表13-7)

表13-7 小青龙汤、桂苓五味甘草汤、苓甘五味姜辛汤、苓甘五味姜辛半夏汤、苓甘五味姜辛半夏杏仁汤、苓甘五味姜辛半杏大黄汤的比较

比较 方剂	主要证候	病因病机	治法	药物
共同点	咳逆倚息不得卧	阳虚寒饮	温阳化饮	五味子、甘草
小青龙汤	另有恶寒发热、头身疼痛等表证	内饮外寒	温饮散寒	麻黄、桂枝、细辛、干姜、五味、半夏、白芍、甘草
桂苓五味甘草汤	寸脉沉、尺脉微,手足厥逆而痹,气从小腹上冲胸咽,其面翕热如醉状,小便难,时复冒	心肾阳虚,水饮随冲气而上下妄动	敛气平冲,通阳化饮,降逆缓急	药从方见

279

续表

比较\方剂	主要证候	病因病机	治法	药物
苓甘五味姜辛汤	冲气即低而反更咳胸满	支饮复动	温阳蠲饮，散寒泻满	药从方见
苓甘五味姜辛半夏汤	咳满、冒呕、不渴、无伤寒表证	阳虚寒饮饮气上逆	温阳散寒，降浊祛饮	药从方见
苓甘五味姜辛半夏杏仁汤	手足痹，其人形肿，面目浮肿	阳虚寒饮，肺卫气滞	温阳散寒，宣降肺气	药从方见
苓甘五味姜辛半杏大黄汤	更加面热如醉	水饮未尽，胃热上冲	温脾蠲饮，清泻胃热	药从方见

280

第十四章
消渴小便不利淋病脉证并治第十三

【概念】 这一篇涉及三个病证，包括消渴、小便不利和淋病。我们先来看它们的概念。

关于消渴病名，始见于《内经》，计有十余处，又称"消瘅"，而且有简要的病机、治法、用药。如《素问·阴阳别论》"二阳结，谓之消"，责之阳明燥气独盛，故饮水过多。如《素问·奇病论》云："有病口甘者……名曰脾瘅……此人必数食甘美而多肥也，肥者令人内热，甘者令人中满，故其气上溢，转为消渴，治之以兰，除陈气也"（消渴由脾瘅转变而来，用佩兰治之，能除陈腐肥甘不化之气）。叶天士在《温证论治》中说"又有舌上白苔黏腻，吐出浊厚涎沫者，其口必甜，此为脾瘅。乃湿热气聚，与谷气相搏，土有余也，盈满则上泛。当用佩兰叶，芳香辛散以逐之"（转引自《吴医汇讲》）。

早在《内经》就对消渴作出了上、中、下消的分类，上消见于《素问·气厥论》所谓"心移热于肺，传为鬲消"，中消见于《灵枢·师传》所谓"胃中热则消谷，令人悬心善饥"，下消见于《素问·刺热》所谓"肾热病，……苦渴，数饮身热"以及《灵枢·邪气脏腑病形》篇所说"肾脉……微小为消瘅"。

消渴有病与证之分，各有其特殊的临床表现，应加以区别。归纳消渴病的症状特点是：三多一消（多饮、多食、多尿、消瘦）一甜（小便有香甜气）。病机特点是肾虚胃热（《金匮要略》提出）；消渴证分两种情况，一为仅有多饮，而无多食、多尿和消瘦，二为多饮、多尿（夜尿为多、尿色清白）但尿不香甜，"蚁不争聚"，且不多食，常见于脾肾阳虚患者，或西医之"尿崩证"，亦属中医消渴证范围。《金匮要略》所述，既包括了消渴病，也包括了以渴饮为主要症状的疾病，但以前者为主，其治法为后世奠定了基础。

小便不利是一个临床症状，可表现在许多疾病的过程中。从本篇内容看，涉及的面很广，时病和杂病中一些小便不利为主的病证，均包括在内。

值得大家注意的是，本篇原本名"小便利"，《选读》《讲义》顺从《衍义》《心典》等注本改作"小便不利"。对此，李今庸《读古医书随笔》提出不应改为"小便不利"。他的理由一是认为王叔和《脉经》卷第八本篇称"平消渴小便利淋脉证"，《医统本》（1601年）、明赵本等均是；二是不能认为"小便利"不是一个病，《诸病源候论》中载有"内消候"和"小便利多候，谓内消病者不渴而小便多是也"，"小便利多者，由膀胱虚寒……不能温其脏，故小便白而多"，证明"小便利"

一病的确实存在;三是本篇文蛤散证是消渴病独现,蒲灰散证是淋病独现,肾气丸证是消渴、小便利二病并现;四是本篇淋病包括"小便不利",文中"小便不利"也包括"淋病",有重复之嫌。此种说法可供大家参考。

再来看淋病,淋病是指病人小便不畅,尿时淋漓涩痛为主的病证。从证候和病理的变化,又可分为石淋、血淋、膏淋、气淋、劳淋五种,本病多与肾和膀胱有关。本篇主要论述了五淋中的石淋和血淋,为后世治疗淋病奠定了基础。

【消渴的病因病机】 本篇我们要重点学习"消渴"的内容,因此详细讲解一下消渴的病因病机。

关于消渴病的致病因素,《灵枢·五变》已认识到饮食不节、胃肠热结、情志失调、气血瘀滞、五脏虚弱等五种致病因素。

根据消渴在证候和病理变化上的不同,可以分为上消、中消、下消。上消主肺,其特点为渴而多饮,其病机多为肺胃津伤;中消主胃,其特点为消谷善饥,其病机多为胃热气盛;下消主肾,其特点为渴而多饮,小便频数有膏脂,其病机多为肾气亏虚。

中医学对消渴病"小便至甜"早有认识:早在唐天宝十一年,即公元 752 年《外台秘要》一书曾引李郎中曰:"消渴者,原其发动,此则肾虚所致,每发即小便至甜……腰肾既虚冷,则(精气)不能蒸于上,谷气则尽下为小便者也,故甘味不变",可见,肾虚失固则水谷精气从小便尽下为"小便至甜"的主要病机。

【三病合篇意义】 张仲景之所以把这三种病证放在一起讨论,主要是由于这些疾病大都涉及口渴和小便的变化,而且主要病变也都在肾与膀胱,其列出的治法与方药有的也可以互相通用,故合为一篇讨论。

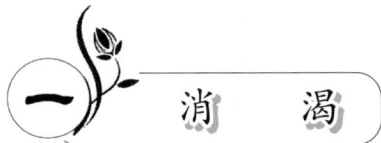

一 消 渴

(一)厥阴病消渴症

【原文】 厥阴之为病,消渴,气上冲心,心中疼热,饥而不欲食,食即吐,下之不肯止。(1)

【解析】 本条论述厥阴病的消渴不宜使用下法进行治疗。本条是《伤寒论》厥阴病篇的提纲,因亦有消渴症状,列于此,亦便与杂病中的消渴病相比较。

"厥阴之为病"是由于伤寒失治,病邪由太阳传至厥阴而表现为两种类型:一为厥热胜复(有热化寒化,气郁证),一为寒热错杂(上热下寒)。此条属于后者,由于病邪深入,内热消灼肺胃津液,故需饮水自救,渴而消水,饮水虽多但小便少,谓之"消渴"症。

"气上冲心,心中疼热"者,是因足厥阴肝经循小腹上络于心,木火相通,肝经郁热上冲所致,即喻嘉言所云:"母盛则子实,肝气通于心也"。

"饥而不欲食,食即吐蚘"者,胃虚而热客,故饥而不欲食,食入则两热相合,胃气上逆,食入即吐。如因胃热肠寒而有蚘虫,胃虚无食则动,今闻食臭则蚘虫妄动而吐蚘,治当寒温并用,如乌梅丸之类,若误用下法重伤脾胃,则下利不止。

【拓展】 临床上"下之不肯止"常见有两种情况:

1. 寒热错杂证 其人素体阳虚,上有胃热,下有肠寒,寒盛于下而格阳于上,误用下法,则肠胃益虚而下寒加剧,吐下不止,临床可见四肢厥逆,手心不温,欲近衣,干呕或吐涎沫,若有吐蚘,则蚘虫喜动不静,下利物清稀,肛门无热感,舌尖偏红而苔根白腻,可用《伤寒论》359条之干姜黄芩黄连人参汤治寒格吐利证。

2. 邪从热化证 若素体阴虚阳盛,易从热化,肝热乘胃,肠胃湿热内蕴,上下俱热,误用苦寒攻下,湿热乘虚下泄,则成协热下利不止,下利物秽臭,肛门灼热而痛,可见四肢厥逆而手足心热,不欲近衣,多食即吐,口苦口臭,舌尖红而苔根黄,可用《伤寒论》371条之白头翁汤治厥阴热利证。

(二)病机与主症

【原文】 寸口脉浮而迟,浮即为虚,迟即为劳;虚则卫气不足,劳则营气竭。趺阳脉浮而数,浮即为气,数即消谷而大坚,一作紧;气盛则溲数,溲数即坚,坚数相搏,即为消渴。(2)

【解析】 本条论述消渴病(上消、中消)的主症及其病机。

条文第一段论述上消病的形成机制,即从"寸口脉浮而迟"阐述营卫虚竭,心热移肺,日久形成虚劳内热之上消病。寸口脉以候心肺,心主血属营,肺主气属卫,"寸口脉浮而迟","浮",并非表病之浮,因为阴在内为阳之守,阳在外为阴之固,由于心肺之阴不足,不能内守,方导致卫外之虚阳浮而不潜,故浮取大而无力。第二句自释"浮即为虚"者,即是指阳虚气浮之意也,"迟",也并非内寒太甚之迟,而是由于内守之阴血虚乏,不能营灌和健运血脉,故脉沉取则涩而不滑。第三句自释"迟即为劳"者,即指源于劳伤阴血之意也。"虚则卫气不足,劳则营气竭"者,因虚劳损伤营卫,营者水谷之精气,卫者水谷之悍气,今水谷之气不得上充而卫气不足,营阴虚竭,阳气不敛,导致阴虚内热,心热移肺之上消病。

第二段从"趺阳脉浮而数"的脉理阐发中消形成的病机及主症。"趺阳脉浮而数",趺阳以候胃,"脉浮"亦非主表,而是胃中之阳气过盛,故仲景自释曰"浮即为气","数"脉主热,为胃热亢盛。《灵枢·师传》曰:"胃中热则消谷"而善饥,热盛则消灼水谷精微而渴欲饮水,"气有余便是火,水为火迫而偏渗于膀胱,故小便频数;热盛耗津,加之津液偏渗,肠道失润,故大便坚硬"。所以"数即消谷而大坚"。"气盛则溲数,溲数即坚"二句,是强调溲数与便坚的病理变化,二者关系密切,因为胃热气盛而导致消谷多饮,脾又不能为胃游溢转输精气,则胃热逼迫水津直趋膀胱,肾气无所制约而见小便频数。反之,由于小便过多,津液愈加耗劫,则又导致大便坚硬,可知溲数与便坚二者是互相影响的。

最后两句"坚数相搏,即为消渴"是概括消渴病形成的机制。热结太甚,阳亢无制则大便坚,溲数则阴津亏耗,所言大便坚与小便数相互搏结。犹言津液亏耗(阴虚)、邪热炽盛(阳亢)是形成消渴病的主要病理机制。《素问·阴阳别论》云:"二阳结,谓之消"。即指胃肠热结为消渴的主要病因,而本条则尤以胃热亢盛(数脉)为主,故又称为中消,其主症为消渴、消谷、便坚、溲数。此段所论中消,有论有证而无方,陈修园主张用人参白虎汤和脾约丸,可资参考。

至于消渴病总的病位病机,魏念庭作出了精当扼要的解释:"饮多溲多,无补于渴,此消渴之热发于肾,冲于肝,而归结于胃,受害于肺也。"

【拓展】 三消多虚:《灵枢·五变》云"五脏皆柔弱者,善病消瘅(即消渴)",说明消渴虽有虚实之分,但三消之证多虚(以肾虚为主),若与本条第一段互参,亦能说明消渴病的病机与虚劳病有相类似之处,因此《金鉴》认为此条应归于虚劳病篇中。然而从临床来看,在消渴病的中后期,不仅真精枯竭,阳气亦有亏损(尿糖阴性而血糖偏高),也有消渴溲数等症不明显,确有一派虚劳脉证者,故此段为消渴病偏虚的病因。《金匮要略浅述》亦云"卫虚荣竭,应为虚劳之诊,今于消渴见之,即为上消虚证的脉象",治疗方面《金匮心释》认为此段上消可用炙甘草汤。第一段上消主于肺虚与第二段消渴病偏实的病因,互为补充,有所启发。

【原文】 趺阳脉数,胃中有热,即消谷引食,大便必坚,小便即数。(8)

【解析】 本条继续论述中消病机及脉证。

趺阳脉候胃气,数则为热,胃热过盛,脾阴亦伤,所以消谷善饥、烦渴引饮,即"消谷引饮"。胃热液干、肠燥津伤,故"大便必坚"。饮水虽多,但脾失转输,肾失制约,则水液独趋前阴,故"小便即数"。小便愈多而阴精愈耗,虚热愈盛,消谷饮水愈剧。形成消渴病的恶性病理循环。

【拓展】 本条有病机、症状的叙述,但没有提出治则与方药。治疗上程钟龄提出:"治中消者,宜清其胃,兼滋其肾","中消滋肾者,使相火不得攻胃也。"一般可用调胃承气汤加味治之。

(三) 证治

1.肺胃热盛,津气两伤

【原文】 渴欲饮水,口干舌燥者,白虎加人参汤主之。方见中暍中。(12)

【解析】 本条论述肺胃热盛伤津的消渴(包括病与症)证治。

"渴欲饮水"者,"是肺胃热盛,津气两伤之候,盖热能伤津,亦易伤气,气

284

虚不能化津,津亏无以上承",故渴欲饮水以自救。但饮入之水,因其气虚而不能敷布水津,水液反可直趋于下而为小便频数,则津亏不足以润泽脏腑。因此可见形体消瘦,口舌亦失其滋润,患者虽然"渴欲饮水",但仍感"口干舌燥"。

本条类似于后世所说的上消,针对其肺胃热盛,津气两伤的病机,方用白虎加人参汤清热止渴,益气生津。方中石膏甘寒清热为主药,知母苦寒质润,既可助石膏清热,又可滋阴润燥,味苦而不化燥伤津,为本方辅药,人参益气生津,粳米、炙甘草甘润养胃,益脾生津,使寒凉之品不伤脾胃。本条体现了对上消的治法,程钟龄所说"大抵治上消者,宜润其肺,兼清其胃""夫上消清胃者,使胃火不得伤肺也",也是源自本条治法的精神。

【拓展】

(1)白虎加人参汤的适应证及其临床加减:如见烦渴引饮,小便不多,自汗出,壮热,舌质红苔黄燥脉大者,则属阳明热盛伤津的消渴证;如见渴饮不解,消谷善饥,小便频数而甜,不自汗,形体消瘦,舌红无苔乏津,脉数者,则属津气两伤,肺胃热盛的上消或中消病。上述消渴病证,其病变部位均在肺胃,病性皆属热,所以均可以白虎加人参汤治之,异病可以同治,消渴病的临床表现,少见有单纯属上消、中消或下消者,其证候多互见,不能截然分开。

祝谌予认为,凡糖尿病属血糖不降者,在辨证方中可加上人参白虎汤,方中人参可用党参代替,知母、石膏要重用。有人实验发现该方知母、人参混合物中,若知母:人参为 5:9(原方应是 2:1),则降血糖作用消失,而加入无降血糖作用的石膏时,则恢复了降血糖作用,并在一定范围内,降血糖作用随石膏用量的增加而增加(原方石膏一斤,折合为250g)。

西医"糖尿病"属肺胃热盛伤津者,原方可去人参、甘草,加上沙参、麦冬、花粉、石斛、生地、黄精等益气生津、养阴润燥之品,以提高疗效。

(2)同一"舌燥",因病机不同,治法各异,宜舌证合参:《痰饮病》篇第19条"腹满、口舌干燥,此肠间有水气,己椒苈黄丸主之",而本条则谓"渴欲饮水、口干舌燥者,白虎加人参汤主之"。同一舌燥证,前者是水气结于肠间,津液不能布散所致;后者烦渴欲饮,是热灼津伤所致,病机不同,则治法有异。如只强调舌象,忽略症状,就会把"肠间有水气"当成"热灼津伤",则会误治。"渴欲饮水",也见于五苓散证,但五苓散证并非"热灼津伤"引起,而是水寒互结膀胱所形成。可见临床辨证,必须要舌证合参。

(3)人参在不同的方中,作用不同:同一味人参,因其配伍不同,在不同的方剂中,其作用各有不同。如小柴胡汤、理中汤、白虎加人参汤都用人参,但其义不同。小柴胡汤中,人参扶正,使邪气不得复转入里;理中汤中,人参补气健脾,振奋脾胃功能;白虎加人参汤中,人参补气生津,治津气两伤。

2.肾气亏虚

【原文】 男子消渴,小便反多,以饮一斗,小便一斗,肾气丸主之。方见脚气中。(3)

【解析】 本条论述肾气虚的下消证治。

5版教材云:"上消和中消证,大多属热,惟下消寒热皆有。因为肾为水火之脏,内寓真阴真阳。所以肾阴虚和肾阳虚或肾的阴阳两虚均可导致本病",本条所论,是因肾阴虚导致肾阳虚,以及肾的阴阳两虚的下消证,故属"肾气虚"。

这里为什么讲"男子消渴"?是不是女子就不患消渴了呢?并不是这样的。这是因为男子以肾气为主,由于汉代为一夫多妻制,所以男子较女子更易因色欲过度,阴精耗损而致肾气伤(西汉辞赋家司马相如素有消渴病,因卓文君之美色,纵欲寻欢,旧病复发至死)。"消渴"且"饮一斗"者,乃因命门火衰,"不能蒸腾津液以上润",故在上则消渴饮水,饮入于胃,水液要通过脾肺转输和肾与三焦的气化,方能化气以行水,小便正常。若肾阳不足则小便不利,肾气虚衰失去摄纳制约则小便多。今见肾气虚,"又不能化气以摄水",则饮入之水,直趋膀胱而见"小便反多",所谓"反者",有"返"、"还"、"而"之意,但此处当"反而"讲。亦有认为"反"作"又"或"再"解的,饮多,小便又多,再二再三小便,亦通。正如教材所说,"小便反多"是说明热性病大热耗津的口渴,小便必不多,应当小便少,而此条"饮一斗,小便一斗",上则饮水无度,下则小便频数无制,实为肾气虚之消渴病,故其简称为肾消。

治疗上以肾气丸滋阴助阳,以利化气摄水。方中用六味丸以滋养肾阴,而启生液的源头,桂附振复肾阳,以复蒸水的火候,《景岳全书》曰:"善补阳者,必于阴中求阳,以阳得阴助,则生化无穷。"故《医宗金鉴》云:"与肾气丸从阴中温养其阳,使肾阴摄水则不直趋下源,肾气上蒸则能化生津液",何消渴之有呢?譬如釜盖,釜虽有水,必釜底有火,盖乃润而不干。《存存斋医话》谓"柯韵伯先生'气上腾便是水'一语,最足玩味,盖阴气凝结,津液不得上升,以致枯燥,治宜温热助阳,俾阴精上交阳位,如釜加薪,釜中之气水上腾,而润泽有立至者,仲景以八味肾气丸治消渴,亦此义。"肾气丸不名温肾而曰"肾气",不在补火而在生火,正体现了"少火生气"的治法,对后世启发甚大。

肾气虚之下消病,多由素体阳虚或病久伤阴,阴损及阳,肾气衰惫而形成。除原文症状以外,尚可见面色苍白、纳呆食少、皮枯肌瘦、脚肿、阳痿、唇淡、舌质淡、苔少乏津、渴喜热饮、小便清长而甜、脉象沉细无力、尺部尤弱等症状。凡是因肾气不足引起的淋证,小便不利或小便利多,糖尿病,尿崩症后期以及水肿病等,均有良效。临床运用时常随证加减,如可酌加花粉、黄精润燥填精;或加人参、五味子、覆盆子、桂心、鹿角胶等益气温肾。

【拓展】 后世在本条对下消治法基础上的发展:程钟龄说:"治下消者,宜滋其肾,兼补其肺……下消清肺者,滋上源以生水也"。赵养葵用六味地黄丸料一斤,加肉桂、五味各一两,恣意冷饮,对缓解症状有效,或用六味地黄汤合三才汤加减,亦可。实际上均源于张仲景肾气丸治下消的精神。

《名老中医之路·三辑》记载了蒲辅周用茵陈四逆汤治消渴的案例,其子回忆说:"我1964年侍诊时曾见他治一消渴患者,男性口渴引饮,饮而复渴,前后半年,服滋阴清热药如六味地黄、玄麦甘桔等五十余剂无寸效。舌苔黄腻,脉沉弱。先父改用茵陈四逆汤,一剂而渴止大半,三剂而基本痊愈,后用参苓白术散小剂煮服以资巩固。事后先父说'虽舌苔口渴属热象,但服滋阴清热药五十余剂无寸效,加之脉象沉弱,显见阳衰不能蒸腾水气,若果系阴亏,五十余剂虽不能全好,亦必有所进展;前治者虽未见效,都是我的老师,可谓后车之鉴。'放胆用茵陈四逆汤是背水一战,既温中又化湿,湿去热必孤。即使热不去,亦可转属阳明,但实者易治,虚者难为也。"此例亦活用肾气丸温化水气之法也。

3. 燥热伤津

【原文】 渴欲饮水不止者,文蛤散主之。(6)

文蛤散方:

文蛤五两

上一味,杵为散,以沸汤五合,和服方寸匕。

【解析】 本条论述阴虚燥热渴欲饮水的证治。

对原文"渴欲饮水不止者",尤氏解释:"热渴饮水,水入不能消其热,而反为热所消,故渴不止"。但此条症状无停水、水入即吐,又无小便不利,故不属停水所致,而是肺胃燥热损伤津液之消渴证,赵以德认为可用于心热移于肺,转为膈消(上消)之消渴病,故用能清热润燥、生津止渴的文蛤散主治。

文蛤散亦见于《伤寒论》141条(属表寒不解,内有郁热),可与本条互参。

文蛤对消渴病的确有效,《江苏中医》1965年的第11期有报道,某患者,西医诊断为糖尿病已多年,饮水无度,1~2小时狂饮一次,每次约2000~3000ml,查其舌红苔黄,少津,脉数,辨证为燥热伤津,用文蛤散生津润燥,处以文蛤9g,冲服,服后渴势明显减轻,大有半载沉疴,一日豁然之势,遂照原法进剂而逐渐缓解。

【拓展】 历代医家对文蛤散之用"文蛤"的争议:①文蛤即五倍子,以《三因方》为代表。②文蛤治渴饮无效说,以《金鉴》为代表。③文蛤即花蛤,益水制火,利小便说,以赵以德为代表。《金匮要略直解》谓"饮水不止者,则水饮不停。文蛤之咸以润下而止渴。一味独行者,取其气专精,入膀胱而利小便也,"实与赵以德意同。丹波元简《金匮辑义》:"《金鉴》云:五倍子亦名文蛤,按法制之,名百药煎,大能生津止渴,故常用之,屡试屡验也。此说本于《三因方》,百药煎于生津止渴固效矣,然其药出于后者,本条所用,即所谓花蛤也"。我个人比较赞同赵以德、丹波元简的说法。

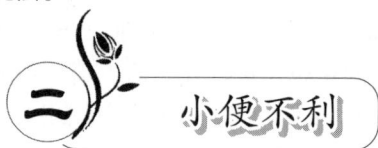

二 小便不利

(一)膀胱气化不行

【原文】 脉浮,小便不利,微热消渴者,宜利小便发汗,五苓散主之。方见痰饮篇中。(4)

【解析】 本条论述水与邪(寒)结的小便不利证治。此条亦见于《伤寒论》太阳病篇71条的下半段,原文大体相同,此不再赘言。

而我认为五苓散为利水专剂,有一3岁男孩,误服胎盘粉等补剂,致头面浮肿,小便不畅,投五苓散加味,一剂而愈;又用本方治脑积水,也有相当疗效。

(二)上燥下寒水停

【原文】 小便不利者;有水气,其人苦渴,栝楼瞿麦丸主之。(10)

栝楼瞿麦丸方:

栝楼根二两 茯苓三两 薯蓣三两 附子一枚(炮) 瞿麦一两

上五味,末之,炼蜜丸梧子大,饮服三丸,日三服;不知,增至七八丸,以小便利,腹中温为知。

【解析】 本条论述上燥下寒的小便不利证治。

"肾主水而司气化",与膀胱互为表里。"膀胱者,州都之官,津液藏焉,气化则能出矣"。膀胱气化由肾所主。今肾阳虚不能化气行水,膀胱气化失职,故出现"小便不利"的主症,而"小便不利者"的直接病因,是"有水气"内停。"其人苦渴"者,因其下焦气化无权,中焦脾胃气弱,气不化津,不能蒸腾津液上潮于口,则燥气独盛于上,故患者以口渴为苦,临床上或可兼见口燥咽干,眩晕失眠,五心烦热等阴虚有热之象,由于"小便不利",渴饮不止,肺不通调水道,脾不行水制水,肾虚不能化水,亦可见"有水气"内停而出现水肿症状,或兼见畏寒肢冷。所以文中"有水气"既可作病因病机,亦可作症状理解,但不宜作病名讲。

从前面的分析我们可以看出本条的病机特点为燥气聚于上,寒气滞于下,脾胃之气虚。因此治疗上应润燥生津(以清润上焦燥热之邪),温阳化气(以通行下焦水道),益脾利水(补中焦脾胃之气虚而行水湿输津液)。方用瓜蒌瞿麦丸。

方中瓜蒌根、薯蓣润燥生津止渴于上,上浮之焰非滋不熄也。茯苓、薯蓣甘淡补益脾胃,输运水津于中,瞿麦、茯苓淡渗导水气外出于下;更以炮附子一味温肾阳而化气,促使肾阳振复而气化有权,水道通行而津液上蒸。所谓下积之冷非暖不消也。方后云:"以小便利,腹中温为知",可见炮附子为本方要药。本方配伍特点:寒润辛温并用,补利兼施,温而不燥,清而不寒,滋而不腻,三焦兼顾,阴阳并补,蜜丸递进,各达病所,各施其能。

【拓展】

1.瓜蒌瞿麦丸的临床配伍及剂量选择 如燥气独盛于上,渴饮严重时,无水肿症状,花粉应倍于附片,以增强生津润燥作用;若渴饮减轻,则花粉用量亦可酌减,因本方病变重点在于肾阳虚与脾气弱,故附片、茯苓、山药的剂量也不可随意减少。

同学们要注意的是,本方不宜用肉桂以代附片,因肉桂为辛甘大热,气厚纯阳,辛散行血之品,本证有上燥之口渴,故不能用大热之肉桂以化气,恐增其燥,而伍以附子壮元阳,肾阳复而气化得行,则诸证可解。陈伯坛《读过金匮卷十九》云:"肾气未动则宜桂,肾气已动则宜附也"。因此本方用附子不用肉桂或桂枝。1976年我在北京全国中医研究班进修时,曾听时振声老师告诫:有医者用肾气丸汤剂,内有肉桂9g,服后患者鼻衄不止,可资借鉴也。

2.瓜蒌瞿麦丸的临床应用及其发展

(1)本方体现清上温下法,凡有"水气",用肾气丸而地黄、山茱萸滋腻碍邪者,或因燥气盛于上不宜辛热桂枝或肉桂者,可用瓜蒌瞿麦丸。故5版教材引《金鉴》云:"亦肾气丸之变制也",并可治消渴病。

(2)慢性肾炎后期出现尿毒症(NPN↑无尿等),上有鼻衄、口腔溃烂,下有肢冷便溏,乃肝火炽烈于上,脾肾阳虚于下者,可用清上温下法。以本方为主,上加清热凉血药(犀角粉之类),下用温阳药;或以济生肾气丸加知母、黄柏亦可。岳美中曾治某病人患高血压肾病小便不利,服本方五剂而小便畅利。

(3)瞿附通阳汤:《浙江中医杂志》1981第3期报道魏长春在瓜蒌瞿麦丸基础上再加椒目、沉香、车前子、淮牛膝,名瞿附通阳汤。用于阳弱气困,水停不行,上喘、中胀、下癃、肢体浮肿,脉迟弱,舌质淡红之慢性肾炎、尿毒症、心源性水肿等,可供参考。

(4)其他:瓜蒌瞿麦汤加玉桂治脾肾虚寒的产后水肿,阴户内收症亦佳。或重用瞿麦治石淋,也有报道。

3.瓜蒌瞿麦丸与五苓散证的比较(表14-1)

289

表 14 – 1　瓜蒌瞿麦丸与五苓散证的比较

方名比较	五苓散	瓜蒌瞿麦丸
相同点	均有渴与小便不利的症状,下焦气化不行的病机,故均用茯苓以利水	
主要证候	另有脉浮微热,水逆证、脐下悸等蓄水证	苦渴而不吐、水肿、腹中冷、腰痛、脉沉细、无热
病因病机	太阳风寒之邪随经入里,三焦膀胱气化不行,水寒互结	上燥下寒,肾阳虚之气化不行,病在脾肾之里
用药特点	桂枝解肌,通阳化气,白术运脾,猪苓、泽泻以利小便	附子壮元阳,温肾化气为主;瓜蒌根、薯蓣、瞿麦润上利下

4.医案举例　下面给大家介绍一例我的老师王廷富教授运用瓜蒌瞿麦丸的案例,以加深大家对这个方的理解。

刘某,女,40 岁,职工,1964 年 12 月 20 日初诊:水肿,小便不利 1 年许,口渴增剧,水肿加重 2 个月左右,遂来重庆二中医院就诊。症状:全身水肿,口渴引饮,每天要喝 24 缸子(大型瓷缸子)水,腰冷腿软,精神萎靡不振,纳食每餐仅一两,小便短少淡黄不利,但无热感,大便 2 ~ 3 天一次,不结燥,面色浮白,唇淡、舌质淡、无苔乏津、脉沉细。(一年前某医院诊为慢性肾小球肾炎,经服中西药疗效不显)当时诊断为水肿,此系肾阳不足,气化紊乱,形成上燥下寒之渴肿小便不利证,拟以润燥生津,温阳利水法主治,方用瓜蒌瞿麦汤(丸剂改用汤剂)加鹿胶以填补精血。方药:瓜蒌根 30g、怀山药 30g、茯苓 15g、瞿麦 15g、制附片 15g(另包,先煎 2 小时)、鹿胶 12g(另包蒸化兑服),二剂。此后于 12 月 23 日、26 日复诊时,再各服 2 剂,29 日四诊时渴饮水肿消失,食饮正常,精神大有好转,但有夜尿 2 ~ 3 次,腰腿酸软,唇淡红,舌质淡,无苔津润,脉沉细。再嘱服 2 ~ 10 剂,巩固疗效。

(三)湿热夹瘀与脾肾亏虚

【原文】　小便不利,蒲灰散主之;滑石白鱼散、茯苓戎盐汤并主之。(11)
蒲灰散方:
蒲灰七分　滑石三分
上二味,杵为散,饮服方寸匕,日三服。

滑石白鱼散方:
滑石二分　乱发二分(烧)　白鱼二分
上三味,杵为散,饮服方寸匕,日三服。

茯苓戎盐汤方：

茯苓半斤　白术二两　戎盐弹丸大，一枚

上三味，先将茯苓、白术煎成，入戎盐再煎，分温三服。

【解析】　本条根据病因病机的不同，对小便不利提出了三种不同的治法。

蒲灰散方中蒲灰凉血、化瘀、消肿；滑石清热利湿，两药合用具有化瘀利窍之功。主治湿热瘀结，膀胱气化不利引起的小便不利。蒲灰散在临床应用方面，有湿热在气分或血分的不同：①气分湿热：症见小便不利而黄热，溲时茎中疼痛；或尿如米泔汁而混浊，后世称膏淋者；或湿热水肿者，可用香蒲，烧灰存性，取其辛香宣通，与滑石同伍。既能清利气分湿热，又能解郁开结。②血分湿热：症见小便短赤或有血尿，溲时艰涩疼痛如刺，小腹拘急，痛引脐中，则当用蒲黄（生、炒各半）与滑石同用，化瘀利窍。临床加减：热淋，加栀子、车前子；血淋，加白茅根、生地。尿道涩痛加琥珀粉、草梢；皮水加茯苓皮。

滑石白鱼散由滑石、白鱼、乱发组成。滑石利水通淋，利窍渗湿。白鱼《本经》云"主妇人疝瘕，小便不利"，《名医别录》谓"能开胃下气，利水气疗淋堕胎"，可见白鱼有化瘀行血利尿之功。乱发烧灰成性，又名血余炭。《别录》谓"主五淋，大小便不通"，说明其具有消瘀止血，利尿通淋之功。临床上凡见小腹拘急胀满，有血尿、溲时尿道刺痛，小便不利，乃湿热瘀结下焦血分，后世名血淋者，以本方清热利湿、止血通瘀有效。魏念庭认为治阴虚热盛、胃气不足的小便不利证尤良，可参临床加减："热甚，加大黄、栀子，腹痛甚加当归、芍药，茎中痛甚加草梢、琥珀、三七"。

茯苓戎盐汤，由茯苓、白术、戎盐三味药组成。方中重用茯苓为君利水渗湿；臣以白术甘温健脾，苦温除湿；佐以戎盐，咸寒润下入肾与膀胱，行水湿下行。戎盐又名胡盐，羌盐，青盐，乃石盐结晶，《纲目》称"咸寒，无毒"，戎盐有青、赤二色，虽然二盐皆名戎盐，但医方用青盐，而不用红盐。教材所述戎盐功效，出自《本草纲目》，尤氏谓戎盐"咸寒入肾，以润下之性，而就渗湿之职，为驱除阴分水湿之法也"，渗湿而不伤津液。《长沙药解》谓"戎盐，清膀胱而泄热，开癃闭而利水。《金匮》戎盐茯苓汤治小便不利，以其土湿则水道不利，茯苓燥土而泄湿，戎盐利水而泄热也。戎盐咸寒之性，直走膀胱而清瘀热，长于利水，其他主治能止吐血，尿血，齿舌诸血，以咸走血而性清降也"。三药配伍健脾渗湿，益肾而除阴火（清热）适用于脾肾虚弱，下焦湿盛热轻的小便不利证（属气分）。其适应证包括不渴或渴而好盐味者，小腹微胀，尿后余沥不尽，尿出色白而不甚热，刺痛不明显，可有心下悸等。劳淋，饮食减少，身体瘦弱，腰膝酸软，四肢无力，舌淡苔白，脉沉无力。临床应用时气虚加人参、黄芪，肾虚加熟地、山药，有热加地骨皮、车前子。

以上三方均利小便为主，又能兼治淋病和溺血，可知三者病机大多是因肾与膀胱有热所致。但三方主治,亦有轻重虚实之异。蒲灰散和滑石白鱼散化瘀利窍泻热,通尿作用甚强;茯苓戎盐汤健脾渗湿益肾,是通中兼补之剂。蒲灰散适用于热淋血淋,血淋少,热淋多;滑石白鱼散善于治血淋,瘀重于热者;茯苓戎盐汤宜于劳淋,偏脾肾不足者。

谭日强认为本条是指淋病的小便不利,因《千金》《外台》多以蒲黄、乱发、白鱼、戎盐等治淋病,并多与滑石配伍,示人治小便不利当在行气利水与活血化瘀中求之。其说可参。

【拓展】

1. 蒲灰系指何物

(1)《金匮发微》《中国医药大辞典》《读过金匮卷十九》等认为系菖蒲,但《本经》仅言菖蒲有"味辛温……通九窍……"的功效,而无"利小便"的记载,《金匮发微》虽有用蒲灰散治皮水,但乃取菖蒲理气的作用,故不可从。

(2)《金匮心典》《食鉴本草》《中药大辞典》认为是香蒲烧灰,但《本经》并无香蒲"利小便"之功,亦不可从。

(3)《本草纲目》《金匮要略论注》《金匮心释》认为是蒲席灰,《证类本草》(甄权)谓"败蒲席灰也",但《本经》并无"蒲席"一药,蒲席烧灰存性能去湿利小便,四川民间常用,可看作是"蒲灰"的代用品。

(4)楼氏《医学纲目》《本经疏证》认为是蒲黄粉。《本经》谓蒲黄"味甘平,主治心腹膀胱寒热,利小便,止血,消瘀血",且《千金要方》载一方"治小便不利,茎中疼痛,小腹急痛,用蒲黄,滑石各等分,为末酒服方寸匕,日三服"实出自《金匮》蒲灰散,邹澍"曰蒲灰者,蒲黄之质固有似于灰也,赵以德《金匮衍义》亦云",故我也认为蒲灰当以生蒲黄为是。

(5)或谓箬灰(首见于《纲目》),即箬叶烧灰,有利小便之功。箬竹之叶,又名辽叶,《纲目》谓甘寒无毒,治下血通小便,利肺气,消痈肿。《指南方》箬叶散治小便先涩,后不通。

2. 关于白鱼的注解

(1)白鱼即衣鱼,为衣鱼科昆虫衣鱼的全虫,长约1cm,外被银色细鳞。又名蠹鱼或"蟫",乃衣帛、书纸、米谷中的蠹虫,身有粉,银灰色。白鱼有化瘀行血利尿之功,陈伯坛认为"利小便当以蛀米之蠹为良"可参。

(2)有谓白鱼乃鲤鱼,或白鱼鲞(鲞,xiǎng,"享"音,剖开晾干的鱼)。何任称"余忆前年,有妊娠妇女患下肢肿,小便不利,曾以当地土法用鲜淡水鱼(其鱼色白,背略青,鳞细),不加盐而加滑石若干熬汤,饮汤后小便特多,肢肿减退,似亦可为探索本方之参考"。因此现有医家将鲤鱼作为白鱼的代用品。

(3)白鱼,又叫鲌鱼,鲚鱼,白扁鱼。鲤科动物翘嘴红鲌的肉。甘、平,归肺、胃、肝经。具开胃健脾,消食行水之功。适量煮食或入汤散。此据《中药大辞典》,"下部银灰,腹面银白",《开宝本草》:"白色,大者六七尺,色白,头昂,生江湖中"。可作为代用品。

(四)湿热互结伤阴

【原文】 脉浮发热、渴欲饮水,小便不利者,猪苓汤主之。(13)

猪苓汤方:

猪苓(去皮) 茯苓 阿胶 滑石 泽泻各一两

上五味,以水四升,先煮四味,取二升,去滓内胶烊消,温服七合,日三服。

【解析】 本条论述水热互结、郁热伤阴的小便不利证治。

此处"脉浮发热",并非病邪在表所致,乃因客热内入,气分邪热未清,肺被热扰郁蒸皮毛而先见发热,如发热轻微而气分无热,则不一定见浮脉,多呈细数脉。肺为水之上源,邪热伤肺,水源不清,既不能通调水道,又不能敷布水津上潮于口而见"渴欲饮水",进而伤及肾阴,水热互结,膀胱气化不行则"小便不利"。仲景方用猪苓汤滋阴液、清气热、利水湿。方中阿胶咸寒滋阴润燥,滑石甘寒重镇利水而清泻气热,二苓、泽泻淡渗利水,使水去则热无所附,气化水行,水行气清,津复则口渴亦止,此即符合《脏腑经络先后病》篇第 17 条"夫诸病在脏,欲攻之,当随其所得而攻之,如渴者,与猪苓汤。"之意。

293

【拓展】

1.本条当结合《伤寒论》有关猪苓汤的条文互参 《伤寒论》223 条的猪苓汤证,是病在阳明,误下后余热未清,"水热互结、伤阴胃燥"的小便不利证治。而《伤寒论》少阴病篇的 319 条"少阴病,下利六七日,咳而呕渴,心烦不得眠者,猪苓汤主之。"则是少阴病邪从热化,既耗伤津液,又影响水道之通利,其病位已涉及心、肾、肺与脾、胃、三焦了。

《汉方治疗百话摘编》载一医案,投猪苓汤合芍甘汤三月,竟排出 12mm × 8mm 之肾结石,认为可使尿道紧张弛缓,故能促使肾结石排除。又,凡淋病脓血,加车前子,大黄,更治尿血重症。我曾用猪苓汤加味治愈下焦湿热伤阴的慢性前列腺炎患者。

2.五苓散与猪苓汤之比较(表14 -2)

表 14 -2 五苓散与猪苓汤之比较

方名\比较	五苓散	猪苓汤
相同点	均有小便不利,口渴饮水,脉浮发热等证候,水邪互结的病机,故均用二苓、泽泻以利小便	

续表

方名 比较	五苓散	猪苓汤
主要 证候 特点	先见小便不利,随之津液不升而微热消渴,饮入即吐,吐涎沫、癫眩、脐下悸、小便不黄而无热感,不见脓血,舌质淡苔薄白、脉浮缓	先见发热,渴欲饮水,后见小便不利,小便黄且有热感,多带脓血,又可见心烦不得眠,下利、咳、呕舌质红绛苔少乏津或苔黄少津,脉浮数或细数
病因 病机 特点	①素体阳虚,伤寒太阳病发汗后表阳虚而表邪未尽,影响膀胱气化不利;②水停于下(或中)津乏于上,乃寒与水结而阴未伤之太阳蓄水证;③表邪不解,小便不利为病之本	①素体阴虚,伤寒阳明病误下,津液损伤,余热未清,致使心、肾、肺、脾、胃等脏腑受累;②乃热入久与水结,而阴已伤;③故渴欲饮水,三焦气化失司,热灼津伤、肾阴不足的小便不利为病之本
治则	温阳化气行水	清热育阴利水
用药 特点	有桂枝、白术化气行水,健脾燥湿以治湿胜	有阿胶、滑石滋养阴液而清热利水以治热胜
药物	桂枝二分,白术三分,茯苓三分,猪苓三分,泽泻一两一分,饮服方寸匕,日三服,多饮暖水,汗出愈	阿胶、滑石、猪苓(去皮)、茯苓、泽泻各一两,温服七合,日三服

294

三　淋　病

(一)主症

【原文】　淋之为病,小便如粟状,小腹弦急,痛引脐中。(7)

【解析】　本条论述以石淋为主的淋病症状。

淋病,其主症是小便频数短少,点滴淋漓,尿道涩痛如刺。其主要病机,如《巢氏病源》所云:"淋之病,由肾虚而膀胱热也"。"小便如粟状"者,乃因下焦湿热煎熬膀胱水府,久则结成有形的固体物质,故排出小便形如粟米之状,点滴而下。"小腹弦急,痛引脐中"者,由于热结气滞或砂石阻滞尿窍,导致厥阴疏泄不利,因厥阴经脉循阴器而过少腹,故见小腹拘急而痛,且牵引脐中,赵以德谓:"脐中者……膀胱之上口也"(相当于输尿管部位)。

然而本条所论淋病的范围,不局限于石淋。教材引陆渊雪《金匮要略今释》认为本条所言症状,为"诸淋通有之证",并非局限石淋证候,其他淋病(气淋、血淋、劳淋、膏淋)同样可有"小便如粟状"等症,至于属何种淋病,当与兼症合参。

陆氏见解,实据丹波元简《金匮玉函要略辑义》而来。

【拓展】

1. 关于淋病治法 "淋"和"癃"古代同声通用,第8条之蒲灰散、滑石白鱼散、茯苓戎盐汤等可借用于淋病,至于石淋,如下焦湿热盛者,亦可借用滑石白鱼散与妇人妊娠篇的葵子茯苓汤加金钱草、鸡内金以清利湿热、利尿排石。因此有注家说本篇淋病有论无方是无根据的。

《读过金匮卷十九》称"……粟状即五淋之未病也,法惟先服文蛤散,不差则尾以五苓,以打消粟状为度,就合五淋成立,可以饮食消息之,能延五淋之寿命者,所在多有也,无已,则权用四乌鲗骨一蘆茹丸及百合滑石代赭汤,如法守服二方,施诸石淋砂淋,十者命中其六七……"可参。

当然,石淋之治,不囿于清利一法,水为阴,寒则凝,若与尿中杂质相合亦可导致石淋,则非温通不可。若徒以清利投之,犹如霜上加冰,难以奏功。故不惟"八正"、"石韦"可消石淋,他如"肾气"、"真武"、"黄芪建中"亦可选用,务以识证为先。前贤刘宗厚有言"淋闭有寒热之殊",罗知悌亦有"主寒"之论。

2. 关于淋病的仲景遗文 《外台秘要·卷十一·强中生诸病方六首》载"张仲景曰:若热结中焦则为坚热也,热结下焦则为溺血,亦令人淋闭不通。明知不必悉患小便(不)利,信矣。内有热气者则喜渴也,除其热则止,渴兼虚者,须除热而兼宜补虚,则病愈。"本节补出了淋病的病因为热结下焦,而热结中焦的小便利与热结下焦的"淋闭不通"均可由热、虚所致,当清热补虚兼顾,异病可以同治。

(二) 治禁

【原文】 淋家不可发汗,发汗则必便血。(9)

【解析】 本条指出淋家禁发汗的原则。

淋病久不愈称为"淋家",既患淋病,则多有肾阴不足,津液素亏、膀胱蓄热之象,即或有外感,也不能妄用辛温阳药以发汗,误汗则阴液被劫,邪热更甚,热伤阴络,动其营血而迫血妄行,导致尿血之变证。应予滋阴清热,凉血利窍法治之。

此条与《伤寒论》太阳病篇第84条大致相同,可以互参。

295

第十五章
水气病脉证并治第十四

【关于水气病的沿革(发展和变化的历程)及分类】 "水气"一名,首见于《内经》,如《素问·评热病论》云:"诸有水气者,微肿先见于目下也",并提出了水气病形成的机制及治法。而《素问·水热穴论》和《灵枢·水胀》又有水病的名称。水气和水病(或水肿)并无明确的区分,只不过"水气"是从病因病机而言(因水化于气,"水气"病总由气不行水,水不化气所致),"水肿"是从症状而言。现在多习惯于称"水肿"而不称"水气",所以教材云:"水气病相当于现在的水肿病"。其实"水肿"二字亦见于《素问·水热穴论》。

根据水气病的病因、病机和病变部位的不同,仲景将本篇分为五种类型(风水、皮水、正水、石水、黄汗)进行辨证治疗。而其中的黄汗,是因其病因和某些症状与水气病有共同点,所以也归入水气病中,而后世医家认为应分四种类型,即包括本篇中除了黄汗的其他四种。

在本篇中仲景又据水气病形成的内脏根源,论述了五脏水(肝水、心水、脾水、肺水、肾水)的临床特征以及病在气分(水分)血分的论治。

后世在仲景对水气病分类基础上,根据病性的属虚属实,又把水肿分为阴水、阳水两大类型。《丹溪心法》谓"遍身肿,皮色青白,不渴,大便溏,小便少不涩,此属阴水"。"遍身肿,皮色黄赤、烦渴溺涩,大便闭,脉沉数,此为阳水"对水肿的分类更臻完善。

此外,中医学中还有一种狭义的"水气",如《伤寒论》所说"伤寒表不解,心下有水气",《金匮》所说"小便不利者,有水气"即属此类,它是指水饮寒气上冲出现"气上冲胸"、"奔豚"、"咳逆"、"呕吐"、"气从少腹上冲"、"癫眩"等水饮由下而上,阴来搏阳的症状,与冠心病、风心病、肺心病、心肌炎等心脏病有关。学习的时候应当注意与本篇的水气病加以区别。

【关于水气病形成的机制】 本病的形成主要是由于肺、脾、肾三脏的功能失调,与三焦、膀胱亦有不可分割的关系。其中,尤与肾的关系最为密切,为什么这样说呢?

《素问·水热穴论》云:"……肾何以主水……其本在肾,其末在肺,皆积水也……诸水皆生于肾……肾为水肿……"因为肾主水,肺主气而为水之上源,足少阴肾脉上行贯膈入肺,若肾气虚不能化气行水,则水气随经上逆,影响肺气通调水道的功能,则水气溢于皮肤而形成水气病。故曰:"其本在肾,其末在肺,"

同篇更进一步阐述说:"肾何以能聚水而生病……肾者胃之关也,关门不利,故聚水而从其类也。"因为肾与中焦脾胃升降出入的功能密切相关,主前后二阴关窍,司理大小便,肾气充足,则二阴通调。若肾气不足,关门不利,则二阴闭塞不通,反致脾胃升降出入的功能发生障碍,加上三焦决渎疏导水流的功能减弱,水道失其通调,则水液停聚潴留体内,泛溢全身皮肤而为水气病。

《素问·阴阳别论》又说:"三阴结,谓之水"。意思是说脾肺寒结则为水病,当然与肾阳不能温煦气化有关。

《景岳全书·水肿论治》高度概括了水肿病的形成机制:"水为至阴,故其本在肾,水化于气,故其标在肺,水惟畏土,故其制在脾"且与三焦气化功能障碍有关。

【关于水气病的治法】 本篇提出了发汗、利小便、攻逐水邪三大治疗水气病的法则,但其具体处方,却是体现了发汗、利水、温阳化水三大法则。后世医家在《内经》与《金匮要略》的基础上,对水肿病的治疗有所发展,归纳出来有以下六种:

1.开鬼门 发汗及宣肺散水("鬼"通"魄",而"肺主魄"),即宣畅肺气通调水道。例如治皮水的甘草麻黄汤,治风水的越婢汤。

2.洁净府 使水从小便而去。例如防己茯苓汤,五苓散。

3.去宛陈莝 宛同"郁",积也,莝,"斩"也。《类经》云:"去其水气之陈积,欲如斩草而渐除之"。故应为"去宛莝陈",即攻下逐水化瘀法。例如十枣汤,舟车丸。

以上三法见于《素问·汤液醪醴论》,意在祛邪为主。

4.补土制水(崇刚土,筑堤防) 例如后世实脾饮温阳健脾,行气利水;参苓白术散补脾益气,和胃渗湿。

5.温肾行水 例如肾气丸。

6.补益心脾 例如归脾汤。

以上三法以扶正为主。

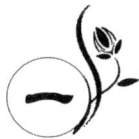

一 成因、脉证

(一)风气相击

【原文】 脉浮而洪,浮则为风,洪则为气,风气相搏,风强则为隐疹,身体为痒,痒为泄风,久为痂癞;气强则为水,难以俯仰。风气相击,身体洪肿,汗出乃愈。恶风则虚,此为风水;不恶风者,小便通利,上焦有寒,其口多涎,此为黄汗。(2)

【解析】 本条论述风与气的病变和风水形成的机制、治法以及黄汗初起的症状。主要从以下三点来理解。

1.第一句话是从脉象来辨别风与气(水气)的病变和风比气强及气比风强所产生的病证。"脉浮而洪,浮则为风"的解释是脉浮主表属阳,风为阳邪,伤及卫分,所以说"浮则为风","洪则为气"则是指水湿之气与风邪相合,与卫气相争,水气盛于外而见洪脉;观后文"气强则为水",可知此处之"气"实为水的互辞。既然"脉浮而洪",即浮脉兼见洪象,说明风邪与水湿之气俱盛,乃相互搏击于肤表之征,所以说"风气相搏"。但"风气相搏"的病理转化,又可区分为以下两种情况:一个是风比气强,是风毒湿热入于血分,轻则发为隐疹而身体皮肤发痒,风邪有外泄的趋势,所以说"痒为泄风"。《素问·风论》曰:"外在腠理,则为泄风。"王冰注云:"风居腠理,则玄府开通,风薄汗泄,故云泄风"。"久为痂癞"者,若泄风久不解,风毒入于脉中,内攻营血,血脉被风厉之毒所浸淫,久则肌肉腐溃而病痂癞,但不病水肿,此正如徐忠可所说:"久则营气并风而生虫,为痂癞厉风之属,不成水也"(《素问·风论》亦有"风寒客于脉而不去,名曰厉风"的记载)。所说"痂癞",成无己、黄坤载认为相当于"厉风",即麻风,以眉脱发少,身有干疮,皮肤溃烂有腥臭味为主症;《金鉴》认为是慢性顽固性皮肤病,如疥癣之类。似以后说为是。另一个是气比风强,所谓"气强则为水,难以俯仰"者,是指水湿之气强盛,则风邪为水气所束缚,风邪不得自泄于外,于是水湿之气泛溢肤表而成水肿。肿势甚则胀而喘满,故难以俯仰平卧,这种病证,多属湿气水肿或湿热水肿。病情发展到这一阶段则非风水而为正水或石水了。

2."风气相击,身体洪肿,汗出乃愈。恶风则虚,此为风水",论述了风水的病理、主症和治法。"风气相击,身体洪肿"(洪肿,《千金》作浮肿)是指如果风邪与水气相当,两者相持而无偏盛,相互搏击于肤表,阻碍经络营卫气血的畅通,水湿泛溢,所以周身浮肿比较明显。由于病邪在表,应当用祛风发汗法治疗,使玄府开而腠理疏,则风邪与水气,俱能随汗而解,所以说"汗出乃愈。"至于"恶风则虚",恶风,本来是风水的本证,现在用汗法治之而仍然恶风,则是卫阳虚的表现。水肿成因,虽内因是水气,但实际上与风邪有关,所以说"此为风水"。

3."不恶风者,小便通利,上焦有寒,其口多涎,此为黄汗",论述了黄汗初起的见证。若见身体浮肿而"不恶风"者,显然没有风邪,所以不是风水证,应该注意鉴别。由于水湿初泛肌腠,未影响到下焦膀胱气化不行,所以可见"小便通利"。至于"上焦有寒,其口多涎"意味着有本篇第1条的黄汗胸满等症状,但这里是黄汗初起,水湿郁滞肌腠未曾化热,既影响到胸阳不布,为寒湿在上焦,又影响到中阳不运,不能敷布和约束津液,故"其口多涎,此为黄汗"初起的症状。

【拓展】 本条主要说明风与气之偏胜,可以导致几种不同的病证,但这里所指的风邪,含有三种不同的病因在内:①如风毒入于血分,则发为隐疹;如风厉之毒入于血分,是为泄风以致痂癞等顽固性皮肤病。②如风冷之邪与水气并盛,身体浮肿,则为风水。③如气比风强,为水湿之气偏盛,见肿胀喘满,则为正水或石水,水湿化热郁遏肌腠,则为黄汗。

(二)脾虚不运,水热互结

【原文】 趺阳脉当伏,今反紧,本自有寒,疝,瘕,腹中痛,医反下之,下之即胸满短气。(6)

【解析】 本条从趺阳脉"反紧"以预测中焦素有积寒而误下之病变。

"趺阳脉当伏",注家有两种看法:一种认为是平脉。因为趺阳平脉宜沉实而不宜浮露,此说以尤氏为代表。谓"趺阳虽系胃脉,而出于阴部,故其脉当伏"。2版教材亦云:"因为脉道在足背二骨之间,所以当伏"。另一种认为是病脉。此说以魏念庭和赵以德为代表。因《注解伤寒论》"辨脉法"有云"趺阳脉迟而缓,胃气如经也",即趺阳脉常见迟缓之象。且本篇第19条有"寒水相搏,趺阳脉伏"之语,故魏氏言"趺阳有水邪则当伏,以胃阳为水湿阴寒所固闭,故阳明之脉不出也"。而就我个人而言,比较倾向于这种说法。

有水气则"趺阳脉当伏",而"今反紧"者,仲景自释曰"本自有寒,疝,瘕,腹中痛,"也正如魏念庭所说"今反紧则伏而且紧,不惟水盛于里,而且寒盛于中矣。盖其人不止有水气之邪,而更兼平日有积寒疝瘕,腹中常常作痛,水邪中又兼寒邪也",此时治当温阳散寒,化气行水。"而医者不识其为阴寒,乃以为水邪可下,而阳气重伤,肺气因寒而不宣畅,于是寒邪上逆,下之即胸满短气矣"(《本义》)。

【原文】 趺阳脉当伏,今反数,本自有热,消谷,小便数,今反不利,此欲作水。(7)

【解析】 本条从趺阳脉"反数"以预测中焦素有伏热之病变。

正常的趺阳脉应当和缓,有水气时"趺阳脉当伏",但"今反数",数则为热,此乃自身之热,不是外来的客热,所以说"本自有热"。中焦阳热过盛则"消谷",胃热既盛,影响脾阴不足,脾不能为胃行其津液,反而偏渗于膀胱而致"小便数"。"今反不利,此欲作水"者,是因前述中焦伏热的"小便数"类似脾约病证,如果小便不见频数,反见不利,则为水热互结于膀胱而肾气不化,水气有泛溢肌肤形成浮肿的趋势,故有将作水气病的可能。所以说:"今反不利,此欲作水"。

【拓展】 以上两条的主要精神,虽从趺阳脉的变化及其证候,预测水气病之形成,既与中焦脾胃有关,同时又与原有疾病有关。而其病理变化,又有寒热之不同:若素有积寒,寒则伤阳,阳气伤者,则水与寒聚而不化;若素有伏热,热则伤阴,阴气伤者,则水与热结而不行。所以无论阳伤或阴伤,均可导致水气病,此寒热偏盛,多由素体而定。它既是水气病的两种病因,又是水气病截然不同的两种证型。

【原文】 寸口脉浮而迟,浮脉则热,迟脉则潜,热潜相搏,名曰沉。趺阳脉浮而数,浮脉即热,数脉即止,热止相搏,名曰伏。沉伏相搏,名曰水。沉则络脉虚,伏则小便难,虚难相搏,水走皮肤,即为水矣。(8)

【解析】 本条主要通过寸口、趺阳脉来阐述水热互结的水肿(以正水为主)的病机。分以下三个层次来理解:

1.前五句通过"寸口脉浮而迟"的脉象来阐述客热内潜之机制。寸口属阳以候肺气,肺主气而卫外,"寸口脉浮而迟,浮脉则热",是因浮脉既主表又属阳,热亦属阳邪,故曰"浮脉则热",但浮脉在寸口出现,所以此热非内热而为客热(外来邪热),此热邪为病因无疑,而且并非假热。"迟脉则潜"是因尺脉属阴,寸口脉迟,为卫气阻滞不行,由于阴主潜进,无论何种病邪形成的迟脉,肯定会导致"潜"象的,浮而兼迟,乃客热内潜,并非阳虚有寒,与本篇19、30条之"迟则为寒"以及《伤寒杂病论》中迟脉或属热,或属营气虚竭等不同,所以说"迟脉则潜",是因果关系,即有迟脉这一因就有潜象这一病机之果。所谓"热潜相搏,名曰沉",实际上是指热邪与病势内潜的病机相合(相加相击),正如尤氏所云:"热有内伏之势,而无外发之机,故曰沉",一个"沉"字,是在总结上焦肺卫气滞,邪热沉潜之病理,并非直指沉脉之沉。

2.中五句通过"趺阳脉浮而数"的脉象阐述邪热内伏之机制。"趺阳脉浮而数,浮脉即热"的解释是趺阳脉候胃气,胃为阳土,浮脉主表属阳,数脉主热,浮数之脉见于趺阳,为邪热犯胃之象,所以说"浮脉即热"。此处之热,仍为客热。"数脉即止"者,尤氏云:"热有留滞之象,而无运行之道矣",因热则伤气,故气机运行阻滞,影响水道之通调。一个"止"字,实指热邪伏止不行的病机。

"热止相搏,名曰伏",尤氏曰:"热留于内而不行,则水气因之而蓄",由于热邪伤气耗阴,气机运行阻滞,亦可影响水道通调而为水肿,这里"脾阳不健"并非首要的病因。一个"伏"字,是在总结水热蓄伏于内而为水气之病理,并非直指伏脉之伏。

3.最后七句通过"沉伏相搏,名曰水"归纳寸口和趺阳的脉理,从而进一步阐述形成水肿的病机。"沉伏相搏,名曰水"是因有上焦之客热沉潜,中焦之邪热内伏,于是两热相合(搏),热盛必思饮水,但饮虽内入,肺气不能通调水道,脾气不能转输水津,于是水与热结致水气内留。紧接着的后五句便是更加细致深入地阐发形成水肿("名曰水")的病理:"沉则脉络虚"是指脉络也是阴精(营血)阳气往来运行的通道,由于热势沉潜而阴津受伤,肺气又不能正常宣布水津奉心化赤,濡养脉络。所以说"沉则脉络虚",此句犹言水气病的产生与正气,经脉之气,肺脾肾功能的虚衰有着密切的关系。"伏则小便难"的意思是小便乃水液通过膀胱气化之所出,由于热伏上中下三焦,热盛饮水,饮虽内入,但肺气不能通调水道,脾气不能转输水津,水与热结而水气内留,势必影响膀胱气化不行,故见小便短少困难。水热互结,气化不行是"伏则小便难"的主要病机。正是由于络脉虚,卫阳之气弱,不能布散水液,肺脾肾与三焦气化功能失常,不能行水排泄水液于下而致小便难,故进一步见"虚难相搏"的病机,正虚水停,水液不循常道,惟有"水走皮肤,即为水矣"。水热互结的水气病就这样形成了。

【拓展】

1.本条说明水与热结,客热病水的关键在于气化不行,这是形成水肿的又一主要病机,对于水肿的辨证分型治疗有很大的启发。所以在《水气病》篇中占有较重要的地位。有学者以为仲景只有关于"阴水"而无"阳水"的阐述,显然是一种误解,本条可资佐证。

2.关于本条治疗方药 陈修园制一"消水圣愈汤",即桂甘姜枣麻辛附子汤加知母。其中的姜枣甘草"化气生液,以补络脉",知母"滋阴化阴以通小便",且能治肿,恰合本条病机,在临床上可以参考选用。后世治水热壅滞互结的水肿,更以疏凿饮子开郁散结,行气逐水,不能不说是受到了本条的启示。

3.关于本条与《消渴小便不利淋病》篇第1条的区别 本条与彼条均有"寸口脉浮而迟"与"趺阳脉浮而数"两句,但仲景对同一脉象的叙述,其阐发的病种、病性与病机是显然不同的,现区别如下:

(1)阐发的病种不同:本条是从寸口、趺阳的脉理,阐发水气病形成的病机;而彼条则是从寸口、趺阳的脉理,论述消渴病的病机。

(2)浮脉有客热与虚热的不同:本条"寸口脉浮而迟,浮则为热"之"热",乃外来客热,影响肺卫不能通调水道;彼条"寸口脉浮而迟,浮即为虚"之"虚",乃自身虚热,与肺阴不足有关。

(3)分别阐述气机阻滞与热伤气液的不同:本条"趺阳脉浮而数,浮脉即热"是指肺胃合病,客热伤阴伤气,水热内蓄,气化不行而病水肿;而彼条"趺阳脉浮而数,浮即为气"则是指阳明胃热气盛,气液两伤,但气机未见阻滞,故病消渴而不病肿。

(三)肺失通调,肾虚水泛

【原文】 寸口脉弦而紧,弦则卫气不行,即恶寒,水不沾流,走于肠间。

少阴脉紧而沉,紧则为痛。沉则为水,小便即难。(9)

【解析】 本条从脉症说明水气病形成的机制与肺、肾关系密切。

第一段从脉象阐述肺卫虚寒所致的水气病(相当于五脏水中的肺水)。"寸口脉"以候肺,肺气者,一主卫外,一主通调水道。"弦而紧"之脉皆属阴脉,因弦为水饮,紧为有寒,而肺卫之气是喜温而恶寒的,今水寒之邪在肺,则卫气不能温分肉,肥腠理,所以"弦则卫气不行,即恶寒",所谓形寒饮冷则伤肺也。肺又主通调水道,下输膀胱,气化则能出溺。原文"沾流",沾,浸、渍、濡也,即濡润滋养之意;流,水液流布膀胱而为小便。"沾流"实际上代指人体正常的水液代谢过程,故喻嘉言改作"活流",是说水液随气运行,以供给全身需要。所以说水宜"沾流"。而此因"卫气不行",则影响肺之治节不行,反致"水不沾流",水津不能运化敷布以濡润形骸脏腑,不能通调水道,流入膀胱,而气化为尿,反而"走于肠间"形成水气,因肺气不调,则所合之大肠为病也。此段可与后面第10条"肺水者,其身肿,小便难,时时鸭溏"相互参考理解。

徐忠可将"水不沾流走于肠间"连读,释为"水既不直走于肠间,自不能不横出于肌肤矣。"第一句欠妥,因为"走"字多曰病态,故黄坤载曰:"阴水泛滥,停瘀而不沾流,故走于肠间,沥沥有声也"。据此,有的医家认为本段是论述"正水病将成的脉证",可供参考。

第二段从脉象阐述肾阳虚所引起的水气病的机制(相当于正水病)。"少阴脉紧而沉",少阴脉以候肾气之盛衰,"紧而沉"之脉皆属阴脉,脉紧主寒主痛,脉沉主里主水。沉紧之脉见于少阴,为肾阳不足,阴寒内盛,阴寒凝滞于里则腹痛。阳气不能随三焦敷布于周身,又可见骨节或身体疼痛,故曰"紧则为痛";肾阳不足则膀胱水寒内结,气化不利,所以"小便即难","沉则为水",形成水肿病。沈氏、魏氏认为本段乃正水病脉证,可以参考。

【拓展】 综观本条,是从合诊寸口、少阴脉阐明水气病形成的机制与肺肾脾的阳气不足密切相关,因"阳气竭者,水与寒积而不行"(尤氏语)。且卫气通于肺,肺气根于肾。故本条"恶寒"与"小便难"的症状,与肺肾阳虚有关,水"走于肠间"多系脾阳不足所致,可见本条水肿病的机制是根据《素问·水热穴论》"其本在肾,其末在肺,皆积水"的理论发挥而来。

【原文】 问曰:病下利后,渴饮水,小便不利,腹满因肿者,何也? 答曰:此法当病水,若小便自利及汗出者,自当愈。(12)

【解析】 本条论述病下利后形成水肿的机制和自愈的转归。

"病下利后",脾胃津气两伤,故"渴"而"饮水"。由于脾气虚不能转输水液,肾气弱不能化气行水,所以见"小便不利",所饮之水,无排泄之路。反而阻滞脾络和肾所开窍之二阴,则见腹满阴肿。陶葆荪《金匮要略易解》认为"腹满因肿"的"因肿",不能强解为"阴肿",乃腹因水聚而满,满而溢,因而引起肤肿,与后文"汗出者,自当愈"相吻合,若仅限于"阴肿"则仅云"小便自利"即可向愈,所以仍然为"因肿"较为妥当。而我个人也同意陶氏看法。本篇13条心水有"阴肿"症状,故不可妄将"因"字改为"阴"字。

上述诸症,均涉及水津代谢失常,有发生水肿病的可能。所以说:"此法当病水"。

最后两句在阐述水肿病自愈的转归。"若小便自利"说明膀胱气化正常,肺能通调水道,脾能转输水津,肾能化气行水,水湿"可从小便排出。""汗出"者,说明营卫调和,肺气宣达,水湿又可从汗孔外泄。总之,水液代谢恢复正常,水肿自易消退,故曰"自当愈"。(吴考槃认为:"自当愈"句,有寓小便不利,汗不出,宜利小便,发汗的意思;并非不治而愈也,可以作为参考,如五苓散发汗利小便可也)。

【拓展】

1.本条说明水气病的形成与自愈,关键在于人体内脏腑气化功能发生障碍与否,如肺脾肾和三焦气化功能紊乱,渴饮而水无出路则病水肿,但若气化功能正常,虽一时渴饮也可不病水肿,即或暴饮而暂时病水肿,也可不药而自愈,颇符合临床实际。

2."病下利后",当防"病水"的治法。一般泄泻,当利小便以实大便。有热者则清热利水,有寒者则温阳散寒以利水,脾肾阳虚者,健脾温肾以利水,其目的亦在促使脏腑气化功能正常,水道通调,也是预防"病下利后"渴饮而致水肿的措施之一。

(四)血病及水,水病及血

【原文】 师曰:寸口脉沉而迟,沉则为水,迟则为寒,寒水相搏。趺阳脉伏,水谷不化,脾气衰则鹜溏,胃气衰则身肿。少阳脉卑,少阴脉细,男子则小便不利,妇人则经水不通;经为血,血不利则为水,名曰血分。(19)

【解析】 本条是从寸口、趺阳、少阳、少阴等脉的变化阐述水肿病发生的病机与肺、脾、肾及三焦气化不利有关,且有病在气分与血分的不同。

前四句通过"寸口脉沉而迟"阐述肺气虚所致水肿的脉理和病理。"寸口脉沉而迟"者,寸口为阳,属肺主气,沉则为水气内停,迟则为寒邪犯肺,寒水之邪相互搏结于肺,郁遏阳气,肺气失宣,卫阳不固,肺之治节不行,故"寒水相搏",水气泛溢肌肤而为肿。

中四句通过"趺阳脉伏"阐述中焦脾胃阳气虚衰所致水肿的脉理、病理及兼证。"趺阳脉伏"者,趺阳虽候胃气之盛衰,但因脾与胃相合,所以凡脾胃阳气虚衰即见"趺阳脉伏"。胃主纳谷,脾主运化,脾胃俱虚,则不能运化水谷精微,所以导致"水谷不化"。"脾气衰则鹜溏",因为脾阳虚不能分清别浊,水谷糟粕随胃肠而下如鹜溏之便。"胃气衰则身肿",是由于胃阳虚衰,不能腐熟水谷,则无水谷精微随脾气散精归肺入心化为营血,且缺乏中焦悍热之卫气以温分肉,实腠理,胃中津液停聚而为水饮,水湿浸淫肌肤则为全身浮肿。

以上八句所言水肿的形成与肺气、脾气、胃气的虚衰有关,属于仲景所称"气分"病变,不属"血分"病变。

末七句则通过"少阳脉卑,少阴脉细"来阐述肾虚和三焦气化不利所致水肿

303

的脉理、病理以及水肿属于"血分"的机制。先说"少阳脉",历代医家有五种看法:

1. 唐容川认为是在足外踝阳跷脉之前的少阳脉,即足少阳胆经所过之处。

2. 徐忠可云:"少阳者,左关胆脉也"。

3. 2版教材认为,此处指属于手少阳三焦经的和髎部位之脉,即在上耳角根之前,鬓发之后,耳门微前上方,颞浅动脉后缘,此说源于《素问·三部九候论》篇:"上部人,耳前之动脉"(王冰注:此耳前陷者中,动应于手,手少阳脉气之所行也)。因水肿病多由三焦决渎功能失职所致,个人认为,此说似可从。

4. 黄竹斋疑为两额动脉,亦源于《素问·三部九候论》篇:"上部天,两额之动脉"(王冰注:在额两旁,动应于手,足少阳脉气所行也)。

5.《金鉴》、《高注金匮要略》指右尺脉,而尤在泾虽未直言何处之脉,仅言"少阳者,生气也",似同《金鉴》之说。个人认为,此条并非寸口、关上、尺中并举,故不可从。

再说"少阳脉卑",什么叫"卑"?《注解伤寒论·平脉法》解释说:"营气弱,名曰卑",王肯堂(王宇泰)说:"营主血,为阴,按之沉而无力,故谓之卑也",意味着营血失运,三焦决渎功能失常,故《金匮玉函经二注》读"卑"为"怯"音。

少阳之脉主候三焦之气,而三焦之气又根于肾而司决渎,其经脉又与胞宫血海相连。《灵枢·经脉》篇谓:"三焦手少阳之脉……下膈,循属三焦";"胆足少阳之脉……循胁里,出气街,绕毛际,横入髀厌中(股关节)";《素问·灵兰秘典论》云:"三焦者,决渎之官,水道出焉。"所以"少阳脉卑"陷下,沉弱不升,则"生气不荣"(尤氏语),营血失运,三焦决渎功能失常而病及血海,少阴脉主候肾,"少阴脉细小"则血少肾虚,亦不能化气行水,现在"少阳脉卑"与"少阴脉细"并见,均有碍膀胱气化,所以说"男子则小便不利"。而"妇人则经水不通"者,据《妇人杂病》篇第1条:"妇人之病,因虚,积冷,结气,为诸经水断绝",而且妇女的月经与冲脉和肾有关,《灵枢·动输》说:"冲脉者,十二经之海也,与少阴之大络,起于肾下,"由于肾虚血少,气机郁结,寒客胞门,故在妇女则为月经不通。"经为血",月经的来源是血,血又为精气所化生,由于精血亏虚,经血不通,血分滞涩,血凝成瘀,瘀阻水道,水道壅塞,不能化气行水,可见经闭后发生水肿病,以血化为水,所以说"血不利则为水",由于这种水肿病是发生于血分,为了说明血分病也能导致水肿,以与上八句属"气分"病所致水肿相区别,所以特别指出"名曰血分"。

【拓展】

1.关于经闭水肿的治法及方药举例 据本条"血不利则为水"的精神,妇人经闭水肿的治法,不宜单独见水治水,见寒治寒,对血分病,无论运用何种利水猛药,水气必不得消散。由于病在"血分",故应当先治血,结合本条"血分"的病机有寒、虚、瘀的特点,可考虑用温经散寒,扶正补虚,活血行瘀,佐以行气利水的治则,使阳复寒去,血足经通,瘀化水行,则水肿可愈。

临床方药:陈修园主张用泽兰、茺蔚;曹颖甫主张参用麻黄附子细辛汤合甘草干姜汤、抵当丸、桃核承气汤、大黄蜃虫丸。《医宗说约》云:"有血分证,妇人先经水断绝,而后四肢肿满,小便不通,此血瘀水道,以通经为主,宜小调经散"(用琥珀、没药、当归、桂心、白芍、细辛、麝香为末,生姜汁黄酒调服,治产后水肿效良)。《本事续方》"治妇人经脉不通,即化黄水,水流四肢则遍身皆肿,名曰血分……宜用此方:人参、当归、瞿麦穗、大黄、桂枝、茯苓,各半两,苦葶苈炒二分,上为细末,炼蜜丸如梧桐子大,每服十五丸,空心米饮下,渐加至二十丸至三十丸,每无不效者"。本方具有益气活血,通经行瘀,利水消肿的作用。赵以德认为用蒲黄散等方治血分。黄竹斋云:"考妇人杂病篇妇人少腹满如敦状,小便微难而渴,生后者,此为水与血俱结在血室也,大黄甘遂汤主之,似可取用"。均有参考价值。

2. 关于诊趺阳、少阴的临床意义　病危之时,诊趺阳、少阴判断脾肾之气的盛衰,以决生死顺逆,此二脉有一分动静,即有一线生机。

【原文】　问曰:病有血分、水分,何也? 师曰:经水前断,后病水,名曰血分,此病难治;先病水,后经水断,名曰水分,此病易治。何以故? 去水,其经自下。(20)

【解析】　本条论述妇人病水,有血分、水分的不同辨证、治则和预后。

所谓"血分"与"水分",是指妇女患水肿病与经水的关系而言。那么关于血分与水分的临床特点及其治法又是什么呢? 尤在泾云"血分者,因血而病为水也"。血分多属于虚证,病势缓慢,多由月经后期而量少,再由经量少而经闭,终由经闭而水肿;也有因突然大量出血之后,由经闭而水肿。总之,其病因是以气血大虚为主,故治则当补气血,和脾胃,养肝肾以缓图之。促使脾肾功能健旺,气血充沛,则经闭水肿自愈,此种虚证,小便多自利,故切忌破血、耗气、利水等攻伐之品,以免再伤元阴元阳,增重水肿病情。尤氏又云"水分者,因水而病及血也",水分多属实证,素体不虚,发病突然,小便不利,多属湿热气滞的水肿,然后导致月经突然停闭,治宜清热利湿,调气利水,使湿热去而水道通调,水肿消失而经血自通。

总之,血分以通经为主,佐以利水,水分以利水为主,佐以通经,二者均可用当归芍药散(《妇人妊娠病》)加减化裁。

(五)气分病成因

【原文】　师曰:寸口脉迟而涩,迟则为寒,涩为血不足。趺阳脉微而迟,微则为气,迟则为寒。寒,气不足,则手足逆冷;手足逆冷,则荣卫不利,荣卫不利,

305

则腹满胁鸣相逐;气转膀胱,荣卫俱劳;阳气不通即身冷,阴气不通即骨疼;阳前通则恶寒,阴前通则痹不仁。阴阳相得,其气乃行,大气一转,其气乃散;实则失气,虚则遗尿,名曰气分。(30)

【解析】 本条通过合诊寸口、趺阳脉论述水肿属于气分病的病机(大气不转,阳虚气滞,营卫俱虚,气血不足),证候和治疗总则。这里我们具体分为三个层次来学习:

1．"师曰:寸口脉迟而涩……气转膀胱,荣卫俱劳"论述了气分病的病机和证候:寸口以候心肺气血疾患,"寸口脉迟而涩"者,气属阳,若阳气不足,阳虚则生内寒而见脉迟,所以说:"迟则为寒"。血虽属阴,必赖阳气之温煦才能营运不息,阳生而阴长,今阳虚既无力运行阴血,加之阴血本身又不足,则脉来迟涩而不流利,所以说:"涩为血不足"。

"趺阳脉微而迟"者,趺阳以候脾胃之气,趺阳脉微而迟说明脾胃虚弱,必会影响阴阳营卫失调,尤其容易出现"气分"的病变。若中焦阳气虚微,即曰"微则为气",阳虚生内寒,即曰"迟则为寒"。所谓"寒,气不足"(此处要注意"寒"字后应有逗号)是指脾胃阴寒太盛而阳气不能外荣四肢,"则手足逆冷",而其"手足逆冷"的根源,又在于"荣卫不利",而营卫之所以不利,实际上与脾胃阳气虚有密切关系,因为脾为营之源,胃为卫之本。由于营是血之精气,卫是气之精气,若营卫不利,反而会影响阴阳气血不能畅通,导致脾胃阳虚,寒气横逆,水谷不易消化,则见腹满胁(肠)鸣并作不止,所以说:"营卫不利,则腹满胁鸣相逐"。若营卫俱虚,正不抗邪,则阴寒之气易于波及膀胱,甚至出现后面所云"虚则遗溺"等气分病的症状,所以说"气转膀胱,营卫俱劳"。

此段说明水肿属气分病的症状有手足逆冷、腹满肠鸣等。其主要病机为脾肺阳虚,气血不足,营卫不利。

2．"阳气不通即身冷……阴前通则痹不仁"是论述气分病总属阴阳失调的病变。由于正气不足,营卫俱虚,阳气虚滞,不能卫外以温分肉之表,所以说:"阳气不通即身冷",因其营阴不足不能润养筋骨于里,所以说"阴气不通即骨疼",此两句中所谓阳气或阴气"不通",实际上是指阳气或阴气不足,不能温运通达周身肌肉筋骨和关节。总之,与阴阳失调有密切关系。

至于"阳前通则恶寒,阴前通则痹不仁"这两句,2 版教材认为有脱简,疑"前"字应为"不"字之误,所以没有作解释。如果根据《说文》将"前"作"断绝"解,也是可以的。总之,此处"前"字,与《趺蹶手指臂肿转筋阴狐疝蛔虫病》篇第1 条之"病趺蹶,其人但能前,不能却"的"前"(指方向)字的意思是有区别的。

我个人看法,"前"最好作"先"解,此据尤在泾、成无己及《广韵》"前,先也"而来,考《注解伤寒论·辨脉法》载:"……如卫气前通者,小便赤黄,与热相搏,因热作使,游于经络,出入脏腑,热气所过,则为痈脓。若阴气前通者,阳气厥微,阴无所使,客气内入……"。成无己注云:"卫气前通者,阳气先通而热气得行也……"亦是将"前"字作"先"字解释,同是仲景之书,这个"前"字不宜更改。

关于这两句话,历代注家的争议较多,归纳出来有以下五种不同的解释:

(1)以黄坤载为代表,以"通"而未畅来解释。"阳欲前通而未能遂通则恶寒,阴欲前通而未能遂通则麻痹而不仁"。"遂"作"顺"解。此说将原文加上"欲","未能遂"等限制词语,虽然能自圆其说,但从原文语气看,并无通而未畅之义。

(2)以曹颖甫为代表,以"阳"指太阳,"阴"指少阴来解释。"太阳之气通于前,而肾阳不与俱行,则小便已而啬啬恶寒,少阴之气通于前,而三焦之火不与俱至,则少腹满而外证不仁。"此说将"阴""阳"局限于"少阴""太阳"立论,失之过偏。

(3)以程云来为代表,以"阳"指卫气,"阴"指营气。"身冷者,阳不能以卫外,骨疼者,阳不能以温内,唯其内外之阳已虚,纵卫气前通于表而犹恶寒,营气前通于表而犹痹不仁者,此皆阴阳乖舛,致营卫失其衡铨,必待阴阳相得,则营卫之气斯行……"。此说虽有一定道理,但义犹未尽。

(4)以谭日强为代表,认为原文"阴""阳"二字颠倒互误。"阳前通则恶寒,阴前通则痹不仁,阴阳两字恐系颠倒互误,只有阴前通而阳不与之俱通,才会恶寒;阳前通而阴不与之俱通,才会麻痹不仁。以上都是阴阳相失所导致的结果"(《金匮要略浅述》),但从原文"阳气不通即身冷,阴气不通即骨疼,阳前通则恶寒,阴前通则痹不仁"语气看,似无颠倒互误之疑。

(5)结合本段精神主要是在阐述气分病属阴阳相失而不相得的病变,从"阴阳互根"的生理来解释。

此两句可以据尤在泾、赵以德之意作这样理解:若单是阳气先(前)见通行,而"阴不与(阳)俱行"(尤氏语),则为孤阳独至,缺乏真阴(精血)的灌注,阴不与阳相配,孤阳不生,加之营阴之气未通,则阳失其阴,同样起不到温润肌肤的作用,不但身冷,还会恶寒。即是说对于阴阳失调的恶寒证,仅仅通阳而不和阴也是不能治愈的,以"阳根于阴"也,所以说"阳前通则恶寒";反之,若单是营阴之气先(前)见通行,而"阳不与(阴)俱行"(尤氏语),"营气未与卫之阳和,孤阴独至"(赵氏语),缺乏阳气的温煦,阳不与阴相配,独阴不长,加之卫阳之气未行,阳气独滞,阴失其阳同样不能起到营养血脉的作用,不但骨疼,还会麻木不仁。即是说,对于阴阳失调的麻木不仁一证,仅仅调养阴血而不通阳,还是不能治愈的,以"阴根于阳"也,所以说"阴前通则痹不仁"。

从以上内容大家可以知道历代医家都非常重视这两句话的解释,那么它的临床价值又有哪些呢?这两句虽然在阐述气分病属阴阳相失而不相得的病变,但若与原条文阐述气分病的总治则(即后面"阴阳相得,其气乃行,大气一转,其

307

气乃散")前后互观,则此"二句"对于临床把握"阴阳相得"的治则和在遣方用药中注意"阴阳互根",都有不可忽视的指导价值。现在就以仲景方结合原文精神举例说明如下:

例1:桂枝汤是滋阴和阳之方,"外证得之解肌和营卫,内证得之,化气调阴阳",方中若仅用桂枝、生姜、甘草等阳药,而不配芍药、大枣等阴药,则汗出恶风寒等表证是不能得到解除的;此"阳前通则恶寒"之例也。

例2:黄芪桂枝五物汤是温阳行痹之方,若只用芍药、大枣等除痹和阴,而不用黄芪、桂枝、生姜以温通阳气,则"血痹阴阳俱微","外证身体不仁"的病证也是不能解除的,此"阴前通则痹不仁"之例也。

鉴于上述,我认为,"阳前通则恶寒,阴前通则痹不仁"二句并非脱简之文,它在理论和临床上均有一定指导意义。

3."阴阳相得……名曰气分"是通过阴阳相得的向愈转归阐述气分病的总治则以及气分病有虚实之分。所谓"阴阳相得,其气乃行",是指阴阳气血营卫之气得以协调平衡,人体正气才能内外上下周身运行,畅通无阻。"大气一转,其气乃散"是指水肿属于气分病的治疗原则,意思是只要使人体正气、胸中阳气转输(流动)充沛,则正能抗邪,邪气(包括水湿、寒饮、痰浊、气滞)自然能消散而不病水肿。而在讲最后三句"实则失气,虚则遗溺,名曰气分"之前,我先解释一下校勘的内容。关于"失气","失"与"矢"通,《素问·咳论》"咳而遗失",《伤寒论》第209条"转矢气者,此有燥屎也",故失气即矢气,俗称"放屁";"矢""失"为多义字,矢与屎同音借用,屎为借假义,"遗矢"不再单作"丢失弓箭",可作"拉屎"训释。而对这三句,历代医家有以下三种解释:

(1)多数注家(以沈明宗、徐忠可、陈修园为代表)认为是水肿属气分病用药物治疗后向愈的转归,为病去的征兆。因为此两句是紧接在"大气一转,其气乃散"之后,故认为凡属实证的水肿,服药后,腹满肠鸣横逆之寒气可从后阴矢气而出;而正气虚者,因膀胱水气失其摄纳制约,邪从小便下行则为遗溺,但既是药后病去之征,"虚则遗溺"则难以自圆其说。

(2)尤氏认为是病进之征兆。因第一句有"营卫不利,则腹满肠鸣相逐,气转膀胱,营卫俱劳"等语,所以此处"实则失气,虚则遗溺"仍为阴阳失调,"皆相失之征",可供参考。

(3)2版教材认为是指气分病有实证和虚证的不同。"失气与遗溺分别为气实与气虚之征,水肿病中若见有这些虚实相兼症状,更可说明其病在气分"。而且这些症状的成因,都在气而未及血,正因为是水寒之气乘阳虚而病于气,与上条属"血分"的水肿有异,所以"名曰气分"。

而我个人认为,这三句话的主要精神是在解释"气分病"的名称,所以第(3)点的说法较为妥当。

【拓展】

1.本条的主要精神,在于说明一切疾病的病因病机、治则都要从"阴阳"二字着手。因为人身之气血、营卫、阴阳是维持人体功能活动的物质基础,其关系非常密切,且血生于气,气化于血,营乃血之精气,卫乃气之精气,卫与气属阳,营与血属阴,故阴阳又为营卫气血之总司。阴阳相得则气血充沛,营卫和谐,精神乃治;若阴阳相失而不相得,则气血乖戾,营卫不和,疾病乃生。本条属"气分"病的水肿所出现的腹满肠鸣、手足逆冷、恶寒身冷、失气、骨疼、痹不仁、遗溺等症状,也正是阴阳相失而不相得导致的病理变化,由于主要病因在阳气与精血俱虚,寒水泛溢,故其治疗总则当温运肺脾肾之阳气,佐以调养精血,散寒利水,使"阴阳相得,其气乃行,大气一转,其气乃散",水肿可愈。总之,治病必求于本(阴阳),这种协调阴阳的思想,贯穿在《金匮要略》全书之中,而尤其以本篇最为突出,对后世颇有影响。例如:

(1)原因不明的低烧,经过针对阴虚、阳虚、气虚、血虚等法治之不应,或补之碍邪,清之伤正,两难之际,吴少怀(山东名医)常用青蒿、黄芩、柴胡等品和其少阳,内疏外透,以取显效,这就是"大气一转,其气乃散"的道理。因为胆属少阳,少阳为枢,枢司开合,十一脏的功能活动都从枢机开始,脾升胃降,取决于胆,少阳不升,则胃失和降,故达胆和胃,可转运大气(《名老中医之路·三辑》)。

(2)尤怡《金匮翼》"卒中八法"称"四曰转大气"谓:大气,不息之真气也,不转则息矣。故不特气厥类中,即真中风邪,亦以转气为先。经云:大气一转,邪气乃散。此之谓也。严氏八味顺气散(人参、白术、茯苓、陈皮、青皮、台州乌药、香白芷、甘草)凡患中风者,先服此顺养真气,次进治风药。

2.关于"气分"与"血分"的鉴别 "气分谓气不通利而胀,血分谓血不通利而胀,非胀病之外,又别有气分、血分之病也。盖气血不通利,则水亦不通利而尿少,尿少则腹中水渐积而为胀。但气分心下坚大而病发于上,血分血结胞门而病发于下;气分先病水胀,后经断;血分先经断,后病水胀也"(楼英《医学纲目》)。

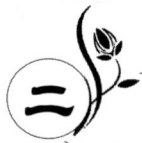

二 分类与辨证

(一)四水与黄汗

【原文】 师曰:病有风水、有皮水、有正水、有石水、有黄汗。风水其脉自浮,外证骨节疼痛,恶风;皮水其脉亦浮,外证胕肿,按之没指,不恶风,其腹如鼓,不渴,当发其汗;正水其脉沉迟,外证自喘;石水其脉自沉,外证腹满不喘;黄汗其脉沉迟,身发热,胸满,四肢头面肿,久不愈,必致痈脓。(1)

【解析】　本条总论水肿病五种类型的脉症,并提出风水及皮水的治疗原则,最后论述黄汗病的脉症和转归。我们在分析原文精神之前,先将几处校勘内容给大家解释一下。第一个是"胕肿"。《千金》作"浮肿"。读"符"者,意与"肤"通。胕肿,即皮肤浮肿。读"肤"者,则与"跗"、"趺"、"踣"相通,作足背解。第二个是"其腹如鼓"。《脉经》、《诸病源候论》作"其腹如故",《千金二十一卷·水肿第四》在此句后有"不满"二字,即腹不满。"故"误为"鼓"是由多种版本,真伪难辨造成的。例:明初名医戴元礼,曾到南京,见一医家,求诊的病人很多,元礼以为这一定是神医,前往观望。偶然发现一求药者已出门外,那位医师追出门外告知求药者,煎药时一定放一块"锡",与药同煎,元礼颇为奇怪,从未有以锡入煎剂的,遂问那位医师,医师说见于古方,元礼求得此方,乃是"餳"字,急为改之,"餳"古为"糖"字,亦作"餹",食旁误作金旁,误以为"锡"字。这是医师沿用误书开方的结果。

现在来解释本条的精神,可以从以下六点来看:

1. 原文第一句话论述的是水气病分为五类:风水、皮水、正水、石水、黄汗。

2. "风水其脉自浮,外证骨节疼痛,恶风"论述了风水的脉证。具体来说,风水与肺的关系较密切。因肺主皮毛,易感受风冷之邪,水气泛溢于肌表经络,所以"风水其脉自浮",主症是"外证骨节疼痛,恶风。"乃因风伤皮毛,水湿易于流注骨节,风冷之邪与水气相搏所致。由于皮毛受邪,肺气不宣,通调失职,故水湿潴留于肤表。所以,还有胸颈以上的"头面浮肿兼发热"等症状。需注意的是,本段叙述风水症状是不完整的。

关于"风水"病名,最早见于《素问·水热穴论》"勇而劳甚,则肾汗出,肾汗出逢于风,内不得入于脏腑,外不得越于皮肤。客于玄府,行于皮里,传为胕肿,本之于肾,名曰风水"且阐述了劳甚伤肾,汗出当风形成风水的病机,所以应当把它与本条相互参考来学习。

3. "皮水其脉亦浮……当发其汗"是论皮水的脉证及其治则。皮水与脾、肺的关系较密切。外受水湿之气留滞皮肤,其病在外,故"其脉亦浮"。"外证胕肿"者,《素问·水热穴论》云:"上下溢于皮肤,故为胕肿,胕肿者,聚水而生病也"。高士宗《黄帝素问直解》释云"胕肿者,皮肌胀满,水气不行,故聚水而生病也。"又曰"皮里肉外曰胕"。徐忠可曰"胕者,浮也"。《金匮玉函要略辑义》加按曰:"胕,程读为跗,本于喻氏,盖误矣"。故此处"胕肿"应作皮肤浮肿解。2、4版教材所说"水湿聚于下"或"水停于下肢",故"踝部浮肿,按之没指"是以胕为跗,系本程氏云"胃脉在足,水气乘土,则为跗肿也"(《金匮直解》),虽有一定道理,但结合后面第24条原文"皮水为病,四肢肿,水气在皮肤中……"之意互参,应以《素问》和高氏等说为是,即皮水不仅限于踝部浮肿,按之没指凹陷。"不恶风"者,外感水湿之气在皮肤,没有感风邪,所以不恶风。因为皮水是水湿浸淫皮肤,病邪在外,而水气尚未入里,腹部还不至于肿胀,与正水、石水有别,所以"其腹如故"。水气未夹热邪,故"不渴"(有的教材仍按"其腹如鼓"解释:因脾居中州,主四肢、肌肉,脾失健运,致水湿阻滞脾络,故腹满如鼓状,不渴。亦可供参考)。"当发其汗"者,程云来云:"风水与皮水相类,均属表"。病邪在外,水行皮中,肺与皮毛相合,所以皮水与风水的治法,应当发其汗以因势利导,使风冷与水湿,从汗解而散。

以上论述的风水、皮水在经在表,其病较轻而易治。《读过金匮卷十九》谓"风水在毛窍中……皮水在毛窍外……特毫毛之水得诸风,故曰风水,皮肤之水受诸皮,故曰皮水"将二者作了区别。

4."正水其脉沉迟,外证自喘"论述了正水的脉证。正水与肾和肺(脾)的关系最为密切。正水"其脉沉迟"是因为肾阳不足,不能化气行水,脾虚不能制水,三焦闭塞,水气停蓄在里所致。"外证自喘"是因足少阴肾脉络于肺,水气随经脉上冲,影响肺气肃降故"喘"。《诸病源候论》无正水候,而有"大腹水肿候",云"小便不通……腹大而肿。四肢小,阴下湿,手足逆冷,腰痛上气,咳嗽烦疼"等症状。所以丹波元坚《杂病广要》认为即是正水,徐氏云:"谓当正治其水也"。可见"腹满"为省文。

总之,正水是肾脏之水自盛,乘上焦阳虚而干及于肺,标本俱病,乃较重而难治之水肿病。

5."石水其脉自沉,外证腹满不喘"论述了石水的脉证。石水与肝肾的关系最为密切。阴寒水气凝结沉伏下焦少腹,所以"石水其脉自沉"("自"为本来、自然之意),水不外趋阻滞脉行,所以反而不见迟脉。"外证腹满不喘"是因为其病变部位深伏在下焦而未波及上焦,所以"不喘"。《素问·阴阳别论》云:"阴阳结斜,多阴少阳,曰石水,少腹肿"。《素问·大奇论》亦曰:"肾肝并沉为石水"。《诸病源候论·卷二十一·石水候》云:"肿起脐下至少腹垂垂然,上至胃脘则死不治"。实源于《灵枢·邪气脏腑病形》"肾脉……微大为石水,起脐以下至小腹睡睡然,上至胃脘,死不治。"

以上说明形成石水的病机是肾阳大衰,不能化气行水,肝气郁结不能疏泄下焦气机,血脉瘀阻,所以水气聚而不行,少腹坚满如石,其病最重,则更难治。本篇未出具体方药,但正虚邪盛时,可投真武汤加味,正气未衰时,可参第6条攻逐方药。

6.最后六句话论述了黄汗病的脉症和病理转归。黄汗病与脾肺有关。"黄汗其脉沉迟"是因为黄汗乃汗出入水中浴而得,水湿郁滞肌腠,营气被阻,所以与正水之水邪在内的脉象相同。其外症有"身发热,胸满,四肢头面肿"。"身发热"是因为水湿内郁与卫气相蒸而营中热,"胸满"是由于脾虚不能运化水湿,水湿上犯于肺,使肺气不畅,胸阳不布。"四肢头面肿"是由于脾阳被水湿所困,肺又不能通调水道,三焦决渎功能失常,水湿潴留于肌肤所致。其病理转归是"久不愈,必致痈脓"。因黄汗病久不愈,水湿郁滞化热,郁热蓄结于营血分,阻碍局部肌肉营卫不通,致气血腐败,化而为脓,亦可发生痈肿。此正如《素问·生气通天论》所说:"营气不从,逆于肉里,乃生痈肿"。但水肿久不愈,一般不致发为痈脓,故后世不将黄汗归入水气病。

据《四川中医函授》1985 年第 2 期记载成都四班学员朱征林"黄汗病转归案"云:"忆六二年初春,见家父患水肿病,初起下肢浮肿,经治疗无效,半年后,时值夏秋炎热之季而出现四肢头面浮肿,腹部膨胀,动则汗出,色黄染衣。每当为其换洗内衣裤时总沾汗涎,色黄难退,又经一二月治疗仍然无效,继而出现腿胯及肩颈生疮疖化脓,面色黧黑,精神烦躁易怒,后卧床不起,而疮痛溃脓,水肿皮破,黄水流溢铺被,卒于该年冬季"。此案就可以证实黄汗病可致痈脓。

【拓展】

1. 水气病的分类与气滞、水停的脏器密切相关 本篇以水气名篇,说明水与气的失调是导致水肿病的主要原因。由于水停则气滞,气滞则水停,以其产生水停、气滞的脏器不同,所以水气病的分类亦有不同。风水是风邪滞于肺卫而病水;皮水是水湿滞于脾肺,脾气不运所致;正水是肺脾肾三焦气化不利,水气内停所形成;石水则与肝肾气结有关;即使黄汗亦与水湿郁滞营卫化热相关联。本篇最后专论"气分"病变,一为阳虚寒凝,一为气滞水结,更突出了水与气的密切关系。

2. 关于风水、皮水、正水、石水的比较(表 15 - 1)

表 15 - 1 风水、皮水、正水、石水的比较

病名比较	风水	皮水	正水	石水
相同点	脉浮,病位在表,均可用开鬼门佐以利水湿的方法治疗		脉沉,病位在里,均与肾不主水有关。故用温肾利水法,或佐以发汗	
证候	头面浮肿,身体酸重,恶风发热,有汗,骨节疼痛,病在表中之表	胕肿,按之没指,其腹如故,不恶风寒,无汗。可有脉沉,病在表中之里	腹大而肿,小便不通,自喘。脉迟,病位影响及上,为里中之表	少腹肿,坚满如石,不喘。病位在下,为里中之里
病机	风伤皮毛,肺气失宣,水为风激,(肾劳汗出)水气泛溢肌表	脾失健运,肺失通调,水气滞留皮肤	肾虚不能化气行水,肺虚失其清肃通调,脾虚不能制约水气	肾阳大衰,不能化气行水,肝气郁结,不能疏泄下焦气机
治法	补卫固表,微发其汗,宣散水湿,清解郁热	温阳健脾,导水下行;宣肺利水;清湿热、利小便	温经发汗,兼顾肾阳,补益脾肾,宣肺利水	温肾化气,疏肝化瘀通络

3.本篇未载石水治方,亦有学者认为应用温阳利水的济生肾气丸有效。

【原文】 寸口脉沉滑者,中有水气,面目肿大,有热,名曰风水;视人之目窠上微拥,如蚕新卧起状,其颈脉动,时时咳,按其手足上,陷而不起者,风水。(3)

【解析】 本条说明水甚于风的风水脉症。应从以下两方面来分析。

1."寸口脉沉滑者,中有水气,面目肿大,有热,名曰风水"论述变异了的风水脉证。对"寸口脉沉滑者,中有水气"的理解,可结合本篇第10条:"脉得诸沉,当责有水",说明水聚气伏。而滑脉为水气"流衍"之象(程云来语)说明风鼓水动。浮主表,寸部亦主表,沉滑见于寸部,为水犯表而兼风之征,即指风水而言,故不是指正水之沉迟脉也,说明脉候亦可随病期而变。且头面属阳,风为阳邪,"高巅之上,唯风可到"(徐氏语),故风邪上扰,水湿滞留于胸颈以上,卫气被郁,则见"面目肿大,有热。"以上为水气盛而风邪轻的风水脉证,所以说"名曰风水"。

2."视人之目窠上微拥……风水"是从望诊、闻诊与触诊判断水气过盛的风水症状。"视人之目窠上微拥,如蚕新卧起状",是因为眼胞属脾胃所主,脾虚不能制水,水气泛溢于上,所以可见眼胞浮肿,如刚睡起的状态,好似蚕虫新卧(三次蜕皮叫做卧)复起的形状(弯腰拱起如乙字,光亮有水色)。

此正如《素问·评热病论》所云:"诸有水气者,微肿先见于目下也,帝曰:何以言? 岐伯曰:水者阴也,目下亦阴也。腹者至阴之所居,故水在腹者,必使目下肿也。"《脏腑经络先后病》篇第3条中云:"鼻头色微黑者,有水气"。所以在学习此条文时,都应当与以上经文相互参考。

"其颈脉动,时时咳"是因为颈部人迎脉为肺胃所主,水气上干于肺,肺气不宣则咳,胃土之足阳明脉反受水侮,风激水而上行,水气上壅则见颈脉动也(颈脉既指耳下的颈外静脉,又指结喉旁的人迎脉,即颈总动脉)。以上是说望诊和闻诊。从触诊看,"按其手足上,陷而不起者",与第1条谓皮水"外证胕肿,按之没指"相类似,说明有形之水浸渍已深。其道理如《灵枢·水胀》所云:"肤胀者,寒气客于皮肤之间所致。寒气在于皮肤之间,按而散之,则不能猝聚,故窅(yǎo 窅,深远)而不起也。"由于手足属脾所主,又为诸阳之本,现在脾虚而水气泛溢四肢,所以形成按之"陷而不起"之水肿。但在临床上不可拘泥,如按其腹部又随手而起,属于"气肿"的更常见一些。此条所说的"风水",应当还兼有发热、恶风等症状。

【拓展】

1.本条原文实际上是源于《内经》,如《灵枢·水胀》"目窠上微肿,如蚕新卧起之状,其颈脉动。时咳,阴股间寒,足胫肿。腹乃大,其水已成矣。"与此条基本相同。

2.《诸病源候论》对风水病机的认识 《诸病源候论·卷二十一·风水候》云:"风水病者,由脾肾气虚弱所为也。肾劳则虚,虚则汗出。汗出逢风,风气内

313

入还客于肾,脾虚又不能制于水,故水散溢皮肤。又与风湿相搏,故云风水也。令人身浮肿如裹水之状。颈脉动时咳,按肿上,凹而不起也,骨节疼痛而恶风是也。脉浮大者,名曰风水也。"说明风水病机不仅与肺气失宣有关,且与脾肾气虚亦有密切联系。

3. 脖子持续青筋凸起原系心脏有病　正常的人,当情绪激动、啼哭、激烈运动时,胸腔压力可以增高,血被挤到静脉里去,颈静脉就会凸起,即医学上所说的颈静脉怒张,这是生理性现象。但在休息、平卧时绝对不能有脖子持续青筋凸起,如果出现,多数是有心脏病。具体来讲,人的血液到达颈静脉后,向右心房回流,就像水泵一样把血往回抽,流向右心房,到达肺,进左心房,然后到动脉。如果脖子上的静脉持续凸起,说明两种情况:①心功能不全,特别是右心功能不全,最多见的是肺心病,肺气肿。②心包发病,有心包炎或心包积液。正常人坐位时颈静脉不明显,平躺时可稍见充盈,充盈水平仅限于锁骨上缘至下颌角距离下 2/3 内。如果脖子上青筋凸得越厉害,说明颈静脉压力越高,意味着心功能越差,或心包压力越高。假如脖子上凸起来的青筋还会一跳一跳的,多半说明心脏的三尖瓣关闭不全,血液直接到颈静脉里去了,这种心脏病很重,多半是心衰。心功能不全还会导致活动后呼吸困难,走路气急,肝区可能有压痛,或者脚肿。此外,腔静脉狭窄也会引起颈静脉压力大,脖子青筋凸起。所以说,如果出现持续青筋凸起,要到正规医院检查,辅助检查有胸片(看心肺有没有问题)、心脏彩色 B 超检查(看心脏大小结构有没有问题,心包有没有病变)。以上所述可加深对原文风水"颈脉动"的理解。

【原文】　太阳病,脉浮而紧,法当骨节疼痛,反不疼,身体反重而酸,其人不渴,汗出即愈,此为风水。恶寒者,此为极虚发汗得之。

渴而不恶寒者,此为皮水。

身肿而冷,状如周痹,胸中窒,不能食,反聚痛,暮躁不得眠,此为黄汗。痛在骨节。

咳而喘,不渴者,此为肺胀,其状如肿,发汗即愈。

然诸病此者,渴而下利,小便数者,皆不可发汗。(4)

【解析】　本条再论风水、皮水、黄汗和肺胀的辨证鉴别及其不可发汗的治疗禁忌。

第一段论太阳病与风水的鉴别以及风水的治则。"太阳病,脉浮而紧"为风寒伤及营卫,营卫不和,"法当骨节疼痛",但紧接着说骨节"反不疼,身体反重而酸",两个"反"字,为太阳病与风水的鉴别处,说明此处之脉浮紧不能认为属太阳病伤寒,而为风邪与水湿外盛之候,由于水气浸淫肌腠,所以"身体反重"。风邪留恋于肌表,所以肢体酸软,水湿尚未流注关节,所以"反不疼",(但亦可见第 1 条"外证骨节疼痛"者)其中尤其以身体酸重为风水病的特点。"其人不渴"说明病邪在表,里无热邪。"汗出即愈,此为风水",是因风邪在表当汗,水气在表仍宜汗法,此乃风水表实证的正治原则。"恶寒者,此为极虚发汗得之"是说精气不足之人患风水表虚证而发汗太过,风水之邪未去,营卫之精气反而从汗外泄,更加损伤阳气,腠理失其温煦而"恶寒"。此与《伤寒论》68条"发汗,病不解,反恶寒者,虚故也。芍药甘草附子汤主之"的机制相似。说明水肿病的发汗,仍当辨其虚实,宜遵《脏腑经络先后病》篇无"虚虚"之戒,如果是极虚之人患风水表虚,则应当温阳固表,佐以补益精气治之。

第二段论风水与皮水的鉴别。皮水之"渴"与"不渴",视具体病情而定。第1条言皮水"不渴",如防己茯苓汤。本条反言"渴",如越婢加术汤,说明口渴与否并非皮水的主症,此处与第一段风水之"不渴"对举,是为了便于鉴别。皮水见"渴"的病因病机有三点:①水湿潴留皮肤,肺脾不能输津而口渴,但此种口渴必不多饮或喜热饮,治疗应当健运脾肺,除湿化气而止渴。②过汗伤津所致。如赵以德云:"若发汗,辛热之味,上冲于肺,亡其津液,则肺燥而渴",则属误治,治疗应当润燥止渴。③外受湿邪,内有郁热,为湿热郁滞之口渴,治疗应当清利湿热。然而结合此条,我认为第一种看法最为恰当。

皮水"不恶寒者"是因为外感湿邪,内有水气在皮肤,所以既无风水之"恶风",也"不恶寒",但这并非绝对"不恶寒"。因为本篇25条之"里水"(亦即皮水)用甘草麻黄汤主之,证属无汗表实,方后又云"慎风寒",可知亦有"恶寒"证,所以临床应当视具体病情而定。

第三段论黄汗与周痹的鉴别。关于"周痹"的证候、病因病机及治法。《灵枢·周痹》云:"周痹者,在于血脉之中,随脉以上,随脉以下,不能左右……风寒湿气,客于外分肉之间……此内不在脏,而外未发于皮,独居分肉之间,真气不能周,故命曰周痹。"可见周痹是痹证的一种。证见周身上下游走疼痛,项背拘急,脉象濡涩。是因气虚而风寒湿邪侵入血脉、肌肉,痹阻阳气所致。治疗应当益气和营,祛邪通痹,用蠲痹汤。其方有两首,一首是杨氏家藏方:当归、黄芪、芍药、羌活、防风、姜黄、生姜、甘草;另一首为《医学心悟》方:当归、川芎、二活、桂心、秦艽、海风藤、桑枝、乳香、没药、甘草。

黄汗"身肿而冷,状如周痹",因肌腠之水湿,郁遏卫阳,阳气不能外达以温腠理,所以见身体浮肿而肤冷,以及本篇第29条"黄汗之病,两胫自冷"(阳气不能下达)的症状,由于水湿甚而寒邪风邪不甚,所以不像周痹那样随经脉上下无休止的游走疼痛,称为"状如周痹"。黄汗与周痹在症状上的主要区别是:黄汗痛在关节而全身浮肿,周痹是痛无定处而不肿,且无汗黄。

"胸中窒,不能食"是湿邪滞于膈上,胸阳不行,肺气不得宣畅,所以"胸中窒塞不适",胃阳不振,寒不消谷,故"不能食"。"反聚痛……痛在骨节"是因寒湿流注,聚于关节,筋脉收引而痛也。"暮躁不得眠"是因傍晚阴气盛而阳气难以

315

舒展,导致关节痛剧,热为寒郁躁扰不安,影响睡眠,此为黄汗见证。其病机为湿郁营卫化热,湿热郁蒸肌腠而形成黄汗,与周痹"寒湿痹其阳"者有所不同。此条黄汗病情,较之第1条"身发热,胸满,四肢头面肿"的黄汗,尤重一等,可用宣阳开痹、除湿化热法治疗。

第四段论肺胀与风水相类似。"咳而喘"为寒饮犯肺,肺气上逆所致。"不渴"是因里无热邪,津液未伤。"此为肺胀,其状如肿"是由于外寒内饮闭阻肺气,肺气不宣,汗孔不开,水气之通调不利,所以肺胀之状似肿非肿,与第2条所述风水症状类似,治疗应当散寒温饮,宣肺平喘,使外寒内饮从汗而解,所以说"发汗即愈"。此段与《肺痿肺痈咳嗽上气病》篇第4条"上气喘而躁者,属肺胀,欲作风水,发汗则愈"基本相同,可以互相参考来理解。

第五段论述以上诸病(风水、皮水、黄汗、肺胀)皆不可发汗的禁忌证。以上诸病,虽都可以用发汗法治疗,但如果"渴而下利",说明内热津伤,脾气亦虚,水津与糟粕杂下。"小便数者"是因为肾气大衰,不能摄纳与制约水津,表明体内津液大伤。此时如再发汗,则有气脱津竭的危险,所以说"皆不可发汗。"而应当补养脾肾为主。此段不仅是治疗水肿病的原则,同样也是治疗一切外感疾病的原则,临床上应当举一反三,深刻领会。

(二)五脏水

1.心水

【原文】 心水者,其身重而少气,不得卧,烦而躁,其人阴肿。(13)

【解析】 本条叙述心水的证候。心为五脏之主,统率一身血脉,若邪犯心脉,心系久病,老年脏虚,妊娠分娩,或它脏病水,更损心气,致隧道阻遏,心阳不振,则血凝水停,水气凌心,形成心水病。

所以"心水者"是指心脏有病而引起水肿。心为阳脏,主周身之血脉,由于心阳虚而水气盛,心气不足,周身血脉受伤,所以见"身重而少气","少气者","气少不足以言也"(《景岳全书》)指言语无力,呼吸微弱短促。"不得卧,烦而躁"者,是因水气凌心,卧则水更升而气逆,致不能卧下,水气外困于心,心阳被郁,所以心烦躁扰不安。"其人阴肿"是因为前阴为肝肾经脉所过,肾脉出肺络心,心阳虚不能下交于肾,则肾水不得制约,溢于前阴,所以肿。

【拓展】

(1)本条与现代医学的"心病性水肿"的症状类似。

(2)关于心水的治疗。兼表实证,参用桂甘枣麻辛附子汤;饮实(兼气虚)证,参用木防己汤;阳虚证,参用苓桂术甘汤(加附子);心脾俱虚证,参用归脾汤。

2.肝水

【原文】 肝水者,其腹大,不能自转侧,胁下腹痛,时时津液微生,小便续

通。(14)

【解析】 本条叙述肝水的证候。肝主藏血,司疏泄,其气升发,如果邪客肝经,酒食不节,情志抑郁,感受水毒,或者素有疟母,引致肝木失其条畅,疏泄失职,气滞血阻,则肝络壅塞,血化为水,而成肝水病。

所以"肝水者"是指肝有病而引起的水肿。肝之府在胁而脉络布胁肋抵少腹,所以说"肝气通于腹"。水气凌肝,肝气郁结则脾土受克,不能运化水湿,所以可以见到"胁下腹痛"和"腹部胀大",如果腹部水势太盛,成为肝病腹水的重证,则"不能自转侧"。"时时津液微生,小便续通"两句,是本条的难点。据徐忠可云:"肝气少舒,舒则阳明气畅,津液微生而小便续通"。因肝主疏泄,疏者条达而上,泄者顺利而下,肝有病则疏泄功能紊乱,升降之机失常,肝脾不升,肺胃失降,则津液不生而小便不通。当肝气稍舒时,则脾气得升而胃气畅通,水津即随肝气而上升。所以可见"时时津液微生"。而魏念庭解释为肝有水邪上冲胸咽而见口中淡水,似乎不是很妥当,因为原文指"津液微生"。肝气条达与疏泄的畅行与否,直接影响到三焦通畅与否,而三焦为通行水液的道路,所以可以见到"小便续通"。小便断续通利,时通时不通,可见"时时津液微生,小便续通"是表明肝的疏泄功能正常与紊乱,正邪相争的反映,符合临床实践。

【拓展】 肝硬化腹水(或"石水")的临床表现与"肝水"症状相似,属饮实证,可参用十枣汤、己椒苈黄丸等。

3.肺水

【原文】 肺水者,其身肿,小便难,时时鸭溏。(15)

【解析】 本条叙述肺水的证候。肺主一身之气,通调水道,主宣发和肃降。如果外邪袭肺,或气阴素虚,引起肺气宣降失常,不能敷布津液,则水道壅阻,水气内聚,泛溢上源,成为肺水病。

所以"肺水者"是指肺有病而为水肿。"小便难"是因肺主气而司治节,通调水道,为水之上源。若肺有病则肺气不行,上源失其肃降,不能通调水道,下输膀胱,所以可见"小便难";"其身肿"是因水道不利,水邪侵肺,肺主皮毛,所以水气外渗泛溢于肤表而为全身浮肿。"时时鸭溏"有三点原因:一是肺与大肠相表里,肺气不行则大肠的传化作用失调,所以大便时粪与水混杂而下。二是徐氏所云:"肺气病,则不能受脾气之上输,肺脾交困而鸭溏"。三是水不从膀胱下泄而反走大肠,所以大肠水分多而致鸭溏。

【拓展】 关于肺水的治疗:属表寒证,参用甘草麻黄汤;表热证,参用越婢汤;饮实证,参用泽漆汤;气虚证,参用防己黄芪汤;阴虚证,参用麦门冬汤。

4.脾水

【原文】 脾水者,其腹大,四肢苦重,津液不生,但苦少气,小便难。(16)

【解析】 本条叙述脾水的证候。脾主运化,为胃行津液,通于土气,若冒雨

317

涉水,居处潮湿,饮食不慎,或久病中虚,脾失健运,湿浊内盛,横溢肌肤,则成脾水病。

所以"脾水者"是指脾有病而引起水肿。脾居于腹而主四肢,四肢为诸阳之本,脾阳虚不能运化水湿,阳气不能达于四肢,四肢反为水湿所困,所以可见"腹部胀大"和"四肢苦重"。"饮入于胃,游溢精气,上输于脾,脾气散精。"说明水谷精微要依赖脾气之转输,因为津液为水谷之精微,皆由脾胃所生,如果脾阳虚则不能为胃"游溢精气",则"津液不生",脾气不能散精"上归于肺",则肺气亦虚(心血亦不足)而见"少气"。"小便难"是因为脾为水之堤坊,如果脾虚不能散津于肺,堤坊不固则水气泛溢四肢,肺亦不能输布津液于膀胱,通调水道失职,所以"小便难"。

【拓展】 脾水的治疗仍当遵循"随证治之"的原则,表虚证,参用防己茯苓汤;表实证,参用五皮饮;气虚证,参用参苓白术散;阳虚证,参用实脾饮;营虚证,参用归脾汤;实热证,参用中满分消丸;若实热证属水热壅滞,参用疏凿饮子。

5. 肾水

【原文】 肾水者,其腹大,脐肿腰痛,不得溺,阴下湿如牛鼻上汗,其足逆冷,面反瘦。(17)

【解析】 本条叙述肾水的证候。肾为水脏,主津液,司开合,其性闭藏。如果素体阳虚,寒气犯肾,房事不节,或久病及肾,导致肾气虚惫,蒸化失职,水气内聚,则成为肾水病。

所以"肾水者"是指肾有病而引起的水肿。"其腹大,脐肿"是因为肾阳虚而水停下焦,不得外出,又不能为胃司"关门"的作用,关门不利,中焦之水,亦无出路,所以水聚而腹大,在肾位当脐周围特别肿。腰为肾之府,寒水伤肾,所以见"腰痛"。肾与膀胱相表里,肾病则膀胱之气不化,所以"不得溺"。水性下趋而不得泄,则旁渗浸渍于前阴下的肾囊和腿缝,所以可见"阴下湿如牛鼻上汗"。此处的"阴下湿",有寒湿与湿热的不同。如果兼肝经湿热下注者,小便多黄热,汗液多稠黏而臭,甚则瘙痒红肿;如果肾阳虚而寒湿下注者,小便不黄不热,阴下湿之汗不黏不臭,多不瘙痒红肿,应当加以区别。而本条以寒湿为主。肾脉起于两足,肾阳虚阳气不能下达,水湿流注于下,所以"其足逆冷"。五脏以肾为本,今肾病而阴盛于下,则五脏之气血不能得阳气之温煦上营于面,所以"面反瘦"。还有一种解释是此属"炼笔"(精炼笔法)者,与"腹大"、"脐肿"对比而言,相形之下"面反瘦"。

【拓展】

(1)关于肾水的治疗:兼表虚证,参用五苓散;兼表寒证,参用麻黄附子汤;气虚证,参用肾气丸;阳虚证,参用真武汤;阴虚证,参用知柏地黄汤加车前,牛膝;湿热下注证,参用《世医得效方》用"通苓散",即白术、猪苓、泽泻、茯苓、车前子、木通、白茵陈、瞿麦，共奏扶脾利水清热之效。

（2）本篇 13 条到 17 条，论述了五脏水的内容，现在将这五条作个小结：①五脏水是在藏象学说的基础上归类的五种不同的症候群。以上所论五脏水的临床表现与某脏某腑之所合所主有关，又与脏腑经络循行道路相联系。如肺水，因肺合大肠，所以可见"时时鸭溏"症状；脾主四肢，所以脾水有"四肢苦重"症状；肝水因肝脉布胁肋，所以可见"胁下腹痛"；肾水，腰为肾之府，所以可见"腰痛"。足少阴经脉起于两足，所以又有"其足逆冷"；心水，因肾脉出肺络心，心阳虚不能制约肾水，所以有"阴肿"。此外，五脏水的证候还涉及脏与脏之间的母子生克关系。例如脾土与肺金，肝木与脾土，心火与肾水等。可见五脏水是以藏象学说为基础归类的五种不同的症候群，而系统地以五脏作为对水气病的临床辨证纲领，有一定的指导价值。②《水气病》篇的五脏水与《痰饮病》篇的水在五脏二者之间的不同及其内在联系。五脏水为本脏功能衰弱而产生的病变，以水肿为继发主症，多有小便难的症状，病变范围较广，多在下部且病情较重。而水在五脏，是水饮影响某一脏器所导致的病变，无水肿及小便不利，症状多在上部病情较轻，所以水气病篇很少提及痰饮，而痰饮病篇又很少提及肿胀。但在临床上，有先病痰饮而后变生水肿，亦有先病水肿而后渐生痰饮者，五脏水与水在五脏可以互相转化，不能截然划分。

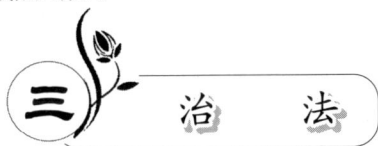

319

三 治 法

（一）利小便，发汗

【原文】 师曰：诸有水者，腰以下肿，当利小便，腰以上肿，当发汗乃愈。（18）

【解析】 本条指出治疗水气病的一般原则。

"诸有水者"指一切水肿病，包括风水、皮水、正水、石水、五脏水。应当根据上下表里病位的不同，采取不同的治法。"腰以下肿，当利小便"，是因腰以下属阴，其病位在下在里。"腰以下肿"说明阴寒水邪在下在里，而属膀胱，多见小便不利，只有利其小便，才能使潴留于下部在里之水，从小便排出，这样"腰以下肿"为主的水气病，可以治愈。而且有用分利药后，不仅小便通利，肌表亦每随之而微微有汗，这就是所谓"里气通而表气亦和"的意思，代表方如五苓散、防己茯苓汤。"腰以上肿，当发汗乃愈"，是因腰以上属阳，其病位在上在表。如果属风寒伤及皮毛，肺卫气滞而肿者，可用发汗的方法开发腠理，宣通肺气，使潴留于上部在表之水，从汗液排泄，这样"腰以上肿"为主的水气病，可以治愈。此为

《素问·汤液醪醴论》所提出的"开鬼门,洁净府"的治法。另外有用发汗药后,不仅表已得汗,小便亦往往随之通利,这就是所谓"表气通而里气亦通"的意思,代表方如越婢汤、甘草麻黄汤、小青龙汤。

【拓展】

1.本条治法的适应范围及开提肺气法的应用 临床中治水肿,发汗和利小便往往不能截然分开,而常常是以此两法合用,上下分消,如麻杏薏甘汤,麻黄加术汤。而且这一治疗原则,只适宜于水肿病的实证和阳证,不能单用于虚证和阴证(虚证和阴证只可佐以发汗利小便法)。这只是说明治疗本证的常法,而没有说明其变法。而在临床中的"开提肺气,下病上取"法(提壶揭盖),则属其变法。水肿病屡用利水法而小便仍不通利者,运用此法,可达到不利水而小便通利的目的。因为肺为水之上源,有如橐籥(风箱),肺气不开则肾气不化,膀胱之窍不通,而开提肺气即能化膀胱之气,间接达到利小便的目的,如麻杏石甘汤治风水、小便不通的病案,临床上是非常多见的。

现在我举个例子来加以说明:秦伯未治一水肿病人,姓刘,男,33 岁,全身浮肿,已屈数月,颈项肿胀若首,阴囊积水如斗,二便闭塞不通,喘息胸闷气短,皮肤干涩无汗,食物水浆不进,脉沉弱,舌质胖淡。用西药利尿剂刚开始有效,后来就无效了,而用大剂健脾利水温肾中药也没什么效果。请秦老会诊,翻阅以往所用中药处方,泄利之剂,用量极大,水肿不退,二便不下。看来常法已不能奏功。细审病情,气短喘息,表闭无汗这两个症状十分突出,肺为水之上源,治有"提壶揭盖"之施,毅然用麻黄汤加减,服药二剂,肺气一开,利下小便几万毫升,水肿遂退。所以,在病情危殆的时候,此种治法是非常有效的,但如果不是胸有成竹的医家,通常是不会这样用。因此在临床上遇到常法治疗无效的病人,应当多多参考以往学习的条文,仔细推敲,如果辨证准确用法得当,往往能收到非常满意的效果。

2.关于虚性水肿的治法 久病见"腰以上肿"有属肾气虚者,应当用温养肾气法,使元阳复而水气得化,这就是"上病下取"法。久病见"腰以下肿"有属肺脾气虚,心血不足而夹瘀者,应当用补养心脾,佐以化瘀法,如归脾汤加味,使正气健旺,而虚肿可消(小便多自利),这就是"下病上取"法。

(二)攻下逐水

【原文】 夫水病人,目下有卧蚕,面目鲜泽,脉伏,其人消渴。病水腹大,小便不利,其脉沉绝者,有水,可下之。(11)

【解析】 本条论述水肿病可用下法治疗的脉证。

"夫水病人,目下有卧蚕"中的"目下"即下眼胞,为胃脉之所过,脾气之所主,凡水肿病人,当脾胃为水气所困时,则见眼胞微肿如蚕卧之状,这也是水肿病常见的症状。即《灵枢·水胀》云："水始起也,目窠上微肿如新卧起之状"。"面目鲜泽,脉伏"说明水气溢于皮中明显,所以面目肤色光亮鲜泽。水肿病势加剧,营卫之气受阻,所以水肿脉沉甚转为脉伏。"其人消渴"是因为水气郁遏阳气或久郁化热伤津,气不化而津不升则为渴饮。渴饮愈多则气化更不利,气机郁滞而三焦闭塞,阳气不能化水,所以小便不利。由于渴饮且小便不利,则水积愈多,溢于腹内,腹部胀大逐渐加重。"其脉沉绝者"说明水势太盛而停聚于内,气机不宣而脉气不达,所以可见沉伏不出之脉,并非无脉之绝。以上诸脉症为"有水",乃属正水或石水之重证。若正气未衰,用利尿药无效者,可用《素问·汤液醪醴论》之"去宛陈莝"法,攻下逐水化瘀以急治之,所以说"可下之"。

【拓展】

1. 本条从"因""脉""证""色"四方面提出了诊断水气病的方法　消渴引饮,小便不利,是水病之"因";沉伏欲绝,是水病之"脉";目下状如卧蚕,是水病之"证";面目鲜艳光泽,是水病之"色",四者应当合参。

2. 关于本条"可下之"的具体方药　素体不虚,起病骤然,小便不利,见证如上者,可用十枣汤、己椒苈黄丸攻逐其水;脉伏者,可用甘遂半夏汤开破利导,甚至用刘河间的神佑丸(即十枣汤加黑丑、大黄、轻粉、枣肉为丸);舟车丸(神佑丸再加青皮、橘红、木香、槟榔),何报之《医碥》主张用浚川散(甘遂、丑牛、大黄、芒硝、木香、郁李仁)。以上诸方用于阳水实证。如果属于阴水的小便不利,邪实正虚不任攻下者,则宜温阳利水。如陈修园主张"用真武汤温补肾阳",木通、防己、椒目等导利水湿,可作临床参考。而《金匮心释》认为"肾阳将绝,宜急下存阳,犹伤寒少阴证急下存阴之义,宜用大黄附子细辛汤"。

3. 关于痰饮与水气的鉴别

(1)相同点:二者皆属水液代谢障碍产物——水和饮所致的疾病,且病机与肺脾肾及三焦的功能失常有密切关系,均可用发汗宣肺、利水去饮和健脾温肾法治疗,以温通阳气为主,因而方药多可互用。

(2)不同点:①脉:痰饮病脉象偏弦,水气病脉象多见沉或迟、细。②因(病因病机):痰饮病的产生,系饮从外入,脾失健运(后《金鉴》总结为"脾为生痰之源,肺为贮痰之器")为主,形成经过缓慢,饮邪多留伏一处,其病理变化和分类以饮邪多少及流往何处为主要依据。而水气病责在肾的气化功能紊乱,肾失开合,不能化气行水,导致水气泛溢肌肤,形成经过较快,波及面广,其病理变化偏于阳虚,分类以水气病病情轻重和发展的不同阶段为主要依据。③症:痰饮病患者小便多自利,一般不肿,即或有肿亦为兼症(如支饮、溢饮),且具有饮邪偏注局部的四饮症状。因为是部分水津不得运行,所以聚而为饮,凝而为痰,大部分水邪能从小便排出,说明膀胱气化功能基本正常。除此之外,痰饮的症情复杂多变,多见咳嗽。而水气病患者小便多不利,全身均肿,这是因为肺和三焦根于肾,

321

肺失宣降,脾失健运,肾失开合而不主水,三焦决渎功能失常,肾不能为膀胱化气行水,不能通调水道,水无出路,大部分水津不得运行,而外证明显且少变化。④治:痰饮病以去饮健脾为主,多用温药宣通阳气,如大小青龙汤、苓桂术甘汤,肾气丸之类,以和为贵。而水气病以发汗利尿治肾为主,多用温阳益气法,如防己黄芪汤、防己茯苓汤、桂甘姜枣麻辛附子汤等。

(三)误治后的变证治则

【原文】 问曰:病者苦水,面目身体四肢皆肿,小便不利,脉之,不言水,反言胸中痛,气上冲咽,状如炙肉,当微咳喘,审如师言,其脉何类?

师曰:寸口脉沉而紧,沉为水,紧为寒,沉紧相搏,结在关元,始时当微,年盛不觉,阳衰之后,荣卫相干,阳损阴盛,结寒微动,肾气上冲,喉咽塞噎,胁下急痛。医以为留饮而大下之,气击不去,其病不除。后重吐之,胃家虚烦,咽燥欲饮水,小便不利,水谷不化,面目手足浮肿。又与葶苈丸下水,当时如小差,食饮过度,肿复如前,胸胁苦痛,象若奔豚,其水扬溢,则浮咳喘逆。当先攻击冲气,令止,乃治咳;咳止,其喘自差。先治新病,病当在后。(21)

【解析】 本条是举一病案来讨论(积寒)水气病的形成经过和误治的变化,以及冲气与水气并发的先后治法。目的是启发后人对水肿病应具体分清缓急先后而辨证论治。

1. 第一段论述水气与冲气并发时的证候 门人问:"病者苦水",是指患正水、石水为主的水肿病人,深以病情严重为苦,证见"面目身体四肢皆肿,小便不利",但师(据脉经"脉"之上有"师"字)"脉之",老师"不言水肿",而"反言胸中痛,气上冲咽,状如炙肉",此为比水肿更为急迫的冲气上冲证。这时水气既盛,又见冲气上冲,致肺气不降,当见"微咳喘",病情果然如上述师之所言,所以问"其脉何类"?即脉象见何种类型?

2. "师曰:寸口脉沉而紧……胁下急痛"论水气与冲气并发之脉证和积寒水气病的形成经过及病理 此段前五句"寸口脉沉而紧,沉为水,紧为寒,沉紧相搏,结在关元"是从脉理阐发水气病的病理和病位。寸关尺"沉而紧","沉为水","紧为寒","沉紧相搏"并见,是水寒积结在下焦关元部位,此与肾阳虚不能温化水气,脾气虚不能转输水津,肺气虚不能通调水道有密切关系。"始时尚微……胁下急痛"等九句则在阐述水气病有冲气上冲的形成经过及病理。阴寒初结关元,水气"始时尚微",到年壮体盛之时,阳气尚旺,对水气病没有明显感觉,称"年盛不觉",到中年之后,年老阳衰,"营卫相干",营卫流行不畅,元阳日损,"阳损阴盛",之前所凝结的水寒之气"结寒微动",乘阳虚并夹"肾气上冲"。因足少阴之脉,其直者上贯膈入肺中,循喉咙,夹舌本。其支者从肺出络心而注胸中,此处之"气",不是指肾的元阴元阳之气,而是与第一篇第1条十七句中"肾气微弱"之"气"所指相同。凡肾的阴寒邪气上逆,冲脉之气必与之并行上冲,随其冲脉所过之处,就是冲气所到之处,所以又出现"喉咽塞噎",梗阻,"胁下急痛"等证。

3."医以为留饮而大下之……面目手足浮肿"论积寒水气并发冲气时误用吐下后的病变(属第一、二次误治) 上述水气病并发冲气之时,宜通阳化气,温肾祛寒以平其冲,但医者见有"胁下急痛",据《痰饮咳嗽病》篇第9条"留饮者,胁下痛引缺盆,咳嗽则辄已(转甚)",悬饮内痛,正在胁下,所以误以为是"留饮",遂以十枣汤之类峻下水饮,虽然"大下之",但因水去而寒气独留,气击不去,冲气上冲未除,积寒水气未化,胁下急痛等证还是没有解决,所以说"其病不除"。医者又以"喉咽塞噎"疑为痰阻胸膈,遂用瓜蒂散之类"后重吐之"。这是一错再错,不仅损伤胸阳,还耗伤了胃液,加之误下,中阳大伤。两次误用吐下,脾胃气阴两伤,不但冲气未得平息,反致胃中虚热上浮,所以增加了"胃家虚烦,咽燥欲饮水"的症状。由于渴饮无度,新入水饮,既不能得到脾肺的运化与通调,又因肾阳虚弱,不能尽行膀胱水气,所以说"小便不利"。脾阳既虚,所食"水谷不化"为精微,反停而为水,于是水气日盛,寒水泛滥逆行,最终导致"面目手足浮肿"。但此时的重点仍在"气击不去,其病不除。"

4."又与葶苈丸下水……则浮咳喘逆"论仍未分清病情的先后缓急,误用攻下法(第三次误治) 上述病情应在温阳化气、敛气平冲的基础上,培补脾胃,可是有的医者见有"面目手足浮肿"症状,不分辨病因,亦不细究病性之属虚属实,拘泥于葶苈止胀之说,"又与葶苈丸下水"以治其标,标证稍减,水肿可暂时从小便而去,所以说"当时如小差"。肿势虽稍减,但因吐下之后,脾胃虚损未复,一有"食饮过度",即不能运化水谷,水气泛滥而"肿复如前",且"胁下急痛"发展成为"胸胁苦痛",由"气上冲咽,状如炙肉","肾气上冲,喉咽塞噎"等"气击不去"的症状发展成为"象若奔豚"。由于屡经误治,阳气益虚,阴寒乘虚上僭,水气冲击于肺,"肺得水而浮,浮则上气而咳嗽也"(巢氏语),所以由"微咳喘"变为"其水扬溢,则浮咳喘逆"浮肿也。

5."当先攻击冲气……病当在后"提出正确的治疗原则与具体步骤 总的说来,此病先有积水,继则冲逆,复因误用吐下而浮肿喘咳,所以其治疗原则是"先治新病,病当在后"。因为冲气、咳喘皆是新病,而新病又以冲气为急,所以具体治疗步骤是"当先攻击冲气",即《脏腑经络先后病》篇"当先治其卒病"(急则治其标)之意,徐忠可提出"如痰饮门苓桂术甘汤是也",以之温阳化气,敛气平冲,冲气"令止",而咳如故,又当用苓甘五味姜辛汤"乃治咳","咳止,其喘自差"。"病当在后"之"病"字,是指关元结寒之水气病,此乃痼疾病根,所以应当"后乃治其痼疾"(缓则治其本也)。由于病本在肾,可选用温脾肾之阳,暖关元之寒的方剂,如肾气丸,真武汤,以及与发汗利水、温经扶阳的麻黄附子汤合用之。

323

四　证　治

（一）风水

1.风水表虚

【原文】　风水，脉浮身重，汗出恶风者，防己黄芪汤主之。腹痛者加芍药。（22）

防己黄芪汤方：方见湿病中

【解析】　本条论述风水表虚的证治。既然是风水，当有面目肿，或手足浮肿等证。脉浮身重，汗出恶风，为风水在表而卫气不固。治疗应当益气固表，利水除湿，用防己黄芪汤。如果因水阻血痹而腹痛，可加芍药以通血痹，缓急止痛。

【拓展】　根据"异病同治"的精神，防己黄芪汤是"一方治多病"的方剂。《痉湿暍病》篇第22条防己黄芪汤治"风湿"，而本条则治"风水"。这是因为水与湿邪同属阴邪，风湿与风水均有表虚不固，水湿停滞肌表的病机，以及脉浮（或洪、沉，当随体形及病情变化而异）身重、汗出恶风等为特征的临床表现，所以都可用补卫固表、利水除湿的防己黄芪汤主治。

本方治慢性肾炎，或作为急性肾炎的调理方，效果很好，但应当遵"慢性病有方有守"之戒，如果操之过急，欲速则不达。又防己黄芪汤证中兼身肿，小便不利者，尚可酌加苡仁、泽泻健脾利水。岳老认为，黄芪应重用30g左右，因防己通行十二经，走而不守，为治风之主药，所以亦当重用18g以上，《本草拾遗》谓"治风用木防己（长于祛风止痛），治水用汉防己（长于利水退肿）"，故此处退肿宜用汉防己。矢数道明用本方治疗阴囊水肿与痛风。

查《外台·卷二十·风水方八首》引"深师疗大风水……"名木防己汤方，而无"防己黄芪汤"之名，是宋·林亿校正《金匮玉函要略方》时，附入本篇之后而更名的，《外台》在木防己汤方后加注云"此本仲景伤寒论方"，其药味同防己黄芪汤，而药量则大异，故录之供分析参考：生姜三两、大枣十二枚擘、白术四两、木防己四两、甘草二两炙、黄芪五两。

《痉湿暍病》篇防己黄芪汤总量近四两，而《外台》之"防己黄芪汤"总量近二十两，约为1∶5，虽同治风水，而药力却有很大的差异。

《外台》防己黄芪汤"治风水，脉浮为在表"说明肤表有水气，"其人或头汗出"为卫气虚而表气不固，并非有恶风等其他表证，所以说"表无他病"。"病者但下重，从腰以上为和"说明水湿盛于下，阻碍了身半以下营卫之畅达运行，而身半以上营卫和调。"腰以下当肿及阴，难以屈伸"更是水湿盛于风邪的明证，所以在防己黄芪汤原方基础上加重药量,以白术健脾胜湿,姜枣草调和营卫以和中,更以防己、黄芪同伍,不仅善祛肤表水湿,益气固表,还能使水湿下走。诸药同伍,共奏益气健脾、除湿利水之效。

2. 风水夹热

【原文】 风水恶风,一身悉肿,脉浮而渴,续自汗出,无大热,越婢汤主之。(23)

越婢汤方:

麻黄六两　石膏半斤　生姜三两　大枣十五枚　甘草二两

上五味,以水六升,先煮麻黄,去上沫,内诸药,煮取三升,分温三服。恶风者,加附子一枚,炮。风水,加术四两。《古今录验》

【解析】 本条论述风水夹肺胃郁热的证治。

"风水恶风"是指风水之病,来势急剧,因风致水,病在于表,所以有恶风表证。风伤于卫,卫气滞而水湿潴留肌表,水为风激则水气泛滥四溢,所以可见"一身悉肿"。病邪在表化热,肺胃郁热伤津,所以见"脉浮而渴"。"续自汗出"指继续不断的自汗出或断续自汗,因为风邪与水湿滞于皮肤,风性疏散,与郁热相搏,亦能逼迫水津外出而见续自汗出,此与卫虚不固的汗出不同。正由于有"续自汗出",所以"无大热",其道理如黄坤载所云:"续自汗出无大热者,表郁作热,热蒸于内,风泄于外,是以汗出而泄之未透,故外无大热"。由此可知,上述诸证所表现的病机为风水表气不透而夹郁热,治法为发越水气,兼清郁热,方用越婢汤。方中麻黄配生姜宣散肌皮水湿以消肿,与石膏同用(石膏重于麻黄),辛凉透达外散水气,又能清解肺胃郁热以止渴,(原方石膏:麻黄＝4:3,临床可用2:1的比例,若石膏太重,亦不能得汗)甘草和中,调其寒热以缓急,甘温大枣,以补脾精,辛温生姜,能使脾胃气旺,兼制石膏之寒而不伤胃。

关于本方先煮麻黄去沫,历代医家亦有自己的认识,如方有执曰:"先煮麻黄,去上沫者,恐令人烦,以其轻浮之气,过于引气上逆也"。

下面再来看看方后的加味。"恶风者加附子一枚炮",是说恶风甚者,乃阳弱卫虚,加之则壮阳以除湿,《本经疏证》云:"附子之治风寒,非直治风寒也,阳气不荣,风寒侵侮,阳振而风寒自退",所以此处实际上是借附子慓悍雄烈之性以退风寒而治"一身悉肿"。"风水加术四两"者,根据第25条皮水用越婢加术汤,此处"风水"应为"皮水",因为白术能逐皮中水气,此处与麻黄同伍,能并行表里之湿,增强消退水肿的作用。

【拓展】

(1)比较越婢汤和防己黄芪汤(表15－2)

325

表15－2　越婢汤和防己黄芪汤的比较

比较 / 方名	越婢汤	防己黄芪汤
相同点	均治脉浮汗出、恶风的风水病,同用姜枣草和中以调营卫	
汗出	热逼水津外泄的"续自汗出"	多见表虚不固所引起的头汗
恶风	恶风在前,风邪较甚	恶风在汗出之后,风邪不甚
其他症状	一身悉肿,无大热,渴或不渴	身体重或腰以下肿及阴,无热象
病机	表实而夹肺胃郁热(肺气不宣)	表虚不固(脾气不充)水湿滞于肌表
治法	发越水气,兼清郁热	补卫固表,利水除湿
药物	麻黄六两、石膏半斤、生姜三两、大枣十五枚、甘草二两	防己一两、黄芪一两一分、白术七钱半、生姜四片、大枣一枚、甘草半两(炒)
总剂量	总量二十二两,为右方的5倍	总量四两,为左方的1/5

（2）关于风水的口渴与不渴:《素问·评热病论》谓风水有口干苦渴证,本条越婢汤证亦有口渴,而本篇第4条又云:"其人不渴,汗出即愈,此为风水",可见风水有渴与不渴的见症。尤氏认为口渴是越婢汤的主症,然而越婢汤用石膏伍麻黄、生姜之目的,主要在于发越水气,而不重在止口渴,因此,风水病口不渴（或口微渴）,而有头面周身悉肿,表有微热,续自汗出或无汗者,亦可用越婢汤。

（3）越婢汤加减以宣肺利水,治小儿急性肾炎效果很好。前列腺增生,若有肺热壅盛,兼见小便点滴不通或细如线,小腹胀满隐痛,呼吸短促或咳嗽,口渴欲饮,舌红苔薄黄,脉滑数者,治宜清肺泻热,通利水道,亦可用越婢汤加减取效,上窍开而下窍自通也。

（二）皮水

1.皮水夹热

【原文】　里水者,一身面目黄肿,其脉沉,小便不利,故令病水。假如小便自利,此亡津液,故令渴也。越婢加术汤主之。方见下。（5）

【解析】　本条论述皮水夹郁热重证的治法。

"里水",据《脉经》"一云皮水"。由于脾虚不能运化水湿,肺气不宣,不能通调水道,下输膀胱,水气阻遏于皮肤,影响营卫之通畅,毛窍闭塞所以不能作汗。三焦气化阻滞,决渎失司,所以"小便不利"。因为水无出路,所以"一身面目洪肿",就是全身上下都浮肿得厉害的意思。如果水气过盛,浸淫皮肤,脉气不能鼓动于外,亦可不见浮脉,反见"其脉沉"而滑的脉象。第1条"皮水其脉亦浮"为皮水的轻证,本条则为皮水夹郁热的重证。治疗应当发汗散水,清热（郁热)除湿,方用越婢加术汤。方中用越婢汤发越水气,开宣腠理,兼清郁热,再加白术健脾除湿,从而使毛窍开张,水湿之邪从汗而解,表气透则肺气利,三焦决渎得以通调,不利小便而小便自利。因为"腠者,是三焦通会元真之处,为血气所注",所以"开宣腠理"有助通调三焦水道,方后云:"恶风加附子一枚炮",其道理与第23条相同。

因此越婢加术汤的适应证是凡因暴饮而又外感湿邪,起病突然,证见全身面目浮肿,应当使"腠理开,汗大泄",用《千金》越婢加术汤。

【拓展】

(1)临床中常出现慢性肾炎急性发作水肿的症状,咳嗽喘促,恶寒发热,咽痛口渴,胸闷气憋,有汗或微汗,高度浮肿,以头面上半身为重,尿少色黄,腹胀便溏,食纳不佳。检查可见:尿常规,尿蛋白(+++),红细胞10～15个以上,白细胞2～4个,颗粒管型1～3个,舌质正常,苔薄白或白黄而润,脉浮滑数或沉滑、沉弦、小便不利。总之,属肺失宣降,脾气失运,三焦气化不利所致,故投本方加味开宣肺气,运脾利三焦。而对"风水"有肾性高血压的人,亦能降压,虽然有麻黄,并没有升血压的副作用。

处方:麻黄15g、生石膏30g、焦苍术9g、桔梗6g、杏仁9g、连翘9g、赤小豆15g、鲜茅根30g、生姜9g、生甘草3g。

(2)越婢加术汤合消风散可治疗变态反应性皮肤病:①病证认识:变态反应性皮肤病,多见于易感体质,病因复杂,起病迅速,发展较快,皮损形态各异,多为红色斑丘疹,亦可为疱疹,瘙痒较甚。由于搔抓,常引起糜烂、渗液、结痂等继发损害。一般无全身症状,严重时有发热、恶寒、头痛等表证,舌尖红,苔薄白,脉浮。中医认为,本病应属"风病"、"风毒"的范畴,病人多有"夙根",因感受风邪、风毒,致使肺气失宣,气机阻滞,气滞血瘀,郁久化热,腐血坏肉而发病。②治疗经验:既然变态反应性皮肤病属"风病"、"风毒"的范畴,因肺气失宣、气滞血瘀而成,故立疏风宣肺散瘀,清热利湿解毒之法,用越婢加白术汤合消风散加减化裁。基本处方:麻黄10g、生石膏30g、甘草10g、生姜10g、白术10g、荆芥10g、防风10g、蝉衣12g、苦参20g、连翘20g、赤小豆20g、凤眼草20g、白蒺藜20g。水煎,分两次服。常见加减:瘙痒较甚,加生首乌、白蒺藜养血、祛风、止痒;兼有渗出、糜烂,加黄柏、苦参、蛇床子清热、燥湿、解毒;血分热甚发热、舌绛或有肌衄者,加赤芍、丹皮、紫草清热、凉血、散瘀;大便干结,加枳实、厚朴行气、导滞、通便。

2. 皮水表实

【原文】 里水,越婢加术汤主之;甘草麻黄汤亦主之。(25)

越婢加术汤方:见上。于内加白术四两,又见脚气中。

甘草麻黄汤方:

甘草二两　麻黄四两

上二味,以水五升,先煮麻黄,去上沫,内甘草,煮取三升,温服一升,重复汗出,不汗,再服。慎风寒。

【解析】　本条说明皮水属表实有两种治法。

原文中的"里水"二字,《外台·卷二十·水气方六首》云:"范汪皮水,一身面目悉肿,甘草麻黄汤主之方(甘草二两炙,麻黄四两去节)",又云:"古今录验皮水,越婢汤加术主之方",所以本条实际上是在论述皮水。

关于越婢加术汤与甘草麻黄汤的区别,重在辨里热的有无。越婢加术汤用于皮水表实夹肺胃郁热之证,其适应证为全身水肿,颜面浮肿明显,伴恶寒发热,或不恶寒发热,咽燥口渴,尿少色黄,苔薄白或白黄而润,脉浮数或弦滑。其治法为发汗清热,健脾除湿。

甘草麻黄汤用于水气夹风寒表实的皮水证。即内无里热且水寒邪气阻滞肺卫,水气溢于皮肤而导致的水肿。其适应证为凡皮水或风水,证见全身浮肿,无汗,恶风寒,口不干不渴,脉浮(紧),或阴肿的实证。其治法为发汗宣肺,散水和中(或外解表邪,内行里水)。方中麻黄去节当生用,其量为炙甘草的一倍,以治急性肿病则非麻黄发汗不可,炙甘草则监制麻黄之过汗且能护脾和中。方后所注"重覆汗出,不汗,再服,慎风寒。"说明本证属无汗表实。

【拓展】

(1)麻黄为治水气病的主药。观《水气病》篇载方十首,用麻黄的有六首(越婢汤、越婢加术汤、甘草麻黄汤、麻黄附子汤、杏子汤、桂甘姜枣麻辛附子汤),黄竹斋云:"麻黄能上宣肺气,下伐肾邪,外发皮毛之汗,内祛脏腑之湿,故仲景于水气病用之为主药"。麻黄主治的病证多为实肿,是自上而起,而防己主治的病证多为虚肿,是自下而起,在学习的时候可以将这两种药做个比较来理解。

(2)《千金翼方·卷二十二·飞炼》治石发烦热胀满,身体生疮,年月久远者,兼治诸药乳石发动方。麻黄去节,甘草(炙)各一两,上二味,㕮咀,以水二升,煮取半升,内清酒五合,煎取汁一升,其患者先须火边炙令热彻欲汗,因即热服之,令尽温复,须臾大汗出即瘥。个人看法,《千金》此方,实为发汗排毒法。

(3)病案举例:下面我们举两个临床实际案例,看看后世医家如何灵活使用甘草麻黄汤。①顾兆农曾用此法治愈过一例重症风水,西医诊断为急性肾炎的患者。王某,男,3岁,1983年10月27日由某儿童医院转来本院。患儿1周前发热,咽疼,经治热退,因汗出过多,其母用凉毛巾揩之,次日下午,患儿眼睑部出现浮肿,到某院确诊为急性肾炎。用西药4日效果不明显,转本院中医诊治。证见睑如卧蚕,全身浮肿,头面下肢尤甚,其睾丸肿大如小杯,尿2日来几乎点滴均无,不欲饮食,呼呼作喘。证属《金匮》所云:"气强则为水","风气相击",治以麻黄15g,甘草15g,水煎,徐徐喂服。某实习医生诧麻黄量大,但因用药之道,服法是很重要的,所以顾老说不必诧异。进一步解释,以麻黄之辛,患儿之幼,过用则必大汗,但频频而少喂,则无害。患儿家长每十几分钟喂一匙,半剂尽,尿道口淋滴尿液,半小时后,第一次排尿(300ml),又隔45分钟,第二次排尿(700ml),此时喘促减,嘱尽剂,夜间服5~6次,次日清晨,其肿大消,身絷絷汗出,改培土利湿剂善后。本案为风邪伤表,服退热剂汗大出,突遭凉遏,以"启上闸而开下流"法,气行则水去矣。②范中林还有用此方治疗太阴证睑废,即西医所谓"重症肌无力眼肌型"之医案。某女,6岁,右眼胞下垂,苔白灰黄,根部厚腻浊。证属脾湿蕴积,上窜眼胞而表实未解,治疗以开闭除湿,辛甘化阳,用麻黄3g、法半夏12g、甘草6g,后加桂、杏、苓桂术甘、五苓散等十五剂治愈。这两个病案说明,我们现在在临床上运用张仲景的处方,不是拘泥于当年仲景所治病证,只要抓住病机要素,就可活用于诸多病证。

3. 皮水阳郁

【原文】 皮水为病,四肢肿,水气在皮肤中,四肢聶聶动者,防己茯苓汤主之。(24)

防己茯苓汤方:

防己三两　黄芪三两　桂枝三两　茯苓六两　甘草二两

上五味,以水六升,煮取二升,分温三服。

【解析】 本条论述阳气失宣、水气不行的皮水证治。

"皮水为病,四肢肿,水气在皮肤中",是因脾主四肢,由于脾阳不运水湿,则水气归于四肢皮肤而见浮肿。"肿"则卫气被遏,卫气与水气相争,所以"四肢聶聶动"(聶聶,原义为附耳小语或树叶被风微微吹动的样子),即肌肉肿处轻微跳动,或见有虫行皮中的感觉,以及应有小便不利的症状。其主要病机是阳气失宣,脾肺不能运化水气,治法为通阳化气以分消水湿,佐以健脾益气,方用防己茯苓汤。方中防己、黄芪走表祛湿,使皮下之水从表而散,桂枝、茯苓通阳化水,使水气从小便而去。桂枝与黄芪相协,又能通阳行痹,鼓舞卫阳;甘草调和诸药,协黄芪以健脾,脾旺以制水。应说明的是,以防己茯苓名汤者,因其为行皮中水气之主药。

【拓展】

(1)本方临床可应用于肾炎、尿毒症、关节炎、营养不良性水肿属"脾水"者;心源性水肿(如冠心病合并心衰等)属脾肺气虚,水气泛于皮肤者。

(2)防己茯苓汤与防己黄芪汤的比较(表15-3)

329

表 15-3 防己茯苓汤与防己黄芪汤的比较

比较 / 方名	防己黄芪汤	防己茯苓汤
相同点	均为水气在表,故同用防己、黄芪走表行水,甘草调中制水	
病名主症	为风水,脉浮身重,汗出恶风,或腰以下肿及阴,难以屈伸	为皮水,四肢肿而聂聂动,小便不利,专主皮肤中有水气
病机	表虚不固,水湿滞于肌表	阳气失宣,皮肤水气不行(水聚皮下)
治则	补卫固表,利水除湿	通阳化气,分消水湿
药物及总量	防己一两,黄芪一两一分,白术七钱半,甘草半两,生姜四片,大枣一枚。总量四两	防己、黄芪各三两,茯苓六两,甘草二两,桂枝三两(为左方去姜枣术加桂枝、茯苓)。总量为十七两之多

4.皮水湿热内壅

【原文】 厥而皮水者,蒲灰散主之。方见消渴中。(27)

【解析】 本条论述皮水厥逆的证治。

"厥而皮水"是因水气盛于外,湿热壅于内,阳气被郁,不能达于四肢,则四肢厥冷而肿,这说明此皮水之"厥",乃成于水,而不是因为阳虚,它实际上是湿热较盛的皮水证,所以用"清湿热,利小便"的蒲灰散主治。蒲灰散的适应证,应有皮水之胕肿,按之没指,不恶风寒,小便黄热短少,舌苔黄腻等症状。需要注意的是此与阳虚肢厥、小便色清当用桂附化气回阳者不同。

【拓展】 仲景在水气病篇所用方药对后世治"阳水"奠定了基础。

阳水,偏于热证实证,治当疏风宣肺,清热利水为要,本篇治表实而夹肺胃郁热的风水,用发越水气兼清郁热的越婢汤,以及本条湿热壅遏,阳气被阻的皮水,用清湿热、利小便的蒲灰散,无疑对后世"阳水"的治法有所启发。本篇第8条论述水热互结的水肿,亦可供参考。

(三)正水与风水

【原文】 水之为病,其脉沉小,属少阴;浮者为风,无水虚胀者,为气。水,发其汗即已。脉沉者,宜麻黄附子汤;浮者,宜杏子汤。(26)

麻黄附子汤方:

麻黄三两　甘草二两　附子一枚(炮)

上三味,以水七升,先煮麻黄,去上沫,内诸药,煮取二升半,温服八分,日三服。

杏子汤方:未见,恐是麻黄杏仁甘草石膏汤。

【解析】 本条论述正水与风水的辨证治法以及水肿与虚胀的区分。

这条由于条文简约,杏子汤又只见方名未见组成,为了便于大家理解,我们先来看看《桂林古本伤寒杂病论·卷第十四辨咳嗽水饮黄汗历节病脉证并治》的相关内容,其云:"水之为病,其脉沉小者,属少阴为石水;沉迟者,属少阴为正水;浮而恶风者,为风水,属太阳;浮而不恶风者,为皮水,属太阳;虚肿者,属气分,发其汗即已,脉沉者,麻黄附子甘草汤主之;脉浮者,麻黄加术汤主之"。这段可供作为大家与本条互参。而《景岳全书》云:"治气者须从脾肺,虚则补之,实则顺之;治水者须从脾肾,虚则化之,实则泻之。"这是将水、气分而言之。气病多由于脾肺,水病多因于脾肾。然而水气虽分上下,而气即水之母,水即气之子,故有相因之化,而亦有相因之治也。不论治水治气,其要在于首辨虚实。张景岳说:"大多阳证多热,热证多实;阴证多寒,寒证多虚。先滞于内而后及外者多实;先肿于表而渐及于内,或外虽胀而内不胀者多虚。小便红赤,大便秘结者多实;小便清白,大便稀溏者多虚。脉滑有力者多实;脉浮微细者多虚。形色红黄,气息粗长者多实;形容憔悴,声音短促者多虚。年轻少壮,气道壅滞者多实;中衰积劳、神疲气怯者多虚。虚实之治,反如冰炭,若误用之,必致害矣。"虚实即分,则治法自明。治胀者,以理气为主,无水者,不必治水;治肿者,以利水为要,治水者,必先治气。治气虽脾肺并提,然以治脾为主,因中焦脾胃,主升降而分清浊。若脾气强而能运,则清者自升;胃气充而能行,则浊者自降。如此者,何胀之有? 是以胀满之病,属实者固多,属虚者亦不少。所谓"虚则补之",是指补脾胃之阳气。若仅脾胃气虚者,可用四君子汤、六君子汤之属;若虚而兼寒者,宜理中汤之属;若中焦虚寒而兼肾阳不足者,宜桂附理中汤之类。此种胀满,其形似实而其本则虚,若单予行散,必暂舒而后益甚,故丹溪曰:"气虚不补,邪何由退?"如果气有痞塞,难于纯补,则宜少佐辛香之品,如木香、砂仁、香附、陈皮、厚朴等。

"水之为病,其脉沉小,属少阴",是因为肾阳虚不能化气行水,阴寒水气泛溢肌肤而为水肿,虽然没有提及喘,然而以药测证,实际上是正水。(《张氏医通》);而尤氏言肾水,陈修园言石水。"浮者为风"的意思是如果病水肿而脉浮者为风水,这是由风邪袭表,卫阳被困而肺气不宣,水湿潴留肌肤所致,由于病邪居表,所以见脉浮。"无水虚胀者,为气"乃插笔,目的是与水肿相鉴别。"气胀"的主症虽然有腹部胀满,但无水肿按之没指的症状(常见按之随手而起),多为中气虚弱,脾气不运的"虚气作胀",不是水病而是"气"病。治疗宜补脾运脾,佐以行气消胀(如《伤寒论》66条的厚朴生姜半夏甘草人参汤),虽与水病有相似之处(如腹满等),但决不可用发汗利水的方法。"水,发其汗即已",是指正水或风水,因其均有水气在表者,所以都可用发汗的方法以因势利导而治愈,但仍然要辨证论治。如脉沉小而兼喘的正水,又有恶寒、四肢不温、小便清白频数等肾

331

阳虚的证候,则当发汗温经,兼顾肾阳,方用麻黄附子汤,体现了温通升散法。即用麻黄发汗,附子助阳,缓以甘草,使助阳而不伤阴,发汗又不损阳。正水若无表证,可用理中汤、肾气丸之类温补脾肾之阳,同时佐以利水之品。脉浮而兼咳者属风水,当发汗宣肺,除风祛水(通调水道),方用杏子汤,体现了辛开苦泄法。

【拓展】

1.关于满、胀、水肿的区别 吴考槃谓"胀满水肿,有先后轻重之别。胀比满为重,满比胀较轻;满是胀的初起,胀是满的加重;肿是胀的发展,胀满是肿的先河"。可参。

2.关于麻黄附子汤与《伤寒论》的麻黄附子甘草汤的比较(表15-4)

表15-4 麻黄附子汤与麻黄附子甘草汤的比较

方名\比较	麻黄附子汤	麻黄附子甘草汤
相同点	均有恶寒,四肢不温,小便清白,脉沉细等少阴阳虚的证候,故同用温经复阳、发汗的麻黄、甘草、附子	
证候	水肿(正水),甚至腹满脐平,其脉沉小,喘,腰以上及眼睑浮肿,小便不利	《伤寒论》302条"少阴病,得之二三日……无里证"(指吐利厥逆)但有发热恶寒无汗头痛
病机	肾阳虚不能化气行水,水寒干肺(正水)	少阴阳虚兼表的轻证(少阴病兼证)
治法	发汗利水,温经复阳	温经复阳,微发汗
药物	麻黄三两,甘草二两,附子一枚(炮)	麻黄二两(去节),甘草二两(炙),附子一枚(炮)

3.历代医家对杏子汤的看法

(1)《医宗金鉴》、《金匮要略浅注》、《读过金匮卷十九》等认为是甘草麻黄汤加杏子,即三拗汤。

(2)林亿及《金匮玉函经二注》、尤怡《金匮心典》,认为是麻杏石甘汤。

(3)魏念庭《金匮要略方论本义》认为风水夹热者,麻杏石甘汤,不夹热者,三拗汤。凡风水而肺热甚,证见发热,恶风,浮肿而喘,唇红、舌质红,苔薄黄少津,脉浮数者,可用宣肺清热利水的麻杏石甘汤,即治风水的越婢汤去姜枣再加杏仁;凡风水表里无热象,浮肿而喘,舌质偏淡,舌苔薄白而津润,脉浮紧者,可用宣肺散水平喘的三拗汤。

(4)曹颖甫、何任等认为是麻杏苡甘汤。临床用治急性风水的确有效,但我认为仲景既有麻杏薏甘汤方名,绝不会在同一本书中另外更名"杏子汤"。

以上几种观点,我比较赞同魏念庭的说法,对于杏子汤的组成,不必困于争议之中,掌握根据病机立法处方的原则,就不会错。

(四)黄汗

1.卫郁营热,表虚湿遏

【原文】 问曰:黄汗之为病,身体肿—作重,发热汗出而渴,状如风水,汗沾衣,色正黄如柏汁,脉自沉,何从得之? 师曰:以汗出入水中浴,水从汗孔入得之,宜芪芍桂酒汤主之。(28)

黄芪芍桂苦酒汤方:

黄芪五两　芍药三两　桂枝三两

上三味,以苦酒一升,水七升,相和,煮取三升,温服一升,当心烦,服至六七日乃解。若心烦不止者,以苦酒阻故也。—方用美酒醯代苦酒。

【解析】 本条论述黄汗与风水的区别及黄汗的病因病机和证治。

黄汗为汗出入水中浴,水湿之邪侵犯肌腠,阻碍营卫的运行,卫阳被遏,湿热交蒸于肌肤,表现为全身水肿,发热口渴,汗出沾衣色黄如柏汁。因发热汗出浮肿等似乎风水,但风水脉浮而黄汗脉沉,风水恶风而黄汗不恶风,风水汗出色不黄等。黄汗治以芪芍桂酒汤调和营卫,固表祛湿,兼泻营热。

对本条的把握,现从以下三点来讨论。

(1)关于黄汗的病因、病机和治疗原则:"黄汗之为病……何从得之? 师曰:以汗出入水中浴,水从汗孔入得之",此处应强调的是如果人体营卫之气强旺,虽然"汗出入水中浴",但能鼓荡水气外泄,水不能"从汗孔入",故亦可不病黄汗。反之,如果人体营卫之气衰弱,虽然不"入水中浴",因其素有郁热兼汗出当风或劳汗衣里冷湿与热邪相合,即凡有水寒郁遏汗液于肌腠的一切病因者,皆可形成黄汗。由此可知,形成黄汗的机制是汗出时肌腠空疏,汗孔开张,此时"入水中浴",水寒之气浸淫分肉之间,而卫外阳气又不能宣达水湿外出,反郁而为热,汗液、湿热交蒸互郁在肌腠,营卫运行不畅,所以由汗孔排出的汗液颜色变黄如柏汁。可见黄汗形成的机制与内脏的直接关系不大。尤氏对黄汗形成机制概括为"黄汗为水气内遏热气,热被水遏,水与热得,交蒸互郁,汗液则黄"。而《医碥》更简言之曰"水寒遏郁汗液于肌腠,为热所蒸,而成黄汗"。黄汗的治疗方法是调卫摄营,补气固表,祛散水湿,佐以清泻郁热。

(2)关于芪芍桂酒汤的适应证及其方义、加减:适应证为身体肿,发热不甚,汗出色黄,渴而少饮,舌质偏淡,苔薄津润,其脉沉迟,表气虚而湿甚于热者及急性黄疸型肝炎见黄汗者。

本方乃以苦酒易黄芪桂枝五物汤之姜枣而成。用黄芪、桂枝之辛甘以温卫阳而行水湿,芍药、苦酒之酸摄营而敛汗,而且"桂枝芍药调和营卫,配苦酒以增强泄营中郁热的作用",重用黄芪五两,意在实卫固表以扶正达邪。水湿祛除,气血通畅,黄汗即愈。根据《张氏医通》所载,昼热者可在此方基础上加防风;夜热加当归;食少加白术、茯苓。

(3)关于苦酒的功效及方后云"若心烦不止者,以苦酒阻故也"的解释:①苦酒能入营血分消肿,泻热,散滞。《神农本草经》云:"醋味酸温无毒,主消痈肿,散水气,杀邪毒",故《伤寒论》312 条有"少阴病,咽中伤,生疮,不能语言,声不出者,苦酒汤主之,"即取其消肿敛疮之意。《本经疏证》曰:"散脾心肝三家热壅",赵以德认为能"引入血分以散滞",魏念庭云:"引桂枝入营驱其水湿之邪"。根据此种作用,尤在泾解释"若心烦不止者,以苦酒阻故也"云:"黄芪、桂、芍行阳益阴,得酒则气血和而行愈周,盖欲使营卫大行而邪气毕达耳。云苦酒阻者,欲行而未得遽(急也)行,久积药力,乃自行耳,故曰服至六七日乃解"说明苦酒有和气血,行营卫的作用。而魏氏则以用苦酒乃从治之法加以解释:"以苦酒湿热,未免与湿邪相阻,然非此无以入血而驱邪,所谓从治之法也,至六七日湿邪渐除,苦酒之湿无所阻,而心烦自止矣"。②苦酒入气分,收敛津液以止汗。张路玉认为"若心烦不止者,以苦酒阻故也",是因"苦酒阻绝阳气,不能通达",故陈灵石云:"苦酒之酸以止汗,但汗出于心,止之太急,反见心烦,至六七日正复邪退,烦必自止,而不止者,以苦酒阻其余邪未尽故耳",因汗为心之液,心苦缓,急食酸以收之,故以苦酒为引,以收心气。唐容川云:"……此汗从孔入,是入腠理气分,不得引伤心之入血分为解,旧注属血,不免贻误"。而我个人认为"苦酒阻"是在说它的副作用。此说可参。③苦酒酸敛温行,能收能散。《本经疏证》认为苦酒能收能散。朱春庐认为(镇江)米醋酸敛温行,可敛其下焦之阴而温行其上焦之阳。

此外,亦有对苦酒即醋持异议者,以方后小字称"一方用美酒醯,代苦酒",美酒醯即苦酒的衍生物(酒醋),苦酒与清酒、白酒系酒的一种,魏时去东汉未远,已有苦酒酿销,苦酒酿坏变酸再加饴糖即可改熬成酒醋,四川江安一带仍有家酿苦酒,淡甘微苦,香醇可口,无醪糟甜味,有滋阴养血祛风作用,可供参考。

【拓展】

(1)后世对黄汗病的治疗:①湿热型:主症为汗出沾衣,色正黄如柏汁,身体肿重,心中烦闷,微发热,口渴,小便不利,舌质红,苔黄腻,脉沉滑。病机:为湿遏热伏于肌腠。治则是化湿清(郁)热,佐以调和营卫。处方分以下三方面来确定:湿盛者,《卫生宝鉴》茯苓渗湿汤,即茵陈四苓散加苍白术、陈皮、川连、栀子、防己、秦艽、葛根。热盛者,《沈氏尊生书》芪陈汤,即黄芪、赤芍、生姜、甘草、茵陈、豆豉、石膏、麦冬,有清胃扶脾,益气和营的作用。湿热俱盛者,"如黄汗病仅见汗黄如柏汁者,以茵陈蒿汤加黄芪治疗,有较好的疗效"(《金匮心释》)。②脾肺气虚兼湿热型:主症为汗出沾衣呈淡黄色,气短懒言,声低,食少便溏,肢软乏力,胫冷,头面四肢肿,舌质淡,舌苔黄白相兼,脉沉迟无力。治则为健脾补肺,清利湿热。处方是四君子汤加黄芪、茵陈、防己、竹叶、甘草。③肾阳虚衰兼湿热型:主症为腰膝酸软,阳痿,畏寒,肢冷,胫冷,精神不振,小便不利,全身浮肿,汗出沾衣,呈淡黄色,舌质淡胖,边有齿痕,舌苔黄白相兼,脉虚弱沉迟。治则为补肾温阳利水,佐分利湿热。处方是真武汤加防己、茵陈、蚕砂、豆卷、苡仁。曾有一位中医,患黄汗,先后服用《金匮》芪芍桂酒汤、桂枝加黄芪汤无效,结合辨证,服用本方而竟取效。

(2)只要辨证准确,芪芍桂酒汤是有很好效果的。这是《山东中医学院学报》1980 第 2 期发表的一个案例:周某,女,48 岁,1979 年 6 月初诊。去年深秋,劳动结束后,在小河中洗澡,受凉后引起全身发黄浮肿,为凹陷性,四肢无力,两小腿发凉怕冷,上身出汗,下身不出汗,汗发黄,内衣汗浸后呈淡黄色,腰部经常窜痛,烦躁,下午低烧,小便不利。检查:肝脾未触及,心肺听诊无异常,血尿常规化验正常,黄疸指数 4。蛋白电泳:白蛋白 47.8、$\alpha_1$16.4、$\alpha_2$27.8、β14、r24,脉沉紧,舌苔薄白,服芪桂芍苦酒汤(黄芪 30g,桂枝 18g、白芍 18g、水两茶杯、米醋半茶杯、头煎煮取一杯,二煎时加水两杯,煮取一杯,头煎液和二煎液合在一起,分为两份,早晚各一份)共服六剂,全身浮肿消退,皮肤颜色转正常,纳增。

2. 气虚湿盛阳郁

【原文】 黄汗之病,两胫自冷;假令发热,此属历节。食已汗出,又身常暮卧盗汗出者,此劳气也。若汗出已反发热者,久久其身必甲错;发热不止者,必生恶疮。若身重,汗出已辄轻者,久久必身瞤,瞤即胸中痛,又从腰以上必汗出,下无汗,腰髋弛痛,如有物在皮中状,剧者不能食,身疼重,烦躁,小便不利,此为黄汗,桂枝加黄芪汤主之。(29)

桂枝加黄芪汤方:

桂枝 芍药各三两 甘草二两 生姜三两 大枣十二枚 黄芪二两

上六味,以水八升,煮取三升,温服一升,须臾饮热稀粥一升余,以助药力,温服取微汗;若不汗,更服。

【解析】 本条论述黄汗病与历节、劳气的鉴别及其转归和黄汗病属于营卫不和、水湿郁滞的证治。原文"黄汗之病……必生恶疮"可参七年制教材的解释,不再重复。

这里我要强调一下黄汗由轻转重的病变过程和治法:"若身重,汗出已辄轻者,久久必身瞤,瞤即胸中痛"的解释是,黄汗湿邪重滞,所以见"身重",湿邪随汗出而减轻,则身重转为轻快,所以"汗出已辄轻"也是黄汗病的特征。但汗出日久,必耗伤阳气而见里虚,甚至出现血虚风动之象,故见"久久必身瞤",全身肌肉发生跳动,比皮水之见"聂聂动"稍重,在肌肉牵动时,影响胸阳亦不足而见"瞤即胸中痛"。黄汗阳虚而郁遏在上的阳气不能下通，故"又从腰以上必汗出，下无汗"，与28条周身黄汗沾衣不同，本条是寒湿凝注于下体，气血不能畅行，则"腰髋弛痛无力"，湿邪布散于肢骸肌腠，邪热乘之以流走，则痛时"如有物（虫）在皮中状"。上述诸证，若未经汗解，病势转剧，湿阻于胃，则"不能食"，湿滞肌肉则"身体疼重"，心阳被郁则"烦躁"，阳气不能下达，膀胱气化不行则"小便不利"。所以，水湿无法排泄，潴留于肌肉而生水肿，营卫失调，汗出不透，郁为黄汗，而形成黄汗病。归纳其病机为营卫失调，水湿郁滞。治则为调和营卫，宣阳逐湿（实际上属于黄汗的变治法），方用桂枝加黄芪汤。关于方义，《金匮要略易解》根据《金匮要略方论》和《金匮玉函经二注》所载桂枝加黄芪汤中的桂枝芍药各为二两，结合原文精神解释云："用桂枝通心阳以宣解郁火，芍药和脾阴以泄热，更用大枣滋营阴，黄芪壮卫气，营卫俱行，热泻郁解，肌腠的水湿岂复有停留余地？更妙在于桂枝汤中稍减桂枝，稍增生姜大辛的正气，加强外走体表解郁散水，以消除黄汗的因素，又利用甘草大甘的本味……生津撤热杜绝黄汗的来源，"我认为此说颇有参考价值。

【拓展】

（1）复方（桂枝加黄芪汤和黄芪桂枝五物汤）中用药一味（甘草）之差，制方之旨不同：《本经疏证·卷二》云"治血痹，用桂枝黄芪五物汤，治黄汗，用桂枝加黄芪汤，相去仅一味，所治之病，大有不同，斯可悟《素问》制方之旨，仲景得之为最深矣。曰血痹阴阳俱微，寸口关上微，尺中小紧，外证身体不仁如风痹状，微者虚之所在，紧者病之所在，不治其病，虚无由复，是则治下制方宜急，急则去甘草而多其分数，此桂枝黄芪五物汤分数较之桂枝加黄芪汤为多也，曰黄汗为病，两胫自冷，从腰以上汗出，下无汗，腰髋弛痛，如有物在皮中状，剧者不能食，身疼重，烦躁，小便不利，在上汗，在下痛，不治其汗，痛无由复，（以汗非寻常之汗也）是则治上制方宜缓，缓则加甘草而减其分数也（黄芪桂枝五物汤方15两，大枣十二枚；桂枝加黄芪汤方13两，大枣十二枚）。且血痹之源，因尊荣人骨弱肌肤盛，疲劳汗出，卧不时动摇，加被微风，皆伤下之候，故其治曰宜针引阳气，令脉和紧去则愈，则谓其治下不谬。黄汗身体肿，不恶风，小便通利为上焦有寒，其口多涎，能不谓病在上哉？是因为两方之相去，虽以甘草，然其义实有非甘草所能尽者。至真要大论曰：急则气味厚，缓则气味薄，适其至所，此之谓也。王太仆云：治上补上方，迅急则止不住而迫下，治下补下方，缓慢则滋道路而力又微，制急方而气味薄，则力与缓等，制缓方而气味厚，则势与急同，如是为缓不能缓，急不能急，厚而不厚，薄而不薄，则大小非制，轻重无度，虚实寒热脏腑纷扰无由致治，是知分数不可不定也。"邹氏强调复方中药物间的用量比例，具有临床指导价值。

（2）关于桂枝加黄芪汤与芪芍桂酒汤的比较（表15-5）

表 15-5　桂枝加黄芪汤与芪芍桂酒汤的比较

比较＼方名	桂枝加黄芪汤	芪芍桂酒汤
相同点	皆治黄汗。均有宣达阳气、调和营卫、排除水湿的作用,故同用芪、芍、桂	
主症	身疼重(多不肿)。(口淡)不能食,腰以上必汗出,腰下无汗,腰髋弛痛,汗出不透	身体肿,发热,(周身)汗出而渴,汗沾衣,色正黄如柏汁,脉自沉
病机	营卫失调,水湿郁滞	表虚不固,湿遏热伏于肌腠
治法	调和营卫,宣阳逐湿,乃变治法	补气固表,调卫摄营,宣阳化湿,佐以清泻郁热,乃正治法
药物	桂枝、芍药各三两,甘草二两,生姜三两,大枣十二枚,黄芪二两,饮热粥、微汗,主以桂枝汤	黄芪五两(为君),芍药三两,桂枝三两,苦酒一升

（3）黄汗、风水、历节、黄疸有关证候、病机、治法的比较（表 15-6）

表 15-6　黄汗、风水、历节、黄疸的比较

比较＼病名	黄汗	风水	历节	黄疸
浮肿	四肢头面身肿,或身重(随汗出减轻)	头面目窠肿,或一身悉肿,身重	独足肿大,或脚肿如脱	
恶风	不恶风	恶风	可见	
汗液	周身汗出沾衣,色正黄如柏汁	汗出,或续自汗出(可见黄汗)	自汗,关节痛处汗黄	可见黄汗
热象	身发热	无大热	一身尽热	发热(口渴)
两胫冷热	两胫自冷		两胫发热	
疼痛	身疼重,状如周痹,痛在骨节(非转历诸节)	可见骨节疼痛	诸肢节疼痛(多呈对称性)历节疼痛如掣不可屈伸	四肢苦烦酸痛
关节变形			身体魁羸,关节肿大变形	
身目发黄	可见身发黄			必有
小便	小便通利或不利	可见小便不利		小便黄赤

病名 比较	黄汗	风水	历节	黄疸
脉象	沉迟	浮脉或沉滑脉	寸口脉沉弱,趺阳脉浮滑;少阴脉浮弱,盛人脉涩小	多见弦数
病机	营卫失调,湿遏热伏	风伤皮毛,肺气失宣,水气泛溢肤表	肝肾虚损,风寒湿滞于关节筋骨,兼瘀血阻滞	脾胃湿热,浸淫肝胆,胆热液泄,外溢肌肤
治法	调和营卫,佐以利湿清热	发汗宣肺祛湿	通阳行痹(及补虚壮筋,活血行瘀)后世有滋阴清热,祛痰益气法	清热除湿,利胆退黄

（4）医案举例:《四川中医函授》1985 年第 1 期上记载的一例病案证明桂枝加黄芪汤确能治黄汗:一胡姓患者,男,51 岁,农民。自述前两年常患腰痛,两足胫冷,常时头晕,服调理肝肾之药后,已有好转。今年秋收水稻,下稻田打谷,数天来身受水湿后而发病。经西医照光检查,血常规化验均正常,8 月 27 日转中医诊治。症见颜面肢体浮肿,四肢酸重困倦,汗出色黄,汗后身稍轻,二十多天来衬衣和裤腰皆变黄色,腰胀痛,两下肢冷,小便短少,舌质淡,苔白腻,脉沉弱。患者素有肾阳不足,劳累复受水湿郁滞,营卫失调而致黄汗。治法宜调营卫,温肾阳,宣利水湿,拟用桂枝加黄芪汤方再加附子、茯苓治之。方药:桂枝 10g、芍药 10g、黄芪 12g、附子(先熬)12g、茯苓 12g、生姜 10g、大枣 10g、甘草 6g。附子先熬 30 分钟,纳诸药煎服,服后饮稀粥一小碗(取桂枝汤啜热粥意)。服三剂后,诸证均有减退,肢体浮肿逐渐消减,身上漐漐微汗,黄汗、身重、腰痛、肢冷均已好转,后以调补肝肾治之以善其后,身体逐渐康复。

（五）气分病

1. 阳虚阴凝

【原文】 气分,心下坚大如盘,边如旋杯,水饮所作,桂枝去芍药加麻辛附子汤主之。(31)

桂枝去芍药加麻黄细辛附子汤方:

桂枝三两　生姜三两　甘草二两　大枣十二枚　麻黄　细辛各二两　附子一枚(炮)

上七味,以水七升,煮麻黄,去上沫,内诸药,煮取二升,分温三服,当汗出,如虫行皮中,即愈。

【解析】 本条论述阳虚寒饮结于气分的证治。

"气分"的解释在本篇第 30 条有较详细阐述,它是水肿病中对病因病机及病证分类的一种概括,即水肿病凡因气机不通利而见以胀满为主的症状者谓之"气分"病。主要由于胸中宗气不足,大气不转,邪气不散,阳虚不能化阴,故阴寒邪气搏结气分,证见心下坚满痞结。其"大如盘",胃脘有如"旋杯"之状(什么叫"旋杯"呢?《灵枢·邪气脏腑病形》《难经·五十六难》以及本书的《五脏风寒积聚病》等又称作"覆杯",形容心下坚大如圆盘,中高边低,按之外虽坚而内无物,所以叫"覆杯",程云来说"是水饮凝聚之状"),并常伴有下肢浮肿或腹水,如部分风湿性、肺源性心脏病患者可见本条症状,有似"石水"(但"石水"病源于肾,此条病源于心)或水臌,当然,亦应有"气分病"之手足逆冷、麻痹不仁、腹满虚胀、肠鸣相逐的症状。究其病因,是"水饮所作",阳虚饮结,所以《诸病源候论》云:"夫气分者,由水饮搏于气,结聚所成。"本条病位、病机特点为心阳不足水气内停,且与肺、肾功能失常亦有关系。由于心主血,肺主气,二者相互为用,心阳不足,肺失宣降,水液则无以下输膀胱。如果肾阳不足,亦可致心阳衰弱,寒水凝心。其治法为温阳散寒(振奋心阳),通利气机(温运大气),宣行水饮。方用桂甘姜枣麻辛附子汤。方中麻黄通心气,散寒邪,桂枝通心阳,行水气,生姜宣水饮,附子温阳强心,细辛引入心经而散寒透窍,甘草、大枣补中焦而交通上下。合为转运大气,强心行水之良剂。此方亦可看作"水之为病……脉沉者,宜麻黄附子汤"的加味。

此外,据《伤寒论》22 条云"太阳病,下之后脉促,胸满者,桂枝去芍药汤主之",系太阳病误下致邪陷于胸,卫阳不畅,心阳已伤,故去酸寒阴柔之芍药。而本条之"心下坚,大如盘",是阳虚饮结于胃,与胸满病机相似,所以也去芍药。

【拓展】 本方是据 30 条提出的水肿属气分病的治疗原则"阴阳相得,其气乃行,大气一转,其气乃散"配伍组方的。因为本病是寒邪水饮乘阳虚而结在气分,故不直接用破气药(如厚朴、木香、砂仁等)而用辛甘发散、温阳化气的药予以根治,这是治疗胀病的关键,也说明仲景非常强调审因论治。

陈修园"消水圣愈汤"即本方加知母而成,被称为"治水肿第一方"。喻嘉言根据本条精神,强调附子雄厚辛热之力,以消水之裹,散气之结,解血之凝,为治阳衰阴盛胀病首选之药(如中满分消汤用附子)。于胀病独倡水裹气结血凝说,是非常有道理的。魏长春在本方助元阳、运大气、逐水湿、消肿胀的基础上,再加党参、茯苓健脾而运大气,用益欢散(活蟾蜍剖腹入砂仁,泥封煅灰,每次吞服3g)、镇坎散(西瓜大蒜泥煅灰,每次吞服3g)消胀利水,治疗阳虚阴凝的"肝硬化腹水,肝肾综合征"是有效果的。

2. 脾虚气滞

【原文】 心下坚,大如盘,边如旋盘,水饮所作,枳术汤主之。(32)

339

枳术汤方：

枳实七枚　白术二两

上二味，以水五升，煮取三升，分温三服，腹中软即当散也。

【解析】　本条论述脾弱气滞，水饮结于气分的另一种证治。

本条比上条少"气分"二字，乃省笔法，上条称"边如旋杯"，此条称"边如旋盘"，证情相对较轻，是"水饮散漫之状"（程云来），其义大体相同，所叙主症亦同。而本证因脾弱气滞，失于转输，水气痞结于胃脘部，所以见心下坚大，边如旋盘。用枳术汤主治。本方用于"水饮所作"之"心下坚，大如盘"等证，与脾胃虚弱，不能运化水饮，气机不畅有关，多属一时性的停水，所以方中枳实∶白术＝2∶1（枳实至少70g、白术31g），重用枳实苦泄，行气导滞而消痞，白术健脾燥湿以利水。其制方目的在于行积气而消痞气，气机畅通，脾气健运则水饮自除。此即《素问·阴阳应象大论》所说"中满者泻之于内"之义。而且提示治积水病当用补泻兼施，寒温并用之法，方后注云"腹中软即当散也"，亦是"阴阳相得，其气乃行，大气一转，其气乃散"之意，又"气分"，证见"心下坚……"，药后则见"腹中软"，说明"心下"并不局限于胃脘，实际上是包括整个胃腹部。

【拓展】

(1)后世"水气同治"法，源出枳术汤意。《景岳全书》云："水气本为同类，治水者当兼理气，盖气化水自化也。治气者亦当兼水，以水行气亦行也"，即是对枳术汤行气利水法的进一步发挥。

(2)后世对枳术汤应用的发展：宋代《全生指迷方》所用枳术汤，白术与枳实用量之比为2∶1，枳实"麸炒"，以助谷气，煮散服，主治"心下盘旋，欲吐不吐，由饮癖停留不散"。《内外伤辨惑论》之"易水张先生枳术丸"乃张元素所制，是将枳实，白术研极细末后，以"荷叶裹烧饭为丸"，取荷叶升发胃气，辅佐白术健脾，与枳实相伍，则升清降浊，乃"脾宜升则健，胃宜降则和"之意。主治饮食停滞脾胃，脘腹痞满而胀，有散痞，消食，强胃的作用。至于枳术丸的变方，则多达十种以上，用途更为广泛。若与芍药甘草汤合用，对肝脾两虚，气滞血瘀的肝硬化腹水亦有比较好的效果。

(3)北京四大名医之一施今墨的"中药药对"中，即取枳实破气消积，白术健脾和中，一补一泻，二药相伍，则脾可健，积可消。他擅用二药健脾消痞功效，治"心下痞满，二便不利，肝脾肿大，内脏弛缓无力，如胃下垂、脱肛等疾患"，为活用仲景方之一例。临床中，虚偏重者，白术重用，实偏重者，枳实重用。施氏药对，实源于仲景方而另有创新。

(4)枳术汤与桂甘姜枣麻辛附子汤的比较(表15-7)

表15-7 枳术汤与桂甘姜枣麻辛附子汤的比较

方剂 比较	桂甘姜枣麻辛附子汤	枳术汤
相同点	主症:心下坚,大如盘,边如旋杯(盘)。病因:水饮所作。病位:气分。总治则:阴阳相得,其气乃行,大气一转,其气乃散	
兼证	手足逆冷,恶寒身冷,痹不仁,骨节疼痛	脘腹痞满而胀,欲吐不吐
病机	阳气大虚,不能运化阴寒水饮。表里同病(阴气结于心下)	脾弱气滞,水饮痞结心下。病在中焦为主
治法	温阳散寒,通利气机,宣发水饮(强心利水为主)	行气散结为主,佐以健脾利水
药物	桂枝三两,生姜三两,甘草二两,大枣十二枚,麻黄细辛各二两,附子一枚(炮)……当汗出,如虫行皮中,即愈	枳实七枚,白术二两……腹中软即当散也

（5）医案举例:《河南中医》1982年第1期上有一则用枳术汤的案例,颇为精彩,摘录下来,供大家参考。患者冯某,女,50岁,1973年4月10日初诊。心下坚满如大盘已4年,视其局部皮色不变,而略高于四周腹壁,触之聂聂而动,面无病色,月经尚正常,脉沉滑。脉沉主里,滑为水气内停。据脉证拟用《金匮》枳术汤,行气散结,健脾消水。处方:炒枳实12g,白术12g。四剂。4月14日复诊:已觉心下舒软,与四周腹壁平。继服上方四剂,病瘥。

五　主症主脉及预后

【原文】　脉得诸沉,当责有水,身体肿重。水病脉出者,死。(10)

【解析】　本条说明水肿病(以正水为主)的共同脉证和预后。

1.共同脉证　"脉得诸沉","诸"作"之""于"解时,可指诊寸口脉沉,作"皆"解时,可指遍诊人迎、寸口、趺阳、少阴脉沉,都是可以的。因为水为阴邪,阴盛必碍阳,脉气不能鼓动于外,且水行皮肤,阻遏经络营卫之气,故见沉脉,"当责有水",而风水、皮水之脉多见浮,是病邪在表,肿势轻微,可不见沉脉。然而同一沉脉,病因多端,凡"阴寒内盛"、阳气不足者,亦可见沉,不可一概诊断为水气病,必以"身体肿重"的症状为其辨证要点。因为"身体肿重"说明的是水湿浸渍肌腠,营卫运行被阻,所以《医宗金鉴》将痰饮与水气鉴别,云:"咳喘而不肿胀,谓之痰饮,肿重而不咳喘,谓之水气"(正水当除外)。

2. 预后 "水病脉出者,死。"多指正水病、石水病。一般脉沉,病久而重,水肿未消,突然出现暴出躁盛无根,轻举有脉,重按则散,是真气涣散于外的现象,此则是与证不符,表示预后不良。所谓"阳病见阴脉者生,阴病见阳脉者死"也。而《伤寒论·辨脉法第一》"问曰:脉有阴阳,何谓也? 答曰:凡脉大浮数动滑,此名阳也;脉沉涩弱弦微,此名阴也。凡阴病见阳脉者生,阳病见阴脉者死"。此处"阴病见阳脉"是正能胜邪,邪气自里达表,病有转愈趋向,故谓之"生",阳病见阴脉,此阴脉即虚证之脉,如微弱浮空,举按无力者是也,是正不胜邪,邪气自表入里,病有恶化趋势,故谓之"死"。另外少阴戴阳证服破阴回阳药后,亦可出现"脉暴出者死"的不良转归,如《伤寒论》315 条云:"少阴病,下利脉微者,与白通汤。利不止,厥逆无脉,干呕烦者,白通加猪胆汁汤主之,服汤,脉暴出者死,微续者生。"此处"脉暴出者,无根之阳发露不遗,故死"与《金匮要略》本条"水病脉出者,死"的机制基本相同,可以相互参考以加深理解。

【拓展】 据《杂病广要》"水病脉出"时的死证有:手掌肿无纹,心败而死;面唇苍黑伤肝者死;脐肿反突,破皮流黄水者,脾败而死;两肩凸而背肿平者,缺盆平者,肺败而死;足下涌泉平满,阴囊阴茎俱肿,大肿大喘者,肾败而死;断绝饮食者死。胃气已亡也。

第十六章
黄疸病脉证并治第十五

【概念】 在我国,有一种传染性疾病的患病率很高,那就是乙型肝炎,而乙型肝炎急性发作时以及急性黄疸型肝炎最常见的一个症状就是"发黄",这种"发黄",中医一般称为黄疸。但是,反过来,中医所称的黄疸究竟是指什么呢?

中医所称黄疸多是以一身面目、皮肤、爪甲发黄,以及小便黄赤为特征的疾病。上述症状同时或先后出现,若是单独目黄,或皮肤黄,或尿黄,不一定是黄疸,爪甲黄则是黄疸的独特症状,这与现代医学对黄疸的定义大体相同,即皮肤、巩膜、黏膜因胆红素增加(血清总胆红素在2mg%以上)所致的黄染。以上属于狭义的黄疸。

从本篇的篇名来看,似乎在专论狭义黄疸,但实际上它论述了六种不同原因所引起的发黄证候,正如教材所说"湿热发黄,寒湿发黄,火劫发黄,燥结发黄,女劳发黄,以及虚(劳发)黄等"。不过,本篇重点讨论的是湿热黄疸。《说文》云:"疸,黄病也。"本篇条文中有五疸之分:谷疸、酒疸、女劳疸、黄疸、黑疸。黑疸实际上并不是"疸"中的一种,只是症状。而"黄疸"则是五疸中的一种。

由于各种发黄和五疸均有全身皮肤呈现黄色的特征,故仲景合篇讨论,所以本篇篇名为广义的黄疸(发黄病和五疸),现代医学中的肝细胞性黄疸、阻塞性黄疸、溶血性黄疸均属此范围。

【黄疸病的病因病机及转化】 仲景认为黄疸病的成因一由外感,故有阳明发黄,太阴发黄之称;二由饮食不节,故有谷疸,酒疸之称;三由房劳,故有女劳疸之称。

《素问·六元正纪大论》曰:"湿热相搏,民病黄疸",换句话说,有湿无热或有热无湿,均不会导致黄疸,但若胃热脾湿,湿热互结,肝胆气郁,湿热由气分干及血分,"瘀热以行",胆液外泄,则形成黄疸病。

黄疸病的转化:

1. 湿热从火化 若肝胆郁热与胃热相并,湿热郁蒸,胆汁走泄于外,则见面目鲜黄如橘子色。(元)罗天益和(明)张景岳称之为阳黄。

2. 湿热从寒化 若脾阳不运,肝胆气郁,胆液外泄与脾湿相并,浸渍肌肉,淫溢皮肤则成熏黄或晦黄色,又称阴黄。

【黄疸病的主要治疗原则】

1. 属阳黄实证为主者(阳明瘀热) 治以清热利湿,攻下瘀热。

2.属阴黄虚证为主者(太阴寒湿)　治以温脾化湿,甚至回阳救逆。

3.属虚黄者　治以建中益气、补虚润燥为主。

因阳黄多见,故清利湿热是治疗黄疸病的一种主要治疗方法,再由于成因不同,仲景对所有发黄疾病采用汗、吐、下、和、温、清、消、补八法,这对后世有极大的指导价值。

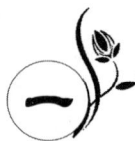

一　病因病机与分类

(一)湿热发黄

【原文】　寸口脉浮而缓,浮则为风,缓则为痹。痹非中风,四肢苦烦,脾色必黄,瘀热以行。(1)

【解析】　本条通过"寸口脉浮而缓"的脉象阐述狭义黄疸病总的病因和病机。

"脉浮而缓"说明湿热内郁脾胃是形成黄疸病的主要原因。"瘀热以行"说明湿热瘀结血分(胆汁外溢)是形成黄疸病的主要病机。条文一开始就说病人六脉浮缓,这里的浮缓脉并不是外感表虚之脉,而是内伤杂病之脉,脉浮属阳,"风"为阳邪,阳热邪气外熏则见脉浮,故曰"浮则为风";"缓"脉主湿而应于脾,脾为阴土,喜燥恶湿,湿性呆滞,故脉道不利而见缓。今脉"浮"、"缓"并见,说明风邪或热邪与湿邪相合,或湿邪久郁而化热,湿热阻闭于脾,热势不甚,故曰"缓则为痹"。这里的"痹",并不是"风寒湿三气杂至"内入筋骨关节的痹证,而是湿热阻闭于脾(气血不畅)的意思。仲景担心读者误以为"寸口脉浮而缓"是伤寒太阳中风证(伤寒太阳中风有恶寒发热,汗出恶风,头项强痛之状,但本证多无,可资鉴别),所以紧接着插入"痹非中风"一句以资鉴别。当然,这更不是因里虚经脉痹阻,瘀塞不通而引起的杂病中的中风病(中风病当如第五篇第1条所言:"当半身不遂,或但臂不遂者")。"四肢苦烦"是湿热困脾的特征,因为脾主四肢、肌肉,湿热困于脾,四肢肌肉不能充分得到阴津的濡润和灌注,则四肢疲困烦热酸痛,说不出的不舒适,在临床上,湿热黄疸常见这个症状。

如何理解"脾色必黄,瘀热以行"? 这是本条的重点,也是难点之一。一者强调黄疸病的病位主要在脾,二者提示黄疸病的发病与血分有关。唐容川指出:"一个瘀字,便可见黄皆发于血分。凡气分之热不得称瘀。"因脾统血而主肌肉,湿热郁滞于脾,不得外出下行,则由气分内陷入血分,湿热蕴蒸,迫及肝胆,胆汁妄溢肌肤,则面目身体四肢皆黄,再者,脾经湿热瘀结血分,转输流布,行于体表亦可发为黄疸。所以仲景说"脾色必黄,瘀热以行"。如果将本条阐述的"瘀热以行"

必发黄疸的机制与本篇第8条"然黄家所得,从湿得之"相互参考,就更加全面了。

【拓展】

1.《金匮》中有"瘀"字的条文共计六处 ①《黄疸病》第1条,也就是本条(略)。②《惊悸吐衄下血胸满瘀血病》第8条:"病人胸满,唇痿舌青,口燥,但欲漱水不欲咽,无寒热,脉微大来迟,腹不满,其人言我满,为有瘀血"。③《惊悸吐衄下血胸满瘀血病》第9条"病者如热状,烦满,口干燥而渴,其脉反无热,此为阴伏,是瘀血也,当下之"。④《妇人产后病》第6条"产妇腹痛,法当以枳实芍药散,假令不愈者,此为腹中有干血着脐下,宜下瘀血汤主之,亦主经水不利"。⑤《妇人杂病》第9条"妇人年五十所,病下利数十日不止,暮即发热,少腹里急,腹满,手掌烦热,唇口干燥,何也? 师曰:此病属带下,何以故? 曾经半产,瘀血在少腹不去,何以知之? 其证唇口干燥,故知之,当以温经汤主之。"⑥《妇人杂病》第14条"妇人经水不利下,抵当汤主之。亦治男子膀胱满急有瘀血者。"

而《伤寒论》的124、236、239、257、262条计五处载有"瘀"字,原文略。从以上《伤寒》《金匮》共十一条有关"瘀"字条文的描述可以知道:①"瘀热"二字联用的有四条(包括有抵当汤,茵陈蒿汤,麻黄连翘赤小豆汤,《黄疸病篇》第1条),病位在里,在阳明,在脾。②"瘀血"二字联用的有七条(包括有抵当汤、下瘀血汤、温经汤),病位在胸,在脐下,在少腹,在膀胱。其中,抵当汤条同时提到"瘀热"和"瘀血",说明二者在病机上有共通之处——病在血分。《说文解字》解释"瘀"字说是"积血也",《新华字典》则明确解释为"血液凝滞",而《张氏医通·卷九》进一步认为"以诸黄虽多湿热,然经脉久病,不无瘀血阻滞也"。上述引言说明"瘀热"二字不能仅仅看作是"热邪郁滞",而应当理解为热邪郁滞在血分。所以唐容川"凡气分之热不得称瘀"的论述言之有理。(一般情况下,瘀与郁虽可通用,但"郁"毕竟多涉气分,如"郁郁不乐"是也。)

2.黄疸的发病机制和"瘀热以行"密切相关 《伤寒论》278条上半段云:"伤寒脉浮而缓,手足自温者,系在太阴(脾),太阴当发身黄,若小便自利者,不能发黄……",说明湿无出路,阻闭肝胆疏泄,可以导致胆液不循常道而行于体表,出现发黄。然而发黄的关键正如唐容川所云:"瘀热以行,一个瘀字,便见黄皆发于血分……故必血分湿热乃发黄也。"由此可见,若仅仅小便黄赤短涩不利,不一定发黄。正如关幼波所言:"如果湿热羁留在气分,并不一定出现黄疸,只有湿热瘀阻入于血脉才能产生黄疸"。

3.在临床上,"瘀热以行"的病机对黄疸的治疗具有重要的指导意义 既有"瘀热"则当化瘀清热,所以仲景治黄的方药都兼有活血散结的功能,这对后世黄疸病的治疗,具有重要的指导价值。在本条的启发下,肝胆病名家关幼波总结出了非常有名的治黄法则:"阳黄的治疗仍以清热利湿为常法,重视疏肝利水之惯例。以治中焦为要害,突出活血、解毒、化痰。即:治黄必活血,血行黄易却;治黄需解毒,毒解黄易除,治黄要化痰,痰化黄易散"。临床可见黄疸病后期胁肋刺痛,舌有紫斑,脉涩等证而用膈下逐瘀汤收效的验案,"治黄必活血也"。

【原文】 师曰:病黄疸,发热烦喘,胸满口燥者,以病发时火劫其汗,两热所得。然黄家所得,从湿得之。一身尽发热而黄,肚热,热在里,当下之。(8)

【解析】 本条论述外感或阳热证误用火劫而发黄的证治。

《伤寒论》114条曰:"太阳病中风,以火劫发汗,邪风被火热,血气流溢,失其常度,两阳相熏灼,其身发黄……"与本条的前五句的意思相类似,是属于火热内攻的发黄,可以用凉血解毒泻火的神犀丹之类来治疗。

对于原文中"以病发时"的"病",历代医家有两种看法:①以赵以德、魏念庭、尤在泾、曹颖甫、谭日强为代表:指黄疸病未发生以前的其他热性病。如魏念庭认为:"此病发时,乃风寒外感之病发也"。尤在泾指出:"烦满燥渴,病发于热,而复以火劫之,以热遇热,相得不解,则发黄疸"。②以何任《金匮要略通俗讲话》为代表:书中指出"黄疸病初起""每有发热症状,……如误用火劫发汗,在里之热不得外解,反而增剧",故曰:"两热相得",热伤血分,遂发黄疸。个人认为,既然说是"火劫发黄",那么在黄疸发生之前,必然没有出现黄疸,也就是说,"病黄疸"是果,"以病发时火劫其汗"是因,所以原文"以病发时"之"病"不应当看作是"病黄疸"来解释。结合实际,第一种看法比较恰当,热病初起,外感风寒或风湿无汗,误用火劫发汗导致发黄的情况,在临床上是有的。

所谓"两热所得",一是指误用艾灸、温针、熏法以及辛温燥烈的药物,一是外感表热(或里证发热),这两种热相互搏结,瘀热在里,干及血分,逼迫胆汁横溢而"病黄疸"。邪热炽盛,影响肺气的宣发肃降则"发热烦喘"。热淫于内,消灼津液,壅塞胸中气机,故见"胸满口燥"。

对于"然黄家所得,从湿得之"二句,注家也有两种看法:①紧接着上句,认为火劫成黄,必夹内湿,这种说法以尤在泾、程云来、徐忠可和陈伯坛为代表,教材采纳了这种说法。如尤在泾云:"……然非内兼湿邪,则热与热相攻,而反相散矣,何疸病之有哉,故曰黄家所得,从湿得之,明其病之不独因于热也"。②认为湿热相合是疸病之常,火劫发黄是疸病之变,这种说法以陈修园、曹颖甫、陆渊雷为代表。如陈修园云:"此概言黄疸有因误火而得之证,又辨其湿热相合者,为疸病之常,独热在里者,为疸病之变,使人分别论治也"。

我认为,验之于临床,黄疸多从湿热而得,但结合《伤寒论》114条原文,也有火毒内攻而导致的,可以不兼湿邪,所以第二种说法比较妥当。"病黄疸……两热所得"。如见有"一身尽发热而黄、肚热",以及"烦喘、胸满口燥",腹满,大便秘结,小便短赤,舌苔黄燥,脉沉实有力等证,为里热极盛成实,所以说"热在里""当下之",用攻下法通腑泻热,沈目南主张用栀子大黄汤,曹颖甫主张"以瘀热在里,直可决为独阳无阴之大黄硝石汤证"。

（二）寒湿发黄

【原文】 阳明病,脉迟者,食难用饱,饱则发烦头眩,小便必难,此欲作谷疸。虽下之,腹满如故,所以然者,脉迟故也。(3)

【解析】 本条论述谷疸寒化的病机。也见于《伤寒论·阳明篇》第200条,具体分析大家可结合教材内容和《伤寒论》内容互参,我这里要提示的是:仲景将本条列于黄疸病篇,说明黄疸亦有湿盛热轻之证,也就是后世所说的阴黄。他用"脉迟",一则阐述阳虚寒湿性谷疸的病机,是脾虚湿盛,湿从寒化所致,二则"脉迟"(无力)也是本条的辨证要点,但临证时不可过分拘泥,而应该抓住寒湿性黄疸的证候特点,如身黄而晦黯,精神困倦,腹满时减,纳呆便溏,小便不利,舌淡苔白等。治疗当用温阳化湿退黄之法,具体来讲,肾阳虚者可用罗谦甫之茵陈四逆汤;脾阳虚者可用茵陈术附汤(即茵陈四逆汤加白术)或茵陈理中汤等。

下面举两个实例来说明这个问题:①《江西中医药》曾报道,有黄疸型传染性肝炎患者,初始病势并不十分严重,用茵陈蒿汤治疗后,黄疸显著增加,肝功恶化,仔细辨证,其脉缓弱,大便溏薄,属脾气虚衰的阴黄,改用茵陈姜附汤加减治疗,黄疸迅速消退。②有人曾将传染性肝炎属脾阳虚的病人,用单味茵陈治疗观察,每日服60g,连服9日,黄疸毫不消退,而且引起剧烈泄泻,精神疲倦,脉更弦缓,苔更白滑,黄疸更加晦滞,脾阳虚证更严重,于是改用姜附,症状立见好转,黄疸显著消退。上述两个例子说明,黄疸确有证属阳虚寒湿的,此时不能清热,而当用温法。

（三）分类

【原文】 趺阳脉紧而数,数则为热,热则消谷,紧则为寒,食即为满。尺脉浮为伤肾,趺阳脉紧为伤脾。风寒相搏,食谷即眩,谷气不消,胃中苦浊,浊气下流,小便不通,阴被其寒,热流膀胱,身体尽黄,名曰谷疸。

额上黑,微汗出,手足中热,薄暮即发,膀胱急,小便自利,名曰女劳疸,腹如水状不治。心中懊憹而热,不能食,时欲吐,名曰酒疸。(2)

【解析】 本条首先提出了黄疸病的分类,接着从脉象的紧数阐明了谷疸和女劳疸的病机,以及谷疸、女劳疸、酒疸的症状和鉴别。

第一段重点阐明了谷疸的脉证和病机,也论述了女劳疸的病机。"趺阳脉紧而数,数则为热,热则消谷,紧则为寒,食即为满"等五句是在阐明脾寒(湿)胃热是形成谷疸的主要病机。趺阳候脾胃之气,其"脉紧而数"是脾寒胃热的脉象。"数"脉说明胃有伏热,热盛则"消谷",表现为易饥善食;趺阳脉"紧"是脾脏有寒,脾阳亦有所不足的征象,故曰"紧则为寒"。脾寒失运,不能为胃行其津液,水谷精微无力敷布,糟粕也停滞不去,胃不空虚则饮食物难入或不能下行,湿热蕴结脾胃则胀满,故曰"食即为满",上五句说明形成谷疸的病机是:胃热脾湿,湿热蕴蒸肝胆,血分瘀热行于体表。

"尺脉浮为伤肾,趺阳脉紧为伤脾"两句,教材说"是插笔,……指出谷疸与女劳疸的不同脉象",这种看法来自于元胤,他说:"'尺脉浮为伤肾,趺阳脉紧为伤脾'二句插入,以对示女劳疸谷疸二证之脉,此不承食即为满句,亦不接风寒相搏句,注家与上下相连为解,殆觉蹐(舛)谬。"《医宗金鉴》也说:"若尺脉不沉而浮,则为伤肾,肾伤病疸,亦为女劳疸也"。陆渊雷认为"此二句,盖后人旁注,传写者混入正文耳"。上述看法有一定道理,因为尺脉候肾,肾脉宜沉不宜浮,这里的尺脉浮,正如《脏腑经络先后病》第 9 条所言:"病人脉浮者在前,其病在表,浮者在后,其病在里",这是风邪由肌腠乘虚而入,伤及肾阴,肾阴不足,导致虚阳外浮,阳气不能潜藏,所以说"尺脉浮为伤肾",风热伤肾,是女劳疸的脉象特征。后句"趺阳脉紧为伤脾"是重申谷疸的脉象,因为脾虚容易生湿,湿又容易困阻脾阳而生内寒,所以见到趺阳脉紧。

后面十句"风寒相搏,食谷即眩,谷气不消,胃中苦浊,浊气下流,小便不通,阴被其寒,热流膀胱,身体尽黄,名曰谷疸"是在综述脾寒、胃肾俱热所致谷疸的病理变化过程。"风寒相搏"者,"风"指风热,"寒"指寒湿,风热干胃,寒湿伤脾,风热与寒湿相搏,湿热壅滞中焦脾胃,所以饮食入于胃中,脾气不能运化,脾之清阳不升,胃之浊气不降,谷气与湿热浊气相并,上冲于头,就导致了"食谷即眩";脾虚而谷气消化迟缓,胃中湿热与饮食相结聚,浊气壅塞于胃,所以说"胃中苦浊"(此与《内经》"浊气归心"其意不同)。"浊气下流,小便不通"者,乃是由于浊气在胃,脾气不能散精上归于肺以奉心化赤为血,那么水谷精微就腐化为浊气,浊气流注下焦归于肾,而肾又不能为膀胱化气行水,所以"小便不通"。这也就是所谓"脾寒则清阳不升,肾热则关门不利"的意思。"阴被其寒,热流膀胱"者,"阴"指足太阴脾(另有陆氏认为"阴"指后阴,阴被其寒,致大便溏泄)太阴寒湿夹胃中湿热浊气不断流注下焦,壅塞肾与膀胱以及三焦水道,导致湿热不能从小便下泄,反而蕴结膀胱,而足太阳膀胱经又主一身之肤表,湿热蕴蒸,外干营卫,充塞表里内外上下,瘀热以行,逼迫胆液,溢于面目皮肤,故见头面、四肢"身体尽黄"。以上九句说明脾湿、胃热、肾虚都能影响肝胆疏泄而发黄,因为他们发病的根源都是谷气不化,饮食不节,正如《诸病源候论·谷疸候》云"由失饥大食,胃气冲熏所致",所以命名曰谷疸,陆渊雷云:"谷疸盖指十二指肠之病变,凡胃肠之炎症,古人概以伤食为原因,故知谷疸为肠炎并发之黄疸也",这种说法可供参考。本段前面说"热则消谷",而后面又说"谷气不消",是以热与湿(寒)的偏盛偏衰而定,并不矛盾。

第二段主要论述女劳疸的主症和预后。"额上黑",额上也就是天庭,又名"颜",是南方离明之位,属心在头面的分布,而黑为北方阴晦之色,属肾之本色。我们知道膀胱经脉上巅顶交鼻额,若房劳损耗肾阴,阴亏则生虚火,火性炎上,肾火沿膀胱经脉上越,肾邪乘心,则肾色外露于天庭而见"额上黑",这也就是《脏腑经络先后病》篇第 3 条中所说的"色黑为劳"的意思。《灵枢·五阅五使》说:"肾病者,颧与颜黑",故额上黑为肾经虚热上泛,与血相搏,凝为瘀斑所致。参本篇第 14 条,女劳之病有"身尽黄"的症状,就是面目和全身皮肤同时呈现深黄色,或在萎黄的面容中,齿龈、口唇、乳头、手掌纹线等处都明显出现黑色素沉着。在第二段没有提到,是省文的写法。肾主五液,汗为心之液,肾热虚火迫其津液外泄则见"微汗出",而且多头汗。"手足中热,薄暮即发,膀胱急"等证,与虚劳病的五心烦热、日晡时骨蒸潮热、小腹拘急等症状,同为肾精亏损,阴虚火旺,水不济火的征象,徐忠可云:"手劳宫属心,足涌泉属肾,肾虚而水火不相济,则热中者概言手足也。"故为"手足中热",徐氏又云:"人之呼吸,昼行阳二十五度,夜行阴二十五度,一日,五下度周于身,而日暮则交于酉(17~19 时),酉主肾。因原有虚热,卫气并之,即发于手足而热矣",故"薄暮即发"手足中热。肾与膀胱相表里,肾之虚热逼迫膀胱则见膀胱拘急。至于"小便自利",乃是由于色欲过度,胞宫精室有蓄血,肾虚不藏,失其开阖,肾气无权固摄水津,所以关门大开而"小便自利",这与谷疸、酒疸湿热下流膀胱的小便不通或小便不利有所区别。上述症状都是由房劳伤肾所致,所以说"名曰女劳疸"。其脉象为"尺脉浮",提示肾被伤。女劳疸日久不愈,肾虚及肝,肝失所养,肝脾血瘀气滞,腹大胀满,肝脾肾俱病,难于治愈,所以说"腹如水状不治"。陆渊雷认为女劳疸乃"阿狄森病"之色素沉着,不同于真黄疸,《金匮心释》也认为,女劳疸的临床表现与现代医学所指的由肾上腺皮质功能减退而引起的阿迪森病的一种类型十分相似,这些病无论从中医或西医的角度看,病因都在肾。张谷才认为"女劳疸相当于黄疸反复不愈,转变为慢性肝炎、肝硬化。"这些观点临床都可参考。

349

第三段论述酒疸的病因和症状。懊者,懊恼不宁,侬者,郁闷不适。酒体湿而性热,酒疸患者由于平日嗜酒无度,酒毒湿热蕴结于胃,上熏于心,出现心中烦郁难堪,卧起不安,莫可名状等感觉,故曰"心中懊侬而热"。湿热由胃影响到脾,脾胃皆病,则脾胃升清降浊的功能受阻,胃热浊气不能下行,反而上逆,所以有"不能食,时欲吐"的症状。"名曰酒疸"者,因为酒性标热本湿,而且薛生白《湿热病》27 条又有"酒气独归胆"的说法,嗜酒之人,辛辣醇酒厚味所酿湿热蕴聚于胃,导致肝胆疏泄失职,气血瘀滞而形成黄疸。《诸病源候论·卷十二·酒疸候》云:"夫虚劳之人,若饮酒多,进谷少者,则胃内生热,因大醉当风入水"而成酒疸,故"名曰酒疸"。陆渊雷认为酒疸是酒精中毒造成肝脏变硬变性的黄疸,可供参考。

本条酒疸症状,似与急性乙醇(酒精)中毒的兴奋期有关,而慢性乙醇中毒往往表现为营养不良及维生素 B_1 缺乏的症状。长期超量饮酒,可引起酒精性肝炎,久之发展为肝硬化并出现肝功能损害及门脉高压等表现。

【拓展】

1. 谷疸和酒疸有两种病理转化 ①素体阳虚,脾湿重而胃热不盛者,则易从寒化——阴黄。②素体阴虚,脾湿轻而胃热较盛者,则易从热化——阳黄。但不论阳黄或阴黄,他们的病理机转都是源于脾胃,责在肝胆,着重血分,而"瘀热以行"则是发病的关键。

2. 关于女劳疸的病因以及治疗原则,多数注家都认为是房劳过度造成的。《诸病源候论卷十二·女劳疸候》云:"由大劳大热而交接,交接竟入水所致也"。结合临床,凡熬夜过多,暗耗真阴,肝胆失其疏泄条达之性,导致郁热阻滞,血行瘀阻,即可出现腹满胀大如鼓的难治证候,此时治疗应当:补益正气,滋养肝肾精血,佐以行气逐瘀,尚且可能有挽回万一的机会。

【原文】 夫病酒黄疸,必小便不利,其候心中热,足下热,是其证也。(4)

【解析】 本条补充说明酒疸的主要症状。

开篇本条就说"夫病酒黄疸,必小便不利",说明嗜酒过度,湿热酒毒内积胃肠,导致肝胆疏泄失调,三焦膀胱水道不畅,必然见小便色黄、量少、不通利。湿热由气分浸入血分,身目皆黄,对于这一点,教材引用了《伤寒论》的说法:"若小便自利者,不能发黄",也就是说,如果小便通畅,那么湿热可以从小便排出,不致成为酒疸,所以教材认为"必小便不利"一句是本病的关键。由于小便不利,湿热没有出路而留滞脾胃,从胃络上干心包,所以"其候心中热";再由于脾主四肢,脾胃湿热沿经脉下注于足,故"足下热"或足胫浮肿。

【拓展】 接下来我们讨论两个问题:第一个问题,嗜酒的人当中也有不病湿热或酒疸的,原因在哪里呢? ①与身体素质,特别是脾胃健旺与否有关:凡身体壮实,平素脾胃健旺之人,虽然嗜酒而饮入于胃中,但是能够立即运化,外达下行,不致酿生湿热。无湿热阻滞,三焦通利,肝胆能行疏泄之职,就没有产生"瘀热以行"病机的条件,所以不病黄疸,正所谓"正气存内,邪不可干"。②与肝胆三焦有无郁热有关:酒气虽归肝胆,但是如果肝胆气机条达,没有郁热或者不瘀滞,三焦能够通行水道,那么脾胃即使有湿热也能够得以排泄外出。

第二个问题,有人嗜酒会病湿热,但不会病酒疸,原因何在? 这是因为此时湿热只留滞脾胃气分,而未干及肝胆血分,没有瘀热逼迫胆汁外泄,所以不会发生黄疸。

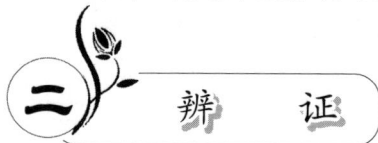

二 辨 证

(一)湿热发黄与寒湿发黄

【原文】 脉沉,渴欲饮水,小便不利者,皆发黄。(9)

腹满,舌痿黄,燥不得睡,属黄家。舌痿疑作身痿。(10)

【解析】　第10条中的"舌痿黄"之"舌",有的注家认为应当是"面"或"身"字,"痿黄"属"阴黄",指黄而色泽晦黯不鲜明。

以上两条论述湿热发黄与寒湿发黄的鉴别。

第9条论述湿热发黄的病理变化。"脉沉"为湿热郁滞在里,津液被耗,所以口"渴欲饮水";"小便不利"说明有瘀热、湿热壅塞三焦水道;湿热无外出排泄之路,干及血分,气血交蒸互郁,胆汁横溢,则发为黄疸,故条文曰"皆发黄"。大家课后将这条与痰饮病、消渴病的五苓散证区别一下。

第10条论述寒湿发黄的病理变化。"腹满"是由于寒湿困惫脾阳,脾阳虚不能运化寒湿所致,虽"腹满",但按之必软,与实热性腹满的拒按不同。由于病程较久,营血无以化生,上不能荣养头面,外不能濡润肌肤,所以身、面、"舌痿黄";"燥不得睡"者,是因为寒湿郁于中土,脾气不运则胃气不和,"胃不和则卧不安",患者虽欲睡但燥(躁)而不得安静。以上症状属阳虚寒湿内盛的阴黄,所以说"属黄家"。患"黄"疸已经成"家",说明黄疸已经由急性转为慢性。

【拓展】

1. 根据教材"按语"的精神,我们列表将阳黄与阴黄鉴别一下(表16-1)

表16-1　阳黄与阴黄的鉴别

病证鉴别	阳　黄	阴　黄
黄色	目、身、面黄,色鲜明如橘子色	黄而晦黯
渴饮	渴欲饮水,多不喜饮,心烦	喜热饮或不渴
腹满	腹部满硬而胀,拒按	腹部但满不硬,按之软
睡眠	烦躁不得睡眠	不烦,欲睡不得睡
大便	多不通畅或便秘	便溏(兼手足冷)
小便	短赤而黄,灼热不利	淡黄(或混黄)或清长自利而不灼热
舌象	舌质偏红,苔黄白厚腻,或粗糙少津	舌质偏淡,苔白厚滑润有津
脉象	脉沉有力或数	脉沉无力或迟
病机	脾胃湿热瘀滞血分,肝失条达,热甚于湿,胆液外泄而发黄	素体阳虚,或阳黄久不愈转化而来;寒湿伤阳,肝胆气郁,胆液外泄浸淫皮肤
治则	清热利湿,攻下瘀热	温脾化湿(甚至回阳救逆)
代表方	茵陈蒿汤	茵陈四逆汤

2. 不能将发黄的色泽和某一种化验指标作为诊断阴黄与阳黄的唯一根据,仍然应当四诊合参。临床中有见黄疸,身面目如金黄色,断为阳黄,先投茵陈蒿

汤不见效,后见患者舌质淡、便溏,专而从阴黄论治,投大剂茵陈附子汤而治愈。反之,黄疸色泽晦黯,也不一定就是阴黄,因为若阴黄重感外邪,也可见到湿热证。再者,有些黄疸晦黯如烟熏,也可以是由于血瘀于肝,经隧血行不畅,此时治疗应当清热利湿、活血化瘀。临床见黄疸指数上升,也不能断言是纯粹湿热发黄,因为寒湿发黄和虚劳发黄也可见黄疸指数上升。这些情况说明中医的诊断在参考化验指标时要与临床表现相结合。此外,有的医家在治疗急性黄疸型肝炎时发现,本病属于太阴寒湿发黄,适用茵陈四逆汤温化剂的患者反而较多,从而认为一般所谓急性属阳、慢性属阴的看法不完全符合临床实际,所以不要一见到急性肝炎就用苦寒之剂,以免加重病情。

(二)黑疸(湿热夹瘀)

【原文】 酒疸下之,久久为黑疸,目青面黑,心中如噉蒜齑状,大便正黑,皮肤爪之不仁,其脉浮弱,虽黑微黄,故知之。(7)

【解析】 本条指出酒疸误下转变为黑疸的脉证。

酒疸是因为嗜酒导致湿热入于血分而成。如果没有心中懊侬热痛,特别是腹部胀满、大便秘结等湿热积结肠腑的症状,那么只适宜清利中焦湿热和分利小便,而不宜妄用攻下法治疗。如果"酒疸下之",不但损伤正气,延长病程,而且"久久为黑疸",其主症是"目青面黑",湿热乘虚久陷血分,血瘀于内(以肝为主)而显现于外,因为目为肝窍,所以目珠呈青蓝色而且面黑,正如徐忠可所说:"误下而阳明病邪从支别入少阴,则积渐而肾伤,伤则为黑疸,乙癸同源,故肝亦病而目青,肾气上乘而面黑(瘀热上蒸于面)";"心中如噉蒜齑状。"齑,济也,与诸味相济成也,指捣碎的姜、葱、蒜、韭菜等,由于瘀热内蕴于胃,上蒸于心,所以心中或胃脘有辛辣灼热感,此句也就是第2条"心中懊侬而热"的互辞;瘀血下渗于肠,消化道出血则"大便正黑";血瘀而精血不外荣于皮肤,故"皮肤爪之不仁"。最后三句"其脉浮弱,虽黑微黄,故知之"是在回答本条为什么"酒疸下之,久久为黑疸"?指出黑疸由酒疸转变而来的依据,同时和女劳疸进行鉴别。因为寸口"其脉浮弱","浮",说明上焦仍有湿热之邪,所以出现"心中如噉蒜齑状"的症状;"弱",说明"酒疸下之"耗伤脾肾之气。从面色"虽黑"而"微黄",可知此黑疸是由酒疸转变而来,是辨证的要点,正虚血瘀兼湿热上蒸,所以面色黑而带黄,但必然不如女劳疸的面色纯黑,而且脉必沉。此处女劳疸脉"沉"指寸关部而言,尺脉则可见脉浮,这正如本篇第2条所说"尺脉浮为伤肾"。

【拓展】 关于本条的治疗,《张氏医通》提出用栀子大黄汤去大黄合犀角(现用水牛角代)、地黄,若不效则去地黄加桂心、桃仁,穿山甲,可作为辨治参考。

352

三　证　治

（一）谷疸

【原文】　谷疸之为病，寒热不食，食即头眩，心胸不安，久久发黄为谷疸，茵陈蒿汤主之。（13）

茵陈蒿汤方：

茵陈蒿六两　栀子十四枚　大黄二两

上三味，以水一斗，先煮茵陈，减六升，内二味，煮取三升，去滓，分温三服。小便当利，尿如皂角汁状，色正赤。一宿腹减，黄从小便去也。

【解析】　本条论述湿热俱盛的谷疸证治。治法属于清法。

"谷疸之为病，寒热不食"，主要是由于谷疸胃热脾湿，湿热郁滞中焦，营卫不利而出现"寒热"，这种寒热与一般表证的寒热不同，是湿热交蒸，营卫之源（也就是脾胃）壅塞不利所致，因为脾为营之源，胃为卫之本，这和宿食病恶寒发热的病机是一样的。至于"不食"，乃是由于脾胃皆被湿热所困，胃气壅塞，影响脾的运化功能，所以不能食。"食即头眩"与第2条"食谷即眩"出现的机制相同，这里就不再重复。"心胸不安"也是湿热上干清阳，导致心胸阳气不布，郁而不安。"久久发黄为谷疸"，说明谷疸在形成过程中，由于湿热瘀阻三焦气机而小便不利，小便不利则湿热无从排泄，愈郁愈热，持续日久，湿遏热伏，不仅脾胃为湿热壅塞，肝胆气机之升降也会受阻，导致气血不畅，营卫不通，血瘀热盛，胆汁外泄，而发为谷疸，所以尤在泾说："谷疸为阳明湿热瘀郁之症"。

综上所述，本条谷疸的病机为阳明湿热蕴结，或瘀热内结，治宜荡热利湿以退黄，方用茵陈蒿汤，方中茵陈清热利湿以退黄，栀子清利三焦之湿热，大黄荡涤阳明胃肠之瘀热而消积满，三药合用，使湿热蕴结之邪从二便排出。所以方后云："小便当利，尿如皂角汁状，色正赤，一宿腹减，黄从小便去也"，这句话反证茵陈蒿汤证应当有腹满与小便不利的症状。

【拓展】

1. 运用茵陈蒿汤有以下几个注意点　①症状：除了本条所说"寒热不食，食即头眩，心胸不安"而外，"久久发黄为谷疸"尚应结合第2条谷疸的症状，以及《伤寒论》阳明病篇238、261条的茵陈蒿汤证，即大便秘结，腹胀满（对于这里的腹部胀满的症状，日本汉医认为，以心下部膨满为主），头汗出而身无汗，齐颈而还，发烦，渴饮水浆，身黄如橘子色，小便短黄不利，舌质红，苔黄粗糙或兼腻，脉紧数或沉数。②用量：土茵陈长于化湿浊，绵茵陈长于退黄，故常用绵茵陈30～

45g。原方中茵陈：大黄为 3∶1。③禁忌：谷疸初起，寒热不食，脉紧或迟，不是热结于里的实证者，若症状如《伤寒论》262 条所述"伤寒身黄，发热"，是热重于湿，但里无腹满结滞，当用栀子柏皮汤清热泄湿，不宜使用本方；寒湿发黄者，腹满，小便不利，不发热，口不渴或渴喜热饮，心胸痞结，四肢不温，黄色晦黯，苔白滑腻，脉沉迟，不宜使用本方。还有，本方要慎用于孕妇，以防止流产。

2. 关于茵陈蒿汤的现代临床应用范围及加减 本方是治疗湿热黄疸的基本方，对于肝细胞性黄疸、阻塞性黄疸以及溶血性黄疸等，属于湿热两盛，胃肠有积滞者，均可以本方为基础，适当加味进行治疗。如：恶寒发热头痛可加柴胡、黄芩和解退热，刘渡舟教授称之为"柴胡茵陈汤"，凡急慢性肝炎属湿热黄疸者，或亚急性重型肝炎，虽黄疸色黑而隐隐，但见尿赤，苔腻，大便不爽，脉弦有力者，均可应用。大便秘结者，加枳实或重用大黄泻热通便；小便短赤者，可选加车前草、金钱草、泽泻、滑石以增强清热利尿作用；胁痛腹胀者，可加郁金、枳壳、川楝子疏肝理气以止痛；热重者，选加黄柏、龙胆草以增强清热作用；血热者加犀角（现用水牛角）、丹皮；高热加石膏、知母、赤芍、紫草；神昏加牛黄丸，至宝丹；湿痰蒙闭加郁金，菖蒲。据关幼波介绍，一病员，男，38 岁，1979 年 10 月确诊为急性黄疸型肝炎，服用茵陈蒿汤加减八十余剂，黄疸虽然减轻了，但是没有全部消除，加用白矾、郁金、陈皮、莱菔子等化痰之品，黄疸迅速消除，验证了"治黄要治痰"的观点。

本方除了可以治疗上述病证以外，还可以治疗肝胆道的感染（如胆囊炎）、胆石症或胆道蛔虫症合并黄疸，以及钩端螺旋体病引起的黄疸。日本汉医还用本方治疗子宫出血、肾脏炎、肾盂肾炎、膀胱炎、口腔炎、牙龈炎、眼痛、眩晕、脚气、荨麻疹。

3. 在临床上，茵陈蒿汤并非治疗湿热黄疸的唯一方剂。《名老中医之路》中记载的辽宁孙允中教授的观点就是一典型的例子。他认为甘露消毒丹治疗湿热黄疸较茵陈蒿汤更胜一筹，因为木气太过必然克土侮金，母病及子，肯定火为所伤，子病及母不免水受其害，该方茵陈、黄芩、薄荷清泻肝木，白豆蔻、石菖蒲、藿香芳化脾土，贝母、射干清宣肺金，通草、滑石、连翘既降心火又利肾水，一举三焦全理。茵陈也并非治黄疸专药，刘河间曾提出"结胸发黄"。《本经疏证》云瓜蒌根"……除肠胃中痼热八疸身面黄"。现代认为，瓜蒌有利胆作用。所以治黄疸仍要辨证论治。

4. 关于黄疸病早期用大黄的问题 因阳黄多属里热，"故下不厌早"。这里需要补充说明的是，久用大黄易伤正气，大便通畅后仍然应当去掉大黄，可加润下行气的冬瓜仁、枳实等，以预防再次便秘。据南京中医学院张谷才老师介绍，在经治的 19 例急黄引起的肝性脑病患者中，其中治愈仅 2 例，方中均投以大黄 30g 攻下通腑，说明大黄在黄疸病属里实证者的治疗中的确占有重要地位，仲景本篇治阳黄的茵陈蒿汤、栀子大黄汤、大黄硝石汤均用了大黄泻热攻下,即是明证。

由于熟大黄没有泻下作用,生大黄普通煎法仅有轻泻作用,生大黄后下或用开水浸泡后冲服才有较强的泻下作用,故用时当注意。姜春华教授经验,大黄小量不仅没有致泻作用,反能止泻,甚至有健胃作用。临床生大黄泡服引起的腹痛,可加倍使用白芍来治疗。

5. 关于茵陈蒿汤与茵陈五苓散的比较 两方同为治疗湿热黄疸的方剂,但茵陈蒿汤治腹满或大便秘结而热偏重者,茵陈五苓散治小便不利而湿偏重者,两方也可合用,合用则体现了黄疸清利湿热的治法。

关于两方退黄作用的比较,北京西苑医院认为茵陈五苓散的效果较差,需24 天,接近于自愈期30 天,黄疸期的病程是 15~45 天,30 天是平均值。而茵陈蒿汤和小陷胸汤的退黄效果要比茵陈五苓散好。

6. 茵陈蒿汤证与有关证证的比较 《本经疏证·卷四》"风湿寒热,邪气新感者也,热素有者也。新感之邪为素有之热结成黄疸,此证已所谓因陈矣。故《伤寒》、《金匮》二书,几若无疸不茵陈者。然栀子柏皮汤证,有外热而无里热;麻黄连翘赤小豆汤证,有里热而无外热;小建中汤证,小便自利;小柴胡汤证,腹痛而呕;小半夏汤证,小便色不变而哕;桂枝加黄芪汤证,脉浮;栀子大黄汤证,心中懊恼;硝石矾石散证,额上黑,日晡发热,则内外有热。但头汗出,齐颈而还,腹满,小便不利,口渴,为茵陈蒿汤证矣。腹满之治在大黄,内热之治在栀子。惟外复有热,但头汗出,小便不利,始为茵陈的治,其所以能治此者,岂不为新叶因陈干而生,清芬可以解郁热,苦寒可以泄停湿耶。"

(二)酒疸

1. 治法

【原文】 酒黄疸者,或无热,靖言了了,腹满欲吐,鼻燥,其脉浮者,先吐之,沉弦者,先下之。(5)

酒疸,心中热,欲呕者,吐之愈。(6)

【解析】 第 5 条论述湿热郁结肠胃胆腑的酒疸治疗采用吐下之法的脉证。

酒疸原本是由湿热郁结而成,以心中懊恼而热,足下热为特征,而本条说"酒黄疸者,或无热",提示湿热内郁,结于胆胃,尚未干及心包,所以无心中热,又未随经下行流入下肢,所以足下也不热。"靖言了了","靖"读"清"或"静",静而安和的意思,指病态的神情安静,语言不乱,更说明湿热郁结在肠胃和胆腑,心神未病。"腹满欲吐,鼻燥"是湿热瘀滞肠胃,所以满胀在腹,胆胃湿热邪气不能下降而上逆,津液不升,所以鼻干燥欲吐,这些都是阳明胃热上冲清窍之象,同理伤寒阳明病有目痛鼻干的症状。"其脉浮者,先吐之,沉弦者,先下之",说明湿热郁结胆胃的具体治法须取决于脉象,上述症状提示用吐下法治疗的时机已经成熟,那么此时应当如何治疗呢?"欲吐"之症提示,湿热郁结,波及胃之上脘,病邪有上出的趋势,应当用吐法因势利导;而"腹满"之症又提示,湿热结在肠,则又似乎可以用下法来治疗。所以"腹满欲吐"到底是可吐还是可下,这种两难的情况,就不能不取决于脉象。"其脉浮者先吐之",以发越在上的热邪,如果吐后腹部仍然胀满,然后再考虑使用下法;"沉弦者先下之",是说见到沉弦而有力的脉象,如果再兼有腹满、便秘、鼻燥口渴的症状,提示湿热初结于肠,可以先使用下法,以荡涤肠腑郁结的湿热。至于吐下的具体方药,本篇第15条的"栀子大黄汤"兼备吐下两法,宜先吐者,以栀子、香豉为主药,宜先下者,则以大黄、枳实为主药。此外,第19条的"大黄硝石汤"和附方的瓜蒂汤、栀子豉汤可供参考,栀子豉汤能够涌吐无形之湿热。上述内容是从脉象来阐述病机,目的在于提示治病用药,不能违反正气抗邪的自然趋势。

第6条在上一条的基础之上,补充叙述酒疸可吐的证候,学习的时候应当与附方的"瓜蒂汤,治诸黄"互参。《删繁方》云:"服讫,(讫,"毕"也,指服完瓜蒂散)吐出黄汁"(或搐鼻时出现黄水),可见古人治黄疸确实有用吐法的。现代对瓜蒂的研究证实治传染性肝炎有效。

2. 证治

【原文】 酒黄疸,心中懊憹,或热痛,栀子大黄汤主之。(15)

栀子大黄汤方:

栀子十四枚　大黄一两　枳实五枚　豉一升

上四味,以水六升,煮取二升,分温三服。

【解析】 本条论述酒疸热盛证及其治法,其治法属于清法。

酒疸的主症是"心中懊憹,或热痛","热痛"是心中懊憹进一步加重的结果,是实热瘀结在心胃,胃热熏心的征象,比第2条提到的酒疸"心中懊憹而热"的症状更重,所以说本条是酒疸实热瘀结的重证。

栀子大黄汤的适应证,归纳起来应当有第2条的"不能食",第4、5条的"小便不利,足下热"和"腹满""鼻燥",以及烦躁不眠、面目鲜黄、大便秘结、小便黄赤、脉沉弦数有力等。脾虚的患者不宜使用本方。本方所体现的治法是荡热(清心)除烦、和胃导滞。方中栀子可以导心膈之热从小便而泄;香豉解宿醒(醉酒)、除腐气,与栀子合用可清心胃的瘀热而除烦,使气分之热散,而且有醒胃化浊的功效;大黄、枳实荡泻实热而和胃导滞,可以引胃肠之热下行,正如徐忠可所言"气下而血分之热解",使瘀热积滞随大便而去。

【拓展】 栀子大黄汤与茵陈蒿汤两方都用了大黄和栀子,二者的功效和主治相类似,凡属湿热蕴结成实的阳黄均可用此二方以荡热利湿,都忌用于阴黄或虚黄。二者的不同点主要在病位病机方面,栀子大黄汤有胃热上熏心包而热偏盛,所以以清泻心胃实热为主,而茵陈蒿汤是腹中(肠)三焦湿热俱盛,所以长于利湿泻热通便。

(三) 女劳疸

【原文】 黄家日晡所发热,而反恶寒,此为女劳得之;膀胱急,少腹满,身尽黄,额上黑,足下热,因作黑疸。其腹胀如水状,大便必黑,时溏,此女劳之病,非水也。腹满者难治。硝石矾石散主之。(14)

硝石矾石散方:

硝石　矾石(烧)等分

上二味,为散,以大麦粥汁和服方寸匕,日三服。病随大小便去,小便正黄,大便正黑,是候也。

【解析】 本条论述女劳疸转变为黑疸兼有瘀血湿热的证治,治属消法。

本条前三句首先论述湿热发黄的谷疸、酒疸同女劳疸的区别。凡久患黄疸病而未痊愈者,称为"黄家",黄家如果属于湿热瘀结于阳明,则必然在日晡时发热,因为阳明旺于申酉戌,即午后3~5(申)~7(酉)~9(戌)时,此时正邪抗争加剧,发热而不恶寒,应当是属于湿热发黄的黄疸病,但是,本条"黄家"在日晡时"而反恶寒",同时又有"膀胱急,少腹满,身尽黄,额上黑,足下热"等症状,是因为瘀血湿浊邪气结聚于肾,影响了元阳的温蒸和卫气的外达,导致温煦皮毛的作用减弱。申时,气血虽然流注于膀胱,酉时,气血虽然流注于肾(这是根据徐忠可关于人身十二经气血流注时辰的观点,歌曰:"肺寅大卯胃辰宫,脾巳心午小未中,申膀酉肾心包戌,亥焦子胆丑肝通"),但是仍然正不敌邪,所以导致"反恶寒",说明这里的"黄家"与阳明湿热无关,所以说"此为女劳得之"。而女劳疸的"日晡所发热",是指本篇第2条的"手足中热、薄暮即发",与阴虚的五心烦热相类似,而与阳明热盛的日晡发热不同。

紧接着的十三句论述女劳疸转变为黑疸兼瘀血实证的证治。肾阴亏虚,虚热干及膀胱,故"膀胱拘急",干及胞宫、精室,血瘀热结,故"少腹满",由于瘀热在胞宫、精室,肾虚失固,所以应当有第2条女劳疸"小便自利"的症状。"身尽黄"也是瘀热夹湿浊所致,《诸病源候论》说女劳疸"身目皆黄",有人认为女劳疸没有"目黄",不属于黄疸的范围,这种说法欠妥当。"额上黑"和"足下热"在本篇的第2条已经解释。以上证候都是肾阴虚,热结血瘀夹湿浊为患,所以说"因作黑疸"。这里的黑疸应当与本篇第7条由酒疸转变而来的黑疸证相对参。然而此条"因作黑疸"是由女劳疸转变而来,其主要证候是"腹胀如水状,大便必黑,时溏"。这里的"其腹胀如水状",与第2条的"腹如水状"同理,是说并非属水气病的腹部满胀,水气病的腹部胀满是聚水而成的疾病,而这里是血瘀气滞所致,类似肝硬化腹水,更兼有"大便必黑",就是大便必然黑腻如漆的意思,这是瘀血下行之象,又因为血性濡润,所以"时溏",这是瘀血随大便下行兼湿陷大肠的溏泄,并不是脾肾阳虚的便溏。上述三个症状,容易让人错误地认为是脾肾阳虚的水气病,所以仲景告诫读者曰:"此女劳之病,非水也"。既然不是病水肿,而是病血瘀,那么虚劳病篇"肌肤甲错,两目黯黑"的症状在黑疸也可能见到。综上所述,女劳疸转变为黑疸兼瘀血实证的病机是:肾阴亏耗,肝郁气滞,血瘀热结兼湿浊为患。

"腹满者难治"是断定女劳疸转为黑疸兼有瘀血的预后,病至后期,血瘀更盛,由"少腹满"发展至大腹胀满或"腹鞭满",病由肾蔓延至脾,真气不摄,虚散为满,肝脾肾俱败而成"血蛊"之患,所以预后不良。

以上女劳疸转变为黑疸夹瘀血的病证,应当治以消瘀散结,化浊除湿,"硝石矾石散主之"。据《本草纲目》,方中硝石即火硝,也有用芒硝的,火硝味苦辛大寒而咸,能除五脏的积热,并能推陈致新,尤其善于攻逐胞宫精室之瘀热而泻满,而且寒咸走血,能软坚开结,兼能使湿热从二便而去;矾石可用皂矾(即录矾、青矾、皂矾煅赤又名绛矾,忌与茶同服),其性寒,味酸涩,《本经》称它可以:"除痼热在骨髓",有燥湿退热、补血杀虫之功,(其中的硫酸亚铁能治疗缺铁性贫血),或用白矾(又名明矾)、胆矾(即含水硫酸铜,又名兰矾、石胆)枯矾(是白矾加高热而成);再用甘平之大麦粥汁补虚调中,缓和硝石、矾石的峻猛刺激之性,方后注云:"病随大小便去,小便正黄,大便正黑",是瘀血与湿浊排泄外出之征,或者是服药后皂矾所染,使大便变成黑色,符合临床实际。

关于硝石矾石散的服用分量及制法:方后提到,硝石、矾石二味为散,一次服"方寸匕",相当于五分,即1.5g,日服三次,也就是4.5g。原方矾石下注有烧字,因为矾石酸而腥臭,味道太烈,容易导致胃中不适,如果烧炙使它成为枯矾,可以稍微缓和它的药性,但据张锡纯的经验,"经用生者,其效更速"。临床也可用面糊为丸,或制成片剂吞服,每片含药量一分(0.3g),每次服3~5片,每天服2~3次,饭后服,有一定效果。如果用火硝、明矾(不烧为末)等分,胶囊装服,每次服1~3g,用大麦粥送下,日服2~3次,效果更佳。

国内有的医家认为,本条原文与方证不相符,因为女劳疸属虚,故不可用硝石矾石散,而黑疸用硝石矾石散还多少有些对证。个人认为,第14条原文有"因作黑疸"一句,说明这是女劳疸传变为黑疸兼瘀血的实证,所以可以用硝石矾石散治其标急。请同学们参考一下教材的"医案举例"治急性传染性肝炎,自然就明白了。

【拓展】

1.酒疸误下所成的黑疸和女劳疸转变的黑疸,均属血分和血瘀的病变,但它们的证候仍然有区别(表16-2)。

表16-2　酒疸误下之黑疸和女劳疸转变为黑疸的比较

病证鉴别	酒疸误下之黑疸(7)	女劳疸转变为黑疸(14)
颜色	目青面黑,虽黑微黄(巢氏曰"身体尽黄,额上反黑")	额上黑,身尽黄
热象	心中如噉蒜齑状	日晡所发热而反恶寒,足下热
大便	大便正黑	大便必黑,时溏
小便	小便不利	小便自利
其他	皮肤爪之不仁	膀胱急,少腹满,腹胀如水状
脉象	浮弱	沉或尺脉浮
病位	心胃脾肾	脾、肾(肝)
病机	湿热内陷血分,血瘀	肾阴亏耗,肝郁气滞,血瘀热结兼湿浊为患

2. 单味生明矾可以防治传染性肝炎　根据《浙江中医杂志》1959年8期的报道:生明矾为末,装胶囊,饭前2小时吞服,每次1g,每天3次,连服2个月,复查肝功完全正常,这里所治的是已经超过了自愈期的黄疸病,而黄疸在3、4天后消退,除了偶尔有恶心欲呕的反应外,无任何其他不良的副作用;有人认为皂矾或枯矾不如明矾效果显著,甚至有人认为用单味生明矾的疗效胜过茵陈蒿汤,凡是肝硬化、肝大、急性或慢性肝炎、阻塞性黄疸等引起的黄疸,都可用生明矾治疗。

3. 关于硝石矾石散的适应证和临床应用　《中医杂志》1959年3期有报道称:凡是有一身尽黄,腹胀满,大便时溏或呈灰黯色等主症,以及面色灰滞,巩膜黄染,舌质有紫斑,牙龈出血,苔白腻等证候,发病时间比较久,体质较弱的下列疾病:钩虫引起的发黄病(又称"黄胖病")、血吸虫病引起的黄疸、早期肝硬化、肝硬化轻度腹水、胆结石、泌尿系结石、阿狄森病,都可以选用本方治疗。药丸的制备方法:硝石、矾石各二斤,熟大麦面四斤,以散为丸,就是用开水调成绿豆大小,每次服6g,可用大麦粥送下,或用汤药送下,汤药由生苡仁五钱、白茯苓五钱、怀山药五钱、炒白术三钱组成,服硝石矾石丸的时候忌食荞麦,"食即该病复发"。硝石矾石丸,特别对钩虫引起的"黄胖病"疗效较好,其优点是不需要先驱虫,服药后不服泻药,而且价格低廉。

《山西医药杂志》1978年第4期报道,用矾石、生山药各十份、硝石三份,研末,加蜂蜜为丸,每丸1.5g,每次服三丸,一日三次,饭后服,治急性传染性肝炎,应用 200 例,三周内症状消失。

后世用黛矾散(即青黛、明矾)治急性黄疸,元矾散(即元明粉、矾石)治胆结石、急性黄疸。

4.接下来我们谈谈后世对消法在黄疸病治疗中的应用以及对女劳疸治疗的认识　热瘀膀胱蓄血证,患者下血才能痊愈,血不下者,用抵当汤下之,因其血瘀是暂时性的,所以可以峻攻,而本条女劳疸的瘀血蓄积夹湿浊,不是一朝一夕而成,峻攻无益,所以选用石类药物下达病所,用"消法"逐渐消磨。也就是"坚者削之",在下者引而竭之的意思。

硝石矾石散在临床上常常用于消胆结石,它所体现的消法中的活血化瘀法,同时也是治疗黄疸的一个重要方法,临床中因血结瘀阻而形成的"瘀血黄疸"所引起的肝性脑病患者并不少见,在咯血、呕血之后,离经之血与热相搏结,"瘀血乘心",导致昏迷,所下的大便色黑如柏油,此时用活血化瘀法,可使瘀血得下,神志渐清,可见消法在黄疸病的治疗中有着重要的意义与价值。

《临证指南医案》将女劳疸的治法总结为"女劳有秽浊,始以解毒,继以滑窍,终当峻补真阴",值得参考,至于教材记载用六味地黄丸、八味肾气丸合左、右归丸,则是针对女劳疸纯属肾虚者而用,如果兼有秽浊,必要先用硝石矾石散一类逐瘀化浊散结的方剂,待瘀血秽浊去尽,方可再用补法,若早补必恋邪,反而会导致正气大虚,肾气不复,难以治愈。

临床中有偏寒凝血瘀,脾气不运者,另有其他方法治疗,如《张氏医通》云:"色瘅者,身黄额上微黑,小便利,大便黑,此因房事过伤,血蓄小腹而发黄,故小腹连腰下痛,大黄附子汤去细辛加肉桂,若神思困倦,头目昏重,脾气不运,大便不实者,四君子汤下硝石矾石丸"。可供参考。

5.后世对黑疸的辨证治疗　总的治疗原则是补肝肾以扶正为主,化瘀浊以攻邪为辅,方用补益肝肾药合黑疸方(《杂病源流犀烛》茵陈蒿,瓜蒌根)、硝石矾石散,或用黑疸汤(由赤芍、丹皮、桃仁、当归、柴胡、鳖甲、明矾、茯苓等组成,引自张谷才《实用金匮教参》)。王渭川《金匮心释》提示对黑疸辨证治疗分两大类型:①脾肾阳虚型,当温补脾肾,佐以化瘀,用党参、鸡血藤、生黄芪(重用达60g)、桑寄生、菟丝子、鹿角胶、熟附片、巴戟、续断、地鳖虫、生蒲黄;②肝肾阴虚型,当滋肾柔肝,佐以化瘀,用一贯煎合二至丸加味。此处处方虽然和仲景不同,但治疗原则"皆从《金匮》硝石矾石散清湿化瘀思想指导而来"。临床可资启发。

(四)热盛里实黄疸

【原文】　黄疸腹满,小便不利而赤,自汗出,此为表和里实,当下之,宜大黄硝石汤。(19)

大黄硝石汤方：

大黄　黄柏　硝石各四两　栀子十五枚

上四味，以水六升，煮取二升，去滓，内硝，更煮取一升，顿服。

【解析】　本条论述黄疸病瘀热内结、热盛里实的重证及其治法，治属下法。"黄疸腹满，小便不利而赤"，是湿邪化热，内热壅盛，不但脾胃被热邪所瘀结，三焦肝胆也被热邪所阻滞，气血皆病，故见腹满，小便不利而赤。因里热熏蒸，逼迫津液外泄，故见"自汗出"，这与《伤寒论》阳明篇发热、汗出，需要用大承气急下是同一个道理，仲景恐读者误解这是表阳虚的自汗，所以特别提出"此为表和里实"，点出了本条病机的关键是瘀热内结的里实证，病机方证的特点有二：①热结肝胆肠胃，弥漫三焦而无出路，故见大便秘结而腹满；②热结膀胱，波及血分，故小便不利而赤。因在表无病，所以又提出了"当下之"的治法，即攻下瘀热，具体来说就是：荡热逐瘀，通腑攻下，利湿退黄。方用大黄硝石汤。本方用大黄，在于荡涤瘀热内结，通泄中焦肠胃积滞；用黄柏、栀子之苦寒以清利上下二焦肝胆之湿热；用硝石在于苦寒泻热之中，逐瘀以消坚满，而且与大黄同入血分，可以引导胃肠湿热从大便而去，共同组成攻下荡热之重剂，因为瘀热里实特甚，所以本方纯用苦寒泻热之药，而不涉及枳实、厚朴等气分药。结合第8条原文，本方的临床适应证为身黄如橘子色，自汗出，溲赤，腹部满胀疼痛，大便干结，苔黄脉沉实，或见发热喘咳，胸满口燥，肚热等。

【拓展】

1.临床中将阳黄分为湿胜、热盛、湿热两盛三者（表16-3）

表16-3　阳黄湿热轻重的分类

分　型	症　状
湿重于热	舌质偏淡，苔白腻，倦怠少食，恶心呕吐，口不苦
热重于湿	舌质红，苔黄燥，小便短赤，口渴，心烦，口苦少津，或有便秘
湿热俱重	舌质红，苔黄腻，小便短赤，心胸烦闷，口苦而腻

2.关于阳黄三方（茵陈蒿汤、栀子大黄汤、大黄硝石汤）的比较（表16-4）

表16-4　茵陈蒿汤、栀子大黄汤、大黄硝石汤的比较

比较　方名	茵陈蒿汤	栀子大黄汤	大黄硝石汤
相同点	属湿热黄疸之实证，故均用栀子、大黄泻热化瘀，但前两方以清泻为主，用大黄主要在于清热解毒、活血化瘀；而大黄硝石汤用大黄则以攻下为主，目的在于荡涤胃肠积热和逐瘀。		

361

续表

比较\方名		茵陈蒿汤	栀子大黄汤	大黄硝石汤
不同点	症状	烦热腹满,心胸不安,寒热不食,食即头眩(13)	心中懊侬热痛(15)	心烦潮热,胁腹胀满,汗出,二便秘结,脉滑数有力(19)
	病机	湿热两盛,邪结脾胃,波及胆与三焦,热势稍缓(谷疸)	热结胃腑,上干心胸,热多湿少,热势不盛(酒疸)	湿已化热,邪热充斥三焦肝胆肠胃,为瘀热内结,热盛里实之重证(黄疸)
	治法	清热解毒荡热利湿	以清心胸之热为主,兼能除烦和胃	荡热逐瘀,通腑攻下
	药物	大黄二两,栀子十四枚,茵陈六两	大黄一两(导热从大便而去),栀子十四枚,枳实五枚,豆豉一升(清泻气分之热较多)	大黄、黄柏、硝石各四两,栀子十五枚,大剂苦寒,无行气之品

通过以上治阳黄三方的比较说明:大黄硝石汤是为热毒干及血分的阳黄极重证而设,若不急于攻下荡热,必致热毒内犯心包,甚至出现神昏谵语,烦乱等危险证候,此时应当用犀角地黄汤、清营汤、三宝之类凉血解毒,清心开窍急救。

(五)湿重于热黄疸

【原文】 黄疸病,茵陈五苓散主之。一本云茵陈汤及五苓散并主之。(18)

茵陈五苓散方:

茵陈蒿末十分 五苓散五分,方见痰饮中

上二物和,先食饮方寸匕,日三服。

【解析】 本条论述湿热黄疸初起,湿热不盛、湿重于热,用利湿清热、退黄和表的治法。可归属清法。

本条的"黄疸病",根据《素问·平人气象论》云:"目黄,溺黄赤,安卧者曰黄疸",再根据《医宗金鉴》的"黄疸病之下,当有小便不利者之五字",以药测证,其适应证应当有:黄疸初起,形寒发热,头痛,全身面目皆黄,鲜明如橘子色,口渴,轻度腹满,心下部膨满,屡有拍水音,甚至腹水,下肢浮肿,小便短少黄赤,苔白黄腻,脉浮缓。归纳起来,本条的病机为湿热郁蒸入于血分,影响肝胆疏泄条达,但未蕴结成实,为湿重于热的黄疸,方用茵陈五苓散,方中茵陈十分,功专利湿清热以退黄,五苓散五分,化气以行水,并能转输脾气,还有和表的功效,所以利水渗湿之力更强。日本汉医曾用本方治疗宿醉,如矢数道明用本方治疗急性病毒性肝炎,肝硬化初期有效。

【拓展】

1.应用本方须注意,凡内热甚而小便不利者,当选用栀子柏皮汤、栀子大黄汤、茵陈蒿汤,介乎阴黄与阳黄之间者,才可用茵陈五苓散。

2.临床运用本方,可进行适当加减,如湿重配平胃散;积水配己椒苈黄丸;寒湿配四逆汤;气滞配四逆散;血瘀配桃仁、虎杖;热重配栀子柏皮汤;兼食滞不化,而大便尚通,加枳实、神曲;兼胃浊上逆呕逆,加半夏、陈皮。如果证见发热恶风,头痛,一身黄色秽黯,胸痞,小便不利,且色混浊而黄,舌淡苔白滑,脉浮,是寒湿发黄之轻证,如果用本方治疗,应当将本方的剂量反用,即五苓散十分,茵陈五分,反用之后有通阳散寒,利水除湿的作用。本方"分"应为"份",茵陈:五苓 = 2:1,反用之,五苓:茵陈 = 2:1。因若作实际药量,总共仅十五分,如以晋制4分为1两,总共则为3.7两,折今为55.5g,亦可仿用之。

3.黄疸的病机既然有"瘀热以行",就应当解瘀热,那么茵陈五苓散有无此作用呢?《医学衷中参西录》说:"茵陈善清肝胆之热,兼理肝胆之郁,热消郁开,胆汁入小肠之路毫无阻隔也"。且《神农本草经》明言"茵陈蒿味苦平,微寒无毒,主风湿寒热邪气……热结黄疸,通身发黄小便不利……"说明茵陈也入血分清化瘀热而利胆退黄,恰合黄疸病机。由此可见,茵陈五苓散有解瘀热的作用。

4.除了上述应用范围外,己百还用茵陈五苓散加减治痛风。首先,本病病因主要是湿浊凝聚,病证当属"痰湿热痹"。痛风病多发生于中老年体胖者,中医认为"胖人多虚"、"胖人多痰"。"虚"指脾虚不运,"痰"是湿凝而成。可见,本病主要与脾虚不运,湿浊内生,凝而成痰有关,湿浊之邪,属于体内水液代谢失调,病理性代谢产物积聚而成,其性质重浊黏滞,存于体内,势必导致血液受污,混浊不清,这一病机变化,与现代医学认为的体内蛋白质中的嘌呤代谢失调,使血液中尿酸盐含量增高的病理变化颇为类似。根据痛风石沉积的表现,也很类似于中医所说的湿浊凝聚,久郁成痰,痰浊流注凝结成核的"痰核"病证。由于痰核阻于经络,郁结日久而易于化热,且痰湿之邪重浊趋下,常常导致足趾等关节局部红肿发热,疼痛剧烈,因此也可按照"湿热下注"来辨治。

其次,本病的治疗贵在清热利湿,遣方用药首选"茵陈五苓"。中医治病,强调理、法、方、药一线贯穿。痛风病既然以"湿浊凝聚""血气不清"立论,其治疗自然应该以"利湿泄浊,清热解毒,消肿散结,通络止痛"为原则。所以,于氏治疗痛风,首选茵陈五苓散加减,方中重用土茯苓 30~60g,因为病因湿郁化热、浊聚成毒,非大剂解毒清热,不足以挫其热势;重用茯苓、猪苓、泽泻、茵陈、草薢、滑石、茅根各 15~30g,意在利尿除湿,助脾恢复转输功能,使湿热痰浊之邪从小便排出,再用防己 10~15g 利水消肿,兼能止痛,用之能加强上述诸药的作用。由于本病病程较长,湿浊凝聚,病久入络,血行必然受阻,因此还加入丹参 15~

363

30g、牛膝15～20g、元胡12～15g等养血活血、散瘀通络,再合入芍药甘草汤和血散瘀、缓急止痛,而且芍药甘草汤酸甘化阴、养阴护阴,又可预防上述诸药伤津耗液,另用黄芪20～30g,一则健脾益气,促使脾运利湿行水,二则补气行血以助血行,散瘀通脉。纵观这个方剂,其实是茵陈五苓散、防己茯苓汤、芍药甘草汤和六一散诸方的化裁。全方共奏利湿泄浊,清热解毒,消肿散结,通络止痛之功,与本病的病因病机甚是合拍,所以治疗痛风病的效果良好。

（六）黄疸兼证

1.兼表虚证

【原文】 诸病黄家,但利其小便;假令脉浮,当以汗解之,宜桂枝加黄芪汤主之。方见水气病中。(16)

【解析】 本条论述黄疸与表虚发黄的不同治法。表虚发黄者当微汗而解。

"诸病黄家",是指一般常见的黄疸病患者,包括后世所称的阳黄或阴黄,多与胃热脾湿有关,以热盛湿少者为阳黄,寒湿偏盛伤阳者为阴黄,二者虽然有虚实的区别,但多有小便不利,所以都可以用利小便的方法,导湿热秽浊之邪下出,即使是寒湿性的黄疸,在温肾运脾的药物中也可适当加入利小便的药物,所以说:"诸病黄家,但利其小便"。唐容川曰:"但利其小便,是治黄正法,亦治黄定法也。此后汗下温补诸方,皆是变法,故其文法,以假令二字别之,便是仲景示人有别之意"。假如不属阳黄或阴黄,而是属于虚黄,乃是由于脾胃气血不足,营卫虚弱而招致风邪,故见"脉浮",身面虽黄而白睛多见不黄(也有目黄者),小便多见通利(黄汗用桂枝加黄芪汤亦有小便不利的),此时不得误认为是一般所谓湿热黄疸,其实是脾精不能外营肌肤的虚黄病,可以和本篇第21条虚劳小建中汤证合参,此时虽然有恶寒发热,自汗恶风,因为不是外感风寒的表实证,同属表虚发黄,所以用桂枝汤调和营卫、发散外邪,加黄芪扶正固卫以托邪,再饮热稀粥,使周身微微小汗而解。

【拓展】 《伤寒论》第263条云"伤寒瘀热在里,身必黄,麻黄连翘赤小豆汤主之",提示湿热兼表的发黄,应当用麻黄连翘赤小豆汤,当有发热恶寒,无汗身痒等证,这是清利湿热,解表散邪的治法,与桂枝加黄芪汤证不同。

2.兼少阳证

【原文】 诸黄,腹痛而呕者,宜柴胡汤。必小柴胡汤,方见呕吐中。(21)

【解析】 本条论述"诸黄"兼胆胃气逆证的共同治法,归属和法。

所谓"诸黄",既包括阴黄、阳黄,也包括瘀黄病。在"诸黄"的病程中,出现"腹痛而呕"(类似胆石症、胆囊炎),是肝胆气逆犯胃,木郁贼土所致,故用疏肝和胃、定痛止呕(和解表里)的柴胡汤。

原文"宜柴胡汤"提示医者当辨证施用大、小柴胡汤。

（1）可用小柴胡汤：《伤寒论》231条"阳明中风，脉弦浮大，而短气，腹部满，胁下及心痛，久按之气不通，鼻干，不得汗，嗜卧，一身及目悉黄，小便难，有潮热，时时哕，耳前后肿，刺之小差，外不解，病过十日，脉续浮者，与小柴胡汤"。说明三阳合病出现黄疸症状时，根据病情，如果少阳外证未解，可用和解少阳的小柴胡汤。而本条"诸黄"（如病毒性肝炎）见"呕"，为少阳本证，如果兼见寒热往来，头昏目眩，胸胁苦满，心烦脉弦，乃是胆经虚热犯胃的腹痛而呕证，可用小柴胡汤疏肝和胃，解虚火之游行，或加芍药以定痛，湿热盛者，则最好不用。黄疸初期可以出现少阳证，所以用小柴胡汤治疗，但是方中人参甘温，能助湿生热，湿热重者应当去人参，加茵陈或栀子。如里热渐盛，大便秘结，则是少阳阳明并病，应当用大柴胡汤和解少阳、攻下阳明。小柴胡汤的临床应用范围相当广泛，既可用于外感热病，又可广泛用于内伤杂病，以及外科、儿科、妇科等疾病。但不论何种疾病，都必须方证相符。

原方柴胡八两，人参、甘草各三两，临床应用时可随证调整和加减，据《名老中医之路·三辑》记载：①刘渡舟教授经验，柴胡用量应大于人参、甘草一倍以上，方能发挥清热透邪、和解表里的作用；若湿热成毒，去人参、甘草、大枣，加土茯苓、凤尾草、蚤休或茵陈，对于急性肝炎或慢性肝炎活动期，谷丙转氨酶升高者，运用多见效；湿热凝结者，在前方的基础上再加寒水石、滑石、石膏、竹叶、金银花清热解毒、清泄湿浊。可供临床参考。②陈慎吾经验，急性黄疸型肝炎，症见纳少，呕恶，胁痛，口渴，小便不利，身黄，腹胀满等，小柴胡加茵陈30g，合五苓散治疗。无黄疸型肝炎，小柴胡汤随证加减皆效。血虚性的慢性肝炎，症见口苦，胸满，食少，呕吐心烦，胁下痞硬，腹部喜按，小柴胡合当归芍药散。血瘀型的慢性肝炎，症见口苦，心烦，胸腹满痛拒按，小柴胡合桂枝茯苓丸，两胁疼痛较剧时，加香附、郁金，腹胀满甚者，加厚朴24g左右，其余随症加减。肝硬化有腹水者，腹水去后，多用小柴胡汤调整善后，疗效满意。

（2）或用大柴胡汤：如兼见呕不止，心下急，郁郁微烦，腹痛便秘，脉弦数，属胆胃热结者，则适合用大柴胡汤解泻相火热结，两解表里，详细情况参《腹满寒疝宿食病》第12条大柴胡汤证。

临床有慢性胆囊炎患者，外感风寒湿后，转见目黄，身黄，胸胁苦满，不欲食，厌油，口干苦，小便短赤，大便两日不解，腹痛而呕者，先服小柴胡汤一剂无效，腹痛拒按，呕吐频繁，乃是胆胃热结，腑气不通，后改用大柴胡汤一剂获效，说明详审病机之重要。

【拓展】 关于和法在黄疸病中的应用：肝胆疾病影响脾胃，出现"腹痛而呕"等证候，宜采用调和肝脾（胃）、和解少阳的"和法"，这在黄疸病的过程中被广泛应用，但不一定要用小柴胡汤，如四逆散、逍遥散、丹栀逍遥散、柴胡疏肝饮等多通用于胆石症、胆囊炎、慢性肝炎等，即是实例。

365

（七）黄疸误治成哕

【原文】　黄疸病,小便色不变,欲自利,腹满而喘,不可除热,热除必哕,哕者,小半夏汤主之。方见痰饮中。（21）

【解析】　本条论述阴黄误治后所致变证的救治法,归属温法。

本条"黄疸病"属阴黄,虽有身面目黄,但"小便色不变",即指小便颜色多不黄不赤,说明下焦没有湿热;而且"欲自利",即有泄泻的倾向,说明中焦无湿热蕴结,反而见中气虚寒;又见"腹满而喘",乃寒湿内盛,脾阳不运,阴寒邪气上干,肺失清肃宣降所导致的虚胀气喘,并非热结里实便秘的腹满,也不是中焦邪盛壅肺的实喘。总之,这是脾胃阳虚的寒湿发黄,绝非湿热黄疸的阳黄。

阴黄的治疗,有真寒假热之象者,仍然应当温燥除湿以扶脾胃之阳,如选用茵陈术附汤之类,切忌看到腹满等症状而误以为是阳黄（《腹满寒疝宿食病》篇第3条"腹满时减,复如故,此为寒,当与温药"为虚寒腹满的辨证要点之一）,而误用大黄硝石汤、茵陈蒿汤之类以除其热,这样必然损伤脾胃阳气,胃虚气逆或寒气动膈就会发为呃逆,所以说:"不可除热,热除必哕"。这与《伤寒论》199条"阳明病,不能食,攻其热必哕,所以然者,胃中虚冷故也。以其人本虚,攻其热必哕"。即胃中虚冷者不可攻下的意思相类似。如果前医已经用过除热之药而作"哕者",此时应当用温胃和中、降逆止哕法治疗,待寒性哕逆止,再辨治黄疸病。这里并不是说小半夏汤能主治黄疸病,所以说"小半夏汤是黄疸误治变见呃逆的治标之法,非黄疸正治之方"。

【拓展】

1. 本条精神不局限于黄疸病,百病皆然　1985年9月上旬,我在附院门诊,见一青年女性因患"慢性阑尾炎"服用大黄牡丹汤合黄连解毒汤加减方剂后,3天来呃逆不止,就诊时仍然可以听到哕声频作,诊其脉沉细,苔白滑,舌质淡胖,诊断为过用苦寒损伤胃阳,而导致的虚寒上逆的变证,按本条的意思投以小半夏合旋覆代赭石汤加减治愈。

2. 本条宜与大黄硝石汤对看　大黄硝石汤"腹满,小便不利而赤"是里有实热,所以应当清里泻热;本条腹满,"小便色不变"是里气虚寒,所以"不可除热。"

（八）燥结发黄

【原文】　诸黄,猪膏发煎主之。（17）

猪膏发煎方:

猪膏半斤　乱发如鸡子大三枚

上二味,和膏中煎之,发消药成,分再服。病从小便出。

【解析】　本条论述肠胃燥结,津枯血瘀的痿黄证治,属补法寓消。

此处的"诸黄"是指一切痿黄病、黄疸及女劳疸后期,见肤色痿黄,目多不黄,饮食不消,少腹急满,大便燥结,小便不利,湿热基本已去,或湿热经久化燥,但津枯血瘀,这是内不足以濡润脏腑,外不足以润泽肌肤的虚黄瘀燥病证,以血燥、血瘀为其特征。证属"血虚津枯,燥结血瘀",治宜补虚润燥、逐瘀通便。方用猪膏发煎,猪膏润燥,能利血脉而补益脏腑之虚;乱发消瘀,营血活血而利阴气,利水而疗大小便不通,二药合用使肠胃津液充足,气血畅利而无瘀滞,病从大小便去,(方后云:"病从小便出")则痿黄自退。徐忠可,沈目南,陈修园等医家极赞本方之妙,如沈目南云:"此黄疸血分通治之方也……盖疸皆因湿热郁蒸,相延日久,阴血必耗,不论气血二分皆宜兼滋其阴,故云诸黄主之。"从七年制教材所选徐氏医案可见本方逐瘀作用较好。宜参阅。

【拓展】 黄疸病也可用补法,寓消于补:除典型的湿热黄疸而外,其他原因的发黄,也可应用补法治疗。即使是湿热黄疸,在恢复期或转入慢性病过程中,往往表现为"湿热余邪残未尽,肝郁、脾肾气血虚"之时,也多用补法,但须寓消于补,消补兼施。如《新医药学杂志》1972 年第 1 期曾报道,山西省中医研究所肝病研究小组制定的强肝汤(丸)一号方,治疗慢性肝炎,就以补脾养血、益气为主,兼有解郁、利湿、清热作用。

(九)虚黄

【原文】 男子黄,小便自利,当与虚劳小建中汤。方见虚劳中。(22)

【解析】 本条论述虚劳痿黄的证治,归属补法。

本条不属一般的黄疸范围,而是属虚劳痿黄(发黄)病。条文开头说"男子黄"而不说"女子黄",是因为妇女经带胎产,失血过多,容易导致血虚发黄,不难诊断。唯有男子发黄,容易误诊为一般的湿热性黄疸,故又提出"小便自利"加以鉴别。谷疸、酒疸为湿热瘀结,必小便不利,女劳疸之"小便自利"必兼额黑、身黄、足下热,也不是本条范围,这说明"小便自利"也是辨别虚黄和湿热发黄,以及寒湿发黄的关键。而且虚黄患者两目多不黄(并非绝对),此条男子发黄,并不局限于色欲伤肾所致,实际上是源于脾土虚衰,阴阳两虚,气血不能上荣身面,所以见到痿黄的颜色,"当与虚劳小建中汤"。用"损其中者调其营卫"阴阳之法治疗,使中气建立,纳谷增加,气血充沛,则痿黄自愈,但本条"男子黄"既然是因为"虚劳"而成,则凡是属于补益气血的方剂,都可以选用。

【拓展】

1.关于"虚黄"的病名、临床表现及治疗 清·李用粹《证治汇补》云:"虚黄口淡怔忡,耳鸣脚软,怠惰无力,寒热微作,小便浊涩,皮肤虽黄,而爪甲如常,此劳倦太过,气血俱虚,不可妄用凉药,宜调中培土,若面色青黄,小便自利,谓之木胜于土,中走于外,又宜培脾抑肝"。临床可选用归芪建中汤,人参养荣汤,八味地黄丸等。

2. 不能将两目发黄与否作为鉴别虚劳痿黄与湿热黄疸的主要标志　谭日强认为,虚劳萎黄则两目不黄,湿热黄疸则两目发黄,这是鉴别两者的重要标志。但是结合前人的经验,虚黄也可出现目珠发黄的症状:如王旭高的《环溪草堂医案》和尤在泾的《静香楼医案》皆谓患者面目及身体皆黄,小便自利而清,虚黄也,用芪、芍、桂、姜、枣、草、茯苓、地肤子治之。5 版教材[医案举例]第二案,患者"溶血性黄疸",黄疸指数 50,面色萎黄,目黄,用黄芪建中汤治愈,说明虚黄也有目珠发黄的。

3. 关于本篇对虚黄的治法　因本篇所记载的湿热发黄(谷疸,酒疸,狭义黄疸)以及阴黄均有小便不利,唯有女劳疸和"男子黄"才见小便自利,可见女劳疸也可以概括在虚黄的范围。由于本篇所用的硝石矾石散只能主治女劳疸转变成黑疸夹瘀血湿浊者,并非主治一切属肾虚的女劳疸,因此,也有将女劳疸归属阳黄范围。至于"男子黄"用虚劳小建中汤只能主治脾精不营而偏阳虚的痿黄,不能治疗偏阴虚的痿黄。临床用于钩虫病所引起的贫血痿黄有效(《医学纲目》称为"黄胖病",又名食劳疳黄、黄肿、脱力黄等)。属气虚的虚黄,可用桂枝加黄芪汤;血燥津枯血瘀的"诸黄",亦可概括在虚黄范围,用猪膏发煎。

后世如《古今医案按》记载东垣主张用五味子治久黄,酸收以补脏气,目前国内用治慢性肝炎,不夹湿热者有效。

4. 蒲辅周认为,肝炎治法,不可死守清利　因为肝炎多由过度劳累,情志失调引起,这与"肝为罢极之本"有关。以脾阳不运为本,湿热是其标,热重于湿者,其治在胃,湿重于热者,其治在脾。治湿热者重在疏利气机,用苦寒不可过量,因为苦寒容易损伤中阳,中阳受损反而会使本病加重,出现呕逆便溏,甚者浮肿。曾以甘草干姜汤为主,治愈小儿肝炎,也有气血两伤用金水六君煎者,也有用加味甘麦大枣汤者,总要依据病机,不可死守清利一种方法。《名老中医之路·三辑》记载,蒲老曾治一慢性肝炎患者,服苦寒重剂后,不思饮食,肢软神倦,便溏,谷丙转氨酶 300～400 单位,射絮(＋＋),为肝病及脾,脾胃虚寒,用理中汤加吴萸、草果,1 个月而肝功恢复。

5. 本篇对黄疸病的正治法与变治法　①正治法:清法与下法(即荡热攻下,利小便)。代表方:茵陈五苓散、茵陈蒿汤、栀子大黄汤、大黄硝石汤。②变治法:有汗,吐,和,温,消,补等法。汗:《千金》麻黄醇酒汤(或桂枝加黄芪汤),后世取麻黄连翘赤小豆汤;吐:瓜蒂散,后世取栀子豉汤;和:柴胡汤;温:小半夏汤;消:硝石矾石散;补:小建中汤,桂枝加黄芪汤,猪膏发煎。

此外,当谨记"见肝之病,知肝传脾,当先实脾"的治未病原则。

可见,本篇对疸病和黄病的治法,非常广泛,为后世医家对本病的治疗奠定了坚实的基础。

四 预 后

【原文】 黄疸之病,当以十八日为期,治之十日以上瘥,反剧为难治。(11)

【解析】 本条论述以时间推断黄疸病的预后。

对于"黄疸之病,当以十八日为期"(病愈之期),注家有四种解释:

1. 据尤在泾的说法,以十八日为土旺之期。因黄疸与脾胃湿热有关,"瘀热以行""脾色必黄",土无定位,故脾土寄旺于四季之末各十八日,而土旺之数(十八日)则脾气至而充实。正如尤氏所云:"十八日脾气至而虚者当复,即实者亦当通也",意思是说经治疗十八日后,脾土虚者当恢复健运,邪气实(湿热)者,得以通泄,故以十八日为治愈之期。

2. 沈目南据《内经》,以十八日为阴数之期,病易愈。据《素问·六节藏象论》,一年有六个甲子,谓六六之节,一年竟终于六甲之日,病易愈,六为阴数,三六,一十八乃阴数之期,黄疸因湿热郁蒸,瘀热盛且阳邪亢极,容易导致阴血亏而脾阴大衰,"故治之须候一六、二六、三六,阴气来复制火之期,而为定期","此取阳病阴和"之法也(以上沈氏语),即十八日,肝脾为藏血、统血之脏,阴血乃复,正能胜邪,黄疸病可以瘥愈。

3. 据徐忠可,以十八日为一气有余,病易愈。古人以五日为一候,十五日为一气,若十五日又加三日,则为十八日,一气有余,未满四候,而黄疸之病过三候而气一变,与《疟病》篇所谓"病疟以月一日发,当以十五日愈"的意思相同,正胜邪却而愈。

4. 据曹颖甫,以十八日为三候,当愈。《伤寒论》第7条说"病有发热恶寒者,发于阳也;无热恶寒者,发于阴也。发于阳,七日愈,发于阴,六日愈,以阳数七,阴数六故也。"柯韵伯氏认为:"发于阴指阳证之阴,阳明之病发于阴也,而'寒热者',水火之本体,阴阳之征兆也,七日合火之成数,六日合水之成数,至此则阴阳自和故愈"。说明"得病之始,各从阴阳之类而起,得病之终,各从阴阳之类而愈,此道之所以本乎自然,而人身与天地同撰也"(喻嘉言语)。

曹颖甫以"病气之衰,不齐三候",黄家从湿得之,湿郁生热,乃传阳明,阳明之病发于阴。仲景在《伤寒论》第7条指出"发于阴者六日愈",即是说病发于阴者,以六日为一候,当愈,而黄疸三候为十八日,故曰"始病十八日内可发汗及利小便,可清热而去湿……若过十八日,湿尽化热,欲攻不得,故仲师言反剧为难治也。"

以上注家,各有其理,而尤氏之说明白易懂,可从。

"治之十日以上瘥",是说若初病湿热不盛,正气未至大虚,肝脾损伤不重,

369

用药得法,能任攻伐以去病邪,治之十日,五为脾土之生数(见《素问·金匮真言论》),二五一十,阳土之成数,十日以上,"土阴气复则当瘥"(沈氏语)。

"反剧为难治"的意思是说,如果治疗十日以上不瘥,而病反增剧,"乃脾阳亢极,阴气化灭"(沈氏语),邪盛正虚,正不胜邪,所以难治,说明正气的盛衰,对于疾病的预后,起决定性作用。

【拓展】

1.本条也说明疾病的转归可受时令影响,应注意早期治疗。人与自然界气候周期节律的变化密切相关,所以可以通过时令、日期推断疾病的预后。如痨瘵,阴阳俱虚而阳虚更甚,断为春分之日晨六时左右逝去,偏阴虚的肺痨病,断为秋分之日晚六时死亡;心阳衰微的虚性喘嗽,每每在夜半丑寅(1~5)之时发作,乃是因为子时一阳当生而不能生,丑寅之际,阳当能旺而仍衰微,故喘咳作,接近卯时,则逐渐平复如常;老人死亡多在冬至夏至阴阳交替之时。据《武汉卫生报》报道,"病死最多的是上午6点至10点半"(卯辰巳)。

一般而言,传染性黄疸型肝炎的黄疸多在2周内消退,重症黄疸(包括肝细胞坏死,肝癌,阻塞性黄疸)短期内黄不退的,预后较差。本条对湿热黄疸以十八日为期推断预后,是仲景当时临床实践的忠实记录,基本符合实际情况,虽然是大致的日数,但仍须活看。临床中,黄疸病人当正气未衰之时,攻法、清法均施用,不必拘泥。故陆渊雷云:"凡治病,药证相对,至十日以上不瘥反剧者,皆难治,不特黄疸为然"。

2.后世对黄疸生死症的判断　清·李用梓在《证治汇补》中说:"如寸口近掌处无脉,口鼻皆冷,泄利呕吐,胃气已脱者死。环口黧黑,汗出如油,脾气已绝者死。面见黑色,摇头直视者死。疸毒冲心,如狂喘满,腹胀气短者死。脉微小有神,小便利而不渴者生,口渴者死。其云十八日为期者,此指真黄而言,若脾虚而黄不在此例。"有参考价值。

【原文】　疸而渴者,其疸难治;疸而不渴者,其疸可治。发于阴部,其人必呕;阳部,其人振寒而发热也。(12)

【解析】　本条说明两点:其一各种疸病之难治和易治的预后,在于口之渴与不渴;其二从症状上推测黄疸病之在表在里。

疸病多为湿热瘀结所致,容易阻碍津液往来的道路。"疸而渴者,其疸难治",因为如果疸病已成,则湿热外宣,表现为发黄,一般说来,应当不渴,现在反而出现口渴,说明热邪正盛,湿从热化而熏灼津液,津液既然耗损,而且津液往来的道路不通,加上热势未衰,所以不得不饮水以自救,导致"热方炽而湿且日增"(尤氏语),湿热留于内者犹多,疸病深入恶化,正不胜邪,故治之较难。"疸而不渴者,其疸可治",说明湿热未盛,津液未伤,而且津液往来的道路通畅,即或有轻微的湿邪,但不被热邪所交蒸,是"热已减而湿亦自消"(尤氏语),正如本院邹仲彝在《金匮要略义疏》中谈到的,此因"湿热之邪,尽越于表,里无余邪"之故,邪微正盛,正能胜邪,疸病有向愈趋势,故治之较易。《临证指南医案》对黄疸发生与预后所作的"黄疸之发与不发,在于小便利与不利,疸之易治难治,在于口之渴与不渴"的判断,实源自于本篇。

"发于阴部"和"阳部"是指病位偏里和偏表。"发表阴部"其病偏里,肠胃受病,由于湿热郁滞中焦脾胃,胃气上逆,故"其人必呕",说明病邪有内入的趋势,比较难治。发于"阳部"指湿热郁结在表之经腧,经络受邪,肌腠亦病,由于卫阳失其捍卫之职,则见"其人振寒",卫阳被湿热所阻遏则郁而"发热",说明病邪有发越于外的转机,易治。

【拓展】 本条与正文第 11 条,都是论述黄疸的预后,第 11 条是从黄疸消退的时间来推断其预后,本条是从黄疸的渴与不渴来推断预后。但临床不能仅仅以渴与不渴或仅以发于阴部和阳部来判断治疗的难易,必须结合全部临床表现而定。一般而言,阳黄初起而正气未至大伤,壮年气盛,脉大,色淡黄者,易治;若病情迁延过久,正气大伤,或转为阴黄,老人气弱,脉微,色焦黄,攻补两难者,确属难治。

371

第十七章

惊悸吐衄下血胸满瘀血病脉证治第十六

这一篇我们要学习的是惊、悸、吐衄、下血和瘀血等病的辨证论治。

惊与悸是两种病情,惊是惊恐,由于心神受到外界异常事物的突然刺激而引起心中惊恐动乱不宁的病症;悸是自觉心中跳动,不因外界异常事物触动而自觉心中虚乏而悸动不宁。惊多发于外,悸多自内生。但惊与悸又互有联系,突然受惊必致心悸;心悸又易发生惊恐,二者互为因果,故临床上惊悸每多并称。

吐衄、下血和瘀血,皆为血脉之病,均属血证范围。肺或胃中出血从口中吐出者,叫做吐血;出血量少而隐隐从肌肤脉络或鼻腔溢出者,叫做衄血;从肠道出血而便血不止者,叫做下血,皆为出血之证。凡脏腑或经脉之血行滞涩或离经之血蓄结不散者,叫做瘀血,而胸满仅是瘀血的一个伴见症状。

由于上述病证均与心和血脉有密切联系,故合为一篇讨论。

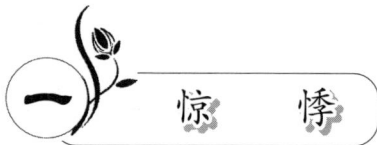

一　惊　悸

(一)惊悸的成因

【原文】　寸口脉动而弱,动即为惊,弱则为悸。(1)

【解析】　本条通过脉象"寸口脉动而弱"来推断惊悸病,一般而言惊病见动脉,悸病见弱脉。

什么叫"动脉"呢?《濒湖脉学》谓:"动乃数脉,见于关上下,无头尾,如豆大,厥厥动摇"(关上下:关上寸,关下尺;厥厥:短而坚紧的形容词),说明在寸关尺三部(以关为主)出现数而兼紧、滑、短的脉象称为动脉。其机制是:"其原本是阴阳搏,虚者摇兮胜者安",也就是说阴阳两气相互搏击,阳胜阴虚,阴气便搏击而紧坚;阴胜阳虚,阳气也搏击而坚紧。搏击在某一部,动脉便出现在某一部(不限于关部)。

"动即为惊"者,大惊卒恐,使心无所倚,神无所归,血气逆乱,因而脉见动摇不宁,故患者心血虚或心气不足者,多在寸脉出现动象,其余脏气不足者,脉见于该脏的寸口部位。

什么又称为"弱脉"呢?《濒湖脉学》说:"弱来无力按之柔,柔细而沉不见浮。阳陷入阴精血弱,白头犹可少年愁"。弱为阴精阳气虚损或气血两虚的脉象,"心脉失于充养",则心中悸动不宁,而"心下悸、脐下悸"又多属水饮妄动,心肾阳气虚衰,水饮不化所致,所以"弱则为悸"之"悸"虽多属虚,亦与邪气有关。

【拓展】 惊与悸的关系:教材引《金匮要略正义》云:"惊则未有不悸,悸则未有不惊"。《心典》:"动即为惊者,因惊而脉动,病从外得;弱即为悸者,因弱而为悸,病自内生;其动而且弱者,则内已虚,而外复干之也。"从原文句意看,多言共性与兼见,也就是说惊悸常并见,动惊多从外得,弱悸多从内生。黄竹斋《金匮要略方论集注》引《资生篇》原文云:"有所触而动曰惊,无所触而动曰悸,惊之证发于外,救逆汤主之,悸之证在于内,桂枝甘草汤主之"。此言火劫之惊与痰饮之悸,殆亦详于特殊,略于一般之意,说明惊悸的治疗亦应根据其病因病机不同进行辨证论治。

(二)惊悸的证治

1.火劫致惊

【原文】 火邪者,桂枝去芍药加蜀漆牡蛎龙骨救逆汤主之。(12)

桂枝救逆汤方:

桂枝三两(去皮) 甘草二两(炙) 生姜三两 牡蛎五两(熬) 龙骨四两
大枣十二枚 蜀漆三两(洗去腥)

上为末,以水一斗二升,先煮蜀漆,减二升,内诸药,煮取三升,去滓,温服一升。

【解析】 本条论述火劫致心阳虚惊狂的治法。

本条的学习当参《伤寒论》第119条:"太阳伤寒者,加温针必惊也"及第114条:"太阳病,以火熏之,不得汗,其人必躁,到经不解,必清血,名为火邪。"(火邪迫血下行)以及112条"伤寒脉浮,医以火迫劫之,亡阳,必惊狂,卧起不安者,桂枝去芍药加蜀漆牡蛎龙骨救逆汤主之"。

以上条文说明,火邪之形成,是因患者素体阳虚,误用火劫发汗,损伤心阳,亡阳则神失其养,心神浮越,故其临床表现可见心悸、惊狂、卧起不安等症。治疗根据《素问·至真要大论》"惊者平之"的原则,以温通心阳,镇惊安神为要。用桂枝去芍药加蜀漆牡蛎龙骨救逆汤主之。因亡心阳,不为酸苦阴柔收敛所宜,故将桂枝汤去芍药,而取其桂枝甘草辛甘化阳以急复心阳,临床可重用炙甘草15~30g,益气通血脉,调整脉律,尤在泾曰:"与发汗后,其人叉手自冒心,心下悸欲得按者,用桂枝甘草汤同义",即有强心定悸之功;用姜枣之甘温补益中焦,资其化源,化血奉心而养神,且能助桂枝甘草汤以通阳气。心阳既虚则痰浊易生,痰扰心神而见惊狂,故用蜀漆涤痰逐邪开窍,以止惊狂,因心神浮越较重,故用大剂量龙牡潜镇心神,平惊固脱。

【拓展】

(1)本条亡阳与伤寒少阴亡阳不同 本条是亡心阳,心神被火劫,而致惊狂卧起不安,故用桂枝去芍药加蜀漆牡蛎龙骨救逆汤复阳镇惊安神;而伤寒少阴亡阳是亡肾阳,多因发汗动肾气,故见厥逆下利,脉微细等证,宜用四逆真武之类温肾回阳。

(2)临床应用

1)心阳不足之心动过速或房颤发作而伴有惊悸不安者。

2)《中医杂志》1980年第11期记载:常山,蜀漆……如用量稍多,常致恶心呕吐,出现此反应也常是产生效果的标志。临床上常遇有些卒发重症心悸不宁,气短,四肢不温,脉来疾数,往往不易计数(如心率大于160次/分,心电图检查为室性或室上性阵发性心动过速)往往用中西医一般治疗措施而未能控制,曾用本方通阳镇惊安神,因无蜀漆,遂用常山,急煎服之,药液入胃,移时恶心呕吐,吐出痰涎及部分药汁,心动旋即恢复正常,心悸顿失,诸症均减。继以加减出入为方,巩固以防再发。体会到桂枝去芍药加蜀漆牡蛎龙骨救逆汤能满意地控制心动过速,确有"救逆"之功。

3)有的医家据陶弘景称"白薇"疗惊邪,风狂,为防止蜀漆呕吐副作用,故以白薇代之,可参。

2.水饮致悸

【原文】 心下悸者,半夏麻黄丸主之。(13)

半夏麻黄丸方:

半夏 麻黄等分

上二味,末之,炼蜜和丸小豆大,饮服三丸,日三服。

【解析】 本条论述水饮凌心致悸的治法。

本条以水饮凌心,心阳被遏,肺气闭郁,胃失和降为其病机特点。《金鉴》谓"本方与首条脉弱悸病不合,必是错简",非也。此处正说明悸病虽多虚,但亦有实证者。既为水饮邪实致悸,故当以蠲饮宣阳为法,即宣通阳气,降逆蠲饮定悸。治用半夏麻黄丸,方中半夏蠲饮降逆,麻黄宣发阳气,阳气得宣,饮邪得降,则悸动自宁。因郁遏之阳不能过发,凌心之水不易速去,故以丸剂小量,缓缓图之。

本方证临床表现:心下悸(西医病态窦房综合征表现),咳唾稀涎或喘或呕,胃中不适,"胸脘痞闷"面部浮肿或兼畏寒,神怠,脉浮缓或迟缓(与"救逆汤"治脉象疾数的心悸不同)。

【拓展】

1.半夏麻黄丸的"心下悸"与有关心悸的鉴别 半夏麻黄丸治水饮在上(心肺)的心悸,苓桂术甘汤治水饮在中的心悸。李克淦在《四川中医函授》13期(1984年)将半夏麻黄丸证与苓桂术甘汤证作了鉴别,认为①苓桂术甘汤证以阳虚水停为主,而半夏麻黄丸证以阳郁饮逆为主;②苓桂术甘汤证在温运,半夏麻黄丸证重通降;③苓桂术甘汤证尚有头眩冲逆等,半夏麻黄丸证有咳喘呕哕等症。苓桂术甘汤加附片(或真武汤)治肾阳虚而水气凌心的心下悸(兼有头眩,恶寒,四肢逆冷,脉沉弦)。

小建中汤治"伤寒二三日,心中悸而烦者"(《伤寒论》第105条)属阴阳两虚之悸(兼面色萎黄腹中痛,脉虚弱等脉证),此乃温养中气,调理阴阳之法,或加养血宁心药。

2.医案举例 《上海中医药杂志》1984年第12期发表文章认为,《金匮》所指心下悸用半夏麻黄丸者,既非心气虚之悸,亦非失血或惊之悸,乃因水饮而心下悸,系实邪为患,提醒医生:悸之范围颇广。并举了何任治某男,58岁,入冬以来,自觉心窝部跳动,曾作心电图无异常,平时除有老慢支及血压略偏低外,无他病,脉滑苔白,予以姜半夏,生麻黄各30g,研末和匀,装入胶囊,每日3次,每次2丸,服后心下悸即痊愈。该案不仅提示大家水饮也可致悸,也说明辨证准确,用药精当,中医药取效也是很迅速的。

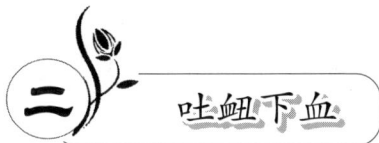

二　吐衄下血

(一)成因

【原文】　夫酒客咳者,必致吐血,此因极饮过度所致也。(7)

【解析】　本条论述酒客咳、吐血的病因病机。平素嗜好饮酒的人,而患咳嗽,常可导致吐血。这是因为饮酒过度,湿热蕴郁,积于胃而熏于肺,肺失清肃故咳;进而灼伤血络,则"必致吐血"。

【拓展】　吐血之因,有气虚不摄者;有阴虚火旺、迫血妄行者;此则为湿热熏蒸之吐血。治疗时不可专治其血,当以清热除湿为主,据陈念祖主张,可用泻心汤。

(二)辨证

【原文】　又曰:从春至夏衄者太阳,从秋至冬衄者阳明。(3)

【解析】　本条从四时气候论述衄血的辨证。

手足太阳、手足阳明四条经脉,皆循行于鼻,故鼻衄多属太阳、阳明为病。从春至夏,阳气生发,若外感风寒,客于肌表,阳气被郁,不能外发,逆而上升,血随气逆而致衄,故春夏衄者多属太阳;从秋至冬,阳气内藏,若里热上蒸,迫血上逆而致衄,多属阳明。

【拓展】 人体脏腑经络之气的变动与四时气候有关,故临床辨证治疗时应考虑这种关系。一般来说,春夏衄血,多属外感病;秋冬衄血,多属内伤杂病。然春夏衄血,亦有属阳明里热证者;秋冬衄血,亦有属太阳表热证者,不可拘泥。

(三) 脉证

1. 内伤吐衄下血的脉证

【原文】 病人面无色,无寒热。脉沉弦者,衄;浮弱,手按之绝者,下血;烦咳者,必吐血。(5)

【解析】 本条论述吐血、衄血、下血的不同脉证。

《灵枢·决气》:"血脱者,色白,夭然不泽。""病人面无色",是血脱失荣之征。"无寒热",即无外感病的恶寒发热症状,说明由内伤所致。内伤出血可有吐、衄、下血几种不同证候,尚需进一步辨证。"脉见沉弦",沉以主里候肾,弦为肝脉,肝肾阴虚,水不涵木,阳气亢逆,血随气涌,故见衄血;若脉见浮弱,按之则无,则为虚阳外浮,阳不摄阴而阴血脱于下的下血证;若脉浮弱,又见心烦咳逆者,是为阴虚有热,虚热上扰,熏灼心肺,故必吐血。

【拓展】 内伤失血有虚实之分,联系《血痹虚劳病》篇第4条:"男子面色薄者,主渴及亡血,卒喘悸,脉浮者,里虚也。"第5条:"男子脉虚沉弦,无寒热;短气里急,小便不利,面色白,时目瞑,少腹满,此为劳使之然。"可知本条之失血与虚劳亦有关系。

2. 虚寒亡血的脉证

【原文】 寸口脉弦而大,弦则为减,大则为芤,减则为寒,芤则为虚,寒虚相搏,此名曰革,妇人则半产漏下,男子则亡血。(8)

【解析】 本条论述虚寒亡血的脉象。详见《血痹虚劳病》篇第12条。

【拓展】 本条专论失血,故去掉《血痹虚劳病》篇第12条原文末尾"失精"二字。此与本篇第6、7两条对比,说明亡血不一定都是阴虚,也可出现阳虚之象。

(四) 吐血、衄血的预后

【原文】 师曰:尺脉浮,目睛晕黄,衄未止。晕黄去,目睛慧了,知衄今止。(2)

【解析】 本条从望诊切脉以判断衄血的预后。

尺脉候肾,内寄相火。尺脉应沉而反见浮,为肾阴亏虚,相火不潜之象。目为肝窍,肝主藏血,肝经郁热,上扰于目,则见目睛晕黄,视物不清。水不涵木,虚火妄动,迫血上升,损伤阳络则衄血,故知衄未止。若晕黄退去,目睛清明,视物清明,视物清晰,说明阴复火降,热退血宁,故可知衄血止。

【原文】 夫吐血,咳逆上气,其脉数而有热,不得卧者,死。(6)

【解析】　本条论述吐血的预后。

吐血必致阴血亏虚，阴虚则火旺，虚火灼肺，肃降失常，不但吐血不止，反而加重咳逆上气。如此吐血、咳逆互为因果，以致阴不敛阳，虚阳外浮而见脉数、身热；虚火上浮，扰动心神，故虚烦不得卧。吐血不止，终将气随血脱，其病难治，预后险恶，故云"死"。

（五）吐衄下血的治禁

【原文】　衄家不可汗，汗出必额上陷脉紧急，直视不能眴，不得眠。（4）

【解析】　本条论述衄家禁汗及误汗的变证。

衄家，指经常衄血的病人，其阴血必亏少，虽有表证，亦不可辛温发汗。

关于"额上陷脉紧急"，"额上"：《中医各词术语选释》："额又叫颡，指颜面上部，头发边缘以下，两眉以上的部分"，"上"字应从《现代汉语词典》上"用在名词后，表示在物体的表面"或"表示在某种事物的范围以内"，如桌子上，而并非次序位置的上下。故"额上"即指眉上发下部位，而不是指额部之外的其他高于额部的地方或额旁。可参看《伤寒论》第 205 条："阳明病被火，额上微汗出而小便不利者，必发黄"。《金匮要略·痉湿暍脉证并治》："湿家下之，额上汗出，微喘，小便利者死；若下利不止者亦死"。有谁曾将这两个"额上"作为囟门、巅顶或太阳穴呢？

"陷脉"：陷与凸相对，脉指血脉，非经脉也非筋脉，非动脉而是静脉，不可读"额上陷，脉紧急"。手足臂胫有凸出的青色脉管（俗谓青筋，西医称为皮下静脉或浅静脉），额上亦有之，但平时很少凸出，在极激动或恼怒时，或劳热大汗出时，额上脉管暴胀凸出可见）故曰陷脉，它并非陷入颅骨之脉，亦非太阳穴之动脉，而系居于额部骨外皮内肉间，平常不易凸出难以见到之脉管也。

"紧急"在此主要指医生望诊所得，或病人有自觉紧急感，患者平时难见之静脉血管因误汗而暴胀凸出如绳撑紧绷急之状。

所以"额上陷脉紧急"不可拆开断读。全条文是说：衄家不可发汗。如误汗之，必然出现额上脉管凸暴紧急，直视不能转动，不得眠的症状。因常衄者有形阴血早已耗伤，加之衄因或虚或热或逆或亏，皆不宜汗。心主血，肝藏血，血汗同源，衄家阴血本亏，加之误汗更伤阴液，肝血不足以养目，心血不足以安神，故直视不能转动，不得眠。

【原文】　亡血不可发其表，汗出即寒栗而振。（9）

【解析】　本条论述亡血误汗的变证。

亡血之人，虽有表邪，也不能发汗攻表。若更发其汗，不仅阴血更伤，而且阳气随津外泄而有亡阳之变。阳气虚损，周身失于温煦，筋脉失养，故寒栗而振。

【拓展】　亡血之人不可误用汗法，因汗血同源，误汗既伤阴血，又损阳气，

377

会出现多种变证。本条与第 4 条均论亡血禁汗，但汗后变证有伤阴与伤阳的不同。第 4 条误汗后呈现一派伤阴之象；本条误汗后却表现出阳虚之证。这与人的体质有阴、阳之别有关，如阴本虚而发汗，势必使阴液更伤；而阳本虚再误汗，则必然使阳气愈损。

（六）吐衄下血的证治

1. 虚寒吐血

【原文】 吐血不止者，柏叶汤主之。（14）

柏叶汤方：

柏叶 干姜各三两 艾三把

上三味，以水五升，取马通汁一升，合煮，取一升，分温再服。

【解析】 本条论述吐血属于虚寒，因阳虚不能摄血而致的治法。

吐血证，凡暴吐衄者，阳热独盛或阴虚火动，皆系火热迫血妄行所致，治宜清热降火，养阴补虚，后面第 17 条的泻心汤，后世的犀角地黄汤、十灰散等均为治此类阳证吐衄之方；劳伤血脉者，则又当以补虚益损为主；总之，不宜见血止血，仍当辨证论治，这也是治疗吐血证的基本原则。

原文"吐血不止"并非势如泉涌而吐血不止，而是患吐血病程较久，或过用清热凉血法而血仍未止。可见吐血日久不止，多不是热盛，每为中气虚寒，荣气不敛，阴血不能内守，血不归经而妄行，故简称为虚寒吐血证。治疗时，当然不能清热养阴，或纯用止血之药，若强止其血，则易致瘀血停留。应遵吴鞠通《温病条辨·治血论》"善治血者，不求之有形之血，而求之无形之气。盖阳能统阴……气能生血……"所述"气为血帅"之意治之。立温中摄血之法，使气能统血，则血不妄行。用柏叶汤主治，侧柏叶微苦涩，主吐血衄血，痢血，益气，能养阴滋肺，善清降折其逆上之势，而又能收敛以止血，临床报道单味侧柏叶汤或注射剂，对肺结核各类型和支气管扩张及咯血有效，药理研究证实其可缩短出血与凝血时间，可见在复方侧柏叶汤中主要起收敛止血作用；马通汁"微温"而引血下行，亦善止血，据《本经》云："……主妇人崩中……及吐下血鼻衄金创血"；干姜温胃和中以运脾气而摄血，艾叶温经止血，姜艾二药使阳气振奋而能摄血，引血归经，吐血自止。后世四生丸（生柏叶、生艾叶、生荷叶、生地黄）即从柏叶汤化裁而来，用于阴虚血热吐衄，疗效颇著。

【拓展】

（1）侧柏叶汤中，为何可以童便代马通汁？此说出自徐忠可，唐容川亦从之，盖童便（早载《名医别录》）"性温不寒，能治肺病引火下行。凡人精气，清者为血……清之浊者为小便，小便与血同类也。故其味咸而走血，治诸血病也"（《本草纲目》）。据报道，童便可治肺结核病咯血，支气管扩张出血，大吐血，溃疡病等内出血,有清热消炎凉血止血行瘀作用,但不宜煎,应兑服。

蒲辅周老先生善用童便,认为主治阴虚发热,劳伤咯血、吐血、衄血、产后血晕、血瘀、跌打损伤、血瘀作痛,对外感热性病尤有妙用,其清心泻火,退热除烦之力较强,治乙脑流行,加之为引,清热不伤正。肺炎后余热未尽,阵发性头部抽掣作痛,一味童便即效。有的医家用童便或取童便制药(如制香附),治大吐血盈碗,亟予童便一盏趁热饮之,血立止。我本人也曾用童便治肺结核咯血,取得较好疗效。研究证明,尿中的尿激酶能溶解血凝块,激肽释放酶舒张血管,尿抑胃素是一种抗溃疡因子。

(2)侧柏叶汤的适应证:吐血、溃疡病出血、鼻衄,见面色萎黄,苔薄润,舌淡,精神委靡,血色清淡,属中焦虚寒或寒凝血滞的出血证用之。若阳虚吐血,血多不止,足冷气逆,胸膈闷滞者,杨栗山《失血大法》用此汤合芍药甘草汤,温阳止血。

6版教材云可将柏叶、干姜、艾,三药炒炭应用,则变辛温为苦温,温而不散,摄而不凝,使温经摄血之力更强。

(3)尤怡《金匮翼》论"阳虚失血":阳虚失血者,脾胃气虚,不能固护阴气也。《仁斋直指》云:血遇热则宣流,故止血多用凉剂。然亦有气虚夹寒,阴阳不相为守,营气虚散,血亦错行,所谓阳虚阴必走是耳。外证必有虚冷之状,其血色必黯黑而不鲜,法当温中,使血自归经络。可用理中汤加南木香,或甘草干姜汤,其效甚著,曹氏云:吐血须煎干姜甘草汤与服,或四物理中汤亦可。若服生地黄、竹茹、藕汁,去生便远。

2.热盛吐衄

【原文】 心气不足,吐血,衄血,泻心汤主之。(17)

泻心汤方:亦治霍乱。

大黄二两 黄连 黄芩各一两

上三味,以水三升,煮取一升,顿服之。

【解析】 本条论述实热吐衄的证治。

心藏神,主血脉,心火亢盛,扰乱心神于内,所谓"壮火食气",故见"心气不定"(据《千金要方》),火邪迫血妄行,血溢于上,所以心烦不安,吐血、衄血。临床多见暴病新病,心中烦热而痛,虽吐血而精神不衰,面红、唇红、舌质红,脉实有力者,证属火热上冲,治当以苦寒泻热,降火止血,方用泻心汤。

本方为什么叫"泻心汤"呢?唐容川《血证论》谓:"心为君火,化生血液……火升故血升,火降即血降也。知血生于火,火主于心,则知泻心即是泻火,泻火即是止血";"阳明之气下行为顺,所以逆上者,以其气实故也……方名泻心,实则泻胃,胃气下泄,则心火有所消导,而胃中之热气亦不上雍,斯气顺而不逆矣。"故用苦寒泻火之泻心汤来治吐血。方中黄连直泻心火,黄芩泻肺与大肠之火,更

"得力大黄一味(重用二两)逆折而下……得此猛降之药,以损阳和阴……使气之逆者,不敢不顺,火之升者,不敢不降,火降气顺,吐衄自止"。故此方为治吐血的著名方剂,我校附院科研产品"血宁冲剂"即仲景本方。

【拓展】

(1)使用泻心汤的注意点:①方后云"顿服之",因属苦寒泻下剂,虽治邪火过亢,然血液既耗,正气必伤,故只能"顿服"1~2次,血止即停。②善后处理:服本方血止之后,应用甘淡之品培补中气(因吐血者多属胃出血)。鼻衄、齿衄者,则当养阴益气。

(2)异病同治用泻心汤:本方是治疗三焦热盛的常用方,临床多用于火热邪毒充斥上下表里所致病证。如热毒上扰的面赤目赤、口舌生疮、齿龈肿痛、烦热胸闷;热毒外发,损伤肌肤的疮疡肿毒等。《浅注》称泻心汤为"吐衄之神方",本方对血热妄行的吐血、衄血、便血、尿血等多种出血,有较好的疗效。

本方尚可用于感染性疾病的治疗,对急性感染性疾病随证化裁,疗效较好。此方还有一定降压作用,可用于高血压症,见颜面潮红、便秘、鼻衄、眼结膜出血实证表现者。用本方加味对免疫性疾病,进行期寻常性银屑病有一定疗效。

(3)泻心汤与柏叶汤之比较:泻心汤与柏叶汤均治吐血,但寒温有别,为治疗血证的两大方法。前者为火热亢盛,迫血妄行。常见吐血衄血,血色鲜红,来势较急,面赤口渴,烦躁便秘,舌红苔黄,脉数有力。方有泻火止血之功;后者乃中气虚寒,气不摄血。表现吐血不止,血色黯红,面色苍白或萎黄,形倦神疲,舌淡苔白,脉微弱或虚无力。方有温中止血之效。

(4)本方泻心汤与《伤寒论》大黄黄连泻心汤的煎服法不同:前者是"以水三升,煮取一升,顿服之",取其降火止血之功,后者不用煎煮而用麻沸汤渍之,是取其清淡之性味,以泻热消痞,不可不知。

3. 虚寒便血

【原文】 下血,先便后血,此远血也,黄土汤主之。(15)

黄土汤方:亦主吐血、衄血。

甘草　干地黄　白术　附子(炮)　阿胶　黄芩各三两　灶中黄土半斤

上七味,以水八升,煮取三升,分温二服。

【解析】 本条论述虚寒便血(远血)的证治。

"下血",指血从大便出,"先便后血,此远血也",大便后出血,血来自直肠以上的部位,即指血由小肠而出,因小肠离肛门较远,故称远血。其病因病机"多由中焦(脾气)虚寒,寒气下入小肠,阳气虚不能统摄血液,血不循经,反妄行而下渗大肠,随大便而下,故成虚寒便血证,所谓"阳虚阴必走"也。后世《温病条辨·下焦篇·四十六条》亦云:"先便后血,小肠寒湿,黄土汤主之"即源出此条。故治当以温脾摄血为要,即温补脾肾,益血摄血,用黄土汤主治,体现了甘苦合用,刚柔互济的配伍方法。方中灶心黄土,又名伏龙肝,即久经柴草燃烧的土灶底中心的焦土块,有温中涩肠止血的作用,白术、甘草补脾土而温运中阳;附子温脾肾,与术草同伍,温阳健脾,则脾能统血摄血,以柔药之地黄、阿胶滋阴养血,使新血得生,既失之阴血得补,肝得养则血有所归;黄芩作为反佐,苦寒坚阴,能监制刚药术附之辛温苦燥,防其助热动血耗血。总之达到中气健旺,统摄有权,血自内守目的,所以本方特点:刚柔相济,温阳而不伤阴,滋阴而不损(碍)脾(阳)。

【拓展】

(1)关于本方的临床加减化裁:①可以炮姜易黄芩,也有将甘润麦冬易黄芩者,或少用黄芩。②陈修园每以"赤石脂一斤,代黄土如神"。现代研究赤石脂、伏龙肝与高岭土(白石脂)相似,有吸着作用,能吸收消化道内毒物,赤石脂(甘涩温)能保护溃疡面,用于胃及十二指肠溃疡引起的出血症,有止血作用,疗效满意。但赤石脂应杵极细,不用布包入煎,煎成后药汁不必澄清,候稍凉后搅混服下,可加强止血之力;或以干姜代附子。③便血多者,剂量加倍,并酌加党参、黄芪各五钱,地榆炭、槐花炭各三钱,便溏加炮姜炭八分。④属气虚下陷之便血,当用补中益气汤加阿胶、炒地榆补气摄血,效果较佳。⑤出血多者酌加三七、白及、艾叶;气虚甚者加党参;虚寒甚者加炮姜,去黄芩加肉桂,补骨脂,或黄芩改为黄芩炭;小儿腹泻日久,纳食不香者加补骨脂。

(2)关于黄土汤适应证:本条"先便后血"一症尚太简略,仅从便血先后确定寒热虚实不够全面,当细辨大便之溏或燥及血色之红与淡,临床所见,必兼下血黯紫稀薄清淡,便溏(次频),腹冷痛(善按),面色无华(萎黄),神疲(四肢困倦)懒言,手足不温,舌淡(胖嫩苔白润),脉细(沉无力,或虚弱见芤)。而2版教材所说"掌中烦热"之症临床少见。《脉经·卷二·平三关病候并治宜第三》:"寸口脉芤吐血,微芤者,衄血空虚,去血故也,宜服竹皮汤、黄土汤,灸膻中",可供参考。

(3)关于黄土汤的临床应用范围:不仅远血,凡吐血、衄血、崩漏、溃疡病出血、伤寒肠出血、内痔、便血、紫癜、小便下血,以及多囊肾出血(肾肿大,双侧腰痛,血尿)、贫血属中焦虚寒统摄无权者,以及肝胃虚寒之呕吐,肝脾不和之泄泻久痢皆可应用。灶心土为妇科镇吐止血要药,有用治妊娠呕吐数十例,单用灶心黄土水煎(布包)服30~60g,可奏显效;陈修园治脾肾俱伤的泄泻经闭,用温阳健脾,坚阴止血的黄土汤(以赤石脂代黄土涩肠)获效;钱乙用黄土汤10余剂,治愈宋神宗第九子的瘈疭(手足痉挛)症。

(4)黄土汤与归脾汤的比较:归脾汤虽有脾不统血的病机,但原为心脾两虚而设,方中人参、白术、黄芪、炙甘草、茯苓益气,当归、桂圆肉养营,气虚而血失统摄者,用之可效。但黄土汤则治中焦虚寒,脾失统摄的便血,是气虚证的进一步发展,并可有寒湿的兼症,如腹痛、腹胀、痞满等,非归脾汤所能胜任。

381

4.湿热便血

【原文】　下血,先血后便,此近血也,赤小豆当归散主之。方见狐惑中。(16)

【解析】　本条论述湿热(郁结)便血的证治(近血)。

"下血,先血后便",先下血而后大便,"此近血也"。本条病机多因湿热郁结于大肠,迫血下行所致。所谓"近血",即后世所称"肠风下血"及"脏毒"。"肠风"偏热盛,血色鲜红清稀,或直射而出如箭;"脏毒"则湿热俱盛且下注肛门,引起红肿疼痛,其血色浓稠紫黯,多点滴而下。"肠风"轻而"脏毒"重,但二者出血部位离肛门较近,故称"近血"(包括痔疾,肛裂等),与远血比较,血色多偏鲜红或带脓血。治以清热利湿,活血止血化瘀。方用"狐惑病"中赤小豆当归散。赤小豆不是相思子,而是红饭豆,发芽后能增强排脓,透血分瘀毒的力量。

【拓展】

赤小豆当归散的临床加减:用于痔疾感染成脓肿者,加马齿苋,效良;如兼便燥,加玄参、胡麻仁、蜂蜜润肠通便;若血色紫黯,大便时腹痛,或便后肛门灼痛,可加黄芩、白芍、槐花、地榆、青皮等,清热凉血,理气止血,效更佳。痔血,用清热凉血的《千金》三物黄芩汤(见产后篇附方)效佳。

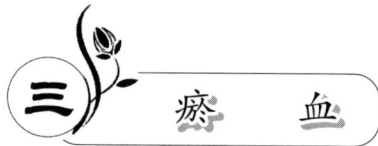

三　瘀　血

(一)瘀血本证

【原文】　病人胸满,唇痿舌青,口燥,但欲漱水不欲咽,无寒热,脉微大来迟,腹不满,其人言我满,为有瘀血。(10)

【解析】　本条论述瘀血内结的脉证。

此条首述"病人胸满",末述"腹不满,其人言我满",反复说明此胸满和腹满症不是其他原因引起的。病人自觉胸中胀满,是属瘀血壅滞于内,气机阻塞所致,因胃络上贯于胸,血瘀胃络,气滞不宣所致,何以知之?因后面所说"唇痿,舌青,口燥"皆是血瘀的一种征象。唇口属脾,唇不红润,说明胸腹中有瘀血留滞,新血不生,血不外荣唇口,故见"唇痿",教材未具体指明色泽,这里的唇痿既不是色枯不泽,也恐非《金匮译释》(南京)所称的唇色萎黄,因是瘀血不行,故临床多见紫黯色。"舌青"者,因舌乃心之苗,舌本又属脾所主,心主血脉而脾为营之源,瘀血内结(心脾),新血亦不能上荣于舌,故可见舌体青黑,或紫赤斑点。临床上见孕妇胎死腹中,舌青明显,亦为瘀血内结之故。"口燥,但欲漱水不欲咽",仍为瘀血阻滞,津液不能上濡,故口燥。但因病在血分,津液未伤,胃中气分无热(渴根于胃)虽有口舌干燥,但欲漱水以滋润口舌而不欲咽下,故无气分有热、烦渴引饮的症状。如临床中肝硬化病人,往往诉说口中黏腻,口燥,但多不渴,所谓"血结则气燥也"(尤在泾语)与"渴不欲饮"有别。《温病条辨·下焦篇·二十条》所说"时欲漱口,不欲咽,大便黑而易者,有瘀血也,犀角地黄汤主之"即源于此条。

"无寒热"是无外感表证。"脉微大来迟","微大"指稍大,略大,因大脉主热,"微大"指大脉的形态稍微大于平常,其势不足,故表示热势不显。瘀血滞于里,其热自然表露不甚(若瘀积过甚,则全无热脉,如第11条云"其脉反无热"是也),血瘀气滞(或阳失健运)则脉象"往来涩滞迟缓"而不流利。

"腹不满",是医生察其"外形并无胀满之征",即望、触诊无他觉证,因为并非宿食积滞胃肠,也非气聚水停之水气为患。"其人言我满",是病家自己感觉腹满,乃因血瘀经隧,故致气机不利而自觉腹满也。譬如肝硬化初期,往往外无胀满之形,而内有痞闷难受之感。《金鉴》认为"询之其人言我满,在胸不在腹也"。意指胸满,此亦为一说。可知《心典》所谓"外无形而内实有滞,知其血积在阴,而非气壅在阳也,故曰为有瘀血。"是对末三句简明扼要的解说,可从。

【拓展】

1. 关于胸满的鉴别及治疗方剂   《医宗金鉴》对这个问题论述比较清楚:①风寒:"表实无汗,胸满而喘"脉浮紧,如三拗汤。②热壅:"里实便涩,胸满烦热"口渴,脉洪数或沉实有力,如凉膈散、承气汤。③停饮:"面目浮肿,胸满喘不得卧","肺痈胸满胀,一身面目浮肿……"(肺痈篇第15条),脉弦滑,如葶苈大枣泻肺汤。④气滞:"呼吸不快,胸满太息而稍宽",脉多弦,如瓜蒌薤白白酒汤、柴胡疏肝饮。⑤瘀血:"无寒热他病,惟胸满,唇痿,舌青"(紫黯或紫赤斑点),"口燥,但欲漱水不欲咽",脉多沉涩或弦涩,如血府逐瘀汤、旋覆花汤。

2. 瘀血腹满与其他腹满的鉴别   ①阳明腑实的腹满:在脐腹部,大便秘结为主症。②水热交结膀胱的腹满:以小腹满为主,小便不利为特点。③瘀血在下焦之腹满,亦以小腹满为主,疼痛拒按,有"腹不满,其人言我满"的症状,特点是小便自利,大便虽硬而反快(或大便色黑)。

3. 关于瘀血的主要证候特点   ①病史:外伤手术史。②症状:疼痛,刺痛有定处,拒按;有肿块;胸腹满闷"欲蹈其胸上";发热:入暮发热或身觉烦热而体温不高,瘀血在肌肉则翕翕发热;口燥,但欲漱水不欲咽;肌肤甲错,颜色黯黑或出现瘀血点,瘀斑,或面颈部出现红丝赤缕或掌色黯红,或唇甲发绀。大便色黑而润,或如柏油样(少腹满,小便自利)出血;精神:健忘,发狂"血在下如狂,血在上善忘";月经不调,经色紫黑有块或痛经;舌脉:脉沉细弦涩或结代,唇舌黯红或发紫,甚或紫蓝或有瘀点瘀斑,舌下脉络粗大曲张色黯,气血的微小变化从舌质上反映最早,故舌象的变化最重要。

4. 关于本条治疗方药   《金匮发微》认为"轻者桃核承气汤,重则抵当汤丸"

383

或红兰花酒等。

（二）瘀血化热证

【原文】 病者如热状，烦满，口干燥而渴，其脉反无热，此为阴伏，是瘀血也，当下之。（11）

【解析】 本条承上条叙述瘀血郁热的脉证治法。

"病者如热状"是指后面所述"烦满，口干燥而渴"等瘀血久郁化热的证候。"烦满"者，有郁热则心烦，血瘀气滞则满（胸满或腹满），既有瘀血又有郁热，故见"口干燥而渴"欲饮水；但诊其脉，其脉反无热象（不洪大滑数），"反见沉伏之阴脉"（《金鉴》），这说明热不在气分，是郁热潜伏于血分（阴分），乃因瘀血久郁，阻碍荣气之通行而化热，血分有伏热，故曰"此为阴伏，是瘀血也。"

上证若瘀血一日不去，则郁热一日不解，故治疗当用下瘀血法，使瘀血去则郁热解。1983 年《上海中医药杂志》第 1 期载有用复元活血汤治"阴伏"的案例，可加深对本条的理解。

【拓展】

1.同一瘀血，见证各异　上条所论为单纯的瘀血证，故有"口燥，但欲漱水不欲咽。"而本条所述则是瘀血化热的证候，故见"烦满，口干燥而渴"，然亦不多饮，脉多不数。

2.关于攻下瘀血法及治疗方剂　所谓"当下之"，仅是提出瘀血病的一种治法，在临证时，还应根据病情的寒热，轻重，缓急和瘀血部位的不同，分别采用化瘀或逐瘀等方法。例如：血瘀轻证而未化热，桂枝茯苓丸活血行瘀；血瘀重证，下瘀血汤；血瘀轻证而偏寒，土瓜根散行血破瘀；蓄血、蓄热重证，桃仁承气汤、抵当汤。

3.肺痈酿脓期进入营血分有"振寒脉数"，"阴伏"为何"其脉反无热"？前者热毒重而血腐肉败则酿脓故"脉数"，后者虽有热，但血瘀经隧而伏于血分，热象不重，故"其脉反无热"；前者排脓解毒，后者活血化瘀。

第十八章
呕吐哕下利病脉证治第十七

【病位和症状特点】 我们常说,脾胃为后天之本,若脾胃失常,则百病丛生,本篇所论述的正是病在胃肠的三个疾患:呕吐(包括反胃和干呕)、哕和下利。在论述呕吐时详细阐发了虚寒胃反的病因病机和几种证型的治疗方法。这几种病证都属于胃肠消化道的病变,所以合篇来讨论。接下来,我们来了解一下这三种疾病的特点。

1. 呕吐 是以呕吐为主要症状的一种病证。呕与吐,严格来讲是有区别的,一般认为有声有物者为呕,无声有物者为吐。因为病位都在胃,而且呕与吐往往同时并见,所以后世常常呕吐并称。

2. 哕 即呃逆,是由各种原因引起膈气上逆,出现以呃逆为主要症状的一种病证,病变在膈。朱丹溪说"有声无物谓之哕",由于其声短而频,吸气作响,喉间呃呃有声,所以后世称呃逆,如张景岳说"哕者,呃逆也",又俗称打嗝。呃逆令人不能自制。本病既可突然发作,数作即止,亦可间歇发作,经久不愈。"哕"与噫气(嗳气)有别,后者为饱食之息,病变在胃。

3. 下利 包括泄、泻、痢疾三种疾病。其证有寒热虚实不同。泄,是大便溏薄,时作时止;泻是大便一时如水下注,常称之为水泻;另有洞泻,泻下物水谷未化,属于泻证范畴。泄与泻一般无里急后重,即或有也不严重;痢疾,初起里急后重很明显,继则增剧,便出稠黏秽浊物,或脓血腐败物,便出艰难,故又称之为滞痢。以上这三种疾病的病位都在肠。

【病因、病机以及病变规律】 胃气不降而上逆导致呕、吐和胃反。呕证,水饮多,实热少;吐证,虚寒多,实热少;胃反,脾胃虚寒、肝胃不和,以及实热也可形成。

哕为客气动膈所致。《讲义》称"胃膈气逆",《阴阳应象大论》称"脾……在变动为哕",王廷富《金匮指难》曰"哕在膈间,并非胃气上逆,仅与中焦脾胃有关";《温热经纬》曰"哕者……肺胃之气不降,则呃呃而上逆也"。

水泻初起多属湿热,久则气液大伤而脾虚;溏泄多属脾虚,日久及肾;痢疾初多湿热,后期脾胃虚弱,肝肺气血失调,脾肾功能紊乱。

上述诸证病机可概括为:脾胃升降(包括受纳运化)失常,肝胆疏泄失职,肾阳不足。

本篇说明了消化道病变的一般规律为:实则阳明,阳病属腑(胃肠),虚则太阴,阴病属脏(脾肾)。

【治则】

实证——和胃降逆,通腑祛邪,或泻肝利胆;

虚证——健脾温肾。

一 呕 吐

(一)脉证

【原文】 先呕却渴者,此为欲解。先渴却呕者,为水停心下,此属饮家。呕家本渴,今反不渴者,以心下有支饮故也,此属支饮。(2)

【解析】 本条论述胃有停饮可致呕吐,以及从呕渴的先后判断水饮的去留。

水饮致呕的辨证分三方面:先呕后渴为饮欲解;先渴后呕为有水饮;先呕不渴有支饮。

本条的学习应当结合《痰饮篇》第28条小半夏汤证,以及30条、41条小半夏加茯苓汤证。总之,水饮致呕,呕吐清水或饮水后而呕吐,当治水饮,饮邪去,胃气得降,则中阳健旺,中焦升降有权,则呕吐自止。

(二)治禁

【原文】 夫呕家有痈脓,不可治呕,脓尽自愈。(1)

【解析】 本条论述治疗呕吐的禁忌。

"呕家"指久呕不愈之人,须观察其致呕的根本原因,若内"有痈脓"而致呕,甚或呕出脓液,是因痈脓秽物妨碍胃气和降所致,同时,这也是邪气外达的一种反应,因此说痈脓是病之本,而呕只是病之标,治疗时当治痈脓以求其本,不可单纯治呕,只顾其标,待痈脓除尽,则呕病自愈。

【原文】 病人欲吐者,不可下之。(6)

【解析】 本条提示"治病要因势利导"。

"病人欲吐者",想吐但是没有吐出来,说明胃气有上逆的趋势。《素问·阴阳应象大论》说:"其高者,因而越之",指出病邪在上的,可以使用吐法。如果不可以使用吐法,就使用降逆止呕法,使其不吐,但是不可以妄用攻下的方法,以免病势逆转,难中病所,反而损伤胃气,导致内虚邪陷。

【拓展】

1.引起"欲吐"的原因很多,仍当辨证论治 如痰饮上泛欲吐的,应当蠲饮涤痰以降逆;肝胃不和欲吐的,应当调肝和胃;胃寒上逆的,应当温胃和中;膈热为患的,应当清热利膈;食停上脘欲吐的,或涌吐,或消食导滞,但是要慎用攻下。所以《伤寒论·阳明病》篇209条云:"伤寒呕多,虽有阳明证,不可攻之",说明仲景用下法的严谨性。临床时,呕吐病①若腹不满、便不秘,应当禁用下法;②若腹满便秘,舌黄燥,才可用下法,如本篇第17条"食已即吐者,大黄甘草汤主之",其目的即在于通利大便以导胃热下行。

2.欲吐不可下,已吐则有可下之法　正如《医宗金鉴》所云"病人欲吐,上越之势方盛,故不可下之。若病人吐后,其势衰矣,因其衰而济之,故已吐有可下之法也。"。

(三)证治

1.实热证

(1)热郁少阳

【原文】　呕而发热者,小柴胡汤主之。(15)

小柴胡汤方:

柴胡半斤　黄芩三两　人参三两　甘草三两　半夏半斤　生姜三两　大枣十二枚

上七味,以水一斗二升,煮取六升,去滓,再煎取三升,温服一升,日三服。

【解析】　本条论述的是热郁少阳,胆胃气逆致呕的证治。也见于《伤寒论·厥阴》篇第378条。

这里"呕而发热"的病机,是热邪入于少阳,胆气上逆犯胃则发为"呕吐"。枢机不利,表里不和则"发热"。这是胆胃气逆致呕的证候,还应当有寒热往来、口苦、心烦咽干、胸胁胀满疼痛不适等症状。《伤寒论》云:"有柴胡证,但见一证便是,不必悉具"。尤在泾说:"呕而发热,邪在少阳之经,欲止其呕,必解其邪,小柴胡则和解少阳之正治也"。此为少阳胆热犯胃的证候,所以用和解少阳的方法,或者说是清热和胃、降逆止呕,促使少阳枢机利,邪热解,胆气降,胃气和,则呕平热除。

(2)胃肠实热

【原文】　食已即吐者,大黄甘草汤主之。《外台》方,又治吐水。(17)

大黄甘草汤方:

大黄四两　甘草一两

上二味,以水三升,煮取一升,分温再服。

【解析】　本条论述胃中积热上逆的呕吐证治。

"食已即吐",是指食物入于胃中就立即吐出,因为胃肠阳明之腑,以通降为顺,今胃素有热,阳明积热不降,胃虽能纳食但不能留,食入之物助长阳明邪热之气上冲,"诸逆冲上,皆属于火",火性急迫炎上,所以"食已即吐"。实热内壅,腑气不通,大肠传导失职,所以还可以见到"大便秘结"的症状。这是积热在胃的呕吐,所以用清泻实热、降逆和胃的方法治疗。方用大黄甘草汤,方中重用大黄泻热通腑、荡涤肠胃、推陈出新、通利水谷,使郁积的胃热从大便而去,甘草缓中而调和胃气,使大黄"攻下降火而不伤胃"。属上病下取的治法。

大黄甘草汤证的特点是:平时不吐,食已即吐,吐出原食物不变,兼胃脘热痛或热胀,口燥思冷饮,大便秘结或不爽,苔黄而燥,舌红,脉滑数有力,虽吐而精神不衰。凡属胃肠实热、火邪上冲所导致的目痛、鼻衄、口疮、牙痛、呃逆等,本方加味的治疗效果都不错。呕甚者加竹茹、瓦楞子、芦根等;热甚者加山栀、黄连、黄芩等;大便秘结有燥矢者加芒硝;吐出物酸苦者合左金丸。妊娠期胃热上冲的"食已即吐",本方亦效。

【拓展】

1)与有关病证的鉴别:干姜黄芩黄连人参汤证"食入口即吐":《伤寒论》359条说:"伤寒本自寒下,医复吐下之,寒格,更逆吐下,若食入口即吐,干姜黄芩黄连人参汤主之。"这是上热下寒的寒热格拒吐利证,所以用清上温下、辛开苦降的方法治疗。楂曲平胃散证、藿香正气散证也可以出现"食入即吐",但是有伤食或风寒湿阻的见证,不难区别。本条与第6条"病人欲吐者,不可下之"文义互补,说明呕吐禁下不是绝对的,而应该以审证求因、审因论治、因势利导为根本宗旨。

2)关于大黄甘草汤治胃反的问题:《外台》云"疗胃反吐水及吐食";《肘后》云"治人胃反不受食,食毕辄吐出";《袭氏回春》称"食入即吐,名回食"即胃反证。所以2版教材说本条是"指胃热上冲的胃反"。但《丹溪心法》云:"翻胃即噎膈,噎膈乃翻胃之渐";《类聚方广义》曰"大黄甘草汤治胃反膈噎,心胸痛,大便难者"。现代内科学认为:噎膈是以吞咽饮食之时,梗阻难下,甚至饮食下咽即吐,阻塞不通,饮食不下为特征,主要原因是食管狭窄,可见于食管癌、贲门痉挛、胃神经官能症、胃癌、急性五官科疾病、急性胃溃疡出血等。噎膈的病位较高,主要是中上焦不和,不能食,其病较重;而胃反的病位低,主要是中下焦不和,能食,其病较轻。严格讲,大黄甘草汤可治胃热上冲之噎膈吐逆证。个人认为,高世宗所云"食已即吐者,非宿谷不化之胃反,乃火热攻冲之吐逆"比较恰当,所以4版教材没有再提大黄甘草汤治胃反,而仅仅说它是治疗"胃肠实热呕吐"。

3)本条与大半夏汤证都有呕吐而食谷不下之症,但病机不同,治法迥异。本条是胃肠实热壅滞,虽能食,但"食入即吐";大半夏汤是脾胃虚寒,不能消谷,所以见朝食暮吐、暮食朝吐、宿谷不化。前者治以通腑泻热,后者治以补虚降逆。

(3)肠胃湿热

【原文】 干呕而利者,黄芩加半夏生姜汤主之。(11)

黄芩加半夏生姜汤方：

黄芩三两　甘草二两（炙）　芍药二两　半夏半升　生姜三两　大枣十二枚

上六味,以水一斗,煮取三升,去滓,温服一升,日再夜一服。

【解析】　本条论述热利干呕并见的证治。

本条见于《伤寒论》172条:"太阳与少阳合病,自下利者,与黄芩汤;若呕者,黄芩加半夏生姜汤主之。"热迫于肠则下利,所以用黄芩汤清肠热、止下利为主;热扰于胃,胃气上逆则干呕或呕,所以再加半夏、生姜和胃降逆以止呕。5版《伤寒论》分析方义:"黄芩苦寒,清解少阳、阳明在里之热;芍药酸寒,泻热敛阴和营,并于土中伐木而缓急止痛;甘草、大枣益气滋液,顾护正气。若胃气上逆而呕者,则加半夏、生姜以和胃降逆止呕。"以药测证,本方证干呕必不渴,下利黏浊、腹痛以及里急后重的症状并不显著,讲义认为"又可治干呕而下利脓血的热痢",但只能用于轻证,如果湿热过盛,不会导致干呕,但下利脓血以及里急后重的症状会比较显著,此时生姜、半夏不宜使用,但是若单用黄芩汤则病重药轻,应当用白头翁汤或香连丸。临床常用本方治疗急慢性肠胃炎、噤口痢、妊娠恶阻、胰腺炎等疾病。

（4）里热兼表

【原文】　吐后,渴欲得水而贪饮者,文蛤汤主之。兼主微风,脉紧,头痛。(19)

文蛤汤方：

文蛤五两　麻黄　甘草　生姜各三两　石膏五两　杏仁五十枚　大枣十二枚

上七味,以水六升,煮取二升,温服一升,汗出即愈。

【解析】　本条论述呕吐后,口渴贪饮兼表邪的证治。

病人呕吐后,出现口渴引饮,是由于病人胃中饮热互结,呕吐后,水去热存,余热未清,津液亏损,失于滋润,所以口渴欲饮水。或有脉紧,头痛恶风寒,这是感受外邪未解所致,故用文蛤汤以清热生津,解表散邪。李今庸认为"兼主微风,脉紧,头痛"非原文,因其意与原文精神不符。

2. 虚寒证

（1）肝胃虚寒

【原文】　呕而胸满者,茱萸汤主之。(8)

茱萸汤方：

吴茱萸一升　人参三两　生姜六两　大枣十二枚

上四味,以水五升,煮取三升,温服七合,日三服。

干呕,吐涎沫,头痛者,茱萸汤主之。方见上(9)

【解析】 以上两条论述肝胃虚寒,寒饮上逆的呕吐证治。

主症以呕吐而胸满,或干呕、吐涎沫、头痛为特征。第8条以胃阳不足,寒饮内停,胃气上逆为主,胃气虚而阳不足,寒饮内停,"虚寒之气上逆"则"呕",阴寒之邪上乘胸之阳位,胸阳不布,寒气凝滞则"胸满";第9条除了第8条的病机外,还有厥阴寒气犯胃的现象,干呕、头痛就是由于肝经寒气上犯所致。第8、9条的症状虽然略有不同,但阴寒之气上逆、胃气虚的病机是相同的,所以都可以用茱萸汤益气补虚散寒降逆,阴气散,逆气降,胃气复,浊阴得降,清阳得升,则呕、满、吐涎沫、头痛等症皆平。本方也体现了《素问·至真要大论》"寒淫于内,治以甘热,佐以苦辛"的经义。方中大辛大温兼苦的吴茱萸与生姜同用,以散寒降逆、温通阳气而消阴霾之阴气;再用人参、大枣之甘温补中益气。整个组方是补而不滞,温而不燥。中气复,阴寒散,则诸症自解。

【拓展】

1)本方临床可应用于慢性胃炎、溃疡病、神经性头痛、神经性呕吐、幽门痉挛性呕吐、梅尼埃病、妊娠呕吐、高血压等病,但其病机必须属于中下二焦虚寒、厥阴肝寒犯胃,证见干呕或呕吐清水涎沫,口淡不渴,胃脘有冷感,下利,手足逆冷,烦躁欲死,头项冷痛,舌质淡,苔细白而滑润,脉沉迟或沉弦等,方可运用。这里要注意的是,如证见头项热痛、自觉热气上冲、唇红面赤、吐稠黏涎沫,属脾胃热盛,肝阳偏亢,则应忌用,而当治以镇肝潜阳。临床应用本方,胃痛配乌贼骨,泄泻配苍白术,呕吐加半夏、茯苓或加炒香附,头痛加川芎、当归。

2)吴茱萸的用量不宜过重,一般用几分,如经方用6~12g。陈沅生云:乙酉年除夕之际,母亲患头痛甚剧,病位偏重巅顶,手足逆冷,胸口冷痛,时欲作呕,脉微几不应指,我认定是吴茱萸汤证,乃放胆原方书之。殊料药后病增而吐剧,惶然不解,求教于叔祖父,叔祖父曰:"辨证无误,方亦对路,而药后病剧者,吴萸之量过重耳。汝母素弱,得大剂辛烈之吴萸,故格拒不入,我寻常用吴萸,恒嘱病家泡淡入煎,汝正疏忽于细微之处。现仍以原方,吴萸量减其半,泡淡,并加黄连五分以制之导之,汝母之疾可一剂而安。我遵嘱处理,果药到病瘥。"我曾用温经汤治一青年痛经,首剂服后头昏,疑方中用吴茱萸10g引肝阳上亢,嘱再加钩藤15g平肝,监制吴茱萸副作用,果痛经止而头昏愈,陈老所述,乃经验之谈也。

(2)阴盛格阳

【原文】 呕而脉弱,小便复利,身有微热,见厥者,难治,四逆汤主之。(14)

四逆汤方:

附子一枚(生用) 干姜一两半 甘草二两(炙)

上三味,以水三升,煮取一升二合,去滓,分温再服。强人可大附子一枚,干姜三两。

【解析】 本条亦见于《伤寒论·少阴》篇,乃论述阴盛格阳、虚寒呕厥的证治,具体内容大家请与《伤寒论》结合自学。

3.寒饮内停

（1）寒饮停胃

【原文】　诸呕吐,谷不得下者,小半夏汤主之。方见痰饮中。（12）

【解析】　本条论述寒饮呕吐的证治。

所谓"诸呕吐",是泛指一切呕吐证候,因为呕吐都是胃气不降,反而上逆所发作的,且其呕吐之势剧烈。"谷不得下者",因胃主受纳水谷,今寒饮停于胃,饮气上逆,阻碍了水谷入胃的道路。这是寒饮上逆的呕吐证,所以用散寒蠲饮、和胃降逆之法主治。关于本方,陈灵石曰:"……胃虚饮逆,非温不能散其寒,非辛不能降其逆,用半夏涤饮降逆,生姜温中散寒,使胃气温和而呕吐自平"。其病位不在喉,不在胸,而在膈下胃中。

【拓展】　半夏、生姜擅长降逆和胃,是治呕吐的圣药,只要化裁得当,可以治疗水饮、食积、肝胃不和等多种原因导致的呕吐,所以后世医家称本方为"止呕之祖方",如发热加黄芩、黄连;肝气上逆加代赭石、旋覆花;寒甚加附子、吴茱萸;呕逆加丁香或陈皮、竹茹;气滞加陈皮;中气虚加人参;痰饮加茯苓;伤食加建曲、陈皮。实验研究证实,本方有促进胃排空、消除幽门水肿、解除空肠痉挛等作用,所以仲景还常常在其他方中加入半夏、生姜来治疗呕吐。

【原文】　干呕,吐逆,吐涎沫,半夏干姜散主之。（20）

半夏干姜散方:

半夏　干姜各等分

上二味,杵为散,取方寸匕,浆水一升半,煎取七合,顿服之。

【解析】　本条论述"中阳不足,寒饮内盛"的呕逆证治。

"吐逆"乃是吐之甚,"干呕"与"吐逆"并见,甚至呕吐清涎冷沫,这是由于中焦阳虚,寒自内生,水谷精微（津液）凝为涎沫,胃气失于和降,虚寒之气上逆所致。所以用温中（胃）散寒、降逆止呕之法主治。半夏干姜散将小半夏汤中具有向上发越之性的生姜换成功专理中的干姜,以干姜之热,暖胃祛寒,半夏之辛,降逆散饮,甘酸浆水调胃和中。"顿服之",在于使"药力集中而取效捷速"。《国医论坛》1986年第2期"秦伯未经方验案举隅"一文说明临床使用此方得当,取效迅速:某女,42岁,高血压病史3年,190～140/110～100mmHg,经平肝降逆治疗无效。眩晕如坐舟中,呕出大量清涎,胸脘胀闷,舌淡,苔白腻,脉右寸关滑甚。用温中止呕法,法夏、淡干姜、云参各9g,三剂病愈。

【拓展】　半夏干姜散与吴茱萸汤的比较:干呕、吐涎沫是两者的相同点。吴茱萸汤有胸满,本方有吐逆,这是二者的不同点。再从病位来讲,本方是胃家虚寒,所以用干姜之热暖胃温中,半夏之辛温降逆祛痰,浆水之甘酸调味和中;吴茱萸汤是厥阴之阴寒上逆,所以用苦温的吴茱萸为君药,以降逆而祛浊阴。唐容

391

川说:"吴茱萸汤是兼治肝,此(半夏干姜散)是单治胃"。也就是说,一是肝经之阴寒上逆,一是胃寒上逆,其阴寒之邪虽同,但由于病位不同,所以治法迥异。

【原文】 病人胸中似喘不喘,似呕不呕,似哕不哕,彻心中愦愦然无奈者,生姜半夏汤主之。(21)

生姜半夏汤方:

半夏半升　生姜汁一升

上二味,以水三升,煮半夏,取二升,内生姜汁,煮取一升半,小冷,分四服,日三夜一服。止,停后服。

【解析】 本条论述寒饮搏结(胸中),上、中二焦气机受阻的证治。

"彻心中愦愦然无奈","彻"作"牵引"或"通"讲,形容患者苦闷不堪似有物扰心之状。《广韵》说:"愦,心乱也",《辞海》曰:"昏乱糊涂也",所以解释为"心神愦乱",是有凭证的。

胸中为气之海,内居心肺,是清气之道路,呼吸往来出入之场所,"病人胸中似喘不喘",是由于寒饮滞于胸中,阳气抑郁不宣,气之往来出入升降受阻,所以"胸中似喘"之气逆不快,而不似喘之呼吸气急,"不喘"也说明邪不全在肺。呕者,吐物而有声,"似呕不呕"是说似恶心作呕,但不是呕之有物,如果呕之有物就应当称之为"吐","似呕不呕"说明邪不全在胃,但饮邪有上泛的趋势。"似哕不哕",是说类似哕逆有声,有饮邪动膈之势,但不是哕声频作,所以说"不哕",说明邪不全在肝胃,乃是由于胸阳不能展布,欲出而不能,欲降而不得降所致。"彻心中愦愦然无奈者"是本条的重点。阴寒水饮郁塞胸膈,逼迫心脏,心肺阳气不得宣通,正如尤在泾所说"欲却(水饮)不能,欲受不可",所以出现这样的证候。

本条的病位以膈上(胸中)为主。据徐忠可曰"喘、呕、哕俱上出之象,今有其象而非,其实是膈上受邪,未攻肺,亦不由胃,故曰胸中。"但膈上贯于肺,下达于胃,中通于肝,内彻于心,所以又波及心肺肝胃。5版教材认为"病及肺胃,凌迫于心"。本证的病机要点在于:寒饮滞于胸中(膈上),与正气相搏结,(影响心肺肝胃)之气机不舒畅。所以用生姜半夏汤辛散寒饮、宣通阳气,以舒展胸中之气机。生姜半夏汤即小半夏汤的组成,但用辛热的生姜为君药,因其汁多(是半夏的一倍)而生用,上行能通阳明经络(阳明经络过胸膈),而宣通阳气则降逆之力少,而散饮结之力多,入口即行辛辣之气到胸,以治膈上高位邪气(表现为"彻心中愦愦然无奈者"),再合半夏辛温,苦降寒饮,则胸膈心肺肝胃气机恢复常态,而诸证得解。

本条的重点在于服法。方后注云"小冷,分四服",是有实践意义的。因为寒饮搏结,可以拒热药而不纳,反而招致呕吐,这与《素问·五常政大论》"治寒以热,凉而行之"的反佐法是一致的。"分四服"后又云"日三夜一",其意义在于寒饮阻滞,难于骤消,量少力强,可使上焦之寒饮消散,阳气开朗,胸胃气机舒展,而诸症自平。本条虽然没有假象,但服药呕吐者,宜冷服,少量频饮,徐徐以散高位之邪。

【拓展】

1)后世对本方的应用:《伤寒总病论》:生姜半夏汤(半夏一两,生姜三两,水三升半,煎一升,去滓,温分四服)治伤寒呕吐欲死。《简要济众方》:治久积冷不下食,呕吐不止,冷在胃中,半夏五两,洗过为末,每服三钱,白面一两,以水和捏切作基子,水煮面熟为度,生姜醋调和之。《济阴纲目》:半夏丸,半夏研碎末,香油炒,上为末,用生姜汁浸饼丸如桐子大,每服二十丸,姜汤下,治心痛,亦能治哮喘。《幼幼新书》:本方为丸,治胎惊涎盛不乳。《直指方》:半夏丸,即本方为丸,治吐血下血,喘息痰呕、中满虚肿。《外台秘要》:文仲疗脚气入心,闷绝欲死。《类聚方广义》:凡诸病痰饮卒迫,咽喉闭塞不停息,汤药不下咽者,非此方不能开通也。《温病全书》:治疗湿热酿痰、蒙闭心包的菖蒲郁金汤,《杨氏方》的五痫丸,以及《医学心悟》的定痫丸,均用姜汁、半夏豁痰开窍。

关于目前对生姜半夏汤的临床运用,可以参考成都中医学院学报1982年第3期"生姜半夏汤证治探讨"一文。段光周认为,本条病机为寒痰蒙蔽心包,神气闭郁、机窍失灵,治当散结开窍,为内服开窍剂之渊薮,有创见。

2)生姜半夏汤、小半夏汤、半夏干姜散的比较(表18-1)。

393

表18-1 生姜半夏汤、小半夏汤、半夏干姜散的比较

方名 比较	生姜半夏汤	小半夏汤	半夏干姜散
相同	寒饮上逆,病在胸膈或胃,用姜夏散寒化饮,降逆止呕		
主症	胸中似喘不喘,似呕不呕,似哕不哕,似心中愦愦然无奈者	诸呕吐,谷不得下。当有口不渴,心下痞	干呕,吐逆,吐涎沫,可有舌淡,苔白或滑腻
病机	寒饮搏结胸中,牵引及胃(位高,邪滞)	寒饮气逆(位次之,实证)	胃气虚寒(位低,偏虚)
治则	辛散水饮,宣通阳气(散结通气)	化饮降逆	温胃止呕
药物	生姜汁一升、半夏半升,煎取一升半,小冷分四服,服量小	半夏一升、生姜半斤,煎取一升半,分温再服,量大	半夏、干姜等分,浆水一升半,取七合顿服,服量次于小半夏汤
用药特点	生姜汁倍于半夏,重在逐渐宣散阻于胸胃的寒饮	半夏倍于生姜,功专降逆止呕,生姜走而不守以散饮,且制半夏之毒	用守而不走的干姜暖胃散寒,等量半夏降逆,浆水调胃,顿服以取速效

（2）饮邪阻胃

【原文】 呕吐而病在膈上，后思水者，解，急与之。思水者，猪苓散主之。（13）

猪苓散方：

猪苓 茯苓 白术各等分

上三味，杵为散，饮服方寸匕，日三服。

【解析】 本条论述呕吐后因饮水多而致停饮的防治。

"呕吐而病在膈上"，是膈上有病而出现呕吐，与《痰饮病》篇30条小半夏加茯苓汤治"膈间有水"的机制相类似，是水停膈胃，也就是先因膈热而饮水，但脾胃阳气虚，不能运水、消水，膈热与水饮相搏结，病邪在上，有因势上越外出的趋势，所以上逆而发为呕吐。"后思水者，解"，是说呕吐后伤津液，渴欲饮水，水入则津液可得到恢复，提示饮邪去、阳气复，也就是本篇第2条"先呕却渴者，此为欲解"的意思，所以说"呕吐而病在膈上"可"解"。"急与之"，是指立即"少少与饮之，令胃气和则愈"，《伤寒论·太阳病》篇第71条也提到"太阳病，发汗后，大汗出，胃中干，烦躁不得眠，欲得饮水者，少少与饮之，令胃气和则愈"。"思水者"，是指饮水并未"少少与饮之"，而是尽量饮水，贪饮而新饮复聚，旧饮又未能尽"解"，与前文"后思水者，解"不同。但与本篇第2条"先渴却呕者，为水停心下，此属饮家"的精神实质相同。这是脾虚不行胃津，水饮上逆膈间所导致的呕吐，所以用健脾利水法治疗，以防新饮再留，方用猪苓汤，之所以用猪苓命名，《本经》谓其"利水道"，故为君药，再用茯苓散饮利水，白术健脾运湿，制成散剂，是因为"散者散也"，水饮得散，脾阳得运，气化水行，则渴呕自止。猪苓散可用于"'思水'而不多饮，无烦渴，舌质淡，苔薄，脉虚缓"。临床用于肠套叠，症见呕水、便秘者有效。

（3）脾虚饮停

【原文】 胃反，吐而渴，欲饮水者，茯苓泽泻汤主之。（18）

茯苓泽泻汤方：《外台》云:治消渴脉绝,胃反吐食之,有小麦一升。

茯苓半斤 泽泻四两 甘草二两 桂枝二两 白术三两 生姜四两

上六味，以水一斗，煮取三升，内泽泻，再煮，取二升半，温服八合，日三服。

【解析】 本条论述脾失运化、水饮上逆的胃反证治。

本条"胃反"，是反复呕吐的意思，水饮留滞中焦，脾失健运，胃失和降，水饮与食物随胃气上逆则"吐"。食入的水谷不能全部化生津液以升腾上达，胃中虚燥而渴，所以"欲饮水"润燥。因渴而饮，更助饮邪，如此则愈吐愈饮，愈饮愈渴，胃中的停饮不除则呕吐不止，故用茯苓泽泻汤健脾和胃、利水化饮。本方即五苓散去猪苓加生姜、甘草（但是剂量大不相同，茯苓泽泻汤总量23两，每次服八合，五苓散仅4两，每次服方寸匕）。方中茯苓、泽泻利水行饮，白术补脾生津，这是五苓散原来的方义,本证虽然没有表热却用了桂枝,是为了彻上彻下,可外可内,通行津液,和阳行水。之所以去掉猪苓,是因为不想过于利水(猪苓利水消肿胜过茯苓、木通,又易伤阴)。胃反是由于脾气虚逆,所以加长于降逆止吐的生姜,以及长于和脾胃的甘草。中州健运,水饮散则呕吐自止。临床应用本方时,舌质红,去桂枝加麦冬 9g、代赭石 12g;吐后仍渴,去桂枝,加麦冬、天花粉,日常调理注意营养,忌食生冷。

【拓展】

1)茯苓泽泻汤的适应证:此处"胃反"乃"反复呕吐",吐无定时,每天 1～2次,吐出物水多食少,不酸、不苦、不臭,并非一定出现第 3 条胃反"朝食暮吐,暮食朝吐,宿谷不化"症状。另外,当有头眩,心下悸,便溏,初起舌质淡,久则黯红,苔薄白而润,脉缓滑。本方证有数年不愈的,患者面色萎黄,甚至四肢或全身浮肿者,也不一定如教材所说:"多是一时性停饮"。

2)茯苓泽泻汤与五苓散的比较(表 18-2)

表 18-2　茯苓泽泻汤与五苓散的比较

比较 方名	茯苓泽泻汤	五苓散
相同点	呕吐水饮而渴的症状,水饮内停的病因,泽、术、桂、苓温化水饮	
主症	呕渴并见,当有心下悸	小便不利,消渴,水逆,脐下悸
病机	胃有停饮,中阳不运	膀胱气化不行
治则	利水止呕,佐以健脾	化气行水以通利小便
药物	茯苓半斤、泽泻四两、生姜四两、桂枝二两、白术三两、甘草二两,总量二十三两,每次服八合,汤剂	泽泻一两一分、茯苓三分、茯苓三分、白术三分、桂枝二分,总量四两(晋制四分为一两),每次服方寸匕,散剂

4.寒热错杂

【原文】　呕而肠鸣,心下痞者,半夏泻心汤主之。(10)

半夏泻心汤方:

半夏半升(洗)　黄芩　干姜　人参各三两　黄连一两　大枣十二枚　甘草三两(炙)

上七味,以水一斗,煮取六升,去滓,再煮,取三升,温服一升,日三服。

【解析】　本条论述湿热内蕴的呕痞证治。

本条也见于《伤寒论·太阳病》篇第149 条,"伤寒五六日,呕而发热者,柴胡汤证具,而以他药下之……但满而不痛者,此为痞,柴胡不中与之,宜半下泻心汤。"二者宜合参,此不再重复。

395

二　胃　反

（一）脉证

【原文】 趺阳脉浮而涩，浮则为虚，涩则伤脾，脾伤则不磨，朝食暮吐，暮食朝吐，宿谷不化，名曰胃反。脉紧而涩，其病难治。(5)

【解析】 本条论脾阴胃阳俱虚的胃反脉证，并从脉象阐述病机预后。

趺阳脉以候阳明胃，胃气以下行为顺，脉宜和缓有神，今见"趺阳脉浮而涩"，是脾胃俱虚的脉象。"浮则为虚"者，一为脉象浮虚无力，二乃胃气虚而不降，因胃为阳土，胃气以降为和，所以趺阳脉不应浮，浮则为胃虚气逆之象；"涩则伤脾"者，一为脉象滞涩而不流利，二乃脾精匮乏，因脾为阴土，脾气以升为健，所以趺阳脉不当涩，涩则脾气伤也，脾气伤则脾主运化功能受损，不能消磨水谷以变化精微，所以下文指出："脾伤则不磨"。因为中焦腐熟、健运以及升降功能衰惫，"宿谷不化"，幽门不利，水谷精微不能传化入于肠道，出现"朝食暮吐"或"暮食朝吐"的症状"名曰胃反"。"脉紧而涩，其病难治"者，是胃反之证形成，久治不愈的脉象，因为脉紧提示胃寒太盛，脉涩提示脾精虚少，后天生化之源渐废，精血日益衰少，病属阴阳两虚，所以治疗时，如果温阳暖寒则耗伤精血，即"助阳则伤阴"也，如果滋养精血则妨碍阳气、留滞寒邪，即"养阴则损阳"也，所以说"其病难治"。

【拓展】

1. 第3、4、5条都是通过脉象来论述胃反的病机

3条　　　弦数无力　误汗误下致胃中虚冷
4条　脉　脉微数　　营血不足则胸中冷
5条　　　浮而涩　　脾胃两伤(虚)

2. 本条是对第3条的第二段"变为胃反"后的机制的进一步阐发。胃反初起，多属中焦虚寒，应当治以温养胃气为主，病到后期，由于反复呕吐，脾胃津气两虚，水谷精微不能濡润肠腑，在上为呕吐不纳，在下则大便燥结如羊粪，阴阳两虚，确属难治。宋·崔嘉彦所撰《脉诀》(又名《崔氏脉诀》或《崔真人脉诀》，其后经明·李言闻删补，改名为《四言举要》，其子李时珍辑入《濒湖脉学》中)云"呕吐反胃，浮滑者昌，弦数紧涩，结肠者亡"，即义出本条。

3. 同样是"趺阳脉浮而涩"，病因不同，主病也就不同，这是一脉见多病。脾约证用麻子仁丸是胃热盛而脾阴弱所致；而胃反是脾精、胃阳两虚所致。

（二）病机

【原文】 问曰:病人脉数,数为热,当消谷引食,而反吐者,何也? 师曰:以发其汗,令阳微,膈气虚,脉乃数,数为客热,不能消谷,胃中虚冷故也。

脉弦者,虚也,胃气无余,朝食暮吐,变为胃反。寒在于上,医反下之,今脉反弦,故名曰虚。(3)

【解析】 本条论述阳虚汗后、误下而导致虚寒胃反的病机。我们分两段来分析:第一段是通过脉数来论述胃反的病机。患者中阳素虚,发汗损伤谷气,谷气是宗气之源,所以发汗后胃阳损伤更甚,形成膈气虚、胃中虚冷的病变,本段也见于《伤寒论·太阳病》篇122条。

第二段则通过弦脉论述胃反的病机是误下导致土虚木贼。医者不辨虚实,见"脉数"而吐,错以为是实热而误用下法,所以称"反"下;见"阳微,膈气虚"就认为"寒在于上",应该用温法而不应该用下法,所以称"反"下。误下则中阳更伤、胃气更损,阳气所剩无几,没有余力腐熟谷气,所以说"胃气无余"。脾胃虚寒,脾虚不能消磨运化水谷,胃寒不能腐熟水谷,以致胃气不降,幽门不利,虚寒之气上逆,形成"朝食暮吐,暮食朝吐"的胃反重证。其脉象,误下后由数变弦,《痰饮咳嗽病》篇曰:"脉双弦者,寒也,皆大下后善虚。"说明胃反见弦脉,是胃气虚寒之象,因其人原本胸膈阳虚,并有内寒,又因误下损伤胃阳,以致虚寒上逆而成。唐容川认为脉弦与"肝、下焦虚寒"有关,是土虚木贼之象,尤在泾认为"其弦非阴寒外加之弦,而为胃虚生寒之弦"。"今脉反弦"者,弦脉主寒,但不一定是虚证,本病属虚,故称"今脉反弦,故名曰虚",既是虚寒,则脉必弦而无力,不任重按。本条有两个"虚"字,突出胃气虚寒是胃反证的主要机制。个人认为,本条"寒在于上,医反下之,今脉反弦,故名曰虚"应在"脉弦者,虚也"之后,这样便于理解。

【拓展】

1.本条胃反病因病机及脉象特点

$$
\left.\begin{array}{l}误汗 \\ 上寒、误下\end{array}\right\}伤阳\left\{\begin{array}{l}膈气虚、胃中虚冷 \\ 土虚木贼\end{array}\right\}脉\left\{\begin{array}{l}数无力 \\ 弦无力\end{array}\right.
$$

2.胃反证的病理转化及辨治原则

(1)素体阳旺的胃热脉数,必数而有力,能消谷引饮,多转化为胃家实证,很少导致呕吐。若素体阴虚,汗后脉数,为余热未尽,津液损伤,脉多虚数,宜调和脾胃以恢复正气(包括滋、清、开、健等治法),慎用攻伐。

(2)若素体阳虚,脾胃虚寒,应当以温养中气为主,佐以降逆润肠,切忌清热利导,而犯虚虚之戒。本条第二段症状也可出现在急性胃肠炎过用苦寒,导致中焦虚寒,脾失健运的病情中,投桂附理中汤温运脾阳可愈。

【原文】　寸口脉微而数,微则无气,无气则荣虚,荣虚则血不足,血不足则胸中冷。(4)

【解析】　本条通过再论微数脉阐述气血不足也可形成胃反证。

"寸口脉微而数"是指两手六部脉,数而微弱无力。"微"脉为真气虚,"数"脉为客热而不是真热,和上条"阳微,膈气虚,脉乃数"同理,是气虚血少,全身虚寒所致,所以说"微则无气","无气"者,先后二天的真气匮乏不足,并非"没有",也就是气虚的意思。人体的卫气营血本是相互资生的,因气为营之主,所以说"无气则荣虚"。尤在泾说"营者血之源,故营虚则血不足。"血为心火所化,血足则温煦之少火可以生气,血不足则火衰,火衰则宗气不温,卫气营血皆虚,胸中的宗气也虚,所以说"血不足则胸中冷"。血少气虚,可以形成胃气虚弱的胃反证。

【拓展】　冠心病心胃同治法的理论依据源于本篇第3、4条:赵锡武教授根据本篇第3条指出,因发汗而导致阳气衰微,膈气虚弱,不能消谷化食,胃中虚冷,胃气无余,不能养心。第4条又曰"寸口脉微而数,微则无气,无气则荣虚,荣虚则血不足,血不足则胸中冷。"这说明(胸中冷)心阳虚能使胃阳虚,胃虚冷。而胃中虚冷又可以使阳微无气,胸中冷,脉不通,如此恶性循环,病情加剧。其病机为:胃阳虚不能消化谷肉瓜果,则二气无源(营卫、宗气之源来自中焦),造成阳微无气,血不足,胸中冷,脉不通,直接影响血液循环形成胸痹心痛。因此可以认为心胃互相依赖,心需胃营养,胃又需心供给血液。临床可见"胃强心亦强,胃弱心亦弱"的现象,《素问·平人气象论》也反复解释了这一点,指出胃的大络是由胃腑直接分出的一条大络脉,其循行路线是:由胃上行,贯通横膈,连络肺脏后,向外布于左胸乳部的下方(即心尖搏动的部位),故可知其关系之密切。另外,人体之热产于胃,胃寒则血凝,胃热则血浊,血凝则血衰,阳微则卫外功能减退,血浊则血之流通不畅,血中代谢物质陈腐瘀积,亦能影响健康,所以心胃同治法在临床上应予重视。

(三)证治

【原文】　胃反呕吐者,大半夏汤主之。《千金》云:治胃反不受食,食入即吐。《外台》云:治呕,心下痞鞕者。(16)

大半夏汤方:

半夏二升(洗完用)　人参三两　白蜜一升

上三味,以水一斗二升,和蜜扬之二百四十遍,煮取二升半,温服一升,余分再服。

【解析】　本条论述气虚津亏的胃反证治。

呕吐虽然是病名,但是此处可理解为症状。"胃反呕吐"四字,概括了前面第3、4、5条的病机,以脾胃两虚为主。凡呕吐久不愈或治不得法,胃气虚弱能纳而不能运化,胃气当降不降,虚气上逆,水谷精微不能转输于肠道,大肠失去津液濡润,则临床症见朝食暮吐或暮食朝吐,且呕吐不消化饮食,大便燥结,心下痞闷不适,神倦乏力,脉象虚缓。用大半夏汤益气补虚(生津),降逆润燥。本方重用半夏(比小半夏汤中用半夏多一倍)化饮降逆、开痞止呕,人参益气安胃而生津,白蜜滋润肠腑而通腑气,并监制半夏温燥而解毒,令腑气行则胃气降,水谷得以转输,胃气足则胃反呕吐可愈。白蜜入水扬之二百四十遍,使甘味散于水中,高士宗曰:"水得蜜而和缓,蜜得水而淡渗。"魏念庭曰"俾粘腻之性流连于胃底,不速下行,而半夏人参之力,可以徐徐斡旋于中。"所以能增强疗效。

本方可用于虚寒性的幽门梗阻、顽固的神经性呕吐,也可用于贲门痉挛、胃扭转。

【拓展】

1. 呕家不宜甘味,此处为何用蜜? 所谓"呕家不宜甘味",是针对水湿痰饮内阻致呕的情况,而此处的胃反属脾虚,甘味入脾,正如《脏腑经络先后病》篇第16条曰"五脏病各有所得者愈"。

2. 此处为何不用生姜? 李东垣认为,生姜重在宣通上焦阳气,气壅表实者宜之,若胃虚谷气不行,则宜益胃推扬谷气,所以不用生姜。

3. 临床加减 如久病血虚而大便秘结如羊屎者,可加当归首(麻油炒)、火麻仁、郁李仁以养血润肠通便;如幽门痉挛,经久不愈,转为溃疡便血,属于郁滞化热伤阴,热伤络脉,而现口干口苦者,可加黄芩、麦冬、白及以清热养阴、宁络止血;如上腹部隐痛,饿痛,大便色黑,而无热象者,为气虚便血之征,可加黄芪、白及以补气摄血止血;胸腹胀满,便秘者,加枳实、厚朴、槟榔;因情志不遂,时发呕吐,嗳气者,加乌药、青皮、陈皮;面色㿠白,畏寒肢冷明显者,加川椒、生姜;据朱进忠经验,呕吐涎水较多者,加生姜;阴液亏损、大便干结加麦冬,便稀者加白术。

4. 关于呕吐类型的归纳(表18-3)

表18-3 呕吐类型的归纳

原文及主症	病机	治法	方药	煎服法
胃反呕吐者,大半夏汤主之,朝食暮吐,暮食朝吐(16)	中焦虚寒胃虚肠燥	开结降逆,补虚润燥	大半夏汤:半夏260g、人参45g、白蜜200ml	以水2400ml,和蜜煎取500ml,温服200ml,余分两次服
膈间饮停,呕吐清水,谷不得下(12)	寒饮上逆寒多饮少	降逆蠲饮	小半夏汤:半夏一升、生姜半斤,以水七升	煮取一升半,分温再服
呕而胸满者,茱萸汤主之。尚有吐涎沫,头痛(8,9)	胃寒饮停阴寒上乘	温中补虚,散寒降逆	吴茱萸汤:吴茱萸80g、人参45g、生姜90g、大枣35g	上四味,以水1000ml,煮取600ml,温服140ml,日三服

原文及主症	病机	治法	方药	煎服法
呕而脉弱,小便复利,身有微热,见厥者,难治,四逆汤主之(14)	阳虚寒逆阴盛格阳	温振里阳,回阳救逆	四逆汤:附子(生用)15g、干姜25g、炙甘草30g	上三味,以水600ml,煮取240ml,分温二服。强人用附子20g、干姜45g
食已即吐,大黄甘草汤主之(17)	胃肠实热腑气不通	通腑泻热,和胃止呕	大黄甘草汤:大黄60g、甘草15g	上二味,以水600ml,煮取200ml,分两次温服
呕而发热者,小柴胡汤主之(15)	少阳邪热犯胃,胃气上逆	和解少阳,和胃降逆	小柴胡汤:柴胡、半夏各125g,黄芩、人参、甘草、生姜各45g,大枣35g	上七味,以水2400ml,煮取1200ml,去滓,再煎取600ml,温服200ml,日三服
干呕而利者,黄芩加半夏生姜汤主之。当是热利腹痛(11)	邪热内犯胃肠,胃失和降	清热止利,降利止呕	黄芩加半夏生姜汤:黄芩、生姜各45g,炙甘草、芍药各30g,半夏65g,大枣35g	上六味,以水1000ml,煮取600ml,去滓,温服200ml,日二夜一服
呕而肠鸣,心下痞者,半夏泻心汤主之(10)	中虚邪滞湿热内蕴中焦	辛开苦降,调中和胃	半夏泻心汤:半夏65g,黄芩、干姜、人参、炙甘草各45g,黄连15g,大枣35g	上七味,以水2000ml,煮取1200ml,去滓,再取600ml,温服200ml,日三服
呕吐而病在膈上,后思水者,解,急与之。思水者,猪苓汤主之(13)	脾虚饮停饮从呕去胃阳将复	健脾除湿,化气利水	猪苓散:猪苓、茯苓、白术各等分	上三味,杵为散,饮服30g,日三服
胃反,呕而渴饮水者,茯苓泽泻汤主之,可有头眩心悸(18)	饮阻于胃饮停气逆脾失运化	健脾利水,温胃化饮	茯苓泽泻汤:茯苓125g,泽泻、生姜各60g,甘草、桂枝各30g,白术45g。服160ml	上六味,以水2000ml,煮取600ml,以泽泻再煮取500ml,温服160ml,日三服
吐后渴欲得水而贪饮者,文蛤汤主之(19)	水饮互结余热未清	发散祛邪,清热止渴	文蛤汤:文蛤75g、麻黄45g、甘草45g、生姜45g、石膏75g、杏仁20g、大枣36g	上七味,以水1200ml,煮取400ml,温服200ml,汗出即愈

对于呕吐一病,外感寒气、火热、湿浊等病邪都可导致。《伤寒论》中论及呕吐者六十多条:如小柴胡汤"心烦喜呕",胆热犯胃,胃气上逆;桂枝汤"鼻鸣干呕",感受风邪,肺气不利,胃气上逆;大柴胡汤"郁郁微烦,呕不止",为邪在半表半里,兼里气壅实;柴胡桂枝汤"微呕",即少阳证喜呕之轻者;调胃承气汤"心下温温欲吐,但欲呕",乃胃热郁结;黄连汤"欲呕吐者",由于膈热;小青龙汤"干呕",心下有水气;十枣汤"干呕短气",水饮内蓄胸膈等等。

400

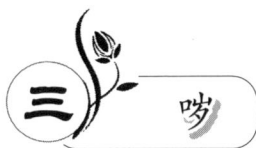

三　哕

（一）治则

【原文】 哕而腹满，视其前后，知何部不利，利之即愈。（7）

【解析】 本条论述实邪所致"哕而腹满"的辨证和治法。

"哕而腹满"为有形浊邪上逆为患，应当先观察前后二便之利与不利，再决定治法。如腹满而大便不通，属于实热者，腹满为本，呃逆为标，应当通利大便，以治其腹满之本，大便通，腹满除，则标病呃逆即可缓解。如小便不利或不通，属于水邪者，则小便不通利为本，而呃逆为标，当先通利其小便以治本，小便利，水邪去，则标病呃逆亦可缓解。本条见于《伤寒论·厥阴病》篇第381条。

【拓展】

1. 本条的治疗　宋·朱肱在《南阳活人书》中说："前部不利者，猪苓汤，后部不利者，调胃承气汤"。热性病阳明热结，腹满便秘，舌苔黄燥，用承气汤下之；杂病积滞内结，腹满，用厚朴七物汤、厚朴三物汤下之；泌尿系感染或热性病，见小便不利，用导赤散、八正散清利小便。

临床辨治呃逆时，首先要确定是器质性还是功能性的，器质性呃逆主要侧重原发病的治疗。对于顽固性呃逆，可配合用针灸疗法，穴位可选膈俞、鸠尾、巨阙、期门、章门、合谷、太渊、太溪、太冲等，按摩和膈肌反搏疗法也可获得一定疗效。对于一过性的连续打嗝，人们基本可以不予理会，并无大碍，也可以通过物理方式，如弯腰抬头引颈，连续饮下一大杯温水，以有效排出气体，停止打嗝。

2. 医案举例　《名老中医之路·三辑》记载，梁某，男，28岁，诊断为流行性乙型脑炎，病已六日，曾连用清热、解毒、养阴之剂，而病势有增无减，体温高达40.3℃，脉象沉数有力，腹满微硬，哕声连续，目赤不闭，无汗，神昏谵语，烦躁不宁，四肢妄动，有欲狂之势，手足微厥，昨日已见下利纯青黑水，此属热邪羁于阳明，热结旁流之证，但未至大实满，且苔秽腻，色不老黄，未可与大承气汤，蒲辅周乃以小承气汤微和之。服后，哕止便通，汗出厥回，神清热退，改用生津益胃、续清余邪之剂。余无言也曾用调胃承气汤加味治气郁食滞哕证，可参《中医临床家余无言》一书。

（二）证治

1. 胃寒气逆

【原文】 干呕，哕，若手足厥者，橘皮汤主之。（22）

橘皮汤方：

橘皮四两　生姜半斤

上二味,以水七升,煮取三升,温服一升,下咽即愈。

【解析】　本条论述寒气阻滞胃脘与膈间的呕哕证治。

"干呕"与"哕",是不同的两个症状或病名,都是有声无物。但"干呕"为气上逆而呕,出气有声;而"哕"是吸气不能下达,气触膈间(或喉间)而作响。胃气上逆则"干呕",寒滞膈间、膈气横逆则"哕"(仲景家乡河南南阳地区有称"哕"为"干呕"者,另当别论)。至于"手足厥"者,程云来曰"干呕、哕,则气逆于胸膈间而不行于四末,故手足为之厥",即肺胃被寒气阻闭,抑遏清阳,不得四布以达于四肢。所以本病为寒气阻滞胃脘与膈间的呕哕证。用橘皮汤以散寒理气、宣阳和胃。橘皮调壅滞之逆气而通胃络;生姜降逆止呕,宣发阳气而散寒,促使上(中)焦"阳气宣通"、气机调达、胃气得降,则呕哕、手足厥得解。本方再加广藿香、广木香行气降逆,可增加疗效。

【拓展】

(1)橘皮汤临床运用要点:本方适用于胃寒气逆所致的呃逆、呕吐。若呕哕胸满,虚烦不安,加人参、甘草;里寒甚,四肢厥冷明显者,加吴茱萸、肉桂以温阳散寒而降逆;夹有痰滞,脘闷嗳腐,泛吐痰涎,加厚朴、半夏、枳实、麦芽等以行气祛痰导滞;兼气机阻滞,胃脘闷胀,呃逆频作,加木香、旋覆花、代赭石以增强其理气降逆、和胃止呃之力;呃逆久发不愈,夹瘀血者,酌加桃仁、红花、当归、川芎、丹参。

(2)关于哕的病位:《灵枢·口问》云:"帝曰:人之哕者,何气使然? 岐伯曰:谷入于胃,胃气上注于肺,今有故寒气,与新谷气俱入于胃,故为哕。"指出哕之病因是寒气,病位在肺胃。但《素问·至真要大论》则云:"阳明之复,……呕苦咳哕烦心,病在膈中。"高士宗注云:"阳明气逆,则呕苦,肺胃不和则咳,胸有固寒,胃络不通于心则心烦,而病在膈中。"明确地指出了哕之病位是在膈中。后世在哕的病因病位方面,也有论述,如《三因方》云:"凡吐利后多作哕,大率胃实即噫,胃虚则哕,此由胃中虚,膈上热故哕……亦有哕而心下坚痞眩悸者,以膈间有痰水所为。"而陈氏指出此病有"膈上热"和"膈间痰水"的两大病因,肯定其病位在膈,这是在《内经》理论基础上的进一步发展。

(3)"手足厥"当分虚实寒热:《伤寒论·厥阴病》篇第 337 条:"凡厥者,阴阳气不相顺接,便为厥,厥者,手足逆冷是也"。厥有寒厥、热厥、气厥和蛔厥之分,橘皮汤证是因为阳气被遏而厥,属于"气厥"的轻证、实证。与阴盛阳衰,阳气失其温煦,手足或四肢厥冷、必见畏寒属虚的寒厥不同,虚寒性寒厥应以四逆类方温阳散寒、回厥救逆。

2.气虚夹热

【原文】　哕逆者,橘皮竹茹汤主之。(23)

橘皮竹茹汤方:

橘皮二升　竹茹二升　大枣三十枚　生姜半斤　甘草五两　人参一两

上六味,以水一斗,煮取三升,温服一升,日三服。

【解析】　本条论述气虚兼寒热二气相搏于膈(胃)的哕逆证治。

条文中"哕逆"二字,既指出了呃逆的证候,又含有致哕的机制,乃因客气动膈,膈气横逆所形成。以药测证,当为胃气虚,虚热动膈,所形成的膈热胃虚的呃逆证。所以陈灵石在《金匮方歌括》中云:"金匮以呃为哕,凡呃逆证皆是寒热错乱,二气相搏使然",指的便是本条,所用橘皮竹茹汤是清热补虚、降逆和胃之剂。方中橘皮行滞气且理横逆之气,竹茹甘寒清膈胃虚热,二者重用(各二升)以为君;生姜散寒理气,降逆和胃,三药相配,一寒一热,可调和寒热二气相搏于膈胃,再以参、草、枣之甘益气补虚、奠定中气,则寒热之病邪得解,气机调达,而哕逆自愈,是属寒热并用、祛邪扶正的配伍方法,但以降逆止呕、益气和胃为主。

【拓展】

(1)橘皮竹茹汤与橘皮汤的比较(表18-4)

表18-4　橘皮竹茹汤与橘皮汤的比较

方名\比较	橘皮竹茹汤	橘皮汤
相同点	均治哕、呕证,故均用橘皮、生姜降逆止呕(为呕家圣药)	
主症	哕逆,虚烦	干呕哕,手足厥
病机	寒热二气搏结膈、胃,胃气虚	寒气动于膈胃,阳气不布
治则	清热补虚,降逆和胃	散寒理气,宣阳和胃
药物	橘皮二升、竹茹二升、人参一两、甘草三两、生姜半斤、大枣三十枚,温服一升,一日三次	橘皮四两、生姜半斤,温服一升,下咽即愈

以上二方,可据寒热之偏盛,酌量加入半夏降逆开结,有特效。

(2)本方被广泛的应用于呃逆的治疗。其致呃逆原因涉及到混合型食管裂孔疝、碱性反流性胃炎、膈肌痉挛、幽门不全梗阻、神经性呕吐、腹部手术后呃逆不止、妊娠呕吐、急性坏死性肝炎等。

(3)临证加减:①胃热较重,舌苔黄,口苦的呃逆,去人参,加黄芩10g;②胃中有热,苔黄,口苦,舌苔腻,去人参,加黄芩10g,半夏10g,薏苡仁30g;③后世医家严用和用本方加茯苓、半夏、麦冬、枇杷叶,命名为济生橘皮竹茹汤,增强了补虚清热,降逆和胃之功,用于治疗气阴两虚,胃气上逆的呕吐、呃逆。

403

四　下　利

（一）脉症、病机与预后

1.湿热证

【原文】　下利,脉沉弦者,下重;脉大者,为未止;脉微弱数者,为欲自止,虽发热,不死。(25)

【解析】　本条论述从脉象推测痢疾的症状和预后。

患痢疾的病人,如果脉沉弦并见,沉主邪毒郁结在里,正气内陷,阳气不升。下重,即里急后重,欲便不能,数便而不止,并有腹中剧痛。此毒邪闭结在里不解,正盛邪实,病势急重,所以说"下痢,脉沉弦者下重"。痢疾病人脉大是大而有力。大则病进,主邪气亢盛,正气未安,痢疾未愈,故"脉大者为未止"。微弱之脉本主虚,数脉本主热,但是,微弱之脉见于痢疾病人"脉沉弦"或"脉大"之后,这是说明邪衰正气亦衰,其病将愈,况且是微弱脉中见数。数乃阳脉,此乃阴中生阳,是邪气渐衰,阳气渐复之征,所以说"脉微弱数者,为欲自止"。如果痢疾病下痢不止,或者是下利虽止而发热不止者,是阳亡于外,阴亡于内,邪气亦未去之危重证。故《内经》说:"肠澼身热则死"。今脉微弱数,是体虚邪退,虽有发热,其病将愈,故说"虽发热不死"。

【拓展】　本条从脉象推测痢疾的轻重和预后。在临床上,脉大身热主病进,为正盛邪实,治以清热解毒,凉血止痢为要。脉弱身不发热主病退,为邪去正亦虚,治当健脾补虚为法。但是,如果痢疾之后,邪毒盛实,或痢疾后伤津耗液,又应当遵照魏念庭所说,助阳气与救阴津并举。

【原文】　下利,寸脉反浮数,尺中自涩者,必清脓血。(32)

【解析】　本条论述热利下脓血的病机。

赵本"清",尤在泾作"圊",厕所,当动词用。后同。下利之病,多属于里证,但也有阴阳寒热虚实不同。如果下利属于阴寒证,其脉象应当沉而迟,若属于虚寒证,其脉象又当沉而弱。今病人下利,反而表现为浮而数,说明此下利属于阳热亢盛之证。寸脉候阳以主气,故寸脉浮数为阳热亢盛。尺脉候阴以主血,故尺脉涩是为阴血不足,并主血脉滞涩。阳热亢盛,阴血不足,邪毒内瘀,热灼营腐,则下利脓血,所以说"下利脉反浮数,尺中自涩者,必清脓血。"

2.虚寒证

(1)虚寒欲绝证

【原文】　夫六腑气绝于外者,手足寒,上气,脚缩;五脏气绝于内者,利不

禁,下甚者,手足不仁。(24)

【解析】 本条承上以启下,从脏腑功能虚衰的角度论述导致上逆、下利的病机和预后。或者说,本条总论呕吐哕下利病的病机和预后。

"六腑气绝于外"之"绝"者,应该当作虚衰来理解,六腑之气虚弱,表现于外,有"手足寒,上气,脚缩"等症状,因为六腑为阳,主泻而不藏,阳气者卫外而为固,六腑以胃为本,胃阳衰微,则诸腑气不足以温煦四肢而卫外,则"手足寒";"阳气者,柔则养筋",阳气虚则筋脉失于温养,寒性主收引,阳气不能下达故"脚缩"且踡卧。"上气"指气上逆,若胃气上逆则为呕为吐,中气虚而寒气动膈,膈气横逆则为呃逆;上焦不能受气于中焦(胃气),宗气虚衰,则上气喘促。

"五脏气绝于内"者,五脏为阴,主藏而不泻,阴者营内而为守。五脏以肾为本,若肾阳衰则五脏之气不能充营于内,且不能化气行水。如肾阴衰愈,则肾不能为胃之关,胃关不能阖,泻而不藏。正气虚不能固摄,则下利不能自禁,故"利不禁"。若下利甚者,则肾之阴精阳气皆被耗伤,于是阴精不荣,阳气不至,四肢肌肉筋脉失于滋养濡润,故"手足不仁",即手足麻痹而不能伸缩。

【拓展】

1)本条总结性地指出以上呕吐哕的病变,是六腑之气衰所致,病变部位有在胃和在膈的不同。同时,又带有转折性地说明,以下所论下利的病变,是五脏之气衰所导致,病位重点在肾和脾,所以将脏腑病机联系起来加以阐述。

2)本条所论"六腑气绝于外"和"五脏气绝于内",虽然没有明确指出源于哪种疾病,但是因为在本篇论及,所以可以知道,其病发于呕吐哕下利,属于脾胃病变。脾与胃,一脏一腑,相为表里,脾主升,胃主降,共同完成对饮食物的消化与吸收。如果脾气不升,就会发生下利,而胃气不降,就会发生呕吐或呃逆。因此,可以说"脾(胃)肾虚衰,升降失序",是呕吐哕下利发病总的病机。基于上述道理,所以程云来等注家认为:"五脏气绝于内者"是指脾气衰竭。下利不禁者,下焦不阖也,脾衰则四肢俱衰,经曰"脾气孤弱,五液注下,下焦不阖,清便下重"也就是"利不禁"的意思。

【原文】 下利,手足厥冷无脉者,灸之不温。若脉不还,反微喘者死。少阴负趺阳者,为顺也。(26)

【解析】 本条论述下利死候与顺证的鉴别。

脾主四肢,心主血脉。患痢疾的病人,因为脾阳受损,不能温煦四肢,心阳也衰,脉气不充,所以下痢,四肢厥冷而无脉。无脉者,是脉伏弱而不起,此时脾肾皆虚,用灸法不能温中回阳,四肢仍不见温,如果脉不复还,更加出现微喘的,是阴气竭于下,阳气脱于上,胃气将绝,阴阳离决的危候,脉无胃气则死。如果病人下痢严重,正气也虚,但在没有出现气喘的时候,切到少阴脉小于趺阳脉,这是肾阳滋生于脾胃,胃气尚存,脉得胃气则生,脾胃阳气来复,病有生机,可以治愈,所

405

以说"少阴负趺阳者,为顺也"。

【拓展】 第25条指出下利脉微弱数者是利欲自行停止,本条指出少阴负趺阳为顺,二者都说明,如果先天肾的元阳未绝,后天脾胃尚有生机,疾病可愈。但第25条说脉大与发热,本条说下利厥冷无脉,这是提示痢疾也有寒热阴阳虚实证的不同,对治疗痢疾病有原则性的指导意义。

【原文】 下利后脉绝,手足厥冷,晬时脉还,手足温者生,脉不还者死。(35)

【解析】 本条从下利的脉证判断预后。

病人暴注下利,或者是久利之后,出现脉绝,四肢厥冷,都是阴津耗损,阳气虚脱,导致阴竭阳脱之证,说明病情危重。病人若在一昼夜之内脉搏恢复,四肢转温,说明阳气来复,尚有生机,其病可治,所以主生。如果一昼夜脉搏不出,四肢厥冷,则说明阴竭阳脱,阴阳离绝,生机息灭,所以主死。

【拓展】 本条从脉搏的"绝"与"还"判断下利病的吉凶。就一般情况而言,病情急,病程短,突然暴注下利者,容易伤阳,脉也容易出现虚竭不出,但是如果急用回阳救逆的方剂,如参附汤,或四逆汤、白通汤之类,则可以使脉还肢温而愈。如果病属久利不止,病程长,阴阳之气逐渐虚衰,而出现脉绝肢冷,则其病难治,多主危重死证。

(2)虚寒向愈证

【原文】 下利有微热而渴,脉弱者,今自愈。(27)

【解析】 本条论述虚寒下痢病将愈的脉证。

泄泻病人,如果脉实、身大热,说明正盛邪实,病势未衰。如果泄泻以后,只有轻度的发热,并且有口渴思饮,虽然脉象微弱,但平静不躁,则微热而渴是胃阳将复,脉弱为邪气衰而正气安,所以其病将自愈。

【原文】 下利脉数,有微热,汗出,今自愈;设脉紧,为未解。(28)

【解析】 本条论述下利病自愈与未解的脉证。

如果是湿热下利病,那么脉数是邪热未解,其病不愈。但本条论述的是脾肾两虚的下利。病人在虚寒下利之后出现脉数,则数脉为阳,提示阳气来复,并不是邪气未尽,而且身有微热汗出,这是邪去正安,表和里解,阳气宣通的表现,所以说"自愈"。假如病人下利之后脉紧,说明表邪未解,阳气未通,寒邪仍然强盛,所以说"设脉紧,为未解"。

【拓展】 本条所论"脉数",应当是脉弱而数,并不是数实的脉象。和本篇25条所说的下利后,"脉微弱数者,为欲自止"的意义相同。如果脉数实,则为邪热盛而下利未止。从本条文义看,"下利脉数",应是下利,一时伤阳,邪衰则阳复,脉由不数至微数,进而出现微热汗出,是表里和而病自愈。

【原文】 下利脉数而渴者,今自愈;设不差,必清脓血,以有热故也。(29)

【解析】 本条论述虚寒下利自愈与便脓血的病机。

本条是在第 27、28 条的基础上,继续论述虚寒下利以后,阳气来复,其病自愈,或者阳复太过,病情加剧的脉证和病机。今下利之后,出现脉微数而口渴思饮,这是邪气随下利外出,阳气来复,是疾病向愈的表现,所以说"今自愈"。如果病人下利之后,疾病不愈,反而出现脉象数实,发热,甚则下利脓血。这是由于下利伤阴,阳复太过,邪热灼伤脉络,必清脓血,所以说"设不差,必清脓血,以有热故也"。

【原文】 下利脉反弦,发热身汗者,自愈。(30)

【解析】 本条再论虚寒下利向愈的脉证。

虚寒下利,邪气内陷,脉象应当沉而不应当弦,今脉弦,故说脉反弦。但是这弦脉并不是沉弦,也不是弦大而实,而是浮脉之中兼有弦象。同时有发热汗出,这个热是微热,汗也是微汗。这是下利之后,邪随利去,阳气来复,表和里解,营卫调和的表现。所以仲景说:"发热身汗者,自愈。"

(二)治法与禁忌

1.湿滞下利气治法

【原文】 下利气者,当利其小便。(31)

【解析】 本条论述湿滞下利气治法。

魏念庭说:"下利气者,下利失气也。"肠者,畅也,今湿热停于大肠,而气机被阻滞,不能分别清浊而传糟粕,清气不从小便而出,反出于大便,所以水谷之清气与浊气均下注肛门而见下利时矢气。治法"当利其小便",使清气仍从小便出,小便利则阳气行,气行则水谷分,而气利自止。

【拓展】

(1)后世医家受本条启发,提出了"治湿不利小便,非其治也",和治疗泄泻时的"急开支河"法(这个法则源自于喻嘉言)。

(2)下利气的治法举例:①水泻初起,水与气互滞肠间,治法除利水为主外,应当佐以调气,使气机通畅,气行水行而愈,如胃苓汤。②久利矢气,脾虚气陷,应当以补脾益气为主,佐以调气利水,如调中益气汤(即补中益气汤去当归、白术,加木香、苍术)。这就是《医宗金鉴》所说的:"于升补中兼利小便"法。

2.虚寒下利治禁

【原文】 下利清谷,不可攻其表,汗出必胀满。(33)

下利脉沉而迟,其人面少赤,身有微热,下利清谷者,必郁冒,汗出而解。病人必微热,所以然者,其面戴阳,下虚故也。(34)

【解析】 第 33 条、34 条分别见于《伤寒论》364 条、366 条。我主要提醒大家:对于阳虚阴盛而下利清谷的病人,治疗的基本大法是温中助阳以胜阴,切忌任何苦寒泻火伤阳。如果病重,出现四肢不温,面部戴阳的假象时,应当先回阳救逆,用四逆汤之类温中回阳。如果误以为是邪盛发热,而误用发汗或苦寒清里的治法,可能导致表里两伤,加重病情。

(三)证治

1. 实热证

(1)大肠湿热

【原文】 热利下重者,白头翁汤主之。(43)

白头翁汤方:

白头翁二两 黄连 黄柏 秦皮各三两

上四味,以水七升,煮取二升,去滓,温服一升。不愈,更服。

【解析】 本条论述湿热下利的证治。本证还应当有发热,脉数,舌红苔黄,口苦口渴,腹痛腹胀等症。用白头翁汤清热燥湿,凉血解毒。

临床上本方可用于治疗原虫性痢疾、急性菌痢、阿米巴痢疾、急性肠炎、慢性结肠炎、肠伤寒、阿米巴肝脓肿、肝硬化、肾盂肾炎、黄水疮、盆腔炎、泌尿系感染等。临床运用时,白头翁当重用。还需注意本方有寒伤中气之弊,因此当中病即止。运用时常加入行气之木香、枳实,凉血之赤芍、牡丹皮,因为行气则后重自除,凉血则脓血自止;若尿频、尿急、尿痛者,加车前草、金钱草、滑石、川木通利尿通淋;兼恶寒发热,表邪未解,里热炽盛者,加葛根、金银花,以增强解肌清热作用;腹痛,里急后重甚者,加木香、枳壳、槟榔,以行气导滞;腹痛拒按,苔厚腻,加枳实、山楂、六神曲,以消食导滞。

【原文】 下利,肺痛,紫参汤主之。(46)

紫参汤方:

紫参半斤 甘草三两

上二味,以水五升,先煮紫参,取二升,内甘草,煮取一升半,分温三服。疑非仲景方。

【解析】 本条论下利腹痛的治法。

《本经》说"紫参味苦辛寒,主心腹积聚,寒热邪气,通九窍,利大小便";生甘草也有清热解毒,和中安胃的功效。方中味苦的紫参用半斤之多,是主药,配甘草三两清热和中安胃,是辅药。由此可知,本证应当是胃肠积热的下利腹痛。下利则清浊不分,应当有小便不利,而紫参既主积聚寒热邪气,又能利大小便,所以用紫参汤主治。

【拓展】

1)对于肺痛,历代医家的认识不同。徐忠可、赵以德认为肺与大肠相表里,因大肠病而引起肺气不利,所以发生肺痛。曹颖甫认为肺居胸中,肺痛即胸痛。陈修园认为这里文义不明,不敢勉强解释,应当存疑。程云来怀疑肺痛是腹痛。

就疾病的一般情况而言,下利而腹痛是常见的,所以肺痛可能是腹痛的错笔,程云来的说法比较合理。

2)据《中药大辞典》"拳参"条说:"《唐本草》所载紫参及《本草图经》的'晋州紫参',为蓼属拳参组植物。所以,本品亦即《本草》紫参中的一种"。拳参的性味苦凉,有清热镇惊、理湿消肿的功效,可治热病惊搐、破伤风、赤痢、痈肿、瘰疬。用紫参的名字入药的品种较多,但综合年代及药用功能、药材性状等分析,本条紫参汤中的紫参应该是《中药大辞典》记载的拳参。

(2)肠腑实热

【原文】 下利,三部脉皆平,按之心下坚者,急下之,宜大承气汤。(37)

下利,脉迟而滑者,实也,利去欲止,急下之,宜大承气汤。(38)

下利,脉反滑者,当有所去,下乃愈,宜大承气汤。(39)

下利已差,至其年月日时复发者,以病不尽故也,当下之,宜大承气汤。(40)

大承气汤方:见痉病中。

【解析】

1)上述四条(即37、38、39、40条)体现了"通因通用"的治疗原则。其中37条从证不从脉,38、39条从脉不从证,但都属于食积与实热内蕴胃肠的滞利证候。40条为痢疾至期复发,但必须要正气没有大虚,而素体阳旺,或其病初起,实热内结较盛,属于证实体实脉实者,方可用大承气攻下实邪。

2)接下来我们介绍一则通因通用的临床案例,以便大家加深理解。李中梓以泻止泻案:明朝年间,有一个人得了伤寒,几天后,便开始拉肚子,各种止泻药都吃遍了,仍然泻下不止,心中躁乱,两眼上翻。病家不得已,特地辗转请来了当时的名医李中梓。李中梓诊视之后,默思良久,开了一个处方,只有三味药:大黄、厚朴、枳实。旁边有人看到后,不禁大惊失色道:"李先生,你没有弄颠倒吧——这病人得的可是拉肚子病,而不是便秘,您怎么不但用了泻下的大黄,还加大剂量呢?"李中梓微微一笑,说道:"病人三部脉沉而数,且腹部胀痛,说明内有积滞,只能通因通用,让病人把秽污之物泻去;如一味止泻,积滞不去,病人反觉腹重,甚至会酿成大患!"病家听李中梓说得头头是道,只好让病人煎服,但却提心吊胆的。两剂药下去,又继续泻了两次后,病人果然不再泻了,其他症状也明显减轻,逐渐痊愈。

【原文】 下利谵语者,有燥屎也,小承气汤主之。(41)

小承气汤方:

大黄四两 厚朴二两(炙) 枳实大者三枚(炙)

上三味,以水四升,煮取一升二合,去滓,分温二服,得利则止。

【解析】 本条论述下利(热结旁流)谵语的证治。

谵语和郑声应加区别。《伤寒论》第215条云:"夫实则谵语,虚则郑声。郑

409

声者,重语也。"二者都是意识不清而妄言乱语,但谵语声高音清,郑声低音不清,且言语反复。谵语多因阳明热盛,扰乱心神或温邪蒙蔽心包,适宜清心开窍法治疗;郑声多因精气夺而心神无主,表里舌脉无热象,多因发汗过度所致,可用填精开窍法,如小营煎(四物汤去芎,加枸杞、山药、甘草)。

2.虚寒证

【原文】 下利便脓血者,桃花汤主之。(42)

桃花汤方:

赤石脂一斤(一半剉、一半筛末) 干姜一两 粳米一升

上三味,以水七升,煮米令熟,去滓,温服七合,内赤石脂末方寸匕,日三服;若一服愈,余勿服。

【解析】 本条论述虚寒下利脓血的证治。也见于《伤寒论》厥阴病篇306、307条。我补充两点:

(1)本方赤石脂的用法比较特殊,一半煎煮,一半研末,而且方后强调"内赤石脂末"冲服,是为了增强涩肠固脱的功效。

(2)本方常用于慢性阿米巴痢疾、慢性菌痢及某些急性菌痢、肠伤寒伴肠出血、子宫功能性出血、肠功能紊乱、虚寒泄泻、小儿疳泻等病与本方证病机相符者。这里我提供一些临床加减法,供大家借鉴:①脾肾俱虚,阴寒内盛者,加附子、肉桂以温脾暖肾;②腹痛甚者,加白芍、甘草以缓急止痛;③久泻滑脱者,加党参、煨肉豆蔻以益气固脱;④吐血,为中阳虚衰,血失统摄之吐血证,加重干姜用量(10~15g为宜),呕甚者加半夏,正气虚加人参。

【原文】 气利,诃梨勒散主之。(47)

诃梨勒散方:

诃梨勒十枚(煨)

上一味,为散,粥饮和,顿服。疑非仲景方。

【解析】 本条论述虚寒性肠滑气利的治法。

什么是气利?李彣曰:"气利者,下利气虚下陷而滑脱也",即矢气时,大便随之外出。矢气时下利与本篇31条下利气者(即下利时矢气)各有侧重,应有分别。若矢气下利不臭,不黏稠,是虚寒性的气陷滑脱。应当治以敛肺涩肠、止利固脱。方用诃梨勒散。顿服的目的在于"补下治下制以急"(尤在泾语)。

《浙江中医杂志》1980年第8期中《金匮》诃梨勒散治疗气痢"一文中举了一则用诃梨勒散医案,颇能说明若准确使用收涩法,不仅不会敛邪,还能起到很好疗效,提出来供大家参考:有人患痢疾小腹疼痛,里急后重,频频登厕,排出少量粉冻样肠垢,纯白无血,有时虚坐努责,苔白滑,脉沉紧,无表证及里实热证。属久痢无邪者,服诃梨勒散后约隔一时许,当肛门窘迫难忍时,用力努挣,大便迅即直射外出,肛门如去重负,顿觉舒适。此后则宜服调理脾胃方。

【拓展】

（1）本方是固涩剂,不仅可以治疗肠滑气利,也可用于虚脱不禁的久咳、久泻、久痢等证。方中仅一味药,即诃子,它对痢疾杆菌有较强的抑制作用,且含饱和鞣酸,能使食管平滑肌紧张,腹压上升,增强排便力。诃子生用破结下气,煨用固涩,所以这里用煨诃子 10 枚,大约 50g,量大,顿服则涩极反通,属塞因塞用法,如果是实邪不解的咳嗽下利,则不宜用煨诃子。

（2）为什么方后说"疑非仲景方"?因为诃子始见于唐《新修本草》,书中写道"味苦温无毒,主冷气,心腹痛,下宿物"。说明在公元 659 年(唐显庆四年)的时候,还不知道诃子能治痢。此药是从波斯、印度传来的,所以此方应该是宋·林亿在编《金匮要略方论》时增补上去的。

（3）本条与31条的比较:①主症方面,本条大便随矢气而排出,便出物不稠黏秽浊,少见腹痛,里急后重;31条多指水泻时矢气,下利黄水秽臭,必兼腹痛,或里急后重,腹胀,胀随矢减。②就病机而言,本条为气虚肠滑不固;31条为湿郁而气滞。③设立的治则,本条以温涩固脱为要;31条则以利小便渗湿,佐以利气为主。

（4）关于下利的辨证要诀,《吴医汇讲》曰:"下清谷者为虚寒,下清水者为实热,惟有脓血,稀溏和汁沫,此三件中细详别。假如作呕不食兮,腹痛喜按,心恍惚而烦兮,或动悸与头眩,燥而不欲饮兮,头眩耳鸣而口淡,后重逼迫兮,既解而仍不减;脉弦数而虚大兮,皆虚寒之外现。苟脉症之反是兮,即实热之证验。"可供临床参考。

（5）下利证小结(表18-5)

表 18-5　下利的分型

原文及主症	病机	治法	方药	煎服法
45:下利清谷,里寒外热,汗出而厥者,通脉四逆汤主之	寒厥下利阴盛格阳	温中通脉回阳救逆	通脉四逆汤:生附子20g、干姜45g(强人用 60g)、炙甘草30g	上三味,以水 600ml,煮取240ml,去滓,分两次温服
42:下利便脓血者,桃花汤主之,血色紫暗,腹痛喜温	中阳大伤脾失统摄滑脱失禁	温中涩肠益脾固脱	桃花汤:赤石脂250g(一半粗末,一半细末)、干姜15g、粳米160g	上三味,以水 1400ml煮令米熟,去滓,温服140ml,并取赤石脂细末125g,日三服
43:热利下重者,白头翁汤主之。里急后重,便利脓血,舌质红,苔黄,发热,脉数	湿热俱重蕴结肠道腐灼脉络	清热燥湿解毒凉血	白头翁汤:白头翁30g,黄连、黄柏、秦皮各45g	上四味,以水 1400ml,煮取 400ml,去滓,温服200ml;不愈,更服

411

原文及主症	病机	治法	方药	煎服法
41：下利谵语者，有燥屎也，小承气汤主之	正盛邪实热结阳明	通因通用攻下里实	小承气汤：大黄60g、厚朴（炙）30g、枳实（炙）45g	上三味，以水800ml，煮取240ml，去滓，分温二服，得利则止
47：气利，诃梨勒散主之。（大便随矢气排出，无腹胀）	中气虚陷滑脱失禁	涩肠固脱益胃建中	诃梨勒散：诃梨勒40g（煨）、米粥适量（100g大米或小米为宜）	上一味，为散，粥饮和，顿服

3. 利后虚烦证

【原文】　下利后更烦，按之心下濡者，为虚烦也，栀子豉汤主之。（44）

栀子豉汤方：

栀子十四枚　香豉四合（绢裹）

上二味，以水四升，先煮栀子，得二升半，内豉，煮取一升半，去滓，分二服，温进一服，得吐则止。

【解析】　本条论述下利后虚烦的证治。也见于《伤寒论》第374条。

第十九章
疮痈肠痈浸淫病脉证并治第十八

讲解之前我首先提一个问题:"仲景能开刀吗"? 答案是"能"。《抱朴子内篇全译·至理卷五》:"仲景穿胸以纳赤饼(剖开病人胸膛并放入红色药饼)。"说明早在东汉时期,仲景对外科病证就有较全面的认识和治疗经验,亦能开刀。而本篇论述的内容就反映了仲景对外科病的认识,且体现了外病不仅可以外治,也可以内治的思想,所以合为一篇讨论。其中"疮"指金疮,即刀斧所伤;"痈"指痈肿,为体表痈疡之一;"肠痈"即内痈的一种;"浸淫疮"是一种皮肤病。

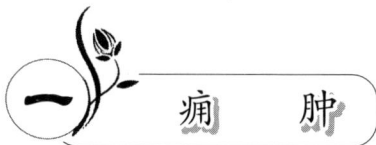

一 痈 肿

(一)痈肿初起脉证

【原文】　诸浮数脉,应当发热,而反洒淅恶寒,若有痛处,当发其痈。(1)

【解析】　本条论述痈肿初起的脉症,需要掌握以下两点:其一是"若有痛处"是外痈辨证的关键,为邪热内郁,正邪交争之象。其二是"当发其痈"的"发"字的不同解释:一可作治法解者,如徐忠可认为:"自当发散结气,则壅自开,故以一发字尽之",是将"发"字作为发散解;也有作疏通营卫、托毒外出等治法解的,是为原意之引申。二将之作为"发生"解者,如魏念庭"此本是营卫风寒之病,但辨证而专有痛处,则痛处必发痈,不待言矣。",是作"发生痈肿"解释,因为本条精神着重在于诊断而不在治疗。故"当发其痈"作"蓄积有脓"也是可以的。

(二)痈肿辨脓法

【原文】　师曰:诸痈肿,欲知有脓无脓,以手掩肿上,热者为有脓,不热者为无脓。(2)

【解析】　这个条文相对简单,主要介绍以触诊辨别痈肿之有脓无脓。一般而言凡诊断痈肿,想知道有脓或无脓,可用手掩于痈肿上,若有热感,即为有脓的征象;反之即为无脓。

【拓展】

1.后世医家在本条基础上,丰富了辨脓的方法,在一定程度上补充了本条的不足,如《外科正宗·痈疽门》提出:"轻按热甚便痛者,有脓且浅且稠,重按微热方痛者,有脓且深且稀。按之陷而不起者,脓未成;按之软而复起者,脓已成。按之都硬不痛者无脓,非是脓即瘀血也;按之都软不痛者有脓,非是脓即湿水也",使辨脓法更为全面。

2.后世还补充了对外痈的治法。初起肿痛不甚红者,用解表散毒法;肿痛红而硬者(将成脓),以清热解毒,活血化瘀法;按之热而痛甚者(脓初成未溃),当以清热解毒排脓法;按之软而复起者(脓已成),则投排脓解毒法;脓成已溃者,以生肌扶正法为主。在具体用方方面,若属阳证,可选择仙方活命饮化裁;属阴证的,则以阳和汤加减。

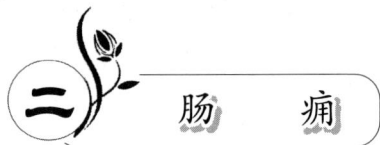

二 肠 痈

(一)脓成证治

【原文】 肠痈之为病,其身甲错,腹皮急,按之濡如肿状,腹无积聚,身无热,脉数,此为肠内有痈脓,薏苡附子败酱散主之。(3)

薏苡附子败酱散方:

薏苡仁十分 附子二分 败酱五分

上三味,杵为末,取方寸匕,以水二升,煎减半,顿服。小便当下。

【解析】 本条主要论述肠痈脓已成的辨证和治法。"肠痈之为病,其身甲错者",在于肠痈既成,则局部气血瘀阻,不能外营肌肤,形成局部皮肤粗糙而不润泽,临床多见于腹部皮肤甲错。此时有形的痈脓内结于肠,气血郁滞于里,故见"腹皮急",但"按之濡"如肿之形状,一般多见于"阑尾脓肿";而腹无积聚者,与肠痈有别,因痈肿既已化脓,故腹部无积聚包块,脓成而未溃,痈脓在里,病变局限,热毒已化脓,故全"身无热",但须注意局部可有热感;营血既有郁热,正欲抗邪于外,故见"脉数",由于阳气不足,正不胜邪,脉虽数而无力,与17篇第3条"数为客热(即假热)"之义类同。

上述脉证都是肠内有痈脓所致。由此可以归纳出肠痈脓成的病机为阳气不足,痈脓未溃,余毒未净,体虚邪恋。根据病机,确立治法自然当以排脓消痈(或解毒),通阳散结为主,方用薏苡附子败酱散。方中重用苡仁排脓开痈而利肠胃,败酱(一名苦菜,主治暴热火疮)清积热而排脓活血破瘀;少量附子借其辛热慓悍,振奋阳气而行郁滞之气,三药伍用,排脓解毒,通阳散结,使污脓瘀血俱从大便排出。

服后"小便当下"者,是下焦气化通行,则污脓瘀血易从大便排出,为痈脓之结开滞行,邪有出路,疾病向愈之兆。

【拓展】 薏苡附子败酱散多用于慢性阑尾炎的吸收期肿块形成阶段。大黄牡丹汤条文中"脉洪数者,脓已成,不可下也"即指急性炎症趋于化脓坏疽或合并阑尾穿孔,局限性腹膜炎或弥漫性腹膜炎阶段,而薏苡附子败酱散可促使脓液的吸收与排泄,故常用于阑尾脓肿,特别是化脓性阑尾炎脓肿型伤阳者,阑尾脓肿局限型(腹部切诊脓肿边界清楚),疗效较好。

1989 年 9 月,我在四川中江县血防站坐诊,曾治疗过一 50 余岁的农村妇女,自述右下腹疼痛已 12 天,至今胀痛不止,右腿酸软乏力,二便尚可,舌苔白厚,中带黄腻,舌质红,切脉弦数。看前医曾用乌梅汤,无效。当即查血,白细胞26000,按其麦氏压痛区域濡软,我根据《金匮》所载:"肠痈之为病……腹皮急,按之濡,如肿状……脉数,此为肠内有痈脓,薏苡附子败酱散主之",亦诊断为阑尾脓肿,故投薏苡附子败酱散加味,排脓消痈解毒,活血行瘀止痛,并振奋阳气。当时处方:薏苡 30g,制附子 12g(先煎 1 小时),败酱草 30g,丹皮 12g,赤白芍各15g,红藤 30g,枳实 12g,苇茎 30g,患者服用 1 剂后,二诊时复查白细胞降至15000,三诊时降为 6400,基本痊愈,仍投原方巩固之。此案说明白细胞升高,提示有严重炎症时,在辨证处方中也可活用附片。

在临床上,脓肿较大而濡软,苔厚腻,脉濡缓等湿邪蕴阻者,重用冬瓜仁30～60g,红藤 20g,红藤、冬瓜仁可解毒排脓。病程经久,年老体弱,气血衰若见"其身甲错",加全当归 20g,生黄芪 30～60g,去瘀生新,益气生肌,托疮排脓,有助于提高疗效。若痈肿属瘀热所致,则可于本方内加入桃仁、红花活血化瘀。

(二)脓未成证治

【原文】 肠痈者,少腹肿痞,按之即痛如淋,小便自调,时时发热,自汗出,复恶寒。其脉迟紧者,脓未成,可下之,当有血。脉洪数者,脓已成,不可下也。大黄牡丹汤主之。(4)

大黄牡丹汤方:

大黄四两　牡丹一两　桃仁五十个　瓜子半升　芒硝三合

上五味,以水六升,煮取一升,去滓,内芒硝,再煎沸,顿服之,有脓当下,如无脓,当下血。

【解析】 本条论述肠痈急证(脓未成或初成)的辨证与治法。肠痈者,为热毒壅滞瘀结于阑门,营血内聚,故见"少腹肿痞",是肠痈初成之象。但"按之即痛如淋",少腹"拘急拒按",说明此乃瘀热阻滞经脉,营血不畅的实证。因其病变在肠,不在膀胱,故"小便自调",以示"与淋病有别",大家需注意这点是右下腹炎性病变与右侧泌尿系统病变(如尿路结石)的鉴别关键,如果是尿路结石,则不仅小腹拘急疼痛,而且小便不正常,正如13 篇第 7 条所云:"淋之为病,小便如粟状,小腹弦急,痛引脐中"。"时时发热自汗出"者,正邪相争,热蒸营血,迫

415

液外泄,热邪外张所致。但因热毒壅遏营血致卫气阻滞("营郁卫阻"),故虽自汗出而"复恶寒",因此这个地方的恶寒并非外感引起的。"其脉迟紧",指脉迟而紧急有力(脉不浮,非表证),为"热伏血瘀"之象。这里顺便提示一下,阳明病亦可见脉迟,如《伤寒论》208条大承气汤证,内有邪热也可见脉迟,因此临床不能只凭"脉迟"就诊断为寒证,要结合其他症状综合考虑,换句话说就是中医辨证,任何情况都要四诊合参。

以上诸证,是肠痈之脓未成熟,此时"可下之",用"荡热逐瘀"之法,攻下积血,使瘀热去,血行畅,则肠痈可愈。若"脉洪数"而不见"迟紧",提示病情已发展至肠痈的后期,血腐肉败,壅积热毒化而为脓,此时脓已成熟,不可下也,当慎用攻下。经临床观察,在阑尾脓肿初成阶段,过用攻下,有造成脓肿内溃腹腔,脓毒弥散,易成化脓性腹膜炎,脓毒血症的危险。因这种证型为脓肿周围组织包裹尚薄弱,腹部切诊,肿块边界不清,或腹皮绷急、焮热,阳明经热亢盛,此时须慎用攻下,轻用或不用大黄,选加白虎汤及清热解毒、化湿消肿之品,外用芙蓉叶,捣汁,调金黄散外敷等。

在这里,我要特别说明一下"大黄牡丹汤主之"一句,应放在"脓未成,可下之"之后,仲景将此句倒置条尾者,意在正反并举,强调鉴别诊断。若肠痈患者,体虚而脓已成,则当慎用攻下,故谓"脉洪数者,脓已成,不可下也",可改用前面第3条之薏苡附子败酱散。然临证之际,并非一切脓已成之肠痈皆不可下,故方后重申"顿服之,有脓当下,如无脓,当下血"。"如无脓,当下血"临床不一定见大便下血,应理解为下利物是脓或血。此正说明肠痈不论有脓或无脓,脉迟脉数,凡有实热征象,皆可运用清热行瘀法,使瘀热脓血随大便而去,肠痈可愈。

还需要注意的是,原文"有脓当下"(方后注)与"脓已成,不可下也"应结合临床,灵活看待。临床上有脓肿已经自溃入肠腔的证型,脓血随大便排出不畅,此时用大黄牡丹汤通下脓血,逐瘀生新,助其内引流,促使早日痊愈,如用该方治疗阑尾穿孔合并腹膜炎,出现阳明腑实证的情况,也能取得较好疗效。

总之,从以上分析可知肠痈脓未成的病机是热毒蓄结阑门,血瘀成痈酿脓。其治法为荡热解毒,消痈排脓,逐瘀攻下,方用大黄牡丹汤。方中大黄泻热以下瘀血,芒硝润结以攻积热,二者合用,以荡涤实热,宣通壅滞;丹皮、桃仁凉血逐瘀,甜瓜子(用瓜蒌仁或冬瓜仁均可)排脓散瘀,使积热瘀血从大便而去,则肠痈可愈。在这里我想把冬瓜子的疗效问题提出来重点讲一下。陈源生认为,冬瓜乃瓜果菜食之物,其子何能治肺痈与肠痈?常见冬瓜子抛入猪粪坑中而不腐烂,次年凡施用猪粪之处可自然生长冬瓜,于秽浊中生长的冬瓜,其味甘淡,甚为爽口。我注意观察了这一现象,从而省悟此物极善浊中生清,其子抗生力强,更属清轻之品。根据冬瓜子升清降浊,轻可去实的特点,用治咳喘脓痰、肺痈、肠痈,妇女带下以及湿热病过程中出现的浊湿阻滞上焦和中焦的症状都有显著疗效。

所以对《金匮要略》中所用的方药,应仔细推敲,千万不要武断的否定其疗效。

【拓展】

1. 大黄牡丹汤的适应证及其临床应用　运用大黄牡丹汤治疗未成脓属实热证型的急性肠痈,效果最好,相当于西医诊断的急性单纯性阑尾炎或慢性瘀滞型阑尾炎。适应证:右下腹疼痛拒按,肌紧胀,压痛,反跳痛,发热恶寒,苔黄或黄腻,舌质红或绛,脉弦数、滑数,或虽无发热但大便秘结(或稀而不爽),小便自调,体实者。原方行气力弱,可加枳实、厚朴之类。

临床应用范围:急性化脓性阑尾炎,阑尾周围脓肿(肠痈成脓期),急性阑尾穿孔合并腹膜炎(肠痈成脓已溃,出现的阳明腑实证),小儿单纯性或轻度化脓性阑尾炎,老年急性单纯性轻度化脓性以及腹腔之渗液不多的急性阑尾炎穿孔并发腹膜炎,妊娠期急性单纯性或轻度化脓性阑尾炎,以及急性胆囊炎,腹部手术后引起粘连性肠梗阻,盆腔残余脓肿,子宫附件炎,急性盆腔炎,前列腺良性肥大,输精管结扎术后局部感染,副睾丸炎,肛门周围炎,痔疾,胸胁跌仆受伤积瘀等疾病凡属气血瘀滞,湿热郁结之里热实证者,均有良效。

2. 大黄牡丹汤是治疗"肠痈"的基础方之一　"肠痈"是指以阑尾炎为主的肠部痈症,包括阑尾脓肿、腹部脓肿、腹膜炎、盆腔炎、盆腔脓肿等疾病的部分症状。中医学早在1800多年前对肠痈的辨证治疗经验,一直沿用至今。西方医学在1886年对阑尾炎才有详细认识。目前国内中西医结合治疗阑尾炎可用之方药,大都脱胎于大黄牡丹汤。天津市急腹症研究所对急性阑尾炎的治疗,采取分期论治,随证加减的原则,选用方剂实为大黄牡丹汤的加减,体现了清热解毒,活血化瘀,通里攻下的作用,它能直接影响急性阑尾炎感染,梗阻和血运障碍三个基本病理环节,非手术率达80%以上,开辟了我国治疗阑尾炎的新思路。

3. 大黄牡丹汤与薏苡附子败酱散的比较(表19－1)

表19－1　大黄牡丹汤与薏苡附子败酱散的比较

方名 比较	大黄牡丹汤	薏苡附子败酱散
辨证要点	阑门部肿痞,按之即痛如淋,右下腹疼痛拒按,反跳痛,发热恶寒或大便滞而不爽,舌红苔黄,脉滑数、弦数或迟紧,新病体实者	腹皮急,按之濡软如肿状,身无热,舌质淡红,苔白微腻,脉虚数或弱,沉细无力,体虚病程较长者
病机	热毒蓄结肠腑,血瘀成痈,未成脓或脓初成,属里热实证	肠痈化脓未溃,热毒残留,里虚而热不甚者
治则	荡热解毒,消肿排脓,逐瘀攻下	排脓解毒,通阳散结(吸收或排泄脓液)
临床应用	急性化脓性阑尾炎,阑尾周围脓肿(肠痈成脓期),急性阑尾炎并发腹膜炎	化脓性阑尾炎脓肿型伤阳夹湿者,慢性阑尾炎化脓未溃而体虚夹湿者

三　金　疮

（一）脉证

【原文】　问曰：寸口脉浮微而涩，法当亡血，若汗出，设不汗者云何？答曰：若身有疮，被刀斧所伤，亡血故也。（5）

【解析】　本条论述金疮出血的脉证。寸口脉表现脉微而涩，提示阴血亏虚，如本书《血痹虚劳病》中有云"脉浮者，里虚也"，《医宗金鉴》也称"脉微，气夺也；脉涩，血夺也"，故会出现亡血，或汗出的征象。假如没有汗出过多因素的话，又是何病因呢？如果身有创伤，则知被刀斧所伤而导致亡血。

（二）证治

1. 血脉瘀阻

【原文】　病金疮，王不留行散主之。（六）

王不留行散方：

王不留行十分（八月八日采）　蒴藋细叶十分（七月七日采）　桑东南根白皮十分（三月三日采）　甘草十八分　川椒三分（除目及闭口者，去汗）　黄芩二分　干姜二分　芍药二分　厚朴各二分

上九味，桑根皮以上三味，烧灰存性，勿令灰过；个别杵筛，合治之为散，服方寸匕。小疮即粉之，大疮但服之，产后亦可服。如风寒，桑东根勿取之。前三物皆阴干百日。

【解析】　本条论述金疮的治疗。其适应证是金疮（各种机械性创伤）瘀血兼出血等证。病因病机为创伤出血，血滞留于体内而成瘀。所以其治则是活血止血，这一方法属于仲景论瘀十法之一种。方用王不留行散，方中王不留行、蒴藋细叶、桑白皮3味烧炭活血止血；厚朴行气，合川椒、干姜温通血脉；黄芩、芍药入血分止血，甘草补中生肌，后6味有调气血和阴阳之功。

【拓展】　本方对后世有着非常重要的影响。明·缪仲淳，清·唐容川将活血止血法奉为治血证主要大法，并称"宜行血不宜止血"，而七厘散，活络效灵丹，十灰散等皆于止血中加活血之品。

2. 金疮成脓

【原文】　排脓散方：

枳实十六枚　芍药六分　桔梗二分

上三味，杵为散，取鸡子黄一枚，以药散与鸡黄相等，揉和令相得，饮和服之，

418

日一服。

【解析】 本方未列出主治证,但方名"排脓",当有排脓之功。其证候根据《张氏医通·十六卷》"治内痈脓从便出",以药测证,本方主治胃痈或肠痈,脓已成将溃或初溃,而瘀热较盛者,可用本方排脓去毒。方中重用枳实(十六枚,小者折今48g)理气导滞泻满而除郁热,赤芍活血凉血以除瘀热疼痛,一方面用枳实、桔梗排脓以去气分之实,一方面用鸡子黄补其血分之虚,促使气行血和,血行脓去,以达排脓去毒目的。

【原文】 排脓汤方:

甘草二两　桔梗三两　生姜一两　大枣十枚

上四味,以水三升,煮取一升,温服五合,日再服。

【解析】 根据《张氏医通·十六卷》"治内痈,脓从呕出",以药测证,本方所治为胃痈或肺痈,脓已成将溃或初溃,而舌脉证均无热象者,可用本方排脓去毒。还需指出的是本方即肺痈篇第12条桔梗汤加生姜、大枣组成。魏念庭认为"疮痈未成者,服之可开解,已成者服之则吐脓血而愈矣",但不分初起或初溃,对于热结很轻者,较为适宜。若稍有热象,方中生姜不宜,用大枣固护胃气则可。

四　浸淫疮

(一)预后

【原文】 浸淫疮,从口流向四肢者,可治;从四肢流来入口者,不可治。(7)

【解析】 本条的价值在于提示了张仲景对病证预测的一种方法,即从病证变化过程的顺逆进行预测,它是把病证过去和现在的发展状况延伸到未来,并根据延伸的结果作出预测的方法。含有根据事物的连续性原理,采用趋势外推法预测的因素,具有一定的科学性。

【拓展】 《金匮》采用对病证预测的其他方法尚有如下几种:

1.从脏腑生克乘侮的规律进行预测 "夫治未病者,见肝之病,知肝传脾,当先实脾……余脏准此。"即从五脏的生克关系预测病证向被克之脏传变,条文以整体观念为依据,根据脏腑病证的变化规律,运用系统性原理进行预测的方法,对临床先期采取预防性治疗措施,确有价值。

2.从舌象,脉象及症状的变化进行预测 《腹满寒疝宿食病脉证治第十》第2条:"病者腹满,按之不痛为虚,痛者为实,可下之。舌黄未下者,下之黄自去。"舌黄是实热积滞的征象,内有实热,则舌苔多黄厚而燥,至此则可下之证已具,下之则黄苔自去,但必须指出,舌黄未经攻下,才能使用下法,如果已经攻下,就必须考虑舌黄是否当下,或下法是否恰当,或有无并发病症等问题。所以说"舌黄未下者,下之黄自去"这两句是辨证论治的关键。

再如《水气病》篇第 10 条所说:"脉得诸沉,当责有水,身体肿重。水病脉出者,死",提示水肿病人一般脉沉,若水肿未消,突然出现浮而无根的脉象,与证不符,表示预后不良。

3. 从反映人体正气状况的信息或证候的特殊表现进行预测 《湿病》篇附录第 7 条"湿家下之,额上汗出,微喘,小便利者死。若下利不止者亦死",指出湿病在表,误用下法,以致发生额上汗出微喘,是为阳气将脱,若再发生小便自利和下利不止,则是阴液下脱。此等证候,都属于阴阳离决的重危象征,故判断其预后不良。

4. 从病人的反常表现及试探法结果进行预测 如《脏腑经络先后病》篇第 16 条:"师曰:五脏病各有所得者愈,五脏病各有所恶,各随其所不喜者为病。病者素不应食,而反暴思之,必发热也"。遇到病人突然想吃平素不喜的食物,这是脏气为邪气所改变,食后可能助长病气而引起发热,也不可不加注意。

《痰饮病》篇第 24 条:"膈间支饮……医吐下之不愈,木防己汤主之。虚者即愈,实者三日复发,复与不愈者,宜木防己汤去石膏加茯苓芒硝汤主之"。膈间支饮服木防己汤后,能够痞坚虚软,这是水去气行,结聚已散,病即可愈,经试探后,若仍痞坚结实,是水停气阻,病情发展,原方不能胜任,再易其方。这是运用可能性原理对预测对象发展的各种可能性采用一定手段进行试探。根据其结果作出预测十分必要,但是需要注意的是,这并非是对病人的妄行试验。

5. 从治疗时间、效果和反映病人康复的外在信息进行预测 如《黄疸病》篇"黄疸之病,当以十八日为期,治之十日以上瘥,反剧为难治",若治疗不应,或危重之象毫不缓解,或反添垂危见症等,可预测病证的结局严重。此符合反馈原理的认识论,往往言不虚妄。

6. 从人体生理、病理变化的时间规律进行预测 从本经日数行尽预测病证变化:如《阴阳毒病》第 13、14 条云:"阳毒之为病,面赤斑斑为锦文,咽喉痛,唾脓血,五日可治,七日不可治,升麻鳖甲汤主之"。"阴毒之为病,面目青,身痛如被杖,咽喉痛,五日可治,七日不可治,升麻鳖甲汤去雄黄蜀椒主之"。意在提示阴阳毒病方五日,则其三阳、三阴之经尚未传遍,故可救治,病至七日,则其阴阳经气已通而再行,故不可救。也有医家认为,所谓五日、七日,不过是提示阴阳毒病早期易愈,日久难愈之意。

从以上内容可知,仲景采用多种预测方法,提示对病证的正确预测,需采用多种手段,从不同的角度获得多种信息并加以综合分析,才有可能实现。其直观的预测,往往能作出比较符合客观规律的估计,至今仍是一种重要的预测方法;其预测学内容,确有不少符合现代预测学认识论的因素,如体现了可知性原理、可能性原理、连续性原理、反馈性原理、系统性原理等。

（二）治疗

【原文】　浸淫疮，黄连粉主之。方未见。（8）

【解析】　此病名出自《素问·玉机真脏论》"帝曰：夏脉太过与不及，其病皆何如？岐伯曰：太过则令人身热而肤痛，为浸淫"，高世栻注"心脉太过，则火气外浮，故令人身热而肤痛，热伤肤表，故为浸淫而成疮"。

《本经疏证·卷三》云："凡药能去湿者必增热，能除热者必不能去湿，惟黄连能以苦燥湿，以寒除热，一举两得焉……如浸淫疮黄连粉主之是矣，夫名浸淫，则初起暴得之疾，亦非一治可瘳之候，故《伤寒论》《金匮要略》两书，从未有新得之病用黄连者"。

第二十章
趺蹶手指臂肿转筋阴狐疝蛔虫病脉证治第十九

【概念】 今天这堂课我们主要讲述趺蹶、手指臂肿、转筋、阴狐疝和蛔虫（蛔虫）五种疾患的脉证和治疗。我们首先要清楚这五种病证的概念。

何谓趺蹶，它是指足背强直，行动不便，只能前行，不能后退的一种足部疾病。乃由太阳经脉受伤，筋脉拘急所致。

手指臂肿，指以手指臂部肿胀抽动，或身体肌肉跳动为主症的病证。多由风痰阻滞经络所致。

而转筋则是指突然发生筋脉拘挛掣痛的病证，以下肢为多见，甚则牵引小腹作痛，脉象强直而弦。多由湿浊化热，伤及筋脉引起。

阴狐疝是一种阴囊偏大偏小，时上时下的病证。由寒凝肝经所致。阴，此指男子生殖器，狐疝，是疝气的一种，乃从症状命名，《伤寒直格》"狐疝言狐者，疝气之变化，隐见往来不可测，如狐也"，故阴狐疝，亦即"阴囊疝气"，指阴囊睾丸疾病。疝气：邪气积聚，诜诜（深音，众多）引少腹急痛。《素问·骨空论》有"男子内结七疝"之说。

狐疝之名，首见于《内经》，如《灵枢·经脉》云："肝足厥阴之脉……循阴股，入毛中，过阴器，抵小腹，……是肝所生病者……狐疝。"故周杨俊认为阴狐疝乃"厥阴之筋病"。本篇所论阴狐疝，与今之腹股沟斜疝相似，乃小肠从疝孔脱出，非睾丸本体受病。阴狐疝与睾丸肿大的㿉疝不同，㿉疝虽也偏大偏小，但不时时上下；与前《腹满寒疝宿食病》篇所论寒疝亦不同，寒疝为寒气攻冲，以腹部疼痛为主症，小肠不脱出，睾丸不肿大。

蛔虫病，是以时常发生腹脐部剧烈疼痛，甚或吐出蛔虫为特征的一种肠道寄生虫病。

【趺蹶手指臂肿转筋阴狐疝蛔虫的病因病机】 趺蹶的产生主要是由于人身经络受伤，因阳明行于身之前，太阳行于身之后，太阳经伤，故其人能前行而不能后退。

关于手指臂肿的病因病机，前人有"风胜则动"、"湿胜则肿"之论。《三因方》说："痰涎留在胸膈上下，变生诸病，手足项背牵引灼痛，走易不定"，与本证颇类似。可知本证主要由风痰阻于经络所致。湿痰凝滞关节则肿，风邪袭伤经络则动，故病人手指臂肿动；风痰在膈，攻走流窜而身体眴眴而动。

转筋的原因很多,有因风热耗伤津液,有湿热伤及阴液,最常见于霍乱吐泻严重者,终致阴液耗损过多,筋脉失去阴液濡养和阳气温煦所致。

而阴狐疝的病因病机多由扛举重物,或努力叫喊,以致腹内压力增加,小肠自腹股沟脱出;偏于左,则左大而右小;偏于右,则右大而左小;平卧时,能从阴囊还纳于腹内,劳动时,又从腹内下坠于阴囊。

众所周知,蚘虫的发生是因饮食不洁,误食虫卵所致;此外当胃肠热盛或寒盛,或胃肠虚寒,寒热错杂时,均可导致蛔动不安而发病。

【五病合篇意义】 上述五种病证性质各异,既不便于归类,又不能各自成篇,所以合在一起讨论。《二注》认为"皆系筋病,故汇为篇"。

一 跌蹶

【原文】 师曰:病跌蹶,其人但能前,不能却,刺腨入二寸,此太阳经伤也。(1)

【解析】 本条论述跌蹶的病因和证治。"此太阳经伤也",应列在"刺腨入二寸"之前,为倒装文法。足太阳经脉,行身之后及腨(小腿肚)中,下贯腨内,出外踝之后,至于足小趾端外侧。由于足太阳经脉受伤,经气不行,筋脉失养,故足背强直,活动不利。故治疗当取足太阳经脉,针刺腨部穴位,以调其经气,舒缓筋脉。

423

二 手指臂肿

【原文】 病人常以手指臂肿动,此人身体𥇛𥇛者,藜芦甘草汤主之。(2)
藜芦甘草汤方:方未见。

【解析】 本条论述手指臂肿动的证治。风痰在膈,攻走流窜,凝滞关节则肿胀;风邪袭伤经络,则身体肌肉抽动。藜芦甘草汤方虽未见,但从二药的功效推测,藜芦辛寒大毒,可涌吐胸膈间久积风痰,甘草和中安胃,并制藜芦之毒。故本方属于风痰涌吐剂,令风痰去则诸证自愈。

【拓展】 本方可治疗癫痫、疟疾等病证。关于藜芦甘草汤中的藜芦,目前以白藜芦研究较多,可用于治疗急性风湿性关节炎。实验研究还表明,藜芦所含之总碱具有明显而持续的降压作用,同时伴有心率减慢,呼吸抑制或暂停等,用之宜慎。

三 转 筋

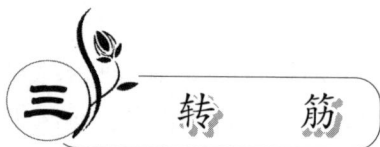

【原文】 转筋之为病,其人臂脚直,脉上下行,微弦。转筋入腹者,鸡屎白散主之。(3)

鸡屎白散方:

鸡屎白

上一味,为散,取方寸匕,以水六合,和,温服。

【解析】 本条论述转筋的证治。转筋,俗称抽筋,是一种四肢筋脉拘挛,牵引作痛的病证。症见臂(上肢)脚(下肢)强直,不能屈伸。转筋的部位,一般多发于下肢,由于足厥阴肝经循股阴,抵少腹,故转筋之甚者,病邪可循经入腹,出现筋脉挛急,严重时可从两腿内侧牵引小腹作痛,称为"转筋入腹"。其"脉上下行,微弦",即劲急强直,全无柔和的脉象,与痉病的主脉"直上下行"相同。治用鸡屎白散,鸡屎白(《素问》作鸡矢)性寒下气,《本经》谓:"主转筋,利小便。"可知本条所论转筋,是由于湿浊化热伤阴,筋脉失养所致。法宜泻利湿浊,清热镇挛,舒缓筋脉。

临床需注意的是:腿抽筋未必是缺钙。腿抽筋又叫腓肠肌痉挛,是发生于一侧下肢的肌肉抽动,有不自主和不规则的特点。多发于夜间或寒冷时,老年人常见。治疗时应先确诊是什么原因引起的。如果是骨质疏松、缺钙引起的,可进行补钙治疗;而有心血管病、脑卒中、高血压、高血脂、糖尿病病史的患者,一旦出现下肢酸痛、抽筋、行走不利的症状,则应该首先排除是否为下肢动脉闭塞症。

【拓展】 《本草纲目》记载鸡屎白,气味微寒,无毒,治疗破伤风,小儿惊啼,腰脊反张,牙紧口噤,四肢强直,产后中风等。鸡屎白即鸡粪中之灰白色部分,将其选出焙干,研为细末备用。服时用黄酒冲服(黄酒2两为引,日服2次)。对牙关紧闭不能下咽者,可做保留灌肠,亦可收到同样效果。小儿可酌情减量;成人此量不能控制病情时,可加倍应用。此药无副作用,亦无特殊恶臭气味,为一般人所易于接受。药源易找,疗程短,疗效高。

鸡屎白亦可与解痉、镇挛药合服,用治破伤风。如鸡屎白合剂:蜈蚣1条,全蝎、南星、天麻、白芷各3g,羌活6g,防风3g,鸡屎白6g(焙干研细另包,黄酒冲服),疗效颇佳。此外,亦有用本方治强直性脊柱炎、肌肉僵硬症、腓肠肌痉挛、肠胃痉挛、血吸虫腹水、肝硬化腹水或其他湿热内蕴之单纯腹胀者。本方具有解痉和抗炎作用。

四　阴狐疝

【原文】　阴狐疝气者,偏有小大,时时上下,蜘蛛散主之。(4)

蜘蛛散方:

蜘蛛十四枚(熬焦)　桂枝半两

上二味,为散,取八分一匕,饮和服,日再服。蜜丸亦可。

【解析】　本条论述阴狐疝气的证治。阴狐疝气,简称狐疝。狐疝的症状特征是"偏有小大",因足厥阴肝经上循阴股,结于阴器,筋结偏坠的阴囊一侧则偏大,反之,不偏坠的一侧则偏小。而筋结之因,多系"寒气凝结厥阴肝经",致肝之疏泄失调,肝气聚散无常,流走无定,故曰"偏有小大"。睾丸偏左或偏右肿大也。

"时时上下"者,气病也,每因起立行走则气陷,气纵(或愤怒伤肝,肝气不舒),气下筋结,则阴囊睾丸下坠,反之,气升则睾丸内入小腹,或卧则入少腹(实为小肠回纳于腹部)。其症情有轻重之别,严重的由阴囊牵引少腹剧痛(而胀),极轻的则仅有重坠感(或拘急不舒),多见弦(缓)脉。

根据分析可知病机为寒气凝结厥阴肝经(筋脉),故治宜辛温散寒,通利破结。用蜘蛛(十四枚)苦而微寒,有小毒,令熬(炒)焦则变寒为温,"入足厥阴肝经"(《长沙药解》),有"破结通利"之动,即散下焦结气,破瘀消肿,王晋三认为其功在"壳",故以之名方;佐桂枝(半两)引入厥阴肝经,通阳以化寒气,共达寒散气利之目的。本方对肝经寒气盛,但中气不虚者方有效。中虚者,配用益气举陷药连服4个月以上方效。

《金匮要略》的"蜘蛛散",可能是最早的将蜘蛛取作药用的方剂,因为《神农本草经》诸虫药中没有见到蜘蛛。宋·侯延庆《退斋雅闻录》:"孙绍先传,治暴吐血方,急以竹子去檐头取蜘蛛网,搓成丸子,用米汤饮下,一服即止。"这倒可以在本草学上添上一笔,因《本草纲目》、《中国药学大辞典》和《中药大辞典》三大本草巨著中,都没有蜘蛛丝治疗暴吐血的记述。

【拓展】

1.关于蜘蛛的毒性及临床疗效　《雷公炮炙论》:"凡使(蜘蛛),勿用五色者,兼大身有刺毛生者,薄小者,并不堪用(说明毒性大,能令下利)。凡欲用……有网,身小尻大,腹内有苍黄脓者真也"。江西名医张海峰之同道曾误用花蜘蛛致病者中毒而死,故当慎之。我也整理过彭履祥教授曾用蜘蛛散治愈阴狐疝一例,强调用黑蜘蛛(即袋蜘蛛)。吉林洪哲明老中医用蜘蛛散治疝气不论老幼,不下千例,疗效甚佳。

425

解蜘蛛毒法:《纲目》按刘禹锡《传信方》云:张延尝为斑蜘蛛咬颈上,一宿,有二赤脉绕项下,至心前,头面肿如数斗,几致不救。……有人被蜘蛛咬,腹大如孕妇,有僧教饮羊乳,数日而平。

临床上,蜘蛛散多用于治疗小儿腹股沟斜疝。如袁氏用蜘蛛散治疗本病55例。除局部胀大外,还见舌淡红苔白,脉弦或弦细。方药:黑色大蜘蛛(去头足,焙干)10g,桂枝尖20g,共研粉末,过筛,瓶装密封备用。每次每千克体重0.25g,早晚各服1次,白开水冲服。亦可拌在奶粉或稀饮中服,连服3周为1个疗程。结果:痊愈52例,好转1例,无效2例,有效率为96.4%。51例均在服药2~4周左右症状消失。此可证实黑蜘蛛确有通利下焦结气,破瘀消肿之功。寒盛者可用肉桂;兼中气下陷者,加柴胡。

2.关于本病成因　婴幼儿多因啼哭过盛,青壮年多由努力负重所致,情志不畅,用力过猛而发作,均与肝经有一定关系。

3.后世对阴狐疝的治疗　后世用疏肝理气的天台乌药散,适宜于体不虚而偏寒者;或在发作时用乌梅丸加台乌、香附、小茴香;休止期,再加黄芪;素体阴虚,或素有郁热者,当养阴清热疏肝,肝胆湿热瘀滞,当疏肝化瘀,清热利湿,中气不足,肾气亦虚者,补气固肾,佐以疏肝。

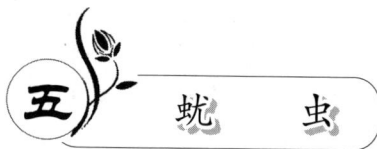

五　蚘　虫

(一)蛔虫病

1.脉证

【原文】　问曰:病腹痛有虫,其脉何以别之? 师曰:腹中痛,其脉当沉若弦,反洪大,故有蚘虫。(5)

【解析】　本条论述蛔虫腹痛的脉诊。腹痛是蛔虫病的主要症状。但引起腹痛的原因很多,需要鉴别。一般阳虚寒凝的腹痛,脉多见"沉",肝郁气滞的腹痛,脉"多弦"。若脉不沉弦而"反洪大",且无身热之象,既不属于寒凝又不为气滞者,为"有蛔虫"妄动的腹痛。

需要注意的是:本条详于脉而略于证,临床应结合具体症状,腹痛不一定皆有虫,虫痛脉也不一定"洪大",单凭脉诊来断寄生虫病是没有诊断价值的。蛔虫病的诊断还必须结合其他症状,如平时心腹疼痛,常口吐清涎,白睛有蓝色斑点,面部有白斑,鼻孔瘙痒,睡中龄齿,喜嗜异物,甚至有吐蛔,大便下虫或化验有蛔虫卵等症,方可作出正确的诊断。

2. 证治

【原文】 蚘虫之为病,令人吐涎,心痛发作有时,毒药不止,甘草粉蜜汤主之。(6)

甘草粉蜜汤方:

甘草二两　粉一两　蜜四两

上三味,以水三升,先煮甘草,取二升,去滓,内粉、蜜,搅令和,煎如薄粥,温服一升,差即止。

【解析】 本条进一步论述蛔虫病的证治。"蚘虫之为病,令人吐涎心痛"究竟是何原因呢? 出现"吐涎心痛"的机制是蛔虫宜静不宜动,宜驱不宜留,蛔虫寄生于肠,肠胃有热则妄动,有寒亦动,肠胃空虚亦动。《灵枢·口问》:"人之涎下者,何气使然? 岐伯曰:饮食者,皆入于胃,胃中有热则虫动,虫动则胃缓(胃气弛缓),胃缓则廉泉(《太素》注'廉泉,舌下孔,通涎道也,人神守,则其道不开,若为好味所感,神者失守,则其孔开涎出也'。亦因胃热虫动,故廉泉开,涎因出也'。故此廉泉非指廉泉穴,而是指舌反面的金津玉液穴,在舌系带两侧静脉上)开,故涎下。补足少阴(壮水制火)",故"令人吐涎",《心典》云:"蛔饥求食,则痛复发也",所以虫动上扰于胃则心痛(指上腹部或剑突下疼痛);虫安则痛止,故吐涎心痛"发作有时"。所谓"毒药不止"是指已经服过一般杀虫药而腹痛等症状仍未休止(亦有解为即使是毒药,也不在禁止使用之列),多属胃气大虚的蛔虫病证。胃气大虚的蛔虫病证治(诱杀蛔虫法)《中医内科学》未载。

此条病机为胃气大虚之蛔动腹痛。治法宜补虚和胃,诱杀蛔虫(用铅粉)或用米粉(则奏安蛔缓痛,解毒和胃之功)。赵以德《衍义》云:"蚘喜甘,故用甘草、蜜之甘,随所欲而攻之,胡粉甘寒,主杀三虫,蚘得甘则头向上而喜食,食之即死,此反佐以取之也"。"佐"者,佐以胡粉也。全方解药毒,养胃气,杀蛔虫,体现了仲景"当先治其卒病"的思想。

临床上甘草粉蜜汤的适应证和用法:该方主要针对确属有蛔虫,屡用驱虫药无效,常有阵发性腹痛(剑突下或右胁胆区剧烈绞痛,钻顶样痛),而吐清水,不痛时服甘草粉蜜汤,能驱出蛔虫(色红者嫩,色黄者老)从大便而下;或在胆道蛔虫病初期,即或疼痛时亦可服用,一般在药后 1~2 小时疼痛即止。服后痛差,宜调养脾胃善后。甘草粉蜜汤证一般不吐蛔,乌梅丸证吐蛔。

具体用法:铅粉为用铅加工制成的碱式碳酸铅,为白色粉末,或凝聚成不规则的块状,手捻之立即成粉,有细而滑腻感,质重,不溶于水及酒精。性味:甘辛、寒、有毒。功用主治:消积、杀虫、解毒、生肌。治疳积、下痢、虫积腹痛、癥瘕、疟疾、疥癣、痈疽、溃疡、口疮、丹毒、烫伤。(见《中药大辞典》)用量:内服,研末3~5分,或入丸散(金属铅块内服煎汤3~4钱),4 版教材谓"一般每

427

剂药用量为 3g"。甘草二钱至一两先煎取汁去渣后纳铅粉五分或一钱,蜂蜜二两,再合煎半小时后,空腹一次服,不可一日再服,本着"衰其大半而止"的原则。

临床有用"蜂蜜鲜葱饮"治疗因脾胃大虚所致的蛔虫性不全肠梗阻,症见大便不解,脐腹包块,时聚时散,扪之有条索状物,脐周阵发性隐痛,呕吐清水,舌淡苔薄白,脉细弱者。具体方药为蜂蜜半斤,鲜葱切碎适量,调匀,口服二两(或生菜油二两兑葱汁服),余用直肠保留灌肠法,作用补虚和胃,温通理气,润肠通便,安蛔止痛,诱蛔下行。4小时后,患儿(9岁)排出蛔虫83条,再隔4小时,又排出35条。

民间医生受本条的启示,常用诱杀蛔虫法为:一般前三天忌食脂肪,当天不吃晚饭,次晨腹不痛时,煎鸡蛋一至三个,吃后即刻服局方化虫丸(鹤虱、胡粉、榔片、抚芜、使君子、苦楝皮、枯矾)去苦楝皮、枯矾加甘草或吃使君子肉,可排出数十条蛔虫,我亲见四川彭州有医生用此法而见卓效。

【拓展】

(1)蛔虫病不可单用驱虫药:蛔虫特性,喜甘而恶酸苦。故其处理原则,在不痛时,宜伍甘味之药以杀之,剧痛时则不用。若因内热盛,蛔虫妄动而痛者,宜用苦酸以安之。中阳虚而生内寒,蛔虫妄动而痛者,宜用温酸以补之。切不可单纯妄用驱虫药,免生他变。

(2)历代医家对甘草粉蜜汤中"粉"的看法

1)认为是剧毒药——铅粉:赵以德以为胡粉(《纲目》云:"胡粉,即铅之变黑为白者也");徐忠可以为白粉(乃杀蛔之白粉,并非猪肤汤中之白粉——米粉);尤在泾、黄元御、陈修园、曹颖甫、6版《金匮》教材均作铅粉。彭履祥教授也曾用含铅粉的甘草粉蜜汤治蛔虫腹痛而收效。用于一般驱虫药无效,痛势有所缓解的顽固性蛔虫病,可以此诱杀之。观方后云:"差即止",当以铅粉为是。

使用铅粉一定要注意每次每剂量不能过一钱,即3g。此外,还需谨记,要严守原方比例,即甘草:粉:蜜=2:1:4,否则易中毒。如《成都中医药学院学报》1986年第1期就记载了甘草粉蜜汤中用铅粉致74人中毒的教训,我在该文中分析得出,其所用甘草1000g、铅粉500g、蜜糖1000g,不合比例,其中蜜、糖少用1000g(2市斤),故致中毒无疑。而且此方不能用于集体驱蛔,有失甘草粉蜜汤证的原义。

2)认为是补虚和胃的米粉:以孙思邈、王焘、丹波元简、黄树曾、5版《金匮》教材为代表。如《外台秘要》"疗一切诸药毒方:……内粉一合"。说明甘草粉蜜汤中有缓解一切药毒之效,原文"毒药",包括能够毒杀蛔虫的各种毒药在内,如谓系指铅粉以外的毒药,这就有"想当然"之嫌了。

方后"煎如薄粥"之"粥":《释名·释饮食》"糜,煮米成糜烂也;粥,濯于糜粥粥然也",说明"粥"是用米加水在鼎中煮得糜烂而成,致水亦胶黏为糊,只有米粉之性黏滞,加水煮熟即成糊状而无糜烂之米屑,似粥而非粥。

米粉补中和胃,缓解药毒,可长服久服,直到毒解为止。《本草经集注》《备急千金要方》谓铅粉是一种不宜入汤,酒的药物,甘草粉蜜汤是一个汤剂,怎会是铅粉而不是米粉?

由于铅粉不溶于水,能否煎为薄粥?因此《金匮易解》《读古医书随笔》及2版教材以为是米粉。2版《金匮》教材认为"铅粉内服,须防中毒,原文既云毒药不止,自不得再用毒药。当以后说(米粉)较为合理"。我个人也同意"粉"当指米粉,但临床运用时,并不排除用铅粉的可能性,七年制教材该方[医案举例]之2可供参考。

(3)医案举例:我这里举一个《四川中医函授》1985年第2期上的医案,进一步说明临床本方用米粉可以起到很好的安蛔定痛的作用。

胡某,男,6岁,1983年4月17日初诊。半月前小孩腹痛,家里自买驱虫丹一支,服后驱下蛔虫数十条,驱虫后腹部仍然隐痛,经某医生又用驱虫净6片(150mg)驱出蛔虫十余条,隐痛反而加重,以夜间尤甚,前来就诊。查腹部柔软无包块,无压痛,精神萎靡,痛苦病容,不欲饮食,舌淡苔薄,脉细弦。诊断为腹痛,由于服驱虫药物过量刺激肠壁,损伤脾胃所致。拟甘草粉蜜汤一剂,甘草50g,煎水一盅半(约750ml),煮取一盅,加入米粉100g,白蜜150g,搅匀煎半盅为糊状,分两次温服,当天药尽,其痛方止。4月21日复诊,已无腹痛,唯精神欠佳,食欲不振,拟补气扶脾法,用小建中汤和四君子汤加味以善其后。

(二)蛔厥

【原文】 蛔厥者,当吐蛔,令病者静而复时烦,此为藏寒,蛔上入膈,故烦,须臾复止,得食而呕,又烦者,蛔闻食臭出,其人常自吐蛔。(7)

蛔厥者,乌梅丸主之。(8)

乌梅三百枚　细辛六两　干姜十两　黄连一斤　当归四两　附子六两(炮)　川椒四两(去汗)　桂枝六两　人参　黄柏各六两

上十味,异捣筛,合治之,以苦酒渍乌梅一宿,去核,蒸之五升米下,饭熟捣成泥,和药令相得,内臼中,与蜜杵二千下,丸如梧子大,先食饮服十丸,日三服,稍加至二十丸。禁生冷滑臭等物。

【解析】 以上两条论述蛔厥的证治。蛔厥是因蛔虫扰动,而腹痛剧烈,以致手足厥冷。由于脏腑寒热错杂,以致蛔虫窜动,上扰胸膈,蛔动则痛作,静则痛止;气机被扰,逆乱不续,故手足逆冷,烦扰不宁;胃失和降则呕吐,甚则吐蛔。治以乌梅丸寒温并用,安蛔杀虫。蛔虫得酸则伏、得苦则安。故方中重用乌梅,醋渍以安蛔止痛,并能敛肝泻热为君药;连、柏苦寒,清心肝之热,苦能安蛔;蛔因寒

429

而动,又用桂、附、姜、椒、细辛,温脏祛寒,令脏温蛔安,其厥自止。人参、当归,补气养血,为安正祛邪之计。

【拓展】 蛔厥与《伤寒论》脏厥不同,脏厥为脉微而厥,周身肤冷,躁无宁时,乃真阳极虚,脏气垂绝之候,故以四逆汤、白通加猪胆汁汤之类急救之。蛔厥虫动痛作,甚则吐蛔,手足厥冷,静而时烦,得食而呕,较脏厥为轻,故用乌梅丸安蛔温胃补虚即可。

第二十一章
妇人妊娠病脉证并治第二十

从本篇开始到第二十二篇为妇人杂病篇,是仲景列专章具体论述妇人病的内容,为后世妇人专科的发展奠定了较全面的基础,在妇科理论与临床方面有重要指导意义。

这三篇内容共包括原文45条,方剂36首(含重复方剂),附方2首,刺法2例,论述系统,立法谨严,用药精当,剂型多种,有汤、散、膏、酒、丸等内服剂,又有煎汤熏洗,合蜜为锭之坐药等外治法,沿用至今,对后世临床辨治妇科病证有极大实用价值。

妊娠病篇对妊娠诊断和有关病证提出了具体治则和方药,对中医学胎孕学的发展奠定了基础。产后病篇对产后特殊病理,阐述精详;而妇人杂病篇则对妇人常见杂病证治,论述广泛深入,重点突出,为后世妇科学中经带胎产四大内容之基础。因此,我们在学习时要注意将三篇理法方药融会贯通,结合历代妇科,内科杂病学的发展,相互合参,举一反三,不独指导妇科临床实践,原则上也可指导其他各科辨证论治。

这一篇主要介绍的是妇女妊娠期间常见疾病的证治。那么什么叫"妊娠"呢?在《说文》中的解释是"妊,身怀孕也;娠,女妊身动也。"也就是说受孕开始叫妊,胎动以后叫娠。而本篇的主要内容涉及妊娠的诊断与调治、胎癥的鉴别及治疗,以及妊娠腹痛、胞阻、恶阻、妊娠小便难、妊娠水肿、胎动不安等病证的诊断和治疗。由于妊娠腹痛很常见,若腹痛不已,反复发作或合并下血,则可能损伤胎元,致胎动不安,甚或堕胎、小产,所以本篇作为重点论述。

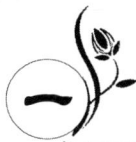

一 妊娠诊断与调治

【原文】 师曰:妇人得平脉,阴脉小弱,其人渴,不能食,无寒热,名妊娠,桂枝汤主之。方见下利中。于法六十日当有此证,设有医治逆者,却一月加吐下者,则绝之。(1)

【解析】 本条论述妊娠早期的脉证和恶阻的治法,以及误治后的处理。在这里我分为两个层次来讲解。

1."师曰……桂枝汤主之"论述了妊娠早期脉证和脾胃虚弱,阴阳失调的恶阻证治。"妇人得平脉"指妇人"身有病而无邪脉"即指生育年龄的妇女,停经以后,诊得平和之脉。"阴脉小弱"者,关前为阳,关后为阴,也就是尺脉小弱,是因胎孕初成,阴血归胞以养胎(胎乃心血以养之,脾气以摄之),孕妇暂时感到精血不足而气有余,所以尺脉比寸关脉稍弱,此种脉象即右关左寸先见滑脉,多见于妊娠早期(3个月以前),即"胎气未盛"之时。到四月,胎儿已成形(4个月末能分出性别),胎气逐渐旺盛,则阴脉(尺部)亦相应旺盛,必见滑数之脉。"其人渴,不能食,无寒热"是早期妊娠恶阻的反应,无外感之恶寒发热,所以"名妊娠"。

原文"其人渴",尤在泾云"一作呕亦通",但黄树曾云:"愚以为不能食即是呕恶不能纳食,已包括呕恶证在内,渴字并无讹误",则此"渴"是气虚不化津所致,渴而不多饮。

由上可知,本条妊娠恶阻的病机是两精相合,胎孕初成,血聚于下以养胎。冲为血海,附着于阳明,血海充足则冲脉气盛,冲气上逆犯胃,若胃气虚弱则导致胃气上逆,形成脾胃虚弱、冲脉气盛犯胃、阴阳失调之恶阻。所以治法应当是化气调阴阳,温运脾胃。方用桂枝汤。那么为什么桂枝汤能温运脾胃,化气调阴阳呢? 陈慎吾认为理解此处用桂枝汤的关键在于桂枝本为解肌,肌与脾相合,解肌即能理脾。脾为后天之本,营卫者皆生于水谷,源于脾胃,营行脉中,则"和调于五脏,洒陈于六腑",卫行脉外"温分肉,充皮肤,肥腠理,司开合",营和卫"阴阳相随,外内相贯"。因此,通过桂枝汤的滋阴和阳来达到调理脾胃,以协理全身的阴阳气血。另外徐忠可曰:"药用桂枝汤者,此汤表证得之为解肌和营卫,内证得之,为化气调阴阳"。以上两位医家的解释,能帮助我们更好的理解为什么桂枝汤会用于妊娠恶阻,希望大家能细细体会。

2."于法六十日……则绝之"论述了早期妊娠的一般规律和误治后的处理。"于法六十日当有此证",是指妇人停经六十日,应当出现"其人渴(呕),不能食,无寒热,阴脉小弱"等早期妊娠反应。"设有医治逆者",是说假如医生不知道此为早期妊娠恶阻而进行误治,即"却一月加吐下者",也就是第3个月增加了呕吐与下利的症状,胃气更伤,妊娠反应仍然存在。我在这里想着重讲的一点就是这个"却"字,《广韵》解释为"退也。"《金匮·趺蹶病》篇:"师曰:病趺蹶,其人但能前,不能却","却"亦后退之义。"却一月"即后一月,指妊娠的第三个月。"则绝之"为本条难点,注家主要有四种不同的理解:

(1)谢绝服药(包括桂枝汤),用"饮食调养法"可愈:如魏氏云"忌其油腻生冷肥甘,胃气自复。"《心典》引楼全善"以炒糯米汤代茶"之类。吴谦亦曰"绝止医药,听其自愈"。在《医古文讲义·赠医师葛某序》中提到:一妇女有哕疾,每吐涎数升,腥触人,人近亦哕,严曰:"此寒哕也,法宜温"聘君曰:"非也,阴阳未平,气苞(茂盛)血聚,其势方格,靡(无也)有攸(所也)处。是之谓恶阻,在法不

432

当治,久则自宁,且生男",言后辄验。

(2)"杜绝病根":本于徐忠可意,据吐泻症情随证施治,不必拘泥于安胎之说,黄坤载"绝其病本"调燮中气,亦与此相同。

(3)"断绝妊娠":唐容川引秦仪鸿曰"医治之逆,再一月反吐下之,则胎动而必堕,是断绝其妊娠也"是将吐下作误治法理解。黄树曾认为:"若在误治后一月之内加吐证或泄泻证者,则胎必不保而断绝其妊娠矣",是将吐下作症状理解。我认为这两种说法不是很妥当。

(4)吴谦又怀疑"其中必有脱简"。

个人认为,饮食调养,听其自愈,是不治之治,乃上策。

【拓展】

1. 为何妊娠阴脉小弱 《吴医汇讲》"妊娠阴脉小弱论"中谈到:"《内经》言手少阴脉动甚谓之有子,阴搏阳脉谓之有子,曰动,曰搏,皆有力之象也;而《金匮》复以'阴脉小弱,其人渴,不能食,无寒热'者为妊娠,二说何其相反耶? 盖《内经》所云者,一谓手中之少阴肾脉,血聚气盛故脉动,一谓阴得胎气而强,故阴脉搏指,而阳脉反与之有别,此皆于三月之胎诊之始验。其《金匮》所云者,谓下焦之气血骤为胎蚀,暂似有亏,故脉小弱,此惟于两月左右验之,过此则不然矣,是以下文有'于法六十日当有此证'句。由是观之,二者似反而实同也,然更以《千金》所云'初时寸微小,呼吸五至,三月而尺数'之语,合而参之,斯得圆通之妙焉。"

2. 桂枝汤治恶阻之方义 《金匮要略释义》:"妊娠贵阴阳调和,气血足而流通,庶胎无疾苦而易产,故主以调阴阳和营卫之桂枝汤。盖其渴,非上焦有热,乃阴火上壅,故以芍药、甘草平其阴火,桂枝补中和营卫,姜枣和胃气,自可治渴进食"。

3. 关于桂枝汤治疗恶阻的适应证及其用于杂病的加减化裁 桂枝汤治疗恶阻的适应证有妊娠2个月左右,头昏怕冷,倦怠嗜卧,干呕或吐清涎,不欲食,舌质淡苔白津润,脉缓滑,凡胃气虚弱者效果都比较好。如果胃中有热,心烦呕吐,渴喜凉饮者,则不适宜。

关于桂枝汤用于杂病的化裁,陈慎吾常在桂枝汤方中加茯苓、白术治疗水证,其中包括了桂枝甘草汤、芍药甘草汤、苓桂术甘汤、茯苓甘草汤、茯苓桂枝甘草大枣汤等方义。若阳虚有寒者,又于苓术之外加入炮附子,其包括方义有真武汤、桂枝附子汤、去桂加白术汤、甘草附子汤等。

由一方治多病来看,仅桂枝汤加苓术附后所治之病不下数十种之多。下焦阳虚诸证,则加生附子、肉桂;脾阳虚诸证加干姜;脾气虚者,重用生黄芪;心阳虚者,重用桂枝,炙甘草汤是桂枝汤的变方;若血虚,可加当归;兼有热者,加丹皮、芍药和生地;血虚寒滞者,即用当归四逆汤;血瘀者,可加桃仁、红花等。此外,上海张伯臾根据桂枝汤和营温经、振奋脾胃、缓急止痛的作用,应用于慢性泄泻、慢性胰腺炎、胃痛、虚劳及神衰等虚寒证者,都取得了较好的疗效。

总之,桂枝汤外可治疗六淫致病的表证,内可治疗杂病的阴阳气血不和。其辨证要点是用于表证时,必有桂枝汤的主症主脉;用于里证时,必无阳明之里热实证。

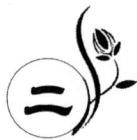

二 胎、癥的鉴别与治疗

【原文】 妇人宿有癥病,经断未及三月,而得漏下不止,胎动在脐上者,为癥痼害。妊娠六月动者,前三月经水利时,胎也。下血者后断三月,衃也。所以血不止者,其癥不去故也,当下其癥,桂枝茯苓丸主之。(2)

桂枝茯苓丸方:

桂枝 茯苓 牡丹(去心) 桃仁(去皮尖,熬) 芍药各等分

上五味,末之,炼蜜和丸,如兔屎大,每日食前服一丸。不知,加至三丸。

【解析】 本条论述癥与胎的鉴别和去癥止血的治法。这里我们分为三点来讲解:

1.“妇人宿有癥病……为癥痼害”论述了癥病漏下,是癥而不是胎。“妇人宿有癥病”者,是癥也,有形可征,多属瘀血、痰浊凝积成块所致。“经断未及三月”是指月经停止未到3个月,“而得漏下不止”是说出血淋漓不尽,自觉有如“胎动在脐上”者,为癥病痼疾为害,而并非真正的胎动(与第二节对参,乃真癥假胎)。因停经未满3个月,胎儿未成形,即或有胎也不会动,假若是胎动,其动的部位应在脐下小腹,不会胎动“在脐上”,而且胎动的时间,一般皆在妊娠4~5个月左右(妊娠16~18周)。《备急千金要方·妇人方上·养胎》“妊娠一月始胚,二月始膏,三月始胞(“胞”为“胎”字之误),四月形体成,五月能动,六月筋骨立,七月毛发生,八月脏腑具,九月谷气入胃,十月诸神备,日满则产矣。”现代产科认为,4个月(18~20周)可分别男女性别,可以感觉到胎动(《脑健康方案》则认为:胎儿在3个月左右就有了感觉,当母亲抚摸腹壁时,胎儿会用脚作为回应,到4个月时胎儿对外界的声音有所感知)。所以癥病一般是不动的,那么这里癥病又为什么会动呢?是因为衃血(紫黯的瘀血)下,血动而气亦动,所以类似胎动。亦有学者谓癥痼害胎,胎气不安,冲气上逆而胎动,解为坏胎者,但原文指明为“妇人宿有癥病”,而并没有说“妊娠宿有癥病”,则此说欠当。如果据《脉经》则谓“妇人妊娠……此为妊娠。”则当为胎癥互见了。此仍为假胎。

由上述内容可知,癥病下血的特点为小腹疼痛拒按,刺痛或绞痛,血色紫黯有块,块去则痛止血止,舌质紫黯或有瘀点,脉多弦涩。

2.“妊娠六月动者……胎也”论述了妊娠胎动,是胎而不是癥,并且补充说明了妊娠与癥病的区别。“妊娠六月动者”是指妊娠已满六月,胎儿早已成形,应当胎动且在脐下,或平脐。受孕后胞宫又按月逐渐胀大,按之柔软不痛,此为胎动,而且在未怀孕时,即停经之前 3 个月经水畅利,按时来潮,证明经血调和,经期正常,有受胎可能,所以说“胎也”。为妊娠胎动,而并非癥痼为害。妊娠期的病变,应以保胎为主,体强者,去病即是保胎。

3.“下血者……桂枝茯苓丸主之”论述了癥病下血的治法,应当去癥止血。“下血者后断三月,衃也”,“后断”是指停经之后,经断虽满 3 个月而下血(“后”也有释为“不及”“未到”者,与前面“经断未及三月”相呼应,亦可作参考)。并且在停经之前 3 个月经水不畅利或月经愆期,或月经后期而逐渐停经,所下之血为紫色晦黯的瘀血,其子宫的胀大,不是按月增长,且多有压痛。此时虽见“胎动在脐上”证明下血不是“胎漏”(妊娠期不痛而下血者)和“盛胎”之下血,所以可以推断“衃也”为下血之病因,是癥病而不是妊娠的下血。所以原文自释“所以血不止者,其癥不去故也”。

由以上内容可以知道癥病的病机为衃血不去,新血不能归经,而为血瘀、痰湿之癥病下血。所以其治则是活血化瘀,祛痰利水,消癥止血。在这里我想提出一点就是为什么要用“祛痰利水”法呢？那是因为欲止其血,当下其癥,癥去则血自止,而消癥又当化瘀祛痰,因为痰瘀同源。通过这种用法大家应该意识到,在学习的时候一定注意把中医基础理论融会贯通。方用桂枝茯苓丸,方中牡丹、桃仁活血化瘀而攻癥痼;桂枝通血脉而和卫,芍药调营以止痛,茯苓化痰利水,和中而安正气,五物相合,“为治癥之小剂”(程云来),共奏推陈致新,逐瘀下癥之功,瘀血去则新血归经,下血自止。本条末六句可以置于首五句后连读,其意自明。

总之,观本条原文重在四个“癥”和一个“衃”字,应当重点与“妊娠宿有癥病”(即与《脉经》所载本条)相区别。

【拓展】

1.关于本条的另外两种解释

(1)“癥胎互见”说:魏念庭与《金鉴》认为本条是“妊娠宿有癥病”的证治,谓“脐上胎动,这是癥病妨害胞胎,所以说是癥痼害。”桂枝茯苓丸“每服一至三丸,剂量很小,使下癥而不伤胎”,乃去癥安胎法。《金鉴》云:“此示人妊娠有病当攻病之义也”。张谷才认为,原文“胎动在脐上者”之“上”,应是“下”,实据《脉经·平妊娠胎动血分水分吐下腹痛证第二》(明·缪希雍)本作“脐下”,且原文有“妇人妊娠……”则此说可从。而在临床上,素有癥病,如单侧卵巢囊肿、子宫肌瘤也有受孕的,不过极为罕见,因为患癥病的人常常月经不调。但是临床上素有癥病甚至还有先有胎而后生癥瘕的。所以桂枝茯苓丸置于妊娠病篇,可

435

以用于治疗宫外孕即异位妊娠(受精卵着床于子宫腔以外的组织——输卵管、卵巢、腹腔)。所以此说也有一定的道理。我曾治愈一例慢性盆腔炎、输卵管炎、单侧卵巢囊肿并见的青年女性,婚后 5 年未孕,用本方加味,服 60 余剂,竟怀孕产一男胎,我名之曰"去癥生胎",详见《金匮辩证法与临床》一书。

(2)本条为下癥去胎(坏胎)法:有学者指出原文"胚"为"坏胎",即胚胎为癥痼所害而形成。

我个人认为,本条原文并未明言"妊娠宿有癥病",所以脐上跳动,则是癥病而非妊娠(《脉经》则明言"妊娠……为癥痼害"),桂枝茯苓丸仍属治疗假胎(如宫外孕)真癥(瘕)之剂,较为符合原文精神。

2. 桂枝茯苓丸的临床应用 因为此丸为活血化瘀之剂,所以除治癥病下血而外,还可用于:①瘀血痛经,经事不爽,面浮足肿者。②小产下血量多者,产后恶露停滞,腹中胀痛,产后败血上冲,心下悸,气喘,产后"胞衣不下"者。③死胎不下(子死腹中):憎寒,指爪唇口青白,面黄黑,喘满冷汗。④宫外孕(不出血加三棱、莪术、乳香、没药,出血停服)、子宫肌瘤(个人体会,服用该方加味的确能缩小肌瘤 2cm 以上)、子宫息肉、卵巢囊肿、慢性输卵管炎、慢性盆腔炎、冠心病有瘀血者(加丹参、甘草)。⑤肝硬化加柴胡、鳖甲;阑尾炎包块加䗪虫、穿山甲。

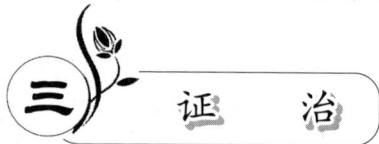

三 证 治

(一)腹痛

1. 阳虚寒盛

【原文】 妇人怀娠六七月,脉弦发热,其胎愈胀,腹痛恶寒者,少腹如扇,所以然者,子脏开故也,当以附子汤温其脏。方未见。(3)

【解析】 本条论述妊娠阳虚宫冷、阴寒腹痛胎胀的证治。

"妇人怀娠六七月"说明胎儿早已成形,更需要母体之阳气以温煦,精血以濡润。而见"脉弦发热"者,弦脉主寒主痛,当为沉弦之脉,此处"发热",是阴盛格阳于外"虚阳外浮"之假热,其热必微。"其胎愈胀,腹痛恶寒"者,在于素体脾肾阳虚宫冷,阴寒内盛,所以感胎气愈胀。阴寒凝滞,阳气不通则"腹痛恶寒"。且"少腹如扇"即是说恶寒以少腹为甚,犹如扇一股冷风侵入(也有谓少腹蠕动如摇扇之状,形容胎动之象的,此说恐不确)。"所以然者,子脏开故也"是说由于命门火衰,不足以温煦胞胎,子脏(子宫)失去闭藏之权,导致阴寒内袭。所以其病机为阳虚宫冷,阴寒侵袭胞胎。治则为温阳散寒止痛,暖宫安胎,益气补脾。方用附子汤"温其脏",虽此处方未见,但多认为组成与《伤寒论》中附子汤同,方中重用炮附子配合人参,温补元阳,固本暖宫以祛寒,白术、茯苓补脾利湿以安胎,芍药通血痹和阴以定痛。

【拓展】

(1)附子汤的适应证和加减:本条辨证关键在于"腹痛恶寒,少腹如扇"。据《伤寒论》304、305条,还有口中和,手足寒,背恶寒,身体痛,骨节痛,以及舌质淡胖,苔细白而滑,脉沉细而滑等脉证。如阴寒不盛,小腹虽冷痛但非"少腹如扇"者,可去附子、芍药,加仙茅、仙灵脾、巴戟天之类温养肾阳以固胎,较为安全。

(2)后世对本方的临床应用:附子与方中不同药物配伍并重,可以达到不同的治疗效果。①附与参,大温大补,拯扶元阳,固本御寒,治阳衰气溃之脱证、厥证及虚损诸证。如阳气外亡之大汗,脉微厥逆,阳气欲脱之泄泻遗溺,崩下及脏器脱垂等证。亦可峻补心肾之阳,凡命门火微,心阳颓瘵所致心神不敛诸证,如怔忡、惊悸、失寐等证都可以用。②附与术,双补肾脾之阳,多用于寒湿阻滞筋骨经脉之痹痛,寒湿内蕴之痰眩、泄泻、白带等证,肾脾虚寒所致肠寒便血、胃寒呃逆等证。③附与苓,治阳虚蒸化无力之尿少癃闭,水气肿胀及泄泻、带下等证。④附与芍,治阳虚脘腹痛,肌肉挛急等证。

现举蒲辅周用附子汤治疗高血压一例,来说明附子汤在临床上是如何被灵活运用的。高血压一病,一般多以清润潜降为大法,很怕用桂附参芪,畏其助阳动风,升高血压。蒲老曾治48岁女性,BP190~150/120~100mmHg,头晕心慌,心前区发闷,体胖而面白,喜睡,身沉腿软,白带多,苔腻,脉沉迟。诊断为阳虚湿盛,用附子汤温阳益气,血压渐次恢复正常。

(3)关于附子堕胎的问题:仲景之用附子汤"温其脏",源于《素问·六元正纪大论》"黄帝问曰:妇人重身,毒之何如? 岐伯曰:有故无殒,亦无殒也"。所谓"故",指大积大聚,癥瘕病患,前"无殒",言母必全,"亦无殒"言子不死。有病则当去,去病即安胎。如蒲辅周治滑胎(即连续三次以上的自然流产,谓习惯性流产)属阳虚者用附子的确有效。但应注意"大积大聚,其可犯也,衰其大半而止,过者死。"

周学霆曰:"黄芩安胎也,乌附伤胎者也,而胎当寒结,黄芩转为伤胎之鸩血,乌附又为安胎之灵丹,白术安胎者也,芒硝伤胎者也,而胎当热结,白术反为伤胎之砒霜,芒硝又为安胎之妙品,无药可以安胎,无药不可以伤胎,有何一定之方,有何一定之药也。彼本草所论安胎,药性所言禁服,不过为初学导之先路,拘成见者,赵括读父书而丧师也。"此说极是,当深思之。

医案举例:王某,女,35岁,经产妇,怀孕7个月。忽腹部疼痛,绵绵不休,经多方治疗,疼痛反而更严重。找刘医师诊疗时已经持续了数月余,患者畏寒,腹部更甚,口中和,喜热饮,泛清涎,脉弦而无力。先以逍遥散加味以调气安胎,无

437

效。不得已乃用《伤寒论》附子汤原方(附子 15g、茯苓 15g、党参 25g、白术 25g、白芍 15g)连服 3 剂而愈。临产时产一男孩而且身体比较壮。说明如果宗仲景原意,在妊娠后期辨证使用该方,是不会有堕胎之弊的。

魏念庭云:"'附子汤'急温脏回阳以救胎,法当附子汤,用附子而佐以参术固气安胎,洵善也。"上案可资佐证。

2. 肝脾失调

【原文】 妇人怀妊,腹中疞痛,当归芍药散主之。(5)

当归芍药散方:

当归三两　芍药一斤　茯苓四两　白术四两　泽泻半斤　芎䒷半斤,一作三两。

上六味,杵为散,取方寸匕,酒和,日三服。

【解析】 本条论述肝郁脾湿的妊娠腹痛证治。

原文仅指出主症为腹中疞痛,属脾虚湿重,据方测证,可以知道这种妊娠腹痛是由肝脾失调,气郁血滞湿阻所致。"疞"读"朽",指"病"或绵痛;读"绞"指急痛,或"拧着痛"。临床多见面黄、食少、便溏、下肢浮肿,而且由于肝气郁滞,肝木乘土,所以腹中痛。治法应当养血疏肝,健脾利湿。方用当归芍药散。此方即本篇第 9 条当归散中减归芎术之量,以苓泽易黄芩,其不减芍药且分量多于他味者,以芍药为治血中气结腹中痛之要药也。腹中疞痛,虚而无热,故不用黄芩,由于目的在治腹中疞痛,所以减归芎术,又因腹中疞痛是由于血虚,而血生于中气,中者土也,土过燥或过湿,皆不生物,所以用茯苓、泽泻协助术以渗其湿,归芎芍药则任燥之劳,燥湿得宜则中气治而血自生,疞痛则自止。此方本以芍药为君,但冠当归之名于芍药之上者,是因为妊娠着重养血行血和血,而唯当归有此能也。当归长于养血行血,芍药善能破阴结,止腹中痛,而妇人以血为主,血分之病较多,故妇人腹中诸疾痛,亦主以当归芍药散。当归芍药散的配伍特点为重用白芍泻肝培土,酸寒养胎最佳,临床可用 15g 以上;轻用川芎 2～4g,是因为妊娠忌辛温动胎。调肝多用归芍养血,利湿多佐健脾之品。但归芍终究属于阴柔之品,所以加一味川芎以舒血中之气,既防过分走窜散气,又免留滞瘀积,其中三味血药(归芍芎),三味水药(苓泽术),配伍恰到好处。

【拓展】

(1)当归芍药散的临床应用适应证及临床加减:①临床适应证:本方为脾虚气滞,血凝腹痛的主方,如妊娠腹中疞痛,以挛急而痛为主,重用芍药;妊娠中后期坐骨神经痛、腰足麻痹无力、痛经(常去泽泻而加味;气滞加香附、木香行气;血瘀加桃仁、红花或蒲黄、五灵脂;寒凝加艾叶、炮姜温中理气;血热加丹皮、黄芩凉血;肝郁加柴胡、川楝子疏肝理气;白带绵绵,则不去泽泻加鸡冠花、龙骨、牡蛎)、小儿肝脏肿大疼痛(可加郁金、佛手行气,鸡内金健脾活血,做成丸、散剂,与汤剂交换服用,效果很好)。也治骨折扭伤疼痛。除了痛证,其他的还有妊娠期卵巢囊肿(单侧)、胎位不正、胎动不安、产后下利、"心下急满"(三因方)、下肢浮肿、小便不利、舌淡、苔白腻或薄腻津润、脉弦缓而滑等属肝郁脾湿证。②临床加减:血虚气滞者,去川芎,加党参、鹿角胶、佛手、桑寄生益气补血,健脾利水,安胎止痛而无损伤胎元之弊;血不虚而肾亏者,去归芎之辛窜,加佛手、寄生、杜仲、枸杞补肾填精,疏肝止痛,补肾即可安胎,肝气条达而痛止。此外,日本福冈大学药学系藤原道弘教授通过动物实验证实,当归芍药散对治疗阿尔茨海默型痴呆症有效。而且它还广泛应用于治疗更年期障碍、不孕症等生殖功能方面的疾病。

(2)当归芍药散与当归生姜羊肉汤的比较(表21-1)

表21-1 当归芍药散与当归生姜羊肉汤的比较

方名 比较	当归芍药散	当归生姜羊肉汤
相同点	均治腹中疼痛,与血虚有关,故都用当归养血活血止痛	
主症	妇人怀妊,腹中疼痛,小便不利,下肢浮肿	寒疝腹中痛,胁痛里急,虚劳不足或产后
病机	血虚肝郁,脾虚湿滞	血虚里寒
治疗	养血调肝,健脾渗湿,缓急止痛	补虚散寒,养血止痛
药物	当归三两,芍药一斤,川芎半斤,茯苓四两,泽泻半斤,白术四两,散剂,方寸匕,酒和,日三服	当归三两,生姜五两,羊肉一斤,温服七合,日三服

(二)胞阻

【原文】 师曰:妇人有漏下者,有半产后因续下血都不绝者,有妊娠下血者。假令妊娠腹中痛,为胞阻,胶艾汤主之。(4)

芎归胶艾汤方:一方加干姜一两。胡洽治妇人胞动,无干姜。

芎䓖 阿胶 甘草各二两 艾叶 当归各三两 芍药四两 干地黄六两

上七味,以水五升,清酒三升,合煮取三升,去滓,内胶,令消尽,温服一升,日三服。不差,更作。

【解析】 本条论述血虚寒滞(冲任虚寒)的漏下,半产后下血和胞阻的证治。

在讲正文之前,先解释一下几个名词:

1.漏下 李梴《医学入门》曰:"凡非时下血,淋漓不断,谓之漏下"。也就是说,妇女不在行经期间的阴道流血淋漓不止,时断时续,称为"漏下"。

439

2.半产 妊娠3个月以前流产的叫"小产";4、5个月流产的叫堕胎(又叫半产);妊娠不足月生产的称"早产";多次滑胎,即现在所说的习惯性流产(据《蒲辅周医疗经验》)。也有不同的解释:如《金鉴》云:"五、七月已成形象者,名为小产;三月未成形象者,谓之堕胎"。

3.妊娠下血 有属正常的妊娠下血,在怀孕期3个月内,每月按时来潮,后世称为"激经",此种下血,不损伤胎气,一般到4个月后,不需服药而自动停止月经。有属异常的妊娠下血,妊娠期间的非时来血,日久不止,可影响胎元而堕胎,本条即属此类。

4.胞阻 不是因为癥瘕积聚引起的妊娠下血、腹中痛为胞阻。一般在妊娠3、4、5个月不时下血,淋漓不断,又叫"胎漏",《脉经》作"胞漏"。

"妇人有漏下者,有半产后因续下血都不绝者,有妊娠下血"者,提出这三种妇人下血,病因虽有不同,但其病机都是由冲任脉虚,阴血不能内守所致。因冲脉为总领诸经气血的要冲,十二经脉均来汇聚,所以又称"十二经之海"与"血海",具有涵蓄十二经气血的作用。任脉总任一身之阴经,诸阴经脉均来交会,故称"阴脉之海",具有调节全身诸阴经经气的作用。又有"妊养"之意,所以说"任主胞胎"。但是,冲脉之所以能总领固摄气血,任脉之所以能妊养胞胎,又必须依赖肝脾肾三脏的正常功能予以维系,因肝主藏血,脾主统血,肾主藏精。可见,冲任对女子生理的影响和作用是脏腑整体功能在冲任局部的具体体现。所以"冲任脉虚"与肝脾肾功能失常有非常密切的关系。因此,和脾胃,养肝肾,调补冲任气血,是治疗妇科疾病的重要原则。"假令妊娠腹中痛,为胞阻"中"胞阻"既是病名,又是病理(机)病位。正常情况下,受孕以后,冲任之气能约制经血以养胎,如冲任脉虚寒,胞中气血不和,虚则不能摄血而为漏下,寒则胞脉之气机凝滞而为"妊娠腹中痛",名为"胞阻"者,冲任失调,血液下漏,不能入胞以养胎,阻碍正常发育,故又称"胞漏"或"漏胞"。综上所述,本病的治则为调补冲任,固经止血、暖胞安胎。方用胶艾汤。方中归芎辛窜,有活血行血之弊而致胎气难保,所以凡是妊娠期间非时下血,应当慎用(属瘀血者例外),阿胶为止血要药,用蒲黄同炒,止血力强,有热用鲜艾叶,无热用陈艾叶。

后世《太平惠民和剂局方》将胶艾汤减去阿胶、艾叶、甘草即成为有名的四物汤。明·王肯堂《六科准绳》汇集四物汤加减方150余首,为补血专剂。所以说胶艾汤可被视为"补血剂之祖方"。谈到四物汤,我想补充的是此方的配伍非常巧妙,大自然有春夏秋冬,万物有生长收藏,春夏为阳,主生长,秋冬为阴,司闭藏,阴静阳动,无动则无以静,无静亦无以动,动中有静,静中有动。四物汤中,川芎为春,当归为夏,二者主动;白芍属秋,熟地系冬,二者主静,动静配合,所养之血,是有生机的活血。岳美中曾有"用药须动静结合"一文,阐述精辟,可参阅之。

【拓展】

1. 胶艾汤的临床运用及适应证　其适应证为凡脾胃无病,能食而且正气未大衰,劳伤胞络的漏下,血色暗淡,夹少许血块,小腹隐痛,舌淡苔薄润,脉沉滑细弦者。临床运用为治冲任虚损之胎动不安、先兆流产、习惯性流产、功能性子宫出血、刮宫安环术后月经不调及漏下、妊娠腹痛(中气不虚)无下坠感者。但属病理性妊娠如葡萄胎则以堕胎为要。还可治疗再障、鼻衄、血小板减少、白细胞减少、产后出血等。

2. 胶艾汤治漏下的临床加减用药　治漏下(癥肿除外)的原则,应以固气为主。如证见气短、心累、气馁神倦,属气虚者(多见少腹下坠),用本方去归芎加参、芪、升麻以补气摄血。阴虚血热,症见唇红,舌质红,口干,下血量多而色红,精神不甚衰者,去归芎艾叶加沙参、麦冬、女贞、旱莲、生地榆炭、贯众炭、棕榈炭等益气养阴,凉血清热或加龟甲、黄柏。肝肾亏损,劳伤冲任,症见头昏耳鸣,眼花,腰酸腿软者,去归芎加菟丝子、杜仲、续断、桑寄生、枸杞、枣皮、乌贼骨滋养肝肾,固涩冲任。续断、桑寄生、菟丝子合阿胶即张锡纯寿胎丸,"此乃于最易流产者屡次用之皆效"。有滑胎史者,予泰山磐石散善后。下焦虚寒,血滞漏下者,归芎每剂不过6g,或最好不用。妊娠下血,可加芩术健脾清热以安胎。需要注意的是血分有热,癥瘕为患致漏下不止者,应慎用本方。

3. 妊娠腹痛的证治(附子汤、胶艾汤、当归芍药散的比较)(表21-2)

441

表21-2　附子汤、胶艾汤、当归芍药散的比较

方证 类别	附子汤(《伤寒论》方)	胶艾汤	当归芍药散
主症	妊娠六七月,脉弦发热,其胎愈胀,腹痛恶寒,少腹如扇	妊娠下血,腹中痛,为胞阻(亦治经漏及半产后下血久不净)	妇人怀妊,腹中疼痛。亦可见小便不利,足浮肿
病机	阳虚阴盛,寒袭胞宫	冲任脉虚,阴不内守	肝脾失调,气血郁滞
治法	温阳散寒,暖宫安胎	调补冲任,养血固经	养血疏肝,健脾利湿
方药	炮附子30g,茯苓、芍药各45g,白术60g,人参30g	芎䓖、阿胶、甘草各30g,艾叶、当归各45g,芍药60g,干地黄90g	当归45g,芍药250g,芎䓖125g,茯苓、白术各60g,泽泻125g
用法	上五味,以水1600ml,煮取600ml,去滓,温服200ml,日三服	上七味,以水1000ml,清酒600ml,合煮取600ml,去滓,内胶合消尽,温服200ml,日三服,不瘥更服	上六味,杵为散,取方寸匕,酒和,日三服

续表

方证\类别	附子汤(《伤寒论》方)	胶艾汤	当归芍药散
按语 妊娠腹痛亦当辨证论治,如以上三方各有所主。但表内之胶艾汤配伍周全,补血而不凝血,活血而不耗血,散寒而不燥热,养阴而不滋腻,故适用范围较广。凡阴血亏虚,冲任脉虚所致的月经不调、崩漏、胞阻下血、胎动不安、习惯性流产等均可酌加运用,为妇科中之要方,故尤怡指出"妇人经水淋沥,及胎产崩漏下血不止者,皆冲任脉虚而阴气不能内守耳,是惟胶艾汤能补而固之……"(《心典》)			

4.腹痛当同病异治 本篇"妇人……假令妊娠腹中痛为胞阻,胶艾汤主之"。"妇人怀妊,腹中疞痛,当归芍药散主之"。杂病篇"妇人腹中痛,小建中汤主之"。这三个条文都是治腹中痛的,但是用的方却不同,这就体现了中医同病异治的特点。吴考槃忆及1941年,沈友三夫人妊娠腹中痛,调气和血,多方无效。初投当归芍药散,痛不解;继以小建中汤,痛如故;后以胶艾汤,应手而愈。所以说妇人妊娠腹中绞痛,或一般性的腹中痛,则宜当归芍药散或小建中汤,非胶艾汤可得而愈。如妇人妊娠腹中痛,为胞阻的,则宜胶艾汤主之,亦非当归芍药散或小建中汤所可得而愈的。古人成方,有其传统累验,是要学习再学习的。

(三)恶阻

【原文】 妊娠呕吐不止,干姜人参半夏丸主之。(6)

干姜人参半夏丸方:

干姜 人参各一两 半夏二两

上三味,末之,以生姜汁糊为丸,如梧子大,饮服十丸,日三服。

【解析】 本条论述胃气虚寒夹水饮上逆的恶阻证治。

妊娠呕吐,后世称为恶阻。唐容川所说"胞阻是阻胞中之血,恶阻是阻胃中之水"实际上与本条相符。"妊娠呕吐不止"者,说明病程不短且病势较剧烈,其病理为脾胃阳气虚弱,津液运化迟缓,水聚成痰涎,寒饮随冲脉上逆犯胃,呕吐清水涎沫不止,所以形成胃气虚寒夹水饮上逆之恶阻。其治则是温胃益气,蠲化寒饮,降逆止呕。方用干姜人参半夏丸。方中干姜温中散寒,人参扶正补虚,半夏、生姜汁蠲饮降逆,和胃止呕。用丸剂,是为了便于受纳而达缓和补益之效。如果呕吐剧烈,汤丸难下,还可用舌频频舐服干姜人参半夏丸细末。

【拓展】

1.干姜人参半夏丸适应证及临床加减 适应证为呕吐时间较长,呕吐物多清冷涎沫或清水,口淡无味,喜辛辣而恶生冷,精神疲倦,或有时并见头眩心悸,不能起床,起则呕吐益甚,溲清便溏,舌质淡,舌苔薄白而润或白滑,脉多缓滑,或见弦脉。临床运用,呕吐甚者,除可加苓桂剂温阳化饮而外,宜再加公丁香、广藿香和胃降浊,效果更好。除此之外,还可以治疗胃气虚寒、寒饮中阻的腹痛、痞证、顽固性呕吐及眩晕。

2. 关于妊娠禁用半夏、干姜的问题　查《珍珠囊补遗药性赋》(元·李东垣原编,清·王晋三重订)载"妊娠服药禁歌":蚖斑水蛭及虻虫,乌头附子配天雄,野葛水银并巴豆,牛膝薏苡与蜈蚣,三棱芫花代赭射,大戟蝉蜕黄雌雄,牙硝芒硝牡丹桂,槐花牵牛皂角同,半夏南星与通草,瞿麦干姜桃仁通,硇砂干漆蟹爪甲,地胆茅根都失中。清·程钟龄《医学心悟》亦载有妊娠禁忌,并强调"上药忌禁犯,似矣。然安胎止呕,有用半夏者,娠孕热病,有用大黄者,娠孕中寒,有用干姜,桂,附者,是何说也?⋯⋯盖有病则病当之,故毒药无损乎胎气。"陈修园《女科要旨》推崇程说,清·沈尧封《女科辑要》亦有所载。楼全善《医学纲目》认为有滑胎史或先兆流产者应当尽量避免用半夏。以上诸位医家的观点在临床上都可以参考运用。

3. 干姜人参半夏丸与桂枝汤治恶阻的比较(表21−3)

表21−3　干姜人参半夏丸与桂枝汤治恶阻的比较

比较 ＼ 方名	干姜人参半夏丸	桂枝汤
相同点	均治脾胃阳虚的恶阻,有温运中阳作用	
主症	呕吐清稀涎沫,其势剧烈,甚至不能起床,喜辛辣热饮明显,恶食生冷,心悸,便溏	头昏,怕冷,倦怠,嗜卧胃脘嘈杂不适,干呕,呕吐不重
病机	胃气虚寒,水饮上冲,顽固病重	脾胃虚弱,阴阳失调,冲气犯胃,初起病轻
治疗	温胃益气,蠲化寒饮,降逆止呕	调阴阳,和脾胃(营卫)

(四)小便难

【原文】　妊娠小便难,饮食如故,当归贝母苦参丸主之。(7)

当归贝母苦参丸方:男子加滑石半两

当归　贝母　苦参各四两

上三味,末之,炼蜜丸如小豆大,饮服三丸,加至十丸。

【解析】　本条论述妊娠血虚、热伤津液的便难证治。

"妊娠"而"饮食如故",说明里无实邪与腹满等证,病不在中焦。"小便难"说明病在下焦,因肺为水之上源,上源清则能通调水道,而下源自能流畅。现在

443

妊娠血虚有热,津液耗伤,肺气郁而化燥,肺气失于通调,上源不清则下源亦不利,影响膀胱津液不足变生郁热而为小便难,在临床应用中还应当有肛灼溲黄,尿频尿急,淋漓涩痛,湿热带下,舌红苔黄,脉象滑数等证。由上述分析可知本病的病机为热伤津亏,气郁血虚。治则为清热开郁,养血滋燥。有"下病上取法"之意。方用当归贝母苦参丸。方中当归、白蜜养血滋燥而润肠通便(归首补血而不行血,与诸药同伍,苦甘化阴)。苦参苦寒清利湿热而通淋涩,除热结,直达肠腑,配合清肺"利气解郁"的贝母,既能清肺,散膀胱郁热,又善治热淋。由于肺与大肠相表里,肺气清则大肠之郁滞可解,又可间接通大便,血得润养,郁解热除,膀胱通调,小便自能畅利。方后注云:"男子加滑石半两"可见本方还可治男子热伤津血,肺气被郁,膀胱湿热的小便不利证,先师彭履祥曾用当归贝母苦参丸治一男子血尿,药到病除。我也曾用此方加味治急性前列腺炎和增生,效良。

(五)水肿

【原文】 妊娠有水气,身重,小便不利,洒淅恶寒,起即头眩,葵子茯苓散主之。(8)

葵子茯苓散方:

葵子一斤　茯苓三两

上二味,杵为散,饮服方寸匕,日三服,小便利则愈。

【解析】 本条论述妊娠水肿的证治。妊娠水肿即后世的"妊娠肿胀",也称为"子肿"。本证由胎气影响,膀胱气化受阻,水湿停聚所致。水盛身肿,乃身重,水泛肌肤,阻遏卫阳则洒淅恶寒。水湿内阻,清阳不升所以起则头眩。这并不是脾肾虚所导致的,而关键在于气化受阻,小便不利。所以用葵子茯苓散利水通阳,使小便通利,水湿下走,阳气宣通,气化复常,则诸证悉除。所以方后说"小便利则愈"。根据这个思路,后世叶天士治湿温提出了"通阳不在温,而在利小便"。方中葵子(冬苋菜种子)滑利通窍,茯苓淡渗利水,两药合用,利水通窍,渗湿通阳。

本条应是妊娠高血压综合征的最早记载。

【拓展】

1.葵子茯苓散的适应证及加减　本条"妊娠有水气……小便不利"为辨证要点,适应证为素体壮实,正气不虚,妊娠八、九月,脉沉滑缓,苔白腻者。临床用于慢性肾小球肾炎属血瘀水停者,可用本方(冬葵子50g,茯苓25g)加益母草、桂枝、黄芪等渗湿活血,效果比较好。

2.妊娠有水气的其他疾患及治疗　子肿(头面遍身浮肿,小便短少)、子气(自膝至足肿)、子满(怀孕六,七月时,遍身俱肿,腹胀而喘)、皱脚(单纯两脚浮肿而皮肤粗厚)、脆脚(单纯两脚浮肿而皮肤光薄),以上疾患的病机都是水气湿邪侵伤脾肺,所以治疗选用《金鉴》茯苓导水汤(木香、木瓜,槟榔,大腹皮,白术,茯苓,猪苓,泽泻,桑皮,砂仁,苏叶,陈皮)和脾肺而利水湿。如果胀甚,加枳壳以破结;腿脚肿,加防己以利下;湿喘,加苦葶苈以泻上水。此方是在葵子茯苓散治妊娠有水气基础上的进一步发展,仍然体现了叶氏"通阳不在温,而在利小便"的方法。增强了利气宣肺,通利小便的作用。

3.葵子茯苓散与当归贝母苦参丸比较(表21-4)

表21-4　葵子茯苓散与当归贝母苦参丸比较

比较 方名	葵子茯苓散	当归贝母苦参丸
相同点	均治妊娠期小便病变	
主症	妊娠有水气,身重,小便不利,洒淅恶寒,起即头眩	妊娠小便难或大便难,饮食如故
病机	水气内停,阳气不化,病位在下焦	热伤津亏,气郁血虚化燥,病位在上下焦
治疗	滑利窍道,利水通阳	清热开郁,养血润燥
药物	葵子一升,茯苓三两,散剂	当归、贝母、苦参各四两,蜜丸

445

(六)胎动不安

1.血虚湿热

【原文】　妇人妊娠,宜常服当归散主之。(9)

当归散方:

当归　黄芩　芍药　芎劳各一斤　白术半斤

上五味,杵为散,酒饮服方寸匕,日再服。妊娠常服即易产,胎无苦疾。产后百病悉主之。

【解析】　本条论述血虚湿热胎动不安的治法。

"妇人妊娠"期间,胎儿的正常发育,要赖母体气血充沛以濡养,肝血充足以养胎,脾肾气旺以固摄。母体无寒热偏盛,胎气才正常。假如"瘦人有火"而妊娠,阴血不足,兼肝郁气滞化热,脾虚湿留,肝脾不调,肝血虚湿热内阻,则会影响胎气。症见腹痛,不欲食,口苦,大便先干后溏,妊娠前月经后期量少,有痛经史,舌质淡红苔黄腻,脉细弦数。所以治则应当是养血行滞,调肝益脾,佐以清热除湿,方用当归散。本方为当归芍药散去苓、泽加黄芩组成。方中当归、芍药补肝养血,配川芎则补而不滞。白术健脾除湿,黄芩坚阴清热(抑制子宫收缩),合用则使血虚得补,湿热得除,收到邪去胎自安,血足胎得以养的效果,所以为妊娠养胎的要方。另外本方义也符合胎前宜凉,胎多因热而动的病机,所以热去则安。关于临床加减,恶阻加生姜、半夏、陈皮;腹痛加艾叶、木香;漏下加阿胶、艾叶;子肿加茯苓、泽泻;子痫加僵蚕、钩藤、决明子、菊花。

【拓展】

(1)妊娠有病,治病即安胎:原文"常服"二字,应该灵活看待。方中归芎辛窜活血,只用于血滞腹痛者,而不能一概"常服"。查《脉经》此条原文云"妇人妊娠宜服当归散,即易产,无疾苦",意思是妊娠八九月而有肝脾不调血虚湿热见证者,服此方,才使之易产,而并非常服此剂。至于方后云"产后百病悉主之"更不可以盲目认同。而《金鉴》谓"妊娠无病,不须服药"才是正确的。

(2)当归散为后世胎孕学的发展奠定了基础

1)《金匮心典》谓:"夫芩、术非能安胎者,去其湿热而胎自安耳"。所以称芩、术为安胎要药即源出本方。而徐灵胎对芩、术安胎之理有精辟论述:"妇科之最重者二端,堕胎与难产耳,在之治堕胎者,往往纯用滋补。治难产者,往往专攻于下。二者皆非也。盖半产之故非一端,由于虚滑者,十之一二。由于内热者,十之八九。盖胎惟赖血以养,故得胎之后,经事不行者,因冲任之血皆为胎所吸,无余血下行也。苟血或不足,则胎枯竭而下堕矣,其血所以不足之故,皆由内热火盛,阳旺而阴亏也。故古人养胎之方,专以黄芩为主。又血之生,必由于脾胃,经云:营卫之道,纳谷为宝。故又以白术佐之,乃世之人,专以参芪补气,熟地滞胃,气旺则火盛,胃湿则不运,生化之源衰,而血益少矣……"(《医学源流论·卷上·胎产轮》)。

2)后世"保产无忧散"实为当归散加减而来:《傅青主产后编》保产无忧散(《傅青主女科》又名"保产神效方"):妇人临产,先服三两剂,自然易生;或遇横生倒产,连日不生,服二、三剂神效。治胎动不安,胎位不正,难产。

当归一钱五分酒洗,川芎一钱五分,生黄芪八分,荆芥穗八分,川贝母一钱去心净为末(不入煎,以药冲服),白芍药二钱酒炒(冬月用一钱),菟丝子一钱四分酒泡,厚朴七分姜汁炒,蕲艾叶七分醋炒,枳壳六分麸炒,川羌活五分,生甘草五分,老生姜三片,用清水二杯,煎至八分,空心温服。如虚极者,再加人参三五分。

上方归、芎、芍、黄芪(代白术)、川贝母(代黄芩)即取当归散方义,再加理气和血,固胃安胎之品而成。

《蒲辅周医疗经验》谓"有胎同房,或房欲过度,损伤肾气,易成此患(滑胎)。保产无忧散是治疗本病的效方,血以和为补,取川芎、当归、芍药和血,气以通为补,取厚朴、枳壳理气,用黄芪、甘草补气,菟丝子既能补肾又能滑润,此取补肾而不滞,疏肝祛风养血用荆芥、羌活,还有平肝清肺火的贝母,温中顺气的生姜,暖宫祛寒的生艾叶。我用此方治疗数例习惯性流产,效果较好"。

3)日·矢数道明认为当归散对早产、流产,尤对难产有效。如在整个妊娠期中服用,产程轻快,胎儿发育良好。对产后病也有良效,并举治验:某女性,26岁,初产时为严重之难产,曾陷入危笃。孕妇体格佳,面色白,稍肥胖,有便秘倾向,遵荒木次氏之教,以当归芍药散改为当归散,服后满月而安产一女婴。此案有利对当归散的理解。

2. 脾虚寒湿

【原文】 妊娠养胎,白术散主之。(10)

白术散:见《外台》

白术四分 芎藭四分 蜀椒三分去汗 牡蛎二分

上四味,杵为散,酒服一钱匕,日三服,夜一服。但苦痛,加芍药;心下毒痛,倍加芎藭;心烦吐痛,不能食饮,加细辛一两,半夏大者二十枚,服之后,更以醋浆水服之;若呕,以醋浆水服之复不解者,小麦汁服之;已后渴者,大麦粥服之。病虽愈,服之勿置。

【解析】 本条论述脾虚寒湿,胎动不安的治法。方中"牡蛎",《外台》为"二分"。

所谓"养胎",就是在妊娠期宜保护胎元,母体无病,胎儿才能正常发育,即"母壮儿肥"之意。以药测证,白术散的常见证候应包括脘腹冷痛或兼刺痛,呕吐清涎,不思饮食,肢倦,便溏,白带绵绵,甚至胎动不安。舌质淡,苔白润或滑,脉象缓滑。属肥白有寒之人宜之。所以其病机为脾虚湿滞,寒气上逆。治则为健脾温中,散寒降逆,此外还有温肝潜阳,调气养血作用。方中川芎辛窜活血,蜀椒散寒降逆均较峻猛,若过用之有堕胎之弊,所以应当慎用,一般 2~4g。呕吐加半夏、陈皮,吐清水加生姜、吴茱萸,白带绵绵者加白果、芡实,腹痛加芍药、甘草。本条文在方后列有很多加减,现在来详细讲解。"但苦痛,加芍药",因芍药平肝止痛,肝气抑郁而胁腹拘急苦痛者用之;"心下毒痛,倍加川芎",因川芎能活血散寒,调气通阳,血瘀寒凝疼痛急剧者,故倍加之;"心烦吐痛,不能食饮"属寒饮上逆者,加细辛、半夏散寒饮而降逆止呕。服白术散之后,若呕吐者,加醋浆水(浆水味酸)和胃止呕;若呕仍不止,换小麦汁服之以和胃气;若服上药"已后渴者,大麦粥服之"是脾气虽健,寒饮虽去,而胃阴损伤者,以大麦粥甘寒养胃生津,所谓"病虽愈,服之勿置",亦指大麦粥而言,并非指以上方药可常服而不要放置。

【拓展】

(1)关于妊娠方用川芎的问题:《本经疏证·卷三》云:"妊娠篇十方,用芎藭者四,四方之中,与当归同者三,惟白术散独用芎,且系之曰:心下毒痛,倍加芎藭,良以心脾皆于血有关,血有病则藏之者固先受殃,肝受其殃,次遂及心及脾,故当归散、当归芍药散、白术散,咸有取于白术芎藭,岂非以谷旺气行,血遂不壅耶,血壅则胎病,血行则胎安。而行者尤当上通下达,故白术散不用当归,并倍芎

447

劳,则归之横行,芎之上行,其功可识,横行者无论矣。上行者因行血而除心痛,则向于酸枣仁汤所谓治心非治肝者,不为臆说也"。

《本经疏证·卷三》:"古验胎方,经三月不行者,用芎劳细末,浓煎艾叶汤,空心调服二钱,觉腹内微动,为有胎,不然是经滞,后人缘是以芎劳动胎,孕妇遂不敢服,岂知仲景用于胎前之微义哉。"

（2）以上两条,均属养胎之法,其实并非无病,当归散主要在于养血补脾,清热除湿,而白术散在于补脾燥湿,散寒降逆,后世养胎诸方,多从此发展而来。表21-5则是白术散与当归散的比较。

表21-5 白术散与当归散的比较

类别 方证	白术散	当归散
主症	以方测证,当有面色㿠白,舌淡,苔白滑,食少便溏,脘腹时痛	以方测证,当有口苦,苔腻微黄,时有胁腹隐痛,或有转筋
病机	脾虚不运,寒湿内阻	血虚肝郁,湿热内阻
治法	健脾温中,除湿安胎	养血调肝,清热除湿
方药	白术、芎劳各四分,牡蛎二分,蜀椒三分去汗	当归、黄芩、芍药、芎劳各250g,白术125g
用法	上四味,杵为散,酒服一钱匕。（湿重,苔白腻者,当加半夏、苡仁）	上五味,杵为散,酒饮服方寸匕,日二服

（3）后世对本方应用:《太平惠民和剂局方》记载:白术散调补冲任,扶养胎气,治妊娠宿有风冷,胎萎不长或失于将理,动伤胎气,多致损坠,怀孕常服,壮气益血,保护胎脏。《产科心法》亦称"本方加当归,阿胶,地黄蜜丸,可治妊娠不长"。

现代有用养胎汤（人参、黄芪、白术、茯苓、首乌、阿胶、杜仲、桑寄生、砂仁等）制成"胎宝口服液",治疗营养不良型,胎儿宫内发育迟缓者。

《论注》"予治迪可弟妇,未孕即痰嗽见血,既孕而不减,人瘦,予以此方（白术散）治之,因其腹痛,加芍药,两大剂而痰少嗽止,人爽胎安。"

日·矢数道明认为白术散为治流产之常用方,并载荒木次氏治验:某女,27岁,已妊娠3次,但均在6~7个月时发生流产,此次妊娠已近4月。诊后给予白术散,每次0.5g,兑酒服,服后顺利产一女婴。可资借鉴。

3.心火气盛

【原文】 妇人伤胎,怀身腹满,不得小便,从腰以下重,如有水气状,怀身七月,太阴当养不养,此心气实,当刺泻劳宫及关元,小便微利则愈。见《玉函》。（11）

【解析】 本条论述妊娠伤胎的证治。这里所说的伤胎,是指脏腑功能失调,胎失所养而引起的证候。妇女怀孕后,腹部本来应该逐月增大,但如果胀满异常,并见小便不通,腰以下感觉沉重不适,如同患了水气病一样,这是心肺两脏功能失调导致的伤胎证。按逐月分经养胎之说,妊娠七月,为手太阴肺经养胎之时。如果此时心火气盛,火乘肺金,致肺失清肃治节之职,影响气血津液的敷布,而使胎失所养,还可妨碍水道通调,气滞水停,所以见到上述诸症。治法应当泻心火,利水道,宜针刺劳宫、关元两穴。劳宫为手厥阴心包经的荥穴,针刺该穴,能清心泻火;关元是小肠募穴,刺之能利小便,导心火下行。如此配合,使心火得泻,肺气清肃,治节复常,小便通利,则诸证自愈,胎亦自得所养。

449

第二十二章
妇人产后病脉证治第二十一

妇人产后病的特点是易虚易瘀,因于"虚",仲景突出介绍了新产三病——痉病,郁冒,大便难,以及产后伤风、乳中虚、下利等病证。针对虚的特点,仲景认为养血复阴是治疗产后三大症的关键。因于"瘀",仲景列举了产后腹痛的血瘀与气滞证。后世根据此篇,提出了治疗产后疾病的重要原则,即"不拘于产后,勿忘于产后"及"照顾津液"。

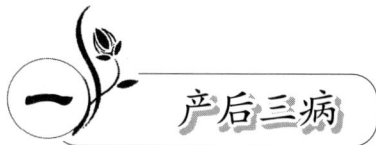

一 产后三病

(一)病因

【原文】 问曰:新产妇人有三病,一者病痉,二者病郁冒,三者大便难,何谓也?师曰:新产血虚,多汗出,喜中风,故令病痉;亡血复汗,寒多,故令郁冒;亡津液,胃燥,故大便难。(1)

【解析】 本条阐述新产三病(痉病、郁冒、大便难)的病机。

"新产妇人有三病,一者病痉",仲景自释,是因为"新产血虚,多汗出,喜中风,故令病痉",产后失血过多,阴血暴虚,血虚及气,气虚不能固护皮毛,营阴外泄故多汗出;营卫俱虚,腠理不固,易于招致风邪,故"喜中风";风邪化热,更耗阴液,津枯液燥,血虚而肝无所藏,筋脉失养则拘急,"故令病痉"。陆渊雷《金匮今释》认为此病因产道创面感染破伤风菌所致,实为产后破伤风,与产后痉病有别。

对于"二者病郁冒",重则突然昏厥不知人,轻则头眩而目瞀(音:同贸)也。它的病因病理,多因素体正气不足,新产亡血,血虚而气亦衰,更"复汗"而损伤卫阳,抵抗力减弱,易感外寒,故曰"寒多",多见于产后二、三日以后,外寒郁闭,阳气不能外达,郁冒清阳,则头眩目瞀不知人,或郁闷不舒。据《伤寒明理论》云:"郁为郁结而气不舒者也。冒为昏冒而目不明者也"。"故令郁冒",从病机而言,郁者寒邪外郁,冒者阳气上冒。所以郁冒病机是阴亡失守,外邪郁闭,虚阳上逆(厥)。陆渊雷认为产褥热也能出现郁冒,亦是产道创伤面细菌感染所致,与此仍有不同,大家需注意。

"三者大便难",因新产后失血而多自汗,胃肠津液枯乏,不足濡润肠腑,"亡津液,胃燥"水涸舟停,"故大便难"。

新产妇人三病的主要病理,教材根据尤在泾所言:"痉,筋病也……郁冒,神病也……大便难者,液病也……三者不同,其为亡血伤津则一",提出总的治则当养血生津(复阴),不可偏信"产后宜温"之说。吴鞠通《温病条辨·卷五·解产难》云"按以上三大证,皆可用三甲复脉(一甲复脉汤:牡蛎一两、炙甘草六钱、干地黄六钱、生白芍六钱、麦冬六钱、阿胶三钱;二甲复脉汤:上方加麻仁、生鳖甲各八钱;三甲复脉汤:即二甲复脉汤加生龟甲一两),大小定风珠(大定风珠:生白芍六钱、阿胶三钱、生龟甲四钱、干地黄六钱、麻仁二钱、五味子二钱、生牡蛎四钱、麦冬六钱、炙甘草四钱、鸡子黄生用二枚、鳖甲生四钱;小定风珠:鸡子黄生用一枚、真阿胶二钱、生龟甲六钱、童便一杯、淡菜三钱),专翕膏主之。盖此六方,皆能润筋,皆能守神,皆能增液故也,但有浅深次第之不同耳。产后无他病,但大便难者,可与增液汤。以上七方,产后血虚液短,虽微有外感,或外感已去大半,邪少虚多者,便可选用,不必俟外感尽净而后用之也。再产后误用风药,误用辛温刚燥,致令津液受伤者,并可以前七方斟酌救之。余制此七方,实从《金匮》原文体会而来,用之无不应手而效,故敢以告来者"。吴氏此论,可补此条临床治疗之不足。

【拓展】

1. 产后痉病的证治及与子痫、产后破伤风的鉴别

(1)产后痉病:产后 24 小时以后发病,多因高热引起,见四肢抽搐,角弓反张,牙关紧闭,颈项强直,目珠上吊,呼吸急迫,发热或面色苍白,或面赤如妆,汗出如洗,遍体浮肿,或神志昏迷,脉细滑而数,或散乱无序。其病机多为营阴下夺,孤阳上越(痰火交蒸,扰乱心神),肝风内动。它的治则是养阴息风为主,育阴养血用龟甲、麦冬、玄参、阿胶、生地;平肝息风用牡蛎、羚羊角、玳瑁、石决明、钩藤,或大小定风珠、复脉汤,或佐以清心开窍、化痰利水的芩、连、竺黄、胆星、菖蒲、郁金、泽泻、茯苓;或可加扶正益气防脱之人参,甚至紫雪丹开窍安神、重镇息风。

此外,如产后发热恶风,头痛,项背强几几,脉反沉迟者,为风邪乘虚深入阳明经腧,将成痉病,可借用瓜蒌桂枝汤,解肌生津。亡血过多,血不养筋,项背强急,甚则目睛不了了,角弓反张,已成痉证,可按《医宗金鉴》桂枝汤合当归补血汤,和营补血。

(2)产后子痫:多在产后 24 小时以内发病,主症是手足痉挛,而无角弓反张,一般不发热。肝阳上亢者表现为面唇红赤,呼吸气粗,气热,不省人事,手足痉挛,血压高,脉弦数,宜镇肝潜阳。血虚而肝风内动者表现为面色苍白,唇淡,呼吸微弱,不省人事,时而手足痉挛,血压偏低,宜养血息风。

(3)产后破伤风:多在产后 5～7 天发病,有四肢抽搐,角弓反张。特点是面

呈苦笑状,畏光而喜暗,见光则抽搐更剧,不发热。属气血虚弱者,治疗应当补养气血,佐以解痉息风,可用华佗愈风散(荆芥、全蝎、蜈蚣、僵蚕、寄生);阴虚者当甘寒养阴。

另外介绍一下《余无言医案》治破伤风奇效方。"方用蝉衣去净头足为极细末。用黄酒半斤,将蝉衣细末五钱放入,文火多煮数沸,一次服之。无何,周身染染有汗,由头至足,无处无之。其汗胶黏,其气腥臭。微汗颇久,邪去病乃可愈,殆一汗之后,痉象顿除。……此系《傅青主男科》中之验方,无人注意,余初试于一张姓妇,效如桴鼓。嗣常用之治破伤风患者,十治十愈,真神方也"(《金匮要略新义》)。

2.产后血晕的辨证治疗 一般产后血晕与郁冒不同,若产后郁冒不兼外感,在新产一、二日内,突然发生头晕,目眩,不能坐起,或兼恶心呕吐,甚至神昏口噤,不省人事者,后世称"产后血晕",程云来谓"血厥",当分虚实辨证。血晕似"产科休克",就西医产科而言,常因羊水血栓、气体栓塞或血管舒缩等导致虚脱。中医辨证论治介绍如下,供大家拓展思维:

(1)血虚阴亏型:①血虚气脱型:临床多见于新产妇,中年产妇或妊娠期血虚或产时流血过多,血脱不能上荣,失血过多而晕者属气脱,其症见突然昏不知人,面色苍白,呼吸微弱,唇舌淡,眼闭口开,手撒手冷,六脉微(沉)细或浮。治疗以补养气血为主,佐以开窍醒脑。处方或以独参汤加红糖急服,补气固脱;或投参归四物汤(泡参30g、归首15g、明天麻15g、甘草6g)加黄芪、生地黄、麦冬、五味、鹿茸、麦芽。②阴亏阳越型:症见烦热,汗出,心中悸荡,合目畏光,脉虚细或浮大而芤,为营阴下亏,阳越不潜,可用龟甲、白芍、首乌、栀子育其阴,甘菊、牡蛎、珍珠母、钩藤镇其阳。

(2)瘀血气逆型:可见于青年产妇,据《金匮要略辑义》所云:"下血极少而晕者属血逆,其证胸腹胀痛,气粗,两手握拳,牙关紧闭是也",面唇色紫赤(或正常),脉象沉涩,为瘀血上逆之血晕证。治疗当活血化瘀,芳香开窍。处方:加味佛手散,即当归、川芎、建菖蒲、天麻、白糖(兑服)合失笑散(蒲黄、五灵脂)。王孟英在《女科辑要笺正》中提到:"恶露虽少而胸腹无所苦者,不可乱投破瘀之药",临床也需引以为鉴。因本证是因虚而瘀,甦醒后,宜用八珍汤以善其后。

3.产后大便难的治疗 ①曹家达主张用麻仁丸,润导缓下。②吴鞠通用滋阴生津,增水行舟法:如生地、玄参、麦冬、苁蓉、首乌、麻仁。③彭履祥教授用猪膏发煎,或用蜜煎导法润肠养阴通便而不伤正,其效甚佳。

(二)证治

1.郁冒大便难并见证

【原文】 产妇郁冒,其脉微弱,呕不能食,大便反坚,但头汗出。所以然者,血虚而厥,厥而必冒。冒家欲解,必大汗出。以血虚下厥,孤阳上出,故头汗出。所以产妇喜汗出者,亡阴血虚,阳气独盛,故当汗出,阴阳乃复。大便坚,呕不能食,小柴胡汤主之。方见呕吐中。(2)

【解析】 本条论述产妇外感郁冒兼见大便难的脉因证治。曹颖甫说:"此承上节郁冒大便难而发明其病理,非小柴胡汤可通治郁冒大便难也。"

全条可分四段理解。第一段即前五句,为提示产妇外感郁冒的脉证。产后失血,气血俱虚,所以"产妇郁冒,其脉微弱",胃气虚而胆热上逆,所以"呕不能食"。"大便反坚,但头汗出"者,是"津气上行而不下逮之象"(尤在泾语),与第三段的周身汗出不同,这是少阳枢机不利所致。丹波元坚说:"大便反坚,反字对呕不能食而言,盖呕不能食是少阳证,大便宜未至坚,今产后液燥,故大便反坚也。小柴胡有下津液润肠之功"。

第二段"所以然者,血虚而厥,厥而必冒……以血虚下厥,孤阳上出,故头汗出"等六句在于阐述郁冒及头汗出的病机,即"血虚下厥,孤阳上出"。此段三个"厥"字(此处"厥"字,黄坤载作"寒盛而发厥逆",徐忠可作"厥者,尽也,寒也"等偏于四肢厥冷症状作解,欠当),着眼于郁冒及头汗出的病机,寓有"阴阳气不相顺接"之意,即指邪气上逆,因血虚而阳气上逆(寒多),神志不清而为郁冒,"孤阳上出夹阴津外泄","故头汗出"乃郁冒未解之象。

第三段"冒家欲解,必大汗出。……所以产妇喜汗出者,亡阴血虚,阳气独盛,故当汗出,阴阳乃复"等七句,是自释冒家欲解的机制。

冒家欲解,为何"必大汗出……当汗出"? 此处汗出指全身汗出津津,与第一段"但头汗出"不同。"所以产妇喜汗出者",因产妇出血过多,"亡阴血虚",阳气与阴气相比较则"阳气独盛","故当汗出",使外邪随汗而解,邪去阳弱,损阳而就阴,使上逆的阳气与外寒得以消退,然后阴阳恢复相对的平衡,"故当汗出"应是"周身(微微)汗出,则郁冒得解","阴阳乃复"。正如丹波元坚所云:"冒家大汗出,即是小柴胡相适之效,亦犹少阳病振汗之比。是谓服小柴胡后的征兆"。

妇科名家王渭川《金匮心释》则认为后五句系一般产妇不郁冒而"喜汗出"的自然转归,亦有启发:"一般的产妇不郁冒,而时常自汗出,这是脱血阴虚,阳气偏盛,所以微微出汗,因微汗出而使阴阳恢复平衡,这是人体的自然机能。"

第四段"大便坚,呕不能食,小柴胡汤主之"乃重申外感郁冒证候及治疗方药。治法当扶正达邪,和利(阴阳)枢机,所谓邪气不可不散,正虚不可不顾,少阳为枢,能枢邪于外而和利阴阳。其适应证除上述诸症外,当有舌苔薄白,周身无汗,寒热往来等症。《伤寒论》第233条小柴胡能使"上焦得通,津液得下""身漐然汗出而解",说明对"头汗出"有效。曹颖甫谓:"仲景此方,专为大便坚,呕

453

不能食而设,盖以止少阳之呕逆,留胃液而润肠燥,并欲下行之腑气,不为浮阳吸引也。仲师恐人误认为郁冒方治,故于节末另提大便坚,呕不能食两层,二者之中,又以呕不能食为主"。临床运用时可加当归、川芎、桃仁养血活血,又兼润肠通便之功。

【拓展】

(1)《伤寒论》戴阳证的郁冒与本篇产后郁冒的异同:《伤寒论》厥阴病篇第366条曰:"下利,脉沉而迟,其人面少赤,身有微热,下利清谷者,必郁冒汗出而解,病人必微厥,所以然者,其面戴阳,下虚故也。"乃论述戴阳轻证可发生郁冒汗解的证候,因真阳虽虚而未甚,尚能与阴邪相争,邪正相争则郁冒,正气胜邪则汗出而解,与此处郁冒病机有异,一为血虚,一为阳虚,一为病名,一为戴阳轻证的转归,但均为正邪相争的反映。

(2)关于小柴胡汤的功效、辨证要点:陈慎吾指出,理解小柴胡汤的关键是《伤寒论》97、230两条:"血弱,气尽,腠理开,邪气因入,与正气相搏,结于胁下","可与小柴胡汤,上焦得通,津液得下,胃气因和"。小柴胡汤是宣上通下、和中之方,通过此法可以达到调理气血阴阳。该方可用于治疗少阳病、妇科、儿科等病,更可推广以治耳、目、口鼻、咽喉、心、肺、肝、脾、胆、胰、胃肠等部的疾患。只要见本方之主症,辨证不误,引用本方或加以增减,皆可治愈。它的辨证要点:少阳内寄相火,受邪后郁而化热,见口苦、咽干、目眩之证;若有阴证机转,不可单用本方(《名老中医之路·三辑》)。

(3)桂枝汤、小柴胡汤均能调和气血阴阳,何以为异?二者有虚实寒热之分。桂枝汤理脾,临床多见虚证寒证,以温通为主;小柴胡汤是通过疏胆利三焦之气机,以达和胃。胆、三焦与胃,皆属六腑,临床多见实证、热证,应以清利和解为主。理脾与和胃是桂枝汤与小柴胡汤所起的不同作用,而最终都能达到调和气血阴阳之目的。

(4)产后虚汗的治疗:①桂枝加龙骨牡蛎汤,主治汗出过多,过久,伤及卫阳,症见迎风淅淅,汗出肤冷,故用桂枝汤温卫阳,和营阴,龙牡收敛固摄止汗。②当归六黄汤(生地、熟地、黄芪、黄芩、黄连、黄柏),主治合目汗出,心烦焦躁,腹中灼热,欲去衣被,少寐,大便干秘,小便色黄。舌红脉数,属阴虚内热,迫津外泄。功效:滋阴清热,固表止汗。因为当归辛温动血助热,黄连、黄柏苦寒碍胃,有化燥伤液之弊,所以可用黄芩、地骨皮清热保阴,去胞中之火,玄参、麦冬养阴生津,治浮游之阳;牡蛎、龙骨固表止汗,敛正气不敛邪气,更加黄芪、太子参益气实卫,遵古人"血脱者益其气"之训,用补气药自有"阳生阴长"之妙。只此数味出入,能气阴两补,阴充气密,虚汗自止。③《傅青主女科》固气填精汤,主治不兼外感的大汗淋漓,属阴竭阳亡之征,脉象虚缓,急用补气填精敛汗法,挽救元阴而固脱。方用人参、黄芪、枸杞、北五味、浮小麦、牡蛎加减。

2.胃肠实热证

【原文】 病解能食,七八日更发热者,此为胃实,大承气汤主之。方见痉病中。（3）

【解析】 本条论述郁冒解后转为胃实发热的证治。

所谓"病解能食"是紧接第2条郁冒外感服小柴胡汤后,外感去而郁冒已解,胃气恢复,呕吐已止而能食,"此为胃实",徐忠可曰:"病解能食,则经络脏腑之气俱平,无产后本病可疑,至七八日更发热不恶寒,又无表证可疑,明是食复之象,故曰胃实",即未尽的余邪与饮食相结,成为胃实热结之证。热势蒸蒸,痞、满、燥、实、闭俱全(黄树曾:"此发热当指蒸蒸发热言,蒸蒸发热者,热在肌肉如熏蒸也。阳明主肉,故蒸蒸发热为阳明病"),脉沉实有力者,用大承气汤攻下实热,急下救阴。此正所谓"不拘于产后也",所以本条的仲景本意,当是产后如有实证,也可用下,不能拘于产后体虚而不敢下。若兼顾虚弱,下药中也可加一些扶正药,使邪去而正不伤,如陶氏黄龙汤(大黄、芒硝、厚朴、枳实、人参、当归、桔梗、甘草、姜、枣)。

但应注意,产后有属阴虚发热者,以手足心潮热为主,舌质红,苔少津乏,脉细数,当养阴滋液,润肠彻热为主,可用《沈氏尊生书》润肠丸(当归、生地、枳壳、桃仁、麻仁)去枳壳、桃仁加北沙参、二冬、蜂蜜(冲服)、青蒿、白薇缓图之。

我在自贡的一个学生曾以大承气汤治疗一农妇,平素体格健壮,新产后1周余而病大便不通,发热,腹胀痛,诊其脉沉数有力,苔黄,病者痛苦不堪。因考虑为新产之妇,一般多为血虚津燥,无水行舟。但此病者脉沉数有力,苔黄,不像血虚津枯,不能猛浪下药。踌躇再三,猛忆《金匮》书中有产后承气汤证,急忙翻阅产后篇,其经云"病解能食,七八日更发热者,此为胃实,大承气汤主之"。结合病者苔黄,腹胀痛,脉沉数有力,确属胃家腑实证,有书为证,但用无妨。因此,以大承气汤投之,病者服后,大便得通而热退病解。又,《沂蒙中医》曾载李某,女,27岁,产后4天,用防风煎水洗澡,出现本篇第2条的郁冒病,医者投一剂小柴胡汤而愈。9日后因病发热、大便困难,随又投以大承气汤一剂,燥屎排出,热退病愈。该案似乎本篇2、3条病证的再现。以上二案,充分说明《金匮》原文皆来源于临床实践,只要辨证准确,自然能发挥很好的疗效。

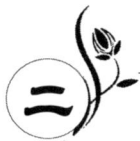

二 产后腹痛证治

(一)血虚里寒

【原文】 产后腹中疗痛,当归生姜羊肉汤主之;并治腹中寒疝,虚劳不

足。(4)

当归生姜羊肉汤方:方见寒疝中。

【解析】　本条论述产后血虚里寒的腹痛证治。

本条腹痛,多见痛缓,黄树曾曰"疗痛,谓绵绵而痛,其痛缓"。症见腹中拘急,绵绵作痛,喜温喜按。治用当归生姜羊肉汤养血散寒,温中止痛。方义见寒疝篇。若血虚而寒盛,也有腹部"绞痛"用本方获效者。

当归生姜羊肉汤可视作膳食疗法的祖方,用于阳虚血寒之痛经、月经后期、不孕症以及脘腹疼痛等病证皆效。

(二)气血郁滞

【原文】　产后腹痛,烦满不得卧,枳实芍药散主之。(5)

枳实芍药散方:

枳实(烧令黑,勿太过)　芍药等分

上二味,杵为散,服方寸匕,日三服,并主痈脓,以麦粥下之。

【解析】　本条论述产后气郁血滞的腹痛证治。

"产后腹痛",若不满不烦,多属虚属寒,而且比较常见。现"烦满不得卧",烦,是气郁化热,心气不宁;满,是气机阻滞;腹痛,是气结血凝。"不得卧",是气滞化热,而又烦满腹痛,阳不入阴,郁热扰心。另外应当兼有舌红,苔少,脉弦。它的病机是气郁血滞。治则当是破气散结、和血止痛,方用枳实芍药散,枳实烧黑存性使入血分,破气而行血中之滞,芍药"除血痹"和血而止痛,二味为散,用大麦粥下之,和肝气,养心脾,护胃气。"并主痈脓"者,因脓乃血所化,此能行血中之滞也。本方说明,"产后忌用芍药"之说是片面的。

四川平武县郑才虎医生治疗某25岁女性患者,工人,产后6日,小腹疼痛拒按,恶露量少,紫黯有块,予生化汤(当归10g、川芎10g、桃仁10g、黑姜5g、炙甘草3g、益母草20g,童便适量),2剂后腹痛稍减,但心中烦闷不安,乃处以枳实15g、赤芍10g,服至第3剂时,腹满痛加剧,排出拇指大小的一块肉样物,诸证大减。这一案例提示在活血化瘀处方消除瘀血之后,因瘀血减轻,不可再行活血破血,因腹痛乃气滞血凝所致,故当以此方破气和血为要。

【拓展】　本方为何不以活血药为主?丹溪云:"气滞则血滞,气行则血行",本证以满为主,痛则次之,气机郁滞化热见烦而满,是以气滞为主,所以不用活血化瘀之品。

(三)瘀血内结

【原文】　师曰:产妇腹痛,法当以枳实芍药散,假令不愈者,此为腹中有干血着脐下,宜下瘀血汤主之;亦主经水不利。(6)

下瘀血汤方：

大黄三两　桃仁二十枚　䗪虫二十枚（熬，去足）

上三味，末之，炼蜜和为四丸，以酒一升，煎一丸，取八合顿服之，新血下如豚肝。

【解析】　本条论述产后瘀血内结的腹痛证治。

产妇腹痛，法当以枳实芍药散，如果有不愈的，说明并不是气滞腹痛，是因素体阳旺，产后恶露未净，瘀滞为热，瘀血蓄结胞宫，形成瘀热内结之实证。所以说："此为腹中有干血着脐下"。它的病机是瘀热内结，干血着脐下。治疗当破血逐瘀，攻坚散结，佐以荡热，方用下瘀血汤，此方为大黄䗪虫丸减味化裁而成，方用大黄荡热逐瘀，每丸约用大黄10g，桃仁润燥散结，活血化瘀，更以䗪虫攻窜之品，善攻干血，专入血分破血攻坚，与大黄、桃仁配伍，攻下破血之力更峻，炼蜜为丸，润燥以缓诸药之猛而不使药性骤发，恐伤其上中二焦，酒煎应是黄酒，"顿服"者，尤在泾说"补下治下制以急，且去疾惟恐不尽也"，也就是直入血分，急治其瘀之意，方后说"新血下如豚肝"，是干血骤结之征排出之兆。7版教材将新血作为"新下之瘀血"解释，于理亦通。因妇人在妊娠期或哺乳期，多月经不行，长期歇止，经服下瘀血汤后新来之血，不似往日之血色红，而是下血紫黯，色如猪肝，所以也可说"新血下如豚肝"。

【拓展】

1. 下瘀血汤的适应证及临床应用范围

（1）适应证：瘀血内结所致腹痛，多为少腹刺痛，固定不移，拒按，按之有硬块，舌质青紫（绛）或有瘀斑、瘀点以及如汤本氏云："瘀血块……著于脐下部之腹底，按之则有抵抗压痛，往往为知觉过敏，不能触诊。以此可与其他瘀血证鉴别"，或兼有口燥舌干，大便燥结，舌苔黄燥，脉迟紧沉结或涩而有力，或如陆渊雷所言见"肌肤甲错，目中蓝色"。

（2）临床应用范围：①肝炎谷丙转氨酶（GPT）持续不下而有瘀血征象者。②早晚期肝硬化（或腹水）血瘀严重者。③经水不利或经行推迟，痛经，均属瘀热内结者。④产后瘀血不行，腹痛剧烈者。⑤中风后遗症。⑥手术后综合征，如瘀血结滞作痛，可加赤芍，五灵脂，寒热往来，可加柴胡，丹皮。⑦脑震荡后遗症。⑧产后瘀血误服补药，用本方属救误之法。有这样的说法："产后血块未清，不可用参芪，用之则腹痛不止"，产后用补药红参炖鸡，反致恶露不下，小腹胀痛有硬块，腹大如球状，甚至青筋外露，气粗喘满，烦躁不安，脉沉涩有力者，可用下瘀血汤合抵当汤，川牛膝、三棱、莪术、赤芍，服药后下猪腰样血块而愈。

2. 干血着脐下而无热象的治法

（1）加味佛手散（当归、川芎，加白糖冲服或童便兑服）活血行瘀。瘀甚痛剧的，再加红花3g（酒洗），此法比下瘀血汤安全且效果良好。

(2)恶露不尽,瘀滞胞宫,少腹痛剧,当温经化瘀,生新止痛,用傅青主生化汤;或《太平惠民和剂局方》失笑散活血祛瘀。

3.产后腹痛三方证治比较(表22-1)

表22-1 当归生姜羊肉汤、枳实芍药散、下瘀血汤的比较

方名 比较	当归生姜羊肉汤	枳实芍药散	下瘀血汤
相同点	均治产后腹痛		
病机	血虚寒滞	气郁血滞	干血着脐下,瘀热内结
主治 证候	腹中绵绵拘急而痛(胁痛),喜得温按,舌淡苔薄润,脉象虚缓,并治寒疝虚劳不足	烦满不得卧,胀甚于痛(在大腹部位)不能食,大便不畅,脉多弦,并主痈脓	痛甚于胀,疼痛如刺甚剧在少腹部位,拒按有硬块,恶露过早停止,脉沉涩有力,舌质紫红苔黄燥
治则	温养血脉,散寒止痛	破气和血	破血逐瘀,攻坚散结
方药	当归三两,生姜五两,羊肉一斤,温服七合日三服	枳实(烧黑)芍药等分,为散,服方寸匕一日三次,麦粥下	大黄三两,桃仁二十枚,䗪虫十枚,炼蜜为丸,酒煎,顿服八合

(四)瘀血内结兼阳明里实

【原文】 产后七八日,无太阳证,少腹坚痛,此恶露不尽;不大便,烦躁发热,切脉微实,再倍发热,日晡时烦躁者,不食,食则谵语,至夜即愈,宜大承气汤主之。热在里,结在膀胱也。见痉病中。(7)

【解析】 本条论述产后瘀血腹痛和阳明里实的鉴别及阳明里实腹痛的证治,当与第3条互参。这里我来总结一下《金匮》中用大承气汤的内容(表22-2)。

表22-2 大承气汤的临床应用

项目 出处	症状	脉象	治法
痉病	胸满口噤,龂齿,卧不着席(乃热极伤津,筋失濡养)	紧弦数	急下存阴
腹满篇	腹满不减,减不足言(乃实热内结,腹满)	沉实	攻下实热
宿食篇	宿食有三条,下利不欲食	脉浮大而按之涩,脉滑数	消食导滞

项目 出处	症状	脉象	治法
呕吐哕下利 (4条)	心下坚,利未欲止,下利已差,至其年月日时复发者,病不愈(属宿食内结成实)	脉平,下利脉迟而滑,下利脉反滑	攻下实邪或实热之余邪
产后篇 (2条)	外感郁冒后,能食七八日更发热为胃实(食复),产后七八日,又五六日不大便,以及谵语日晡发热更甚,热结阳明腑实证	滑实	攻泻实热(腑实)

以上说明:热炽伤筋致痉、实热腹满、宿食热结下利、实热下利复发、产后食复胃实、产后谵语发热等证候表现,虽有不同,其实热内结肠胃之病机则一,故均可用大承气汤攻下实热,也是异病同治的体现。

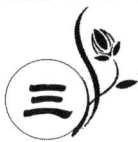

三 产后中风证治

(一)太阳中风

【原文】 产后风,续之数十日不解,头微痛,恶寒,时时有热,心下闷,干呕,汗出,虽久,阳旦证续在耳,可与阳旦汤。即桂枝汤。方见下利中。(8)

【解析】 本条论述产后中风持续不愈(外感表虚)的证治。

"产后风,续之数十日(数十日,余无言改为十数日)不解",似乎不应归结于表,但因仍见"头微痛,恶寒,时时有热,汗出"等太阳中风的表虚证,而"心下闷,干呕",徐忠可认为是太阳之邪欲内入,而内不受,可看作邪入胸膈,为太阳之里证;陈灵石则认为"太阳底面便是少阴,续续至数十日不解,显系少阴之君火微,而水寒之气盛,寒气上凌阳位,是以为心下闷之苦,故取桂枝汤增桂以扶君主之阳,加附以镇水之逆,使心阳振,水脏温,则上逆之阴邪,不攻而自散矣"。病程"虽久",但病邪仍在太阳经腧,"阳旦证续在耳",治伤寒原则应不拘日数,有是证用是药,故仍"可与阳旦汤"解肌和营卫(心下闷,当用桂枝去芍药法,但今因产后亡血,不可迳去芍药,而保留之以养血和营)。

【拓展】

1. 历代医家对阳旦汤有五种看法　①多数医家认为阳旦汤即桂枝汤:如成无己说:"阳旦,桂枝之别名"。我个人认为,因病在阳中之阳,故名阳旦;病在阳中之阴,则名阴旦。②喻嘉言据《活人书》则认为"桂枝汤加黄芩名阳旦汤",尤怡从其说。以上所谓"阳旦汤"实际从《千金方》之阴旦汤衍生而来(七年制教材并附有医案)。③魏念庭主张阳旦汤即桂枝汤加附子。④陈修园说"阳旦汤是桂枝汤增桂(二两)加附子(一枚)"。⑤何志雄认为是桂枝汤加芍药、黄芩。

我同意第一种看法,其余看法基本上是以桂枝汤为基础。

2."可与阳旦汤"中"可与"二字说明灵活性较大。产后多是虚瘀夹杂,虽有外感风邪,宜扶正祛邪为原则,也可用益气养血,兼以疏解之法,常用圣愈汤加防风、苏叶、荆芥之类。

3.桂枝汤所治产后病包括产后漏汗、产后高热、产后腹痛、产后风疹等。

(二)阳虚中风

【原文】 产后中风,发热,面正赤,喘而头痛,竹叶汤主之。(9)

竹叶汤方:

竹叶一把　葛根三两　防风　桔梗　桂枝　人参　甘草各一两　大枣十五枚　生姜五两　附子一枚(炮)

上十味,以水一斗,煮取二升半,分温三服,温复使汗出。颈项强,用大附子一枚,破之如豆大,前药扬去沫。呕者加半夏半升,洗。

【解析】 本条论述产后中风兼阳虚的证治。

"产后中风"因产后气血大虚,易感风邪,风伤太阳之表,则"发热"、"头痛",其特点是发热无休止,以眉棱骨痛为主。"面正赤"者,阳明之脉过膈,上循于面,邪伤阳明之经兼虚阳上浮,面色泛红如妆。"喘"者,产后大虚,元阳不能自固而肺气亦弱也。其脉多浮大乏力。这个病证的病机是产后阳气大虚,邪伤太阳、阳明之表,性属虚实夹杂,本寒标热。治疗当扶正祛邪,标本兼顾,表里并治,共奏温阳益气以固其内,搜风散邪以解其外之效。方用竹叶汤,即桂枝去芍药汤加味所组成。竹叶、葛根解阳明经之标热,防风、桂枝解太阳之风邪,人参、附子温阳益气,固里之虚脱,更合桔梗利肺气而定虚喘,姜、枣、草运行水谷之气以调和营卫阴阳,谷气行,营卫和,则上下内外交济而邪从"汗出"而解,故方后云"温复使汗出"。此为发中有补,产后中风之大剂。方后注"颈项强,用大附子一枚",当属阳虚而寒邪滞于经腧,舌脉无热象的加用比较好,取其温经散寒之功;有呕吐的加半夏降逆止呕。有见原方证,颈项强欲发痉,用原方加附子二两一剂而解者。

【拓展】

1.为什么要以竹叶汤为方名　李孔定老师认为,新产之妇,不可忽视"亡阴血虚"的一面,若纯用辛温,则有灼筋致痉的可能,故佐竹叶一味,一则监制辛温之太过,一则兼治阴虚而致之烦躁,身兼二任,其性能又与方中其余诸药毫无共同之处,故以之名方。其说甚是。

460

2. **临床应用** 本方适用于虚实夹杂证,既有身热,恶寒,剧烈头痛身痛的实证,又出现面赤气喘,少气无力,自汗,脉沉细或心音弱,血压低的虚证,相当于西医感染性休克。本证治疗上有困难,因有外邪,若解表,则阳更虚而脱,因正虚而补气温阳,则外不解,故以扶正祛邪为大法。具体运用时因方中解表药较多,可去防风、桂枝;产后外感,由于产后百脉空虚,可用荆芥配当归,黄芪配防风,桂枝配白芍,生姜配大枣,一散一补,扶正祛邪;如正虚欲脱,血压过低,当先用人参或参附救脱,后治其实,因为脱不救则死,实不解不危。

3. **仲景对产后伤风的治法** 产后亡血伤津,百脉空虚,卫阳不固,风邪乘虚,易入而难出,汗之则重伤其阴,表散则更虚其阳,所以治疗存在难度。本篇共列举4条产后伤风的证治:①第8条用解肌和营卫之桂枝汤;②第9条用扶正祛邪,解肌温里的竹叶汤;③若产后亡血汗出,复感风热阳邪,如附方《千金·三物黄芩汤》原文所谓"四肢苦烦热,头痛者与小柴胡汤",或见寒热往来,系风热客于少阳半表半里,宜和解表里的小柴胡汤(与第2条互参);④头不痛但烦者(四肢苦烦热),为风邪内陷血分,当清热养血,用附方《千金》三物黄芩汤再加苦参、干地黄主之。

4. 第7条至第9条阐明产后发热的三种治法,一是解肌退热,用桂枝汤;一是通腑泻热,用大承气汤;一是扶正祛邪,用竹叶汤,详见表22-3。

表22-3 大承气汤、阳旦汤、竹叶汤的比较

类别 方证	大承气汤	阳旦汤	竹叶汤
主症	产后七八日,无太阳证,少腹坚痛,不大便,烦躁发热,切脉微实,再倍发热,日晡时烦躁者,不食,食则谵语,至夜即愈(7)	产后风续之数十日不解,头微痛,恶寒,时时有热,心下闷,干呕,汗出,虽久,阳旦证续在耳(8)	产后中风,发热面正赤,喘而头痛(9)
病机	实热内结胃肠,瘀血内阻胞宫	表虚伤风,营卫不调	产后阳虚,虚阳上越,风邪袭表
治法	先泻热通腑,继活血祛瘀	解肌发汗,调和营卫	扶正祛邪,温里解表

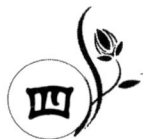

四 虚热烦呕证治

【原文】 妇人乳中虚,烦乱呕逆,安中益气,竹皮大丸主之。(10)

竹皮大丸方:

生竹茹二分 石膏二分 桂枝一分 甘草七分 白薇一分

上五味,末之,枣肉和丸弹子大,以饮服一丸,日三夜二服。有热者倍白薇,烦喘者加柏实一分。

【解析】 本条具体阐释教材讲解已很清楚,我只提醒大家本方证除教材所论,尚应有发热,口干渴,脉虚数等脉证。唐容川曰:"妇人乳作一读,谓乳子也,中虚作一句,谓中焦受气取汁,上入心以变血,下安胃以和气,乳汁去多,则中焦虚乏,上不能入心化血,则心神无依而烦乱,下不能安胃以和气,则冲气止逆而为呕逆,是以其方君甘草枣肉以填补中宫,化生汁液,而又用桂枝竹茹达心通脉络,以助生心血,则神得凭依而烦乱止,用石膏、白薇以清胃降逆,则气得安养而呕逆除,然此四药相辅而行,不可分论,必合致其用,乃能调阴和阳,成其为大补中虚之妙剂也"。此说当仔细研读。

这里我要重点讲解一下竹皮大丸的配伍特点:一方面本方体现了"安中益气"的治法,方中甘草七分独多,配众药六分,又以枣肉和丸。石膏、竹茹、白薇甘寒清热,除烦平呕,胃热去而"中安",桂枝之辛与甘草之甘,辛甘化气,脾胃得助益也,折壮火使不食气,即是益气,丸服清热力缓,补益力强,不但不伤正气,反有安中益气之功。另一方面,全方寒热同伍,相得益彰,以少许桂枝一分与石膏二分同伍,清胃热而不损胃阳,重用甘草,辛甘与甘寒同伍,化气而不化热,甘寒与辛甘同伍,清热而不伤阳。但全方甘温重于清凉。

【拓展】 竹皮大丸为产后发热的主方(现称产褥热),但需把握证型属脾气虚,而胃有虚热,也可以竹叶石膏汤代用。但并非所有产后发热都可用此方,如血虚发热则宜当归补血汤,重用黄芪;气虚发热则当投补中益气汤;属阴虚发热,则是青蒿鳖甲汤证,皆非本方所宜。正如柳学洙《医林锥指》:"然人之常情,多拘于产后宜温亦补,恐惧石膏之寒,本方合成丸,每丸含石膏约3g,且有桂枝之温,枣肉之补,相为辅佐。果证如经文所论,可径服之,勿作过多顾虑……立方之关键,首在辨证"。七年制教材所附竹皮大丸治产后虚热烦呕的医案,亦颇有启发。

临床辨治产后发热都需注意:非外感勿过用清凉药;外感发热用清凉药勿过重,热退药即停,虚热非补不退。

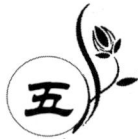

五 热利伤阴证治

【原文】 产后下利虚极,白头翁加甘草阿胶汤主之。(11)
白头翁加甘草阿胶汤方:
白头翁 甘草 阿胶各二两 秦皮 黄连 柏皮各三两

上六味,以水七升,煮取二升半,内胶令消尽,分温三服。

【解析】 此条与竹皮大丸,均为产后胃肠疾病的治法。本条论述产后热利伤阴的证治。

丹波元坚认为"虚极"犹言疲惫。而陆渊雷说:"此治血痢困惫之方,不特产后而已。白头翁汤治热痢,阿胶止血,甘草治困惫,即吉益氏所谓急迫,故又治肠风痔血诸病,旧注多以虚极为虚弱,以阿胶甘草为养阴补中,非也"。陆说甚是。

【拓展】

1. 产后呕逆与下利的证治比较(表22-4)

表22-4　竹皮大丸与白头翁加甘草阿胶汤比较

方证\类别	竹皮大丸	白头翁加甘草阿胶汤
主症	妇人乳中虚,烦乱呕逆。可有心中烦,脉数(10)	产后下利虚极。当有发热腹痛,里急后重,大便黏液或脓血(11)
病机	气血亏虚,虚热扰心,胃热上冲	阴虚血少,湿热内蕴
治法	清热降逆,安中益气	清热止利,养血缓中
药物	甘草七分,生竹茹、石膏各二分,桂枝、白薇各一分(此方"分"作"份"解,指药物比例)	白头翁、甘草、阿胶各30g,秦皮、黄连、柏皮各45g
用法	上五味末之,枣肉和丸弹子大,以饮服一丸,日三夜二服。有热者倍白薇,如烦喘加柏实一分	上六味,以水1400ml,煮取500ml,内胶令消尽,分温三服

2. 对产后病辨证论治的注意点　①本篇外感条文占2/3,提示后学者注意产后当预防外感。②产后当详辨虚实,产后腹痛5条,3条属实,2条属虚,且虚实夹杂者常见。③治当保存津血:因产后血虚多汗,气血虚弱,即或用大承气,也能"泻亢盛之阳,救将绝之阴。"

第二十三章
妇人杂病脉证并治第二十二

此章主要讨论妇人杂病的病因、证候及治法。其范围包括除妊娠、产后疾病以外，以经、带和前阴疾患为主的妇女病证，以及一些妇女常见的情志疾患。内容包括热入血室、经水不利、带下、漏下、腹痛、梅核气、脏躁、转胞、阴吹、阴疮等方面。

在学习本篇具体条文之前，让我们先来了解一下上述各病的概念。热入血室是指热邪陷入胞宫。经水不利是指月经不调的疾病。带下是指白带的量色质发生变化的疾病。漏下包括月经过多的崩证和月经点滴而下、经期异常的漏证。腹痛是指月经期间或月经前后腹部疼痛为主的病证。梅核气是痰凝气滞所致咽中如有炙脔的病证。脏躁是七情所伤导致情志失常，以悲伤欲哭为主症的病证。转胞是指妊娠期间小便不通为主的病证。阴吹是指前阴排气为主的病证。阴疮是指阴部生疮。

在本篇中，仲景对妇人杂病的病因提出了虚、冷、结气。治则有审阴阳、分虚实之别。治法丰富，有内治，也有外治。内治法中有汤、散、丸、酒、膏等剂型；外治法中有针刺、洗剂、坐药、润导剂等。为后世妇科杂病辨证论治奠定了良好的基础。

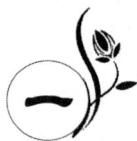

一、成因、证候与治则

【原文】　妇人之病，因虚、积冷、结气，为诸经水断绝，至有历年，血寒积结，胞门寒伤，经络凝坚。

在上呕吐涎唾，久成肺痈，形体损分。在中盘结，绕脐寒疝；或两胁疼痛，与藏相连；或结热中，痛在关元，脉数无疮，肌若鱼鳞，时着男子，非止女身。在下未多，经候不匀，令阴掣痛，少腹恶寒；或引腰脊，下根气街，气冲急痛，膝胫疼烦。奄忽眩冒，状如厥癫；或有忧惨，悲伤多嗔，此皆带下，非有鬼神。

久则羸瘦，脉虚多寒；三十六病，千变万端；审脉阴阳，虚实紧弦；行其针药，治危得安；其虽同病，脉各异源；子当辨记，勿谓不然。（8）

【解析】　本条为本篇的总纲，总论妇人杂病的病因、病机和证治。我们分为以下三个层次来讲解：

第一段总论妇科疾病的病因和病理变化。"妇人之病，因虚，积冷，结气"是对妇人杂病病因的高度概括。所谓"虚"是指"气血虚少"。因气血贵乎充盈，气虚则不能摄血运血,血少则不足以营濡冲任。而冲为血海,任主胞胎,冲任脉虚则经、带、胎、产等妇科疾患丛生。反之,经带胎产,伤损气血,累及肝脾肾,奇经八脉失养,诸虚百损,随之而起。例如治肝脾不足者用当归芍药散,阴阳不足者用小建中汤,冲任虚寒者用胶姜汤,都体现了与虚有关的病因。

而"积冷"指寒冷久积。因血脉贵乎温通,如果元阳虚衰,温煦功能减弱,外有风冷侵袭,内有阴寒结积,客于肝肾,任督功能失职,可导致痛经、经闭、癥瘕。如本篇治阴冷带下证用蛇床子散,转胞用肾气丸,半产漏下用温经汤,均与积冷的病因有关。

"结气"则指气机郁结。因气机贵乎条达,气调则血调,气郁则血滞,气血郁结可导致多种妇科疾病,所以结气为妇科杂病的常见病因,如痛经、梅核气、脏躁等。除上述两项病因所用方药而外,本篇其他病证,均与结气有关。

总之,以上三种病因,虚则不能化气生血,冷则不能温血运血,结则不能调血行血,所以它们不仅能导致妇科多种疾病,又都能使月经停闭,所以说"为诸经水断绝"。如果迁延日久,则因肾阳虚,不能温调血脉,所以说"血寒积结","胞门寒伤",子宫缺乏阳气温煦而被寒气所伤,影响冲任经脉运行畅通,气滞血凝,形成"经络凝坚",甚至日久血瘀痰结,则可成癥瘕(包块、肿瘤)。

第二段论述了在上、中二焦的病变为男女所共有,而病在下为妇女本病。所以下面分别从分辨上中下三焦的病位来讲解。

(1)上焦的病变可以出现两种病证。如上焦阳虚,肺气虚冷,无力敷布水津而成水饮,水饮上逆则"在上呕吐涎唾"(可能转化为虚寒肺痿)。如上焦素有郁热或外感风热以及烈日下作业等外热刺激,两热搏结于肺,咳唾腥臭浊痰或如米粥,胸痛,则"久成肺痈"(《金匮发微》认为是肺痿)。以上二者均能损伤津液,久不愈则形体虚损而消瘦,且与未病之前,判若两人,但其虚损的病因有上下之异,而此为上损,故曰"形体损分"。

(2)在中焦的病邪,可影响肝脾功能,产生四种寒化或热化,轻重不同的病证。一为寒疝:如寒邪"在中(泛指肝脾肾之里)盘结",素体阳虚则从寒化,重则三阴阴气俱结,而为阴寒内结的"绕脐寒疝"证,如大乌头煎和当归生姜羊肉汤证。二为胁腹疼痛:轻者肝气不舒,足厥阴肝经布胁肋,环阴器,抵小腹,所以"或两胁疼痛"。牵引内脏亦痛,所以"与脏相连","脏"指肝脾;亦有指肾或胞宫者,形成肝郁血瘀之胁腹疼痛。三为脐下关元疼痛:若素体阴虚阳旺,则从热化,轻者仅热结中焦,即"或结热中",气机阻滞,热灼血干,形成瘀血,而为"痛在关元"(即脐下三寸,代指丹田、胞宫、子宫),如下瘀血汤证。四为劳热,肌肤甲错:重者虚热过盛,耗伤真阴,营阴过燥,外不足以濡润肌肤,所以"肌若鱼鳞","脉数无疮"疡病变,而为劳热证。

所谓"时着男子,非止女身",是指以上轻重不同的六种病证——呕吐、涎唾肺

465

痛(或虚损)、寒疝、胁腹疼痛、脐下关元疼痛、劳热肌肤甲错,由于素体不同,而有寒化热化的区别,其波及肝脾肺的病变,不一定女子独有,有时男子亦可出现。

(3)虚冷、结气在下焦则表现以经带为主的妇女多种疾患。"在下未多"者,有三种说法:一为虚冷结气在下,不多见它病,而主见月经不调;二为尤怡"未"作"来",指月经来时,每月次数多,时间长(一般指超过七天);三为因肝肾精血不足,冲任损伤,月经量少,此为《金匮要略讲稿》的看法,可从。"经候不匀"者,"匀",均、准也,因肝气不调则月经或前或后,不应期而至,或经行不畅,因而虚寒搏结下焦冲任,邪袭胞宫,所以"令阴"中抽"掣痛",如本篇之蛇床子散证。"少腹恶寒",亦为肾阳不足,温煦功能减弱所致。"或引腰脊,下根气街,气冲急痛,膝胫疼烦"四句描述冲任损伤所致的病变。冲脉始自气冲穴("下根气街")而与任督二脉相会于会阴穴。督脉上循脊里,冲脉有病,故自气街起,有气上冲,拘急作痛,所以说"下根气街,气冲急痛",或牵引腰脊亦痛;冲任损伤,影响肝肾,肝不主筋,肾不主骨,筋骨不利,所以"膝胫疼烦"。"奄忽眩冒,状如厥癫"的解释是突然发作为"奄忽"(亦有解作恍恍惚惚者),眼黑为眩,昏晕而神志不清为冒,"眩冒"即昏昏懵懵。"奄忽眩冒"之病因,有由肾阳虚,阴寒水气痰饮随肝气上干清窍所致的,也有由肾精不足,水不涵木,肝阳上亢所致的,还有由外寒郁闭而昏冒的,均可暴发"如厥",如"癫"之病。有为嬉笑无常,颠三倒四者,王冰曰"多喜曰癫"。"或有忧惨,悲伤多嗔",肝气抑郁不足以滋养心血,木不生火也,心之志为喜,心志不达,则转喜为悲惨,木不疏土,火不生土,则脾气虚也。脾之志为思,脾志不达,则转思为忧愁,故或有"忧"愁凄"惨",肝郁化火则反侮肺金,则肝之志为怒而外发,曰"多嗔"。肺之志为悲,肺虚则魄怯而为"悲伤",如本篇之脏躁"象如神灵可作"是也。"此皆带下,非有鬼神"指出以上一些精神病变,皆属带脉以下的病变,因诸脉皆约束于带,督脉为阳脉之海,总督一身之阳,所以带脉不能约束诸脉,督脉不能总督诸阳,则导致经带等妇科疾病,而"非有鬼神"作祟,所以万万不可迷信。这段文字所表述的是典型的唯物观点。而《素问·五脏别论》"拘于鬼神者,不可与言至德"也体现了这个思想。医圣张仲景是一位彻底的唯物主义者。

归纳本节所叙带脉以下病变,奇经八脉与冲任督带有关,脏腑与肝肾有关。临床多因房劳损伤冲任(冲为血海,任主胞胎,主阴精任养之职)。督带失司(督脉失阳和生发之机,带脉失约束诸脉之能),肝肾虚损,此三者为形成妇女疾病的主要病因病机。

本节出现的精神病变与内分泌功能紊乱、更年期综合征相似。所以从肝肾着手,调达冲任督带功能有良好的效果。

第三段论述诊治妇科疾病的方法,即审脉之阴阳紧弦,辨别证之寒热虚实,运用针灸药物等多种治法。

"久则羸瘦,脉虚多寒",是指妇女经带诸病,医治不当,经久不愈则营阴日

466

衰,正气日损,内而脏腑,外而肌肤,缺乏精血濡养,所以形体羸瘦。脉虚沉迟者,为阳虚多寒。至于妇人"三十六病,千变万端"更为复杂,据《千金要方·卷四·赤白带下崩中漏下第三》载有"十二症,九痛,七害,五伤,三痼。"其中"十二症"指阴道所下之物,有类似"宫颈癌"的记载。具体内容,详见首篇。又有认为"三十六病,乃习惯数词,不必落实"。而医者应当"审脉阴阳,虚实紧弦",是说阴虚之脉多细数,阳虚之脉多沉微,浮而无力多血虚,沉而无力多气虚,沉迟之脉多积冷,沉弦之脉多气结,沉濡之脉多血瘀等,凭脉以辨证候之虚实寒热。"行其针药,治危得安"是指在辨证的基础上用针灸或用汤药进行针对性的治疗,才能切中病机,收到转危为安的效果。而最后四句"其虽同病,脉各异源,子当辨记,勿谓不然",指出治病应当掌握患者体质的强弱,正气的盛衰,病程的久暂等不同情况,同中求异,异中求同,病虽同,而脉各异,强调凭脉辨证,脉证合参。必须掌握辨证论治的总原则。

【拓展】

1. 妇人杂病证治总纲(表 23-1)

表 23-1   妇人杂病的证治分析

分析 类别			病因病机辨证治法简析		
病因	因虚		病人素体阳虚,体质薄弱,营气不充,血气虚少,抗病能力低下,故因虚	血寒积结	故为经水不利,甚或诸经水断绝,迁延数年而不愈
	积冷		阳气素虚,失于温煦,则寒自内生,或感受寒冷之邪,因虚而寒冷凝结不化,导致积冷	胞门寒伤	
	结气		由于精神情志刺激,肝失疏泄,致气机郁结而不能通畅,导致结气	经络凝坚	
病机与病位	在上	肺胃	寒化	肺胃虚寒,失去宣降,则呕,咳逆,涎唾,久成为肺痿	
			热化	日久寒郁化热,壅腐成热毒,腐败肺络,成为肺痈	
	在中	肝脾	寒化	在中盘结,发生绕脐寒疝,或两胁疼痛,牵连肝脾之脏	
			热化	或结热中,血瘀热结,痛在关元;津血枯少,故脉数无疮,肌若鱼鳞	
	在下	肝冲任督肾带		虚冷结气在下,伤及冲任与肝肾,致肝气不调,肾气衰弱,寒凝气滞,气血瘀阻,出现经候不匀,阴中掣痛,少腹恶寒,或引腰脊,气冲急痛,膝胫疼烦,奄忽眩冒,状如昏厥癫疾,或为忧愁悲伤,或暴怒伤肝所致,皆属妇女病	
诊治	审脉		久病正虚羸瘦,脉虚多寒,当审脉之阴阳紧弦	同病异脉各有致病根源,施以不同治法	
	辨证		辨证分析,明确疾病之寒热虚实		
	治法		行其针灸或药物治病,治危为安		

467

2.《金匮要略简释》对妇人三十六病的解释(表23-2)

表23-2　《金匮要略简释》对妇人三十六病的解释

编号	病	方	编号	病	方
1	妊娠口渴不能食	桂枝汤	19	产后下利	白头翁加甘草阿胶汤
2	癥病漏下	桂枝茯苓丸	20	咽中如有炙脔	半夏厚朴汤
3	胎胀腹痛	附子汤	21	脏躁	甘麦大枣汤
4	胞阻下血	胶艾汤	22	吐涎沫,心下痞	小青龙汤,泻心汤
5	妊娠腹痛	当归芍药散	23	腹痛手掌烦热,带下	温经汤
6	妊娠呕吐不止	干姜人参半夏丸	24	带下经水不利	土瓜根散
7	妊娠小便难	当归贝母苦参丸	25	半产漏下	旋覆花汤
8	妊娠水气身肿	葵子茯苓散	26	陷经漏下	胶姜汤
9	妊娠使易产	当归散	27	血室水血俱结	大黄甘遂汤
10	养胎	白术散	28	经水不利下	抵当汤
11	新产,郁冒,病痓,大便难	小柴胡汤,大承气汤	29	经闭,下白物	矾石丸
12	产后腹中痛	当归生姜羊肉汤	30	腹中血气刺痛	红蓝花酒
13	产后腹痛烦满	枳实芍药散	31	腹中诸疾痛	当归芍药散
14	产后瘀血腹满	下瘀血汤	32	腹痛	小建中汤
15	产后恶露不尽,发热烦躁,便秘	大承气汤	33	转胞	肾气丸
16	产后中风	阳旦汤	34	阴中寒	蛇床子散
17	产后风面赤而喘	竹叶汤	35	阴中蚀疮烂	狼牙汤
18	乳中虚,烦乱呕逆	竹皮大丸	36	阴吹	猪膏发煎

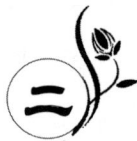

二　误下成痞治法

【原文】　妇人吐涎沫,医反下之,心下即痞,当先治其吐涎沫,小青龙汤主之;涎沫止,乃治痞,泻心汤主之。(7)

小青龙汤方:见痰饮中。

泻心汤方:见惊悸中。

【解析】　本条论述上焦寒饮误下成痞的先后治法。《水气病》篇第2条指出"上焦有寒,其口多涎",本条妇人"吐涎沫"亦是上焦寒饮所致,治当温化寒饮,医反误用攻下,伤其中阳而成心下痞证。此与伤寒下早成痞是同一机制。虽经误下,而犹吐涎沫,说明上焦寒饮仍在,可先用小青龙汤温散之,直到吐涎沫止,再用泻心汤治痞。

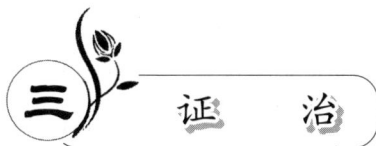

三 证 治

(一) 梅核气

【原文】 妇人咽中如有炙脔,半夏厚朴汤主之。(5)

半夏厚朴汤方:《千金》作胸满,心下坚,咽中帖帖,如有炙肉,吐之不出,吞之不下。

半夏一升 厚朴三两 茯苓四两 生姜五两 干苏叶二两

上五味,以水七升,煮取四升,分温四服,日三夜一服。

【解析】 本条论述妇人咽中痰凝气滞的证治。

本病特点是患者自觉异物阻塞咽喉,吞之不下,咯之不出,咽口水时这种感觉特别明显,但吞咽食物却很顺利,并无障碍与疼痛,后世称"梅核气",病因精神因素的为真性梅核气,即空咽过程中,咽喉内互相接触的器官发生摩擦,是正常人都能感觉的,而病人自认为是异常。西医称"咽喉部异感症"或"咽喉部神经症",男女皆可有。

本病的病因病机多因七情郁结,肝气不调,气郁则肝木侮肺乘脾,肺不布津,脾运失健,湿凝为痰,气滞痰凝相互搏结滞于咽喉而为梅核气。临床适应证为舌质淡,苔白滑,脉弦滑,无口苦咽干等热象。治法为开结化痰,顺气降逆。方用半夏厚朴汤,由小半夏加茯苓汤合苏叶、厚朴组成。方中用辛温的半夏为君,和胃降逆,化痰开结。厚朴为臣,苦辛而温,行气开郁,下气除满,助半夏以降逆散结。茯苓为臣,甘淡渗湿健脾,助半夏以化痰。生姜为佐,辛散温行,助半夏和胃而止呕(生姜有化饮宣阳的作用,孙真人曰:咽中帖帖,如有炙肉,吐之不出,吞之不下,嚼生姜片五十日愈,当是寒伤经络,气血不和,浮于咽中,妇人血分受寒,多积冷气,故有此症)。苏叶为使,芳香疏散,宣肺疏肝,助厚朴行气宽胸,宣通郁结之气。苏叶用量宜轻不宜重,一般3g左右,多用则发汗,与厚朴同伍,调理肝肺,一升一降,所谓"治痰不治气,非其治也"。

【拓展】

1.本方主治七情气结、痰涎结聚、虚寒上气、胸满气急、心腹绞痛。临床上常用于治疗慢性咽炎(阳虚寒凝的咽痛可用麻辛附子汤)、悬雍垂过长引起咽喉部不适、神经性呕吐(常合左金丸)、胃神经官能症、慢性肝炎、癔症、食管痉挛、支气管炎、感冒后失声、喘息、百日咳、妊娠恶阻、胃下垂、胃弛缓、浮肿等属气滞痰阻者等。临床报道,用半夏厚朴汤加味治疗咽喉部异感症34例,总有效率为94.1%。

如有咽干颜红,咽喉微痛灼热感,咳嗽,兼有肺阴虚之证,宜去紫苏叶、生姜,加麦冬、沙参、玄参、北杏;如伴腰膝酸软,失眠多梦,兼有肾阴虚证者,则去紫苏叶、生姜,加山萸肉、女贞子、旱莲草;如痰多难咯,舌苔黄厚为有热痰,宜加瓜蒌实、贝母、天竺黄;情志抑郁,胸胁胀满,郁结明显者,宜选加白芍、郁金、柴胡、香附;失眠多梦严重者,宜加酸枣仁、五味子、珍珠母以安神;心下痞,嗳气加旋覆花、代赭石等理气开郁,化痰降逆之品;胸闷气塞加瓜蒌、薤白或沉香、降香;若病久入络,舌质红者可加丹皮、紫草、地龙凉血活络;阴伤津少者,可配合百合固金汤化裁。

我在临床上针对滤泡型咽炎,异物感严重者,常加威灵仙、蜈蚣;顽固者,更加甲珠末冲服,效良。

临床运用本方需注意如见有咽干颧红,舌红少苔,证属阴虚津伤较重者,虽有梅核气之特征,不宜使用本方。此外,用半夏厚朴汤加味治疗"梅核气",一定要辨证求因,排除癌症等器质性疾病。曾有医院检查咽喉异感症患者305例,发现其中3例是癌症。所以医治该病时,首先要辨别是否为癌症或局部病变。若是胃肠病引起或兼胃肠病者,可用加味半夏厚朴汤治疗。

实验研究证明,本方能明显抑制喉反射运动,消除咽喉异物感,还有一定的抗过敏作用。

2. 半夏厚朴汤为行气化痰的祖方,后世在本方基础上的发展如下　①《直指方》四七汤:即本方加香附、甘草、琥珀。治妇女小便不利,甚者阴户疼痛。②《三因方》大七气汤,即本方,治"心腹胀满,傍冲两胁,上塞咽喉如有炙脔,吐咽不下"。

3. 梅核气的心理疗法　根据仲景本条所论,梅核气的发生与肝气郁结关系密切,因此现在临床上不少医家在中医药辨证论治的基础上常配合心理疗法。如江苏吴克潜治多例癔症(即梅核气),往往病人自觉咽部有类似球形的物体堵塞感,或上下游走感,经检查并无阳性发现。吴老往往对病人介绍某药或某食物对消除喉中之"球"有奇效。病人接受吴老的暗示,服某药或某食物后,顿觉喉中之"球"果然消失。

(二)脏躁

【原文】　妇人脏躁,喜悲伤欲哭,象如神灵所作,数欠伸,甘麦大枣汤主之。(6)

甘麦大枣汤方:
甘草三两　小麦一升　大枣十枚
上三味,以水六升,煮取三升,温分三服。亦补脾气。

【解析】　本条论述脏躁的证治。

本病多由激怒难发,情志不舒或思虑过度,悲忧不能缓解,肝气失于疏泄,从而刺激五志,五志化火(阴火,郁火)伤阴耗液,致内脏阴液不足,阴火动则扰乱心神,心之志发于外则喜笑不休(心之声为笑)。《素问·调经论》"神不足则悲",《灵枢·本神》"心气虚则悲",心气伤则心神无主,肺气必伤(火克金),则魄不敛而肺之志发于外为"悲伤欲哭"(肺之声为哭),心肺既伤,穷必及肾,影响于肝(肝主束筋束骨),肝肾气机抑郁,阴阳之气失调,阴阳相引故"数欠伸"也。伸,黄树曾谓"伸懒腰",欠,肾之声为欠。《灵枢·口问》"人之欠者,何气使然……阳者主上,阴者主下。故阴气积于下,阳气未尽,阳引而上,阴引而下,阴阳相引,故数欠",或同时伴有筋骨不舒,周身疲惫,神疲乏力,惊恐不已,激动愤怒之象。均与肝肾有关。以上喜怒不节,悲伤欲哭,言行不能自主,数欠伸等一系列发作性的精神、情志病变,的确"象如神灵所作"。而临床中"象如神灵所作"的表现还有:情绪波动,哭笑无常,喜怒不定(据此,王廷富认为原文"喜"字后应有逗号,甚是),或心烦不眠,神恍多梦,或身有蚁走感,幻听幻视,或汗多,不思饮食,或口干便秘,或独居暗室,怕声怕光,怕与人交谈等。所以妇人脏躁之"脏",实际上是指五脏(黄树曾说),而不是指子宫(沈目南、尤怡之说),因为男子也可以有此病。教材归纳脏躁的病理为"病始于肝,伤及心脾,累及于肾"是符合临床实际的。

因此本病的病机为情志抑郁,五志化火,脏精(阴)不足。其治法为甘润以滋养脾精,养心气而缓肝急,即补益心脾,宁心安神。这是因为五脏俱病的脏躁,当以"肝苦急,急食甘以缓之",取补益脾精法。方用甘麦大枣汤。方中甘草、大枣性味甘平,甘润滋养脾精而润燥缓急,"枣为脾之果"也。小麦养心液、安心神、舒肝郁,"麦乃肝之谷"也。脾精足则四旁得以灌注,脏阴得养,郁火自熄,心神有主,脏不躁而诸证自愈也。所以方后云"亦补脾气",本方补养心脾之气,重在甘缓补中。

【拓展】

1. 甘麦大枣汤的适应证及临床应用 《江苏中医》1958年第8期介绍本汤适应证有五:①言行失常,无故悲伤,喜怒不节。②心烦不眠,恍惚多梦,坐卧不安,身如有蚁走。③汗多,口干,不思食,便秘。④怕一切声光与人交言,独居暗室。⑤右腹直肌挛急,右胁下脐周拘急有结块。

脏躁多由情感刺激所引起,临床除上述五方面适应证而外,尚有喜食甜味、盗汗、肝气不舒的胸闷纳呆,甚至筋脉失养的抽搐等。叶天士最赏识甘麦大枣汤,在甘缓和阳,息风治法中最常用。

此方用于治疗低热、汗证以及癔症、歇斯底里精神性发作、精神分裂症抑郁型、妇女更年期综合征、神经衰弱、腹泻等。心悸,窦性心动过速(100～120次/分)者,加代赭石,效果很好。我曾经用此方治疗一名针纺厂女工,她一上班即心动过速,用了本方后效果非常好。

血虚不寐明显加当归、白芍、茯神、枣仁养血安神;病程长者,加龙骨、牡蛎、珍珠母镇心安神;精神抑郁善疑多虑,合导痰汤、白金丸,养心涤痰,开窍醒神;阴

虚加生地、麦冬;气虚加太子参;头眩加杞子、菊花、白蒺藜;心悸加玉竹、五味子;
恍惚加磁石、朱砂或龙齿、紫贝齿。

2. 历代医家对脏躁的不同认识(表23-3)

表23-3 历代医家对脏躁的认识

论　点	原文选注	医家代表
子宫血虚,关及心肾	脏躁,沈氏所谓子宫血虚,受风化热者是也……又肾病者,善伸数欠,颜黑,盖五志生火,动必关心,脏阴既伤,穷必及肾也	尤在泾 沈明宗 唐容川
脏即心脏,关及于肝	脏,心脏也,心静则神藏。若七情所伤,则心不得静,而神躁扰不宁也……数欠伸,呵欠也,呵欠顿闷,肝之热也,母能令子实,故证及也	吴谦《金鉴》
脏即五脏,阴液不足,不必拘于何脏	脏属阴,阴虚而火乘之则为躁,不必拘于何脏脏指五脏而言。脏躁,谓五脏之全部或一部,津液阴血不足,肺津虚则悲伤欲哭,心血虚则神乱……肾精虚则欠,胃阴虚亦欠,脾主四肢,脾气虚则伸	陈修园 黄树曾
脏躁独主在肺	师但言妇人脏躁而不言何脏,然病情方治可知也,肺主悲,亦主哭,悲伤欲哭,病当在肺	曹颖甫
始于肝,关及心脾肾	根据症状和方药分析,本病是始于肝,伤及心脾,累及于肾	李克光等《金匮要略讲义》

3. 妇人脏躁与百合病的鉴别(表23-4)

表23-4 妇人脏躁与百合病的鉴别

方名 比较	百合病	脏躁
相同点	均有情志抑郁,思虑过度所致的心烦不眠,坐卧不安等如"神灵"所作证候,与心神受扰有关,药用养心安神之品	
主症	语言(常默默)、饮食(意欲食复不能食,饮食或有美时,或有不用闻食臭时)、睡眠(欲卧不能卧)、行动(欲行不能行)、感觉(如寒无寒,如热无热)等"如有神灵者"的症状。身形如和,体征较少,口苦,小便赤,脉微数,头痛目眩,舌赤为可凭之证。诸药不能治,得药则剧吐利	喜,悲伤欲哭,数欠伸,象如神灵所作,喜食甜味,盗汗,便秘
病机	热病后,余热未尽,情志不遂,郁结化火,心肺阴虚,百脉受病	情志抑郁、五志化火、脏精(阴)不足,(病在心、肝、脾等)
治疗	滋养心肺(肾),凉血清热	甘润以滋养脾精,养心气而缓肝急
方剂	百合地黄汤	甘麦大枣汤

（三）月经病

1. 热入血室（阳明里热，迫血下行）

原文第 1、2、3 条分别见于《伤寒论》148～150 条，我们直接看第 4 条。

【原文】 阳明病，下血谵语者，此为热入血室，但头汗出，当刺期门，随其实而泻之，濈然汗出者愈。（4）

【解析】 本条论述阳明病热入血室的证治。

阳明邪热壅滞于里，由冲脉内陷血室（冲脉附着于阳明），迫血下行（不值经期），逼汗外泄则头汗出。由于热入血室，血室为肝所主，肝藏血，肝主语（与胃络通心，热干心包有关），所以出现热入血室之谵语，应注意的是此谵语夜间发作，白天清楚，有下血发热，可见少腹硬痛等为特点，与胃家实之谵语昼重夜轻，伴便秘、潮热、大腹满、硬痛不同。此时病已由气分入于血分，比上条邪热更盛而病更重。由于病机相同，所以仍刺期门泻其实热，热去则卫气自复，故全身微汗出即愈。如果邪热炽盛，舌赤，烦渴，谵语不休，刺期门仍不解者，可仿用张景岳玉女煎滋阴泻热，气血两清，或用犀角地黄汤。

【拓展】 本篇所举四条"热入血室"证，与《伤寒论》太阳、阳明病篇的条文相同（《温热经纬》亦有载），均为经水适来，血室空虚之时，外来邪热乘虚内入血室，由于患者正气强弱，邪气盛衰的不同，邪热内结血分之程度有异，所以其证有轻重之分，治法又有汤药、针刺之别。

（1）热入血室证的病因病位及治法：其发病与外感及月经有关。其病在下焦血分（胞宫或精室，肝，冲脉）。其治法为无犯胃气及上二焦，随其实而泻之。

（2）叶天士对热入血室证治的认识："如经水适来适断，邪将陷于血室，少阳伤寒言之详悉，不必多赘，但数（变）动与正伤寒不同，仲景立小柴胡汤，提出所陷热邪，参枣以扶胃气，因冲脉隶属阳明也，此惟虚者为合治。若热邪陷入，与血相结者，当宗陶氏小柴胡汤，去参枣，加生地、桃仁、楂肉、丹皮或犀角（现用水牛角代）等。若本经血结自甚，必少腹满痛，轻者刺期门，重者小柴胡汤去甘药，加延胡、归尾、桃仁，夹寒加肉桂心，气滞加香附、陈皮、枳壳等。然热陷血室之症，多有谵语如狂之象，与阳明胃热相似，此种病机，最需辨别。血结者，身体必重，非若阳明之轻便者，何以故耶？阴主重浊，络脉被阻，身之侧旁气痹，连及胸背，皆为阻窒，故去邪通络，正合其病。往往延久，上逆心包，胸中痹痛，即陶氏所谓血结胸也，王海藏出一桂枝红花汤，加海蛤、桃仁，原欲表里上下一齐尽解之理，此方大有巧妙焉。"

（3）对"血室"的不同认识（表 23－5）

表 23 -5 对"血室"的不同认识

论点	原文选注	医家代表
冲脉	血室为营血停留之所,经血聚会之处,即冲脉,所谓血海是也	方有执
肝脏	血室,肝也,肝为藏血之脏,故称血室	柯韵伯
子宫	子户,即子宫,俗称子脏,医家以冲任之脉盛于此,即月事以时下,故名曰血室	张介宾

按:上述三种认识各有一定道理,应当结合理解。从本篇所论四条热入血室来看,有"经水适断";有"经水来";有非经期而"下血谵语",但都与月经或阴道下血有关。而月经的生理变化或病理过程是较为复杂的,并非子宫独致,故热入血室是不能理解为热邪仅入于子宫,而是与整个血分有关。再从中医藏象学说的整体观来看,应当把"血室"理解为产生月经的一个生理功能系统,即包括冲、任和肝脏在内,因为冲为血海;任主胞胎;肝主藏血。凡各种内外致病因素影响到这个系统导致月经失调,或动血,下血或阻闭不通,皆可谓与"血室"有关。后世治疗月经诸疾的理论和方剂足以说明,并非只有"热"入血室,热证偏多而已

(4)运用小柴胡汤治疗诸疾的归纳(表 23 -6)

表 23 -6 小柴胡汤治疗诸疾的归纳

病 种	原 文	病 机
黄疸病	诸黄,腹痛而呕者,宜柴胡汤(必小柴胡汤,方见呕吐中)(32)	邪在少阳,肝胆不利。若有潮热便秘,当用大柴胡汤
呕吐病	呕而发热者,小柴胡汤主之(15)	少阳邪热犯胃,胃气上逆
产妇郁冒	产妇郁冒,其脉微弱,呕不能食,大便反坚,但头汗出……小柴胡汤主之(2)	亡阴血虚,阳气独盛,阴阳失调
妇人杂病热入血室	妇人中风,七八日续来寒热,发作有时,经水适断,此为热入血室,其血必结,故使如疟状,发作有时,小柴胡汤主之(1)	妇人中风,热入血室,热与血结,影响肝胆,营卫不利,正邪相争

2. 崩漏

(1)虚寒夹瘀

【原文】 问曰:妇人年五十所,病下利数十日不止,暮即发热,少腹里急,腹满,手掌烦热,唇口干燥,何也? 师曰:此病属带下。何以故? 曾经半产,瘀血在少腹不去。何以知之? 其证唇口干燥,故知之。当以温经汤主之。(9)

温经汤方:

吴茱萸三两 当归 芎劳 芍药各二两 人参 桂枝 阿胶 牡丹皮(去

心）生姜 甘草各二两 半夏半升 麦门冬一升（去心）

上十二味,以水一斗,煮取三升,分温三服。亦主妇人少腹寒,久不受胎;兼取崩中去血,或月水来过多及至期不来。

【解析】 本条论述冲任虚寒兼有瘀血所致的崩漏证治。

"问曰……何也?"论述了冲任虚寒,瘀血漏下的部分特征。《素问·上古天真论》谓女子"七七任脉虚,太冲脉衰少,天癸竭",经水应该停止,而现在"妇人年五十所(所,即许也,大概数目,左右也)病下血(原文"利"当是"血")数十日不止",是属漏下症,崩漏日久,阴血耗损兼瘀血为患,血结在阴,营阴被郁而不能济阳,阳气到"暮",当行于阴,今反不得内入,则阳独浮于上,故为"暮即发热"。肝藏血而心主血,掌属心,所以阴血虚而见"手掌烦热"。原文两次提到"唇口干燥",是因为阳明之脉夹口环唇,而唇口必赖脾胃之营气上濡方得津润,现在冲任脉虚,瘀血不去,则新血不生,且血主濡之,肝血虚而失其润,阳明营阴被郁(以冲脉附着于阳明也),所以阴液不能上濡唇口(或认为胸无热,故不渴而燥)。"少腹里急,腹满"者,是因为冲任起于胞宫,而肝经绕阴器而抵少腹,"气主呴之",今冲任脉虚则胆气寒,失其温煦,致胞宫有寒,加之瘀血残留而有成干血之象,所以"少腹里急,腹满。"

"师曰……当以温经汤主之"进一步阐述冲任虚寒、瘀血漏下的病因和治法。"师曰:此病属带下。何以故?曾经半产,瘀血在少腹不去"的意思是因半产后,下焦阳虚,风冷之邪客于胞中,血得寒而凝滞不行,瘀血未尽,瘀滞在少腹不去(本篇第8条妇人杂病的病因,因虚,积冷,结气充分体现在本条中)。"何以知?其证唇干口燥,故知之",再次强调"唇干口燥"是"瘀血在少腹"的重要临床特征,应结合瘀血病篇第10条中的"口燥,但欲漱水不欲咽,……腹不满,其人言我满"等瘀血症状来理解。

由以上分析可以知道,本条病机特点有三方面:其一是宫寒而胆气失呴;其二是肝血虚而失其濡(或冲任脉虚);其三是血瘀在少腹。徐忠可说此条即"历年血寒积结胞门而甚焉者也"。冲任虚寒而兼血瘀,非单纯祛瘀所能治。因为其舌脉均非实热,欲使瘀血得行,则非温经不可,血得温则行,虚得补则气旺而瘀去,则漏下可止。因此其治法为温经散寒,养血祛瘀,方用温经汤。方中吴萸、桂枝、生姜温经暖宫而散血分之寒;归、芎、丹皮活血化瘀;芍药阿胶滋养营阴,生新而止血;人参、麦冬益气生津(清虚热)以润燥;姜、半、甘草能安胃气,尤以半夏调和阴阳以和胃致津。此方能使宫寒散,瘀血行,阴液生,燥者润,冲任固,则下血止,所以此方实际上为阴阳兼顾,养正祛邪的方剂。

方名"温经"者,《素问·离合真邪论》曰:"天地温和,则经水安静也",故实为温调阴阳气血、行气濡血之方,也是妇科调经的祖方。

此方实由四物汤、桂枝汤、吴茱萸汤三首方剂加减而成:即四物汤(去滋腻之地黄)补血养血,桂枝汤(去壅滞之大枣)温经通脉,吴茱萸汤(去大枣)温经散寒止痛,补脾益气暖中,又有人参、甘草益气补中,阿胶、麦冬、丹皮补血养阴,清退虚热,活血祛瘀,半夏、生姜温中和胃,降逆散结以助祛瘀调经。本方温清消补并用,却以养血散寒,祛瘀通经为主,大队温补药与少量寒凉药配伍,使全方温而不燥,刚柔相济而成温养、温通之剂,符合女子"有余于气,不足于血"的生理特征。

在这里我重点讲讲温经汤的配伍注意。首先应重用麦冬(原方为一升,折今120g)以滋肺胃津液,通心脉而益营,可监制温燥的茱萸、桂枝等,以免耗阴,避免药后出现头晕、咽干、心烦等副作用。其次因为病在厥阴,容易热化,所以方中丹皮亦不可少。再次青年女性用茱萸因其苦辛大热应当适当减少用量,以免眩晕,如果有眩晕证,可加钩藤。最后提一下本方的常用加减:气滞加香附、木香;血瘀加桃仁、红花;血寒加艾叶;脾虚加白术、茯苓;肝郁加柴胡、郁金。

方后云:"亦主妇人少腹寒,久不受胎"和月经"至期不来",属冲任虚寒血滞者之痛经、月经不调、产后腹痛可以运用。至于"兼取崩中去血,或月水来过多",属气虚不摄者可用,而属冲任伏火迫血妄行者,则当慎用辛温行血的桂、姜、归、芎等药。虚寒痛经,温经汤多能奏效,若无效,浙江名医叶熙春大胆投以桂枝汤复加肉桂,疗效较温经汤显著而巩固,重用二桂,其意在于着力助阳补益以逐寒活血。为寒者热之之法。

【拓展】

1)温经汤的适应证:除原文所叙而外,还有小腹痛,喜热熨,血色黯黑有块,块去则痛止血止,下血淋漓而量不多,舌质紫黯或有瘀点,脉细沉涩或弦涩。总之,属瘀血漏下者都比较适宜。

此外,江苏奚老常借治胸痹、心痛,证属气血两虚,寒凝血瘀者,用以养血温经化瘀;彭履祥用治男子血虚寒疝或腹中积块;王文鼎治子宫肌瘤。均有良效。

2)经绝期出血的注意点:经绝期月经紊乱,平时白带不多不臭,多属正常现象。如经绝期以后,平时白带多,其气秽臭,或带下色不正常,或出现暴崩,漏下不止,则多属宫颈癌病变,应早期诊断与治疗。

(2)冲任虚寒

【原文】 妇人陷经,漏下黑不解,胶姜汤主之。臣亿等校诸本无胶姜方,想是前妊娠中胶艾汤。(12)

【解析】 本条论述妇人陷经的证治。

"妇人陷经"为病名,"漏下"为证候。那么为什么"陷经漏下"而色"黑"呢?因为血喜温而恶寒,所以妇人经水,得温则升而色赤,得寒则陷而色黑。陷者经气(冲任)下陷,冲任虚寒,肾气虚亏,不能固摄经血,血陷于血海,有降无升,久则瘀血不去,新血不生,营气腐败,漏下血色乃肾色之黑也。因此其治法为温补冲任,养血止血,方用胶姜汤。如疲乏神倦,加泡参、黄芪补气摄血;小腹隐痛而冷者,加艾叶炭、炒延胡温经止血;寒盛加艾叶,亦可用黄土汤。或与四物汤合用,曹颖甫认为"当用附子理中汤温运脾阳",均可供临床参考。

本方除治月经不调外,临床运用抓住其辨证要点,一样可以辨治内科杂病,如彭履祥教授曾用胶姜汤治脉沉紧,寒凝血瘀的脾大获效。

【拓展】

1)虚寒漏下的特点:经色黯黑无泽,质清稀如扬尘水,不秽臭,腹不痛或隐痛、冷痛,或腹痛喜按,面黄体瘦,舌体淡白脉细而迟等。漏下色黑也有属瘀血郁热、冲任有火的,必秽臭而有热感,则当忌用胶姜汤。

2)关于胶姜汤方药的探讨:由于此方缺失,对此方的组成历代存在不同看法,一种持胶姜汤即胶艾汤之说,如林亿谓"想是前妊娠中胶艾汤",《金鉴》"恐是胶艾汤",《千金》之胶艾汤中就有干姜。

另一种则认为胶姜汤仅胶、姜二味药,但对于"姜"又存在不同用法,如尤在泾认为"姜"是指干姜,"方未见,然补虚温里止漏,阿胶,干姜二物已足"。魏念庭从之(一医治男子吐黑痰,用此二味,一剂而解)。但陈修园持"姜"为生姜之说:"胶姜汤方缺,大约即阿胶,生姜二味也,盖阿胶养血平肝……生姜散寒生气,亦陷者举之……伤者补之育之之义也","陈氏治一人漏下黑水,用此二味治愈,可参"。还有部分医家主张用炮姜炭,因冲任虚寒漏下,用炮姜炭,阿胶温冲止漏,效果很好。我个人认为,具体用什么"姜"可根据临床需要调整,如属中阳亏虚较明显,则用干姜;若外寒内迫突出,则用生姜;如出血量多,色淡,当然用炮姜炭更适合。

(3)肝络血瘀

【原文】 寸口脉弦而大,弦则为减,大则为芤,减则为寒,芤则为虚,寒虚相搏,此名为革,妇人则半产漏下,旋覆花汤主之。(11)

旋覆花汤方:见五脏风寒积聚篇

【解析】 本条论述半产漏下的脉象和治法。与虚劳病篇第12条同。

此因妇人半产漏下,百脉空虚,复因气结于里,寒邪郁滞肝络,胸胁痞闷,反喜揉按,得热饮则舒。六脉弦大而芤,实为虚中夹实证。故用旋覆花汤通阳解郁,治其标急,阳通寒去,结散气行,待标证去,再治疗本虚。医案可参七年制教材。

3.经水不利

(1)血瘀

【原文】 带下经水不利,少腹满痛,经一月再见者,土瓜根散主之。(10)

土瓜根散方:阴癫肿,亦主之。

土瓜根　芍药　桂枝　䗪虫各三两

上四味,杵为散,酒服方寸匕,日三服。

【解析】　本条论述因瘀血而致经水不利的证治。

条文中"带下",指带脉以下的病变,"经水不利"指行经时似通非通而不畅利,欲止不止,或月经过期不至,是因冲脉气机失畅,瘀血阻滞所致。血瘀肝郁,气机不得升达,则"少腹满痛"拒按。或"经一月不见者"(经一月应来月经而不见)亦是瘀血为患,所以见到月经后期。由以上分析可以知道此为瘀血痛经证。所以其治法为逐瘀通经,活血止痛。方用土瓜根散。方中主药为土瓜根,即葫芦科植物王瓜的块根(非指地瓜或黄瓜),苦寒无毒,泻热生津,破血行血,消瘀止痛,彭履祥用天花粉代之(土瓜根在江浙地区作为天花粉入药或代以丹参、桃仁);䗪虫为蠕动之虫,尤擅破瘀攻坚,桂枝通血脉以宣行阳气,芍药除血痹而行阴气,二药协调阴阳,和营止痛。药仅四味,共达化气行瘀,瘀去痛止,月经畅利之目的。因此本方的主治病证有月经不调,痛经和经闭。临床加减有:土瓜根改川牛膝可以活血祛瘀;加当归、川芎可以养血活血;加香附可以理气行血;加干姜可以治内寒;加黄芩可以治内热。

【拓展】　临床痛经常见四种类型的辨治:①气滞型以胀甚于痛,先痛后潮为主。当行气活血,通瘀止痛。②血瘀型症见痛甚于胀,经期疼痛有块。寒凝血瘀者,血块无色泽或沉黑,自觉经来有冷感;热结血瘀,血块有光泽,自觉有热感。③血虚型以经期后小腹隐痛,不胀痛为要,全身气血亏虚,当补血益气。④肝肾亏损则常见经后腰腿酸痛。

(2)瘀热内结

【原文】　妇人经水不利下,抵当汤主之。亦治男子膀胱满急,有瘀血者。(14)

抵当汤方:

水蛭三十个(熬)　虻虫三十枚(熬,去翅足)　桃仁二十个(去皮尖)　大黄三两(酒浸)

上四味,为末,以水五升,煮取三升,去滓,温服一升。

【解析】　本条论述经闭属于瘀结实证的治法。

《心典》云"经水不利下者,经脉闭塞而不下,比前条(指土瓜根散条)下而不利者有别矣。故彼兼和利,而此专攻逐也"。《伤寒论》第124、125条治太阳病蓄血重证用抵当汤("瘀热在里"),此处用治瘀热经闭,其临床表现虽有不同处,但瘀热互结的机制则一,所以也用攻逐瘀热的抵当汤治疗。抵当汤中的虻虫宜用牛身上的牛蚊(牛屎上的效果不好),水蛭要鱼上的才好。这二味药攻其瘀结,大黄、桃仁下其血,使其瘀血去而新血生,则其经自行。原方总重量折今约150g,可知瘀热内结特甚。

【拓展】　上海张伯臾治脑外伤昏迷,拟抵当汤重剂加菖蒲、郁金、红花、茯苓化瘀清神,认为《伤寒论》蓄血膀胱是指太阳腑证,瘀热在里,可见"如狂"一证,与本例发狂虽病变部位不一,然而病机相同,皆是瘀热犯于神明所致。且抵当汤方用水蛭、虻虫,峻猛破瘀逐血,又合桃仁、大黄破血荡热,导瘀下行,颇合本病治则,所以参其意而用于本例,收到满意疗效(《名老中医之路·二辑》)。

4.水血并结血室

【原文】 妇人少腹满,如敦状,小便微难而不渴,生后者,此为水与血俱结在血室也,大黄甘遂汤主之。(13)

大黄甘遂汤方:

大黄四两　甘遂二两　阿胶二两

上三味,以水三升,煮取一升,顿服之,其血当下。

【解析】 本条论述妇人水血俱结血室的证治。

首先要明确的是,此处"血室"是指"胞宫"。"妇人少腹满,如敦状",为有形之邪凝结下焦。但所谓有形之邪,有水、血、食、痰等不同,此处"少腹满"之有形之邪,有蓄水与蓄血之分。若"少腹满而小便自利"证明膀胱气化正常,邪热与瘀血相结,则为蓄血;"少腹满而小便不利,兼见口渴",乃水与热结,则为蓄水。本条"小便微难",小便点滴而通,既非小便自利,亦非小便不利,说明膀胱气化略有障碍,有蓄水证的部分临床表现。但蓄水证有口渴,乃水气内停,气不化津所致,此处反"不渴"说明(无膀胱结热,也非上焦气热不化)并非全是蓄水证,因此又兼部分蓄血证。因在"生后"(有三说:产后;生病之后;曾生育的妇女),素体偏阳旺,而血室空虚,邪热未尽,气化紊乱则水不行,气不畅而血不运,所以仲景自释云"此为水与血俱结在血室也",说明在血室(病位)有邪热、水气、瘀血互结,并非结在膀胱,所以又与蓄水、蓄血证迥然不同。因此其治法为破血逐水,泻热养阴。方用大黄甘遂汤。方中大黄泻热,攻其蓄血,甘遂攻其蓄水,二味攻逐水血之结,因属有形之水血互结的实证急证,故用药不嫌其峻(仅甘遂二两,折今高达31g)。用阿胶者,滋养营血以照顾产后血室之虚,使水血之邪得下,而不至于伤阴。因病在产后,故方后注云:"顿服之,其血当下",攻邪宜急,但不宜久服。

【拓展】 大黄甘遂汤的适应证,除原文症状外,应有小腹刺痛,手不可近,小便点滴而出,且有烫感,恶露极少而断绝,不食,不大便,甚或二便不通,下肢浮肿或肢体皆肿,病属危急之证。本方效果明显,无副作用,可治肝硬化腹水。在原方的基础上还可加当归、川芎养血和血,桂枝、茯苓化气利水。如妇女肾病水肿,月经不行,可加车前、牛膝;慢性肾炎,久治无效,用活血化瘀仿本方治疗效果也很好。

479

（四）带下病

1. 湿热带下

【原文】 妇人经水闭不利,藏坚癖不止,中有干血,下白物,矾石丸主之。（15）

矾石丸方:

矾石三分（烧） 杏仁一分

上二味,末之,炼蜜和丸枣核大,内藏中,剧者再内之。

【解析】 本条论述干血内郁,湿热带下的外治法。

"妇人经水闭不利"的原因,在于胞宫"中有干血",子脏干血坚凝成癖不散,干血不去,则新血不生,积久而成干血经闭。而所"下白物"亦因"中有干血"所致,因干血内蓄不得排泄,则胞宫生湿,瘀积为热,所积之干血,为湿热所腐化,时时下注而为白带。而徐彬认为,经闭之由,乃大肠湿热扰及子脏而有干血,故纳丸剂入大肠,（以大肠、肛门或后阴为"脏"）大肠湿热去,子脏干血行,则白带止,经不闭。这种观点可以参考。因此其病机为干血瘀积,湿热下注胞宫。所以治则为先外治以除胞中湿热而止白带（其去干血之力极弱）;如仍有经闭,必多见小腹疼痛,再议调气活血,逐瘀通经。

方用矾石丸,以烧矾石消坚癖（破干血）而除湿热,杏仁利气开闭（与大黄䗪虫丸治内有干血用杏仁之理实同）,苦润子脏之燥而去其干血。蜜以佐之,外纳前阴,能使药气直达子宫。外纳之方亦能兼顾内脏之疾。用时当外包纱布,高温消毒。如果需要内治配合,可用二妙散加地榆、苦酒之类去湿热以祛瘀。本方也提示,治干血不一定要用䗪虫。

本方可用治女性外阴瘙痒、宫颈炎、真菌性、滴虫性阴道炎等带下病属于瘀积兼湿热内蕴者。

2. 寒湿带下

【原文】 蛇床子散方,温阴中坐药。（20）

蛇床子散方:

蛇床子仁

上一味,末之,以白粉少许,和令相得,如枣大,绵裹内之,自然温。

【解析】 本条论述阴冷寒湿带下的治法。

《妇人良方》云:"妇人阴冷,因劳伤子脏,风冷客之也"。而"妇人阴寒",乃下焦阳虚致生内寒,寒邪滞于子脏。因此其病机为阳虚寒湿阻滞。以药测证其适应证还应有寒湿带下清稀,阴中冷而掣痛或阴痒,少腹恶寒,腹中重坠,滴虫性阴道炎、外阴白斑有阴中冷而兼阴痒者,舌淡,脉迟。故用蛇床子散暖宫祛寒,燥湿（杀虫）止痒。方中蛇床子大温,温阳而暖宫,芳香燥湿而止痒;白粉,据《药征》,即胡粉,铅粉,有燥湿除秽而杀虫之功。赵以德、陶葆荪认为是白米粉,作为外用的赋形剂亦可。

【拓展】 临床可用蛇床子、艾叶、杏仁等量捣绒,纱布包扎,高温消毒纳入阴中,治阴中冷等证,效果很好。

《医宗金鉴·妇科心法》,主张内服桂附地黄丸,外用蛇床子、吴茱萸、远志、干姜等分为末,绵裹纳阴中有效。寒盛可用温经汤。阴冷,也有因于湿热的,若湿胜于热,薛氏用龙胆泻肝汤有效。

(五)腹痛

1.瘀血内阻

【原文】 妇人六十二种风,及腹中血气刺痛,红蓝花酒主之。(16)

红蓝花酒方:疑非仲景方

红蓝花一两

上一味,以酒一大升,煎减半,顿服一半,未止,再服。

【解析】 本条论述妇人血瘀腹痛的证治。

妇人六十二种风,是泛指一切风邪病毒而言。妇人经后和产后,风邪最易侵入腹中,与血气相搏,致使血滞不行,所以腹中刺痛。因此其病机为血滞气郁之腹痛。治则为活血行滞,搜风(利气)止痛,方用红蓝花酒。方中红蓝花(即红花)活血止痛,酒亦能行血,气血行,风自灭,所以方中不再用祛风药物。

【拓展】 临床应用:《近效方》用红兰花酒治产后血晕,昏闷不识人,言语错乱,恶露不尽,烦闷,腹中绞痛,胎死腹中等证。彭履祥经验,忌用于气虚腹痛,如果用了藏红花(补血)反而会增剧腹痛。

此外本证可用四物汤加香附,配红花浸酒效果更好。

2.肝脾失调

【原文】 妇人腹中诸疾痛,当归芍药散主之。(17)

当归芍药散方:见前妊娠中。

【解析】 本条论述妇人腹中诸痛的治法。

妇人腹痛的原因比较多,但多由肝脾不和,肝郁则气滞血凝,脾气不能运则生湿。所以用当归芍药散调肝脾、理气血、利水湿,使肝脾和,气血调,水湿去,则痛自愈。

曾治一妇人腹痛,不思食,已半年,投柴胡疏肝散无效,乃改投当归芍药散而愈,说明妇人腹痛大多气血不调,肝脾失和,所以用本方以调肝脾和气血。另有一女大学生,脱发、白带清稀量多,投当归芍药散四剂,痊愈。

3.脾胃虚寒

【原文】 妇人腹中痛,小建中汤主之。(18)

481

小建中汤方:见前虚劳中。

【解析】　本条论述妇人虚寒里急腹痛的证治。条文叙证从简。

【拓展】　妇人杂病腹痛三方证治的比较(表23-7)

表23-7　红蓝花酒、当归芍药散、小建中汤治妇人腹痛的比较

方证比较	红蓝花酒	当归芍药散	小建中汤
证候	妇人六十二种风,腹中血气刺痛。以方测证,可知本证腹中刺痛为特点,其他证候不明显,病情轻浅(16)	妇人腹中诸疾痛。平时小腹隐痛,或经行前后腹中绵绵作痛,经量少,色淡胖小便不利,腹微胀满,四肢头面微肿(17)	妇人腹中痛。可见腹痛喜按,得温则减,心悸虚烦,面色无华,神疲纳少,大便溏薄,舌淡红苔少,脉细涩(18)
病机	风血相搏,气滞血瘀	肝郁脾湿,气滞血瘀	中焦阳虚,血脉失养
治法	祛风散寒,活血止痛	养血疏肝,健脾利湿	温中健脾,益气生血

按:所谓六十二种风已不可确考,视之为风邪即可,重点在于刺痛为血瘀之特征,故红蓝花与酒相伍活血散寒止痛,恰合病机;当归芍药散为调理肝脾,除湿利水,养血活血之方,此证临床最为常见,用之极效,故云主治"腹中诸疾痛";尤在泾说:"妇人以血为主,而血以中气为主。中气者,土气也。土燥不生物,土湿亦不生物,芎、归、芍药滋其血,苓、术、泽泻治其湿,燥湿得宜,与土能生物,疾病并瘳矣"。小建中汤主治阴阳两虚偏阳虚之腹痛,若病人夹湿,苔腻者,当去白芍加苡仁30g为佳。医者遵古不可泥古

(六)转胞

【原文】　问曰:妇人病,饮食如故,烦热不得卧,而反倚息者,何也?师曰:此名转胞,不得溺也,以胞系了戾,故致此病,但利小便则愈,宜肾气丸主之。(19)

【解析】　本条论述妇人肾气虚的转胞证治。当分以下两个方面来讲解:

1."问曰……何也?"论述了转胞初期的症状。所谓转胞,是膀胱之系弯曲扭转(缭绕不顺)而致小便癃闭的病证(不局限于妊娠期),李孔定说:"胞系,膀胱相联系的部分。了,全;戾,违反。了戾,完全违反正常生理活动之意。全句的意思是:胞系完全失去'津液藏焉,气化则能出矣'的正常生理功能"。此说亦通。因为其病位在膀胱,初期未影响脾胃消化功能,所以"妇人病饮食如故",水气停滞下焦(肾上连肺),上逆冲肺,肺气不能宣降以通调水通,浮热上扰胸膈,心肾不交,所以又见"烦热不得卧,而反倚息",但主症应为"脐下急痛"胀满而"小便不通"。

2."师曰……肾气丸主之"阐述了转胞的病位、病机与治法。"师曰:此名转胞"说明病位在膀胱(非指子宫,《脉经·卷二·膀胱实》有"病苦转胞,不得小便"为佐证)。"不得溺也,以胞系(输尿管或膀胱顶部的脐尿管索)了戾,故致此

病","了戾"者,手弯曲(或结纠)曰"了",扭转为"戾"。肾气不足则无力蒸动膀胱水气,久则溺满而气乱,气乱则胞系扭转不顺(不能伸直)不得溺。因此其病机为肾气虚弱,膀胱气化不行。治法为振奋肾(阳)气以行水,顺举胞系以转正。方用肾气丸。

【拓展】

1.转胞与子淋的鉴别 《证治要诀》:"子淋与转胞相类,但小便频数,点滴而痛为子淋,频数出少而不痛,为转胞,间有微痛,终是与淋不同"。

2.关于转胞证的病因及治法 转胞,又名胞转,男女皆有,女子妊娠期七、八月常见,故有称转胞为"妊娠癃闭"的,病因如下:

(1)肾气虚弱者:赵以德云:"胎重压其胞,或忍溺入房"。因胎系于肾,肾虚则胎气下坠,压迫膀胱,膀胱不能化气行水而小便不通,治以肾气丸(必须用好肉桂,才能化气行水)。

(2)气虚下陷者:胎居母腹,赖气以载之,若妊妇脾气素亏,中气不足,妊娠七、八月胎儿长大,气虚不能举胎,压迫膀胱不得小便,当用补气升陷举胎法。丹溪用补中益气汤。

(3)程钟龄《医学心悟》用升举胎气法。程氏认为,用补中益气汤,随服而探吐之,往往有效。譬如滴水之器,上窍闭则下窍不通,必上窍开,然后下窍之水得出。"予尝用茯苓升麻汤治此有验,盖用升麻以举其胎气,用茯苓以利小便,用归、芎以活其胎,用苎根理胞系之缭乱,此以升剂为通之法也"。方用茯苓赤白各五钱,升麻一钱五分,当归二钱,川芎一钱,苎根三钱。急流水煎服,或调琥珀末二钱服更佳。

(4)肺气虚弱,气化不及州都者;或肺气壅塞不降者。

(5)下焦瘀热阻滞者。

(七)前阴诸疾

1.阴疮

【原文】 少阴脉滑而数者,阴中即生疮,阴中蚀疮烂者,狼牙汤洗之。(21)

狼牙汤方:

狼牙三两

上一味,以水四升,煮取半升,以绵缠筋如茧,浸汤沥阴中,日四遍。

【解析】 本条论述下焦湿热而阴中生疮的证治。

少阴以候肾,肾主前后二阴,"阴中"为"肾之窍"也,"脉滑而数",滑脉主湿,数脉主热,湿热下注,蕴结不散,即可测知"阴中即生疮"。湿热蕴结,聚于前阴,热毒腐蚀"糜烂痒痛,带浊淋漓",而成"阴中蚀疮烂者",为阴痒之重症。然而阴蚀疮,亦可见于男子,男子肾虚,在妇人子宫有败精带浊,月水未净之时同房,感染湿热秽气,可致阴茎睾丸肿疮,小便如淋。所以其治法是外用狼牙汤洗涤阴中,清热燥湿,杀虫止痒。

关于狼牙汤的说法有以下几种:《神农本草经》云:"牙子,味苦酸寒有毒,主邪气,热气,疥瘙,恶疡,疮痔,去白虫,一名狼牙,一名狼齿,一名狼子,一名大牙",一物而擅兼清热、化湿、杀虫三功。苦以杀虫,寒能清热,辛能散邪,以毒攻毒,外洗局部收效。而据《中药大辞典》关于狼牙草的记载有:"一味药"之别名;或"大叶凤尾"之别名。有清热利湿,祛风解毒之功。"一味药,治瘰疬,痔疮,食积"。《中国主要植物图说》名狼牙草;大叶凤尾,《陕西草药》名狼牙;仙鹤草,《本草图经》则名龙牙草(非指马鞭草),辽宁一带植物药名"狼牙草",有抗菌,抗寄生虫作用,用其茎叶制成200%浓缩煎液,用带线木棉栓蘸其液,放入阴道3~4小时,一日一次,治滴虫性阴道炎,1周后,瘙痒消失,白带减少。《汉药神效方》则提出"狼牙即野蜀葵或木兰",木兰皮,即辛夷的树皮,可治阴下湿痒。还有人认为是野蜀葵(鸭儿芹,又名鸭脚板草)治皮肤瘙痒。陈修园提出狼毒(大戟科植物狼毒大戟或月腺大戟的根)代之,有毒,用时宜慎。以上说法不一,现代多用仙鹤草,因药理研究证实了仙鹤草有良好的杀菌、消炎效果,尤其擅长灭杀阴道滴虫。

【拓展】

(1)阴痒的临床表现及其治疗:本条为湿热浸淫而成阴痒之重症,阴中痒而抓伤成疮,外阴红肿,恶痒恶痛,痒痛交加。如狼牙草缺,可用外洗内治法。

外洗:蛇床子苦参汤(黄柏、苦参、蛇床子、雄黄少许,花椒少许),白带多者,加燥湿的白矾3g,煎水。先熏后洗,以清局部湿热而杀虫,对滴虫性阴道炎所致阴痒,效果较好。内服:加味二妙散(黄柏、苍术、土茯苓、丹皮、紫草)清下焦湿热而凉血解毒,阴虚热盛可加用苡仁。

(2)狼牙汤、矾石丸、蛇床子散的比较(表23-8)

表23-8 狼牙汤、矾石丸、蛇床子散的比较

方名\比较	狼牙汤	矾石丸	蛇床子散
相同点	治阴痒,白带,外用杀虫止痒止带		
主症	阴中蚀烂痒疮,少阴脉滑数,洗剂	妇人经水闭不利,脏坚癖不止,中有干血,下白物,无疮痛,坐药	阴寒,无疮痛,坐药
病机	湿热蕴结下焦		阳虚而寒湿阻滞下焦
治法	清热燥湿		暖宫祛寒(苦温),燥湿杀虫
方药	狼牙三两,浸汤沥阴中	矾石三分(烧)杏仁一分,末之,蜜丸,内阴中	蛇床子仁,末之,白粉少许加枣大,内阴中

2.阴吹

【原文】 胃气下泄,阴吹而正喧,此谷气之实也,膏发煎导之。(22)

膏发煎方:见黄疸中。

【解析】 本条论述阴吹的病因和证治。

《脉经·卷九》在本条之前,有"少阴脉弱而微,微则少血,弱则生风,微弱相搏,阴中恶寒,胃气下泄,吹而正喧"。可供大家参考。

本条"胃气下泄"者,徐忠可云:"与下陷不同,下陷为虚。下泄者,气从阴门而泄出,故曰阴吹。吹者,气出而不能止也"。所谓"阴吹而正喧","正喧",只有声大而繁闹的音响,而无别的症状。阴吹病因,"此谷气之实也",为什么谷气实而致阴吹?尤在泾云:"谷气实者,大便结而不通,是以阳明下行之气,不得从其故道,而乃别走旁窍也"。为什么阳明之气不从故道而走旁窍呢?究其机制,与脾胃,肝肾,冲任等功能失常有密切关系。具体来讲,脾精不足,血虚津亏,影响脾胃升降,则谷气不运而虚秘于后。胃之浊气,不由大肠而出,加之肾虚而冲任不固,肝气疏泄失职,胞宫无权,虚则受邪,邪从阳明借气街入于冲脉,则浊者反走清道,即秽浊之气反泄于前而为阴吹。而关于阴吹病机的不同看法有以下两种:陆渊雷《金匮今释》认为阴吹与阴道、子宫内膜变性有关;陶葆荪《易解》认为"胃气下泄"指胃的清气下泄,于本条则可,但于饮家阴吹则不易理解。以上两种看法,可供参考。因此其治法为润导补虚(化瘀)而通便,使浊气下泄而归于常道——肠。方用膏发煎。方中猪膏滋润填精,养血润燥而通便,发煎养血润燥(化瘀)而不伤正,精血得充,肾气得固,胞宫有权,则胃之浊气复归故道而愈。根据临床报道:猪膏发煎治阴吹,太子参15g、头发5g、猪板油150g、大枣30g,熬成膏放入其他食物中液化内服,或制成饼内服。临床如单用大黄通便,也可使阴吹暂时缓解,一旦停药,证复如故,舌质舌苔多见正常。

【拓展】 阴吹的辨证论治:本病多见于老年体衰或生育过多,带下过多,往往步履有声者。具体分型论治如下:①血虚津亏,谷气实者,用膏发煎。②中气下陷或脾胃两虚者,偶有便溏,可用补中益气汤治疗。③脾虚湿热下注,白带多,应补脾利湿,仿完带汤之治。④对于寒饮阻滞或水湿内蓄,大便如常者,《温病条辨》谓:"饮家阴吹,脉弦而迟,不得固执金匮法,当反用之,橘半桂苓枳姜汤主之"。⑤王孟英提出温热耗血,瘀血阻滞的证型,因时间关系,我不具体展开,大家有兴趣可以参考成都中医学院学报1980年第2期上的有关内容。⑥肝郁血虚型:见胁肋胀痛,呃逆。用疏肝理气,养血和胃法:紫苏、香附、归身各9g、甘草3g。

我在《金匮辩证法与临床》一书中,曾总结有彭履祥教授分别用猪膏发煎、补中益气汤和橘半桂苓枳姜汤治阴吹的案例,可供参考。

485

（八）䘌虫蚀齿

【原文】 小儿䘌虫蚀齿方：疑非仲景方。（23）

雄黄　葶苈

上二味，末之，取腊日猪脂镕，以槐枝绵裹头四五枚，点药烙之。

【解析】 对于本条林亿等怀疑不是仲景方，但《辑义》谓"玉函经第八卷末亦载小儿方三方，盖另有幼科而亡佚，此类岂其遗方耶？"程云来亦怀疑此方是仲景的《口齿论》简错于此。这种说法也有一定的参考价值。此方治疗小儿䘌热生虫，牙龈糜烂，牙周炎，口腔溃疡，或牙齿蛀蚀之口齿疾患。方中雄黄杀虫解毒，葶苈子泻湿毒而消肿，猪脂凉血润燥，槐枝凉血散邪，通达经气，诸药合用，有行气活血，消肿杀虫之功；另油脂初溶，乘热烙其局部，以杀虫蚀虫。

486

古籍文献简称－全称对照及著作年代一览表

1.《巢源》:《诸病源候论》巢元方,等　610 年

2.《肘后》:《肘后备急方》葛洪　约 316 年

3.《三因方》:《三因极一病证方论》陈言(无择)　1174 年

4.《千金》:《备急千金要方》孙思邈　652 年

5.《外台》:《外台秘要》王焘　752 年

6.《来苏集》:《伤寒来苏集》柯琴(韵伯)　1669 年

7.《论注》:《金匮要略论注》徐彬(忠可)　1671 年

8.《直解》:《金匮要略直解》程林(云来)　1673 年

9.《广注》:《金匮要略广注》李彣(珣臣)　1682 年

10.《二注》(《补注》):《金匮要略补注》周扬俊(禹载)　1687 年

11.《医通》:《张氏医通》张璐(石顽)　1695 年

12.《本经》:《神农本草经》约 220～280 年

13.《本义》:《金匮要略方论本义》魏荔彤(念庭)　1720 年

14.《心典》:《金匮要略心典》尤怡(在泾)　1729 年

15.《金鉴》:《医宗金鉴·订正金匮要略注》吴谦,等　1742 年

16.《悬解》:《金匮悬解》黄元御(坤载)　1748 年

17.《正义》:《金匮要略正义》朱光被(峻明)　约 1803 年

18.《浅注》:《金匮要略浅注》陈念祖(修园)　1803 年

19.《辑义》:《金匮玉函要略辑义》(日)丹波元简　1807 年

20.《集验方》:《仙传外科集验方》元·杨清叟撰明·赵宜真集　1378 年

21.《本旨》:《伤寒论本旨》章楠(虚谷)　1825 年

22.《易解》:《金匮要略易解》陶葆荪　1963 年

23.《述义》:《金匮玉函要略述义》(日)丹波元坚　1842 年

24.《高注》:《高注金匮要略》高学山(汉峙)　约 1872 年

25.《补正》:《金匮要略浅注补正》唐宗海(容川)　约 1896 年

26.《发微》:《金匮发微》曹家达(颖甫)　1931 年

27.《今释》:《金匮今释》陆渊雷(彭年)　1934 年

28.《直指方》:《仁斋直指方》杨仁斋(士瀛)　1264 年

29.《释义》:《金匮要略释义》黄树曾　1956 年

30.《语译》:《金匮要略语译》任应秋　1958 年

31.《方义》:《金匮要略方义》段富津　1984 年

32.《诠释》:《金匮诠释》金寿山　1986 年

33.《篇解》:《金匮篇解》程门雪　1986 年

方剂索引

490

491

后　记

值张家礼老师《金匮要略讲稿》将由人民卫生出版社出版，我们有幸蒙张老师信任，来完成整理工作。张老师将其近四十余年的从教心得及其三十多年运用经方的临床经验融合在他的讲稿中，寓教于用，名为《张家礼金匮要略讲稿》。拿到张老手稿之时，翻阅之余，倍感责任重大。手稿经张老多年在教学临床中的不断更新、补充，内容丰富，洋洋洒洒数十万字，如何突出张老讲解《金匮》的特色，展现其教学的精彩原貌，如何更好地体现《金匮》和张老的临床指导价值，是我们在整理中尤为重视的。整理之初，张老即邀我们为之书写"后记"，我们起初因觉才疏学浅，不敢为之作记，但整理过程中，我们感受良多，颇有不吐不快之感，故贸然为此后记，将讲稿特色述之于下。

整理过程中，讲稿中体现出张老钻研《金匮》之深之博，常令我们抚卷感叹。其一，张老从教数十年，对《金匮》古今诸多注家著作，皆了然于心；且不囿于《金匮》研究，《内经》、《难经》、温病、本草著述等皆能与《金匮》融会贯通。对原文的阐释，每每旁征博引，上贯《内》、《难》，承接《伤寒》，旁及《千金》、《外台》、《诸病源候论》等，下启温病、今说，力求全面展现仲景精神。如论及《金匮》厚朴大黄汤时，示之学者与《伤寒论》大陷胸汤比较；谈及"五脏病各有所得者愈，五脏病各有所恶"的治疗原则时，引《内经》所载"五脏相宜"和今世李今庸《金匮要略讲解》所载"五脏所宜所喜"，以资共参，加深理解。诸如此类，讲稿中比比皆是。

其二，张老在讲解《金匮》时，特别强调《金匮》是临床课，书中体现的辨治杂病的思想，于临床有非常好的指导价值。其常说《金匮》每一句话，皆能验之临床，实用于临床。即便是一些没有方证的条文，也蕴涵着临床辨治的思路和原则，若能读透原文，自能运用自如。讲稿中在阐释理论原文时，指出其临床价值和指导原则；对有方证的条文，强调其运用要点和临证加减，力求全面反映《金匮》的临床价值。尤值一提的是，张老是将自己临证三十多年对《金匮》中经方运用的经验毫不保留地娓娓道来，并融合其师如吴棹仙、彭履祥、王廷富等的教学临床体会，来对《金匮》条文进行临床阐释，可说为本书最大特色。如对第一篇中仲景所云"酸入肝，焦苦入心，甘入脾"的肝虚之治，不仅以"肝阴虚"、"肝阳虚"、"肝阴阳两虚"来分别论述，且融合诸师和自身临证心得，具体落实到方药的配伍应用和治疗病证上，不可不说是对仲景原文精神的拓展。再如讲解"痰饮病"中"背恶寒"时,从原文而发,推演到临床以"背恶寒"为主症的诸疾辨治上,又不能不感慨于张老思路之活跃。故讲稿中除设【解析】展示张老对原文的讲解和发挥外,特设【拓展】一栏,突出其对原文的独特见解和临床体会。

其三,张老师讲解《金匮》,不仅立足于原文精神的分析,还重视比较、前后联系、总结归纳,弥补了教材、教参的不足。

对于比较,包括对每篇同病异治的方证进行比较,如治疗历节病的桂枝芍药知母汤和乌头汤的比较;相似病证比较,如历节与虚劳、痹证、黄汗的比较;病证特点的比较,如中风在络、在经、入腑、入脏的鉴别;病证虚实轻重的比较,如血痹轻证和重证证治的差异;喘悸虚实的鉴别;以及组成相同因剂量不同而方名运用皆异的比较,如小承气汤、厚朴三物汤、厚朴大黄汤的对比等。

张老师认为,学好《金匮》不仅要注重条文本身的学习,还应重视《金匮》内容的前后联系,如脏腑经络先后病篇中所体现的辨治杂病的思想,贯穿于《金匮》全书,如讲解心肝阴虚所致失眠的酸枣仁汤时体现"见肝之病,知肝传脾,当先实脾"的治未病思想;讲解第二十二篇中妇人脏躁时当联系第三篇百合病,这样更能加深对《金匮》精神的理解和运用。

此外,还要学会总结归纳,方能对《金匮》全书的内容整体把握,体现"整体观",如讲稿中在第十五篇总结的《金匮》论瘀、在产后病篇中对大承气在《金匮》中的运用的总结等,均能更好的全面展现《金匮》内容。

还需要说明的是,张老师不仅重视《金匮》正方,还强调书中所载附方临床价值颇大,因此张老主编的七年制《金匮要略》教材中收录了所有附方,并加以阐释,提示其临床效用,为避免重复,此讲稿不载。而为更好的突出《金匮》特色,避免重复,书中与《伤寒论》相同的条文略去不载或择其精要载之,如对于治疗脾约的麻子仁丸,则不再赘述其条文、方义,而重点强调其临床活用,如上病下治用于咳喘、异病同治用于消渴。

最后,谨希望我们的整理能展现张家礼老师讲解《金匮》的特点,以飨读者。

整理者:江泳　陈建杉
2007 年 12 月 25 日于成都

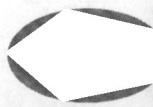